临床五官科疾病诊断与治疗

主 编　刘光磊　周春雷　耿江桥　贾伊娜
　　　　张文祯　温惠慧　于媚铃　赵　洁

U0189934

中国海洋大学出版社
·青岛·

图书在版编目(CIP)数据

临床五官科疾病诊断与治疗/ 刘光磊等主编. —青岛:中国海洋大学出版社,2022.9

ISBN 978-7-5670-3257-6

Ⅰ.①临… Ⅱ.①刘… Ⅲ.①五官科学-疾病-诊疗 Ⅳ.①R76

中国版本图书馆 CIP 数据核字(2022)第 165015 号

出版发行	中国海洋大学出版社			
社　　址	青岛市香港东路23号		邮政编码	266071
出 版 人	刘文菁			
网　　址	http://pub.ouc.edu.cn			
电子信箱	369839221@qq.com			
订购电话	0532－82032573(传真)			
策划编辑	韩玉堂			
责任编辑	韩玉堂		电　话	0532－85902349
印　　制	蓬莱利华印刷有限公司			
版　　次	2022 年 11 月第 1 版			
印　　次	2022 年 11 月第 1 次印刷			
成品尺寸	185 mm×260 mm			
印　　张	31.5			
字　　数	806 千			
印　　数	1～1000			
定　　价	216.00 元			

发现印装质量问题,请致电 0535－5651533,由印刷厂负责调换。

《临床五官科疾病诊断与治疗》编委会

前　言

五官科是研究发生于眼、口、耳、鼻、咽喉部位的疾病,探究气管、支气管、食管异物及与其相关联的解剖生理、病因病理、诊断、治疗、预防等的学科。现代科学技术的发展为五官科提供了新的机遇,也提供了新的挑战。特别是近年来,医学领域取得了许多令人瞩目的成果,新技术、新仪器、新理论的不断出现,使五官科发展达到了前所未有的水平。

五官各科有其各自的特点,且与临床各科关系密切,不少全身性疾病具有五官方面的症候,而五官方面一些疾病又是全身性疾病的表现。因此,要以整体观念,理解和学习五官科学,理解五官疾病与全身性疾病的关系,为适应基层医疗临床工作打下良好的基础。本书介绍了五官科的解剖生理与耳鼻咽喉、口腔、眼、头颈外科常见疾病的检查、临床表现、诊断原则、治疗及护理方法等内容,层次分明,阐述新颖,具有较强的科学性和实践性,可以作为临床医师的参考用书。

本书编写设置:主编刘光磊编写了前言、第三章第六节至第九节、第四章第五节至第七节、第五章第一节至第三节,共 42.39 千字;主编周春雷编写了第一章第一节至第三节、第三章第十节至第十三节,共 31.56 千字;主编耿江桥编写了第十章,共 30.93 千字;主编贾伊娜编写了第三章第一节至第五节、第四章第三节至第四节,共 41.34 千字;主编张文祯编写了第一章第十节至第十二节、第一章第二十二节,共 21.55 千字;主编温惠慧编写了第九章第一节至第十五节,共 101.98 千字;主编于媚铃编写了第一章第二十四节至第二十六节、第十一章第一节至第四节、第十一章第十一节,共 21.07 千字;主编赵洁编写了第一章第二十七节至第三十节、第十一章第五节至第十节,共20.53 千字;副主编陈佳编写了第九章第十六节至第二十三节，共 30.35 千字；副主编隋江编写了第八章第五节至第六节，共 10.85 千字；副主编贾雪芳编写了第一章第二十节至第二十一节，共 10.53 千字；副主编胥慧峰编写了第八章第七节至第九节，共 10.33 千字；副主编王玮编写了第六章第十节至第十三节，共 31.25 千字；副主编林牧编写了第六章第一节至第七节，共 30.15 千字；副主编付嵘编写了第六章第二十一节，共 3.16 千字；副主编李爽编写了第一章第六节、第一章第八节至第九节，共 20.68 千字；副主编谢国芳编写了第六章第二十三节，共 3.15 千字；副主编王艳红编写了第六章第八节至第九节、第六章第十四节至第二十节，共 30.26 千字；副主编张占利编写了第八章第十节，共 5.68 千字；副主编王杨红编写了第八章第一节至第四节，共 35.18 千字；副主编黄昱编写了第二章，共 50.36 千字；副主编孙国高编写了第一章第四节至第五节，共 5.24 千字；副主编曹艳编写了第十二章，共 110.16 千字；副主编阎文平编写了第一章第十三节至第十九节，共 30.16 千字；副主编李菁编写了第四章第一节至第二节、第五章第四节至第五节，共 10.22 千字；副主编郭小静编写了第一章第七节、第一章第二十三节，共 5.16 千字；副主编支旺编写了第七章第一节，共 5.09 千字；副主编于晓斐编写了第六章第二十二节，共 2.13 千字；编委刘大军编写了第七章第二节，共 2.15 千字。

　　本书在编写内容上，力求与实际工作思维接近，简明实用，便于读者掌握。由于编者水平有限，书中难免存在疏漏之处，敬请读者提出宝贵意见并给予指正。

编者

2022 年 9 月

目 录

第一章　眼部疾病

第一节　眼睑炎症

一、睑腺炎

(一)概述

睑腺炎也称麦粒肿,俗称"挑针眼",是化脓性细菌侵入眼睑腺体而引起的一种急性炎症。眼睑皮脂腺或汗腺被感染者称外睑腺炎;睑板腺被感染者称为内睑腺炎,多由金黄色葡萄球菌感染引起。

(二)诊断步骤

1.病史采集要点

(1)起病情况:起病急骤。

(2)主要临床表现:患眼局部有红、肿、热、痛等典型急性炎症表现,内睑腺炎炎症较局限,有硬结、疼痛和压痛。睑结膜面充血肿胀,经2～3 d中心形成一黄色脓点,可自行穿破睑结膜而痊愈。外睑腺炎炎症集中在睫毛根部的睑缘处,初起眼睑红肿范围较弥散,剧烈疼痛,有硬结,压痛明显,同侧耳前淋巴结可肿大。如感染靠近外眦部,可引起反应性球结膜水肿,经2～3 d后局部皮肤出现黄色脓点,硬结软化,可自行溃破排出脓液,红肿迅速消退,症状缓解,多在一周左右痊愈。也可自行吸收消退。如炎症反应剧烈,可发展成眼睑脓肿,整个眼睑红肿,并波及同侧颜面部,球结膜反应性水肿剧烈,可脱出睑裂外,伴有体温升高、寒战、头痛等全身中毒症状,如不及时处理,有可能引起败血症或海绵窦血栓而危及生命。

2.体格检查要点

(1)一般情况:感染严重时有不同程度发热。

(2)眼睑皮肤:红肿、硬结和压痛,外睑腺炎可有脓肿形成。

(3)结膜:睑结膜充血肿胀,内睑腺炎可有黄色脓点。严重时球结膜有水肿。

(4)淋巴结:同侧耳前淋巴结肿大。

(三)诊断对策

1.诊断要点

根据以下要点即可诊断:①一个眼睑的部分红肿;②明显压痛;③硬结;④病变不在泪囊泪腺部位。

2.鉴别诊断要点

(1)与眼睑蜂窝织炎鉴别:睑腺炎严重时整个眼睑红肿,皮肤面无脓点显露,易误诊为蜂窝织炎。睑腺炎眼睑红肿不均匀一致,在肿块处充血及肿胀明显,压痛明显,而在其他部位压痛不明显。蜂窝织炎红肿比较弥散,上下眼睑均可累及,毒血症状较重。

(2)与睑板腺囊肿鉴别:内睑腺炎与睑板腺囊肿同样是睑板腺的炎症,应注意鉴别。睑板腺炎是急性炎症,红肿疼痛症状明显,在睑结膜上有脓点出现。睑板腺囊肿在睑结膜上有一个暗红色斑点,穿破后处有半个米粒大的肉芽组织。化脓性睑板腺囊肿也呈急性炎症表现,但炎症不及睑腺炎剧烈先有包块,而后继发感染,手术切开可见胶样内容物。

(四)治疗对策

1.治疗原则

(1)热敷:每日 3～4 次,每次 15～20 min。

(2)局部用抗生素眼水和眼膏。

(3)有发热、炎症反应剧烈者口服抗生素。

(4)脓肿形成后切开引流。

2.治疗方案

(1)手术适应证:睑腺炎局限,化脓并有黄白色脓点时。

(2)手术禁忌证:睑腺炎未化脓局限时。

(3)术前准备:无特殊。

(4)麻醉:外睑腺炎无须麻醉,内睑腺炎可用表面麻醉。

(5)手术要点

1)外睑腺炎切口在皮肤表面,与睑缘平行;内睑腺炎切口在睑结膜面,与睑缘垂直。

2)脓肿较大时应放置引流条。

3)内睑腺炎有肉芽组织形成时应带蒂剪除。

4)术毕涂抗生素眼膏后盖眼垫。

(6)手术注意事项

1)切开排脓后切勿挤压排脓,以免感染扩散。

2)切口应足够大,使排脓通畅,否则可能形成肉芽组织。

3)放置引流条不宜太紧使切口阻塞。

(五)术后观察和处理

(1)术后第一天换药,放置引流条者如引流的脓液较多应更换引流条,如脓液较少可拔除引流条。

(2)局部应用抗生素药物。

(3)有全身症状者或伴有其他部位的感染者,应全身给予抗生素药物。

二、睑板腺囊肿

(一)概述

睑板腺囊肿又称霰粒肿,是睑板腺出口阻塞、腺体的分泌物潴留在睑板内对周围组织刺激引起的一种炎性肉芽肿。有一纤维结缔组织包囊,囊内含有睑板腺分泌物及包括巨噬细胞在内的炎症细胞浸润。

(二)诊断步骤

1.病史采集要点

(1)起病情况:病程缓慢。

(2)主要临床表现:表现为眼睑皮下类圆形的硬块,边界清楚,通常与皮肤无粘连,大小不等,较大的睑板腺囊肿可使局部皮肤隆起,无压痛,自觉无疼痛不适,可引起上睑下垂。睑结膜处呈暗紫色。小的囊肿可自行吸收消退，多数长期不吸收或逐渐变大变软，最后自行破溃，在睑结膜面形成肉芽肿。继发感染形成化脓性睑板腺囊肿，临床表现与内睑腺炎相同。

2. 体格检查要点

(1)眼睑皮肤：皮下类圆形的硬块，边界清楚，通常与皮肤无粘连，无压痛。如继发感染皮肤红肿，有压痛。

(2)结膜：睑结膜面呈暗紫色，破溃后在睑结膜面形成肉芽肿。

(三)诊断对策

1. 诊断要点

①多见于青少年或中壮年；②眼睑皮下类圆形硬块，无压痛；③睑结膜面呈暗紫色，破溃后在睑结膜面形成肉芽肿。

2. 鉴别诊断要点

(1)与睑板腺癌鉴别：睑板腺癌肿块坚实，常见于中老年女性，因此，老年人眼睑一个部位反复发生的霰粒肿应怀疑睑板腺癌，病理检查可确诊。

(2)与睑腺炎鉴别：当睑板腺囊肿继发感染时与内睑腺炎临床表现一样，但睑板腺囊肿在发生内睑腺炎前已存在无痛性包块。

(四)治疗对策

1. 治疗原则

(1)较小的囊肿早期热敷，局部应用抗生素药物。

(2)一般需手术刮除，应将囊肿内容物与囊壁一起清除干净。

2. 术前准备

(1)眼部滴抗生素眼水 1~3 d。

(2)检查凝血功能，女性避开月经期。

(3)洗脸，清洁面部。

3. 治疗方案

(1)非手术治疗：抗生素眼液滴眼，热敷，较小的囊肿可以完全吸收。

(2)手术治疗

1)手术指征：①囊肿较大在眼睑皮肤明显隆起者；②囊肿溃破在睑结膜面形成肉芽组织时。

2)手术时机：非手术治疗无效，眼睑、结膜和角膜无急性炎症者。

3)麻醉：表面麻醉，囊肿周围皮下及结膜下浸润麻醉。

4)睑板腺囊肿摘除手术要点：①检查囊肿位置、数目、避免遗漏；②用睑板腺囊肿夹夹住囊肿后翻转眼睑；③从结膜面以尖刀刺入并切开囊肿，切口与睑缘垂直；④用小刮匙伸入切口，彻底刮除囊肿内容物；⑤用有齿镊夹住囊壁，用尖头剪剪除囊壁；⑥如囊肿的囊壁靠近皮肤面，皮肤很薄，可从睑皮肤面做平行于睑缘的切口，进入囊腔，去除囊壁后缝合皮肤；⑦如囊肿破溃后形成肉芽肿，应先剪除肉芽组织后再在破口处扩大切口刮除囊肿内容物；⑧术毕手掌按压 15 min，确认无活动性出血后涂抗生素眼膏包眼。

(五)术后观察和处理

1. 一般处理

(1)术毕时可有少量出血，加压包扎后嘱患者用手掌压迫眼睑切口部 15 min 止血。

（2）术后次日换药,涂抗生素眼膏包眼。

（3）有皮肤缝线者,术后5d拆除缝线。

2.手术并发症的观察及处理

（1）出血:如术后数小时发生大出血,除外全身心血管或血液病,主要是术中损伤了睑动脉弓。如有活动性出血,应翻转眼睑,用霰粒肿夹压迫切口周围,以压迫止血。如压迫无效,应清除切口内腔的积血块,仔细寻找活动性出血点,先电凝止血,再在切口直接缝合,亦可在切口一侧或两侧做缝合压迫止血。皮下瘀血斑可自然吸收。术后全身可适当予以止血药。

（2）皮肤穿破:术前应认真检查霰粒肿的特征及其与周围组织的关系,以选择睑结膜或皮肤切口。一旦皮肤穿破较大应缝合修补。

（3）泪小管断裂:靠近内眦部囊肿切除时,可在泪小管内滞留泪道探针再手术,以免术中伤及泪小管。

（4）术后皮下遗留硬结或囊肿复发:多由于深层哑铃状霰粒肿清除不彻底,较小霰粒肿被遗漏,残留肥厚囊壁或内容物所致。术前认真检查避免遗漏,术中尽量剪除干净囊壁。如术中切开霰粒肿发现内容物为实性肿物,或老年人发生睑板腺囊肿,特别是复发性囊肿,应行病理检查排除睑板腺癌。

（5）睑缘变形:近睑缘的霰粒肿在睑结膜面作切口时,常损伤睑缘后唇和前唇,造成睑缘瘢痕或损伤睫毛根部。对于睑缘霰粒肿,如位于睑板下沟附近,或在睑板腺开口处,应做睑缘间灰线切口。如从皮肤面穿破形成肉芽组织,术后睑缘皮肤也可能变形,此时可待半年后瘢痕稳定,再行修整。

三、睑缘炎

（一）概述

睑缘是眼睑皮肤和睑结膜汇合处,其上有睫毛毛囊和睑板腺的开口,容易导致细菌感染而发生炎症,分鳞屑性、溃疡性和眦部睑缘炎三种类型。

（二）诊断步骤

1.病史采集要点

（1）起病情况:缓慢。

（2）主要临床表现:自觉痒、痛、异物感等不适症状,长久不愈者睑缘肥厚变形,有睑外翻、泪溢等。

（3）既往史:屈光不正、营养不良、贫血等。

2.体格检查要点

（1）睑缘充血、肿胀、糜烂、有鳞屑覆盖,睫毛可脱落或倒睫。

（2）睑缘肥厚变形,可有睑外翻、结膜充血。

（3）荧光素染色检查显示角膜点状上皮染色。

（三）治疗对策

（1）治疗全身慢性病,矫正屈光不正等。

（2）生活规律,减少刺激性食物及烟酒等刺激。

（3）清洁、热敷、按摩眼睑。

（4）抗生素药物及皮质类固醇药物的应用。

四、接触性皮炎

（一）概述

接触性皮炎是眼睑皮肤对某种致敏原或化学物质所产生的过敏反应或刺激反应。过敏引起的接触性皮炎是眼睑皮肤对致敏原的免疫反应，以瘙痒为特点。刺激引起的接触性皮炎是眼睑皮肤对化学物质的非免疫反应，以烧灼感或刺痛等感觉为特征。

（二）诊断步骤

1.病史采集要点

（1）起病情况，一般起病急骤。

（2）主要临床表现急性期眼睑红肿，皮肤出现丘疹或疱疹，主觉痒及烧灼感，有渗液。急性期后，渗液减少，红肿减轻，但皮肤表面变得粗糙，有痂皮及脱屑，睑结膜肥厚、充血。有时在开始用某种药物时并无不良反应，但当连续使用一个阶段后才出现过敏反应。

2.体格检查要点

（1）眼睑皮肤：急性期眼睑红肿，皮肤可见丘疹或疱疹，急性期后，红肿减轻，皮肤表面粗糙，有痂皮及脱屑。

（2）结膜：睑结膜可显著肥厚及充血。

（三）诊断对策

1.诊断要点

①有局部用药史及接触化学物品病史；②局部搔痒或刺痛；③眼睑皮肤湿疹样皮损，充血水肿明显，但没有疼痛感或压痛。

2.鉴别诊断要点

鉴别诊断要点主要应与睑腺炎鉴别：睑腺炎疼痛感觉明显，并有局部硬结和压痛，皮肤没有皮损。接触性皮炎以瘙痒感或烧灼感明显，没有硬结，伴有皮损。

（四）治疗对策

（1）立即中断与致敏原或刺激原的接触。

（2）局部用生理盐水或3％硼酸溶液湿敷。

（3）短期使用地塞米松眼水，皮肤面涂皮质类固醇类眼膏。

（4）全身应用维生素C和抗组织胺药，严重时口服皮质类固醇类药物。

（5）戴深色眼镜减少光线刺激。

五、单疱病毒性睑皮炎

（一）概述

单疱病毒性睑皮炎是常见的病毒性睑皮炎之一，是由人单纯疱疹病毒Ⅰ型感染所致的急性眼周皮肤疾病。易复发，常在高热、上呼吸道感染、紧张和劳累之后，也可见于孕妇及衰弱的老年人。

（二）诊断步骤

1.病史采集要点

（1）起病情况：急性起病。

（2）主要临床表现：病变可侵犯上、下睑，下睑多见。疱疹呈多个或簇状，半透明，周围充血、水肿、有刺痒、疼痛与烧灼感。初起水泡内含有透明黄色液体,一周左右可吸收结痂,一般不化脓,不留瘢痕。少数可由睑缘向眼球蔓延,累及角膜。

2.体格检查要点

(1)眼睑皮肤:眼睑皮肤疱疹呈多个或簇状,半透明,周围充血、水肿。不化脓,不留瘢痕。

(2)眼表:可有结膜充血,角膜可有上皮病变。

(3)其他:可有耳前淋巴结肿大。

(三)诊断对策

1.诊断要点

①多见于年老体弱者;②眼睑皮肤疱疹,愈合后不留瘢痕;③睑结膜可有充血,角膜可有病变。

2.鉴别诊断要点

与带状疱疹病毒性睑皮炎鉴别:带状疱疹病毒性睑皮炎疼痛明显,皮疹不超过中线,愈合后有瘢痕,并有色素沉着。

(四)治疗对策

1.局部

皮肤面用0.1%无环鸟苷眼膏或疱疹净眼膏,结膜囊滴0.1%无环鸟苷眼水,以防角膜受累。

2.全身

严重者全身应用无环鸟苷。

(周春雷)

第二节　眼睑肿瘤

一、黄色瘤

黄色瘤多见于中老年女性患者,可能和脂肪代谢障碍有关。

(一)诊断步骤

(1)慢性起病,生长缓慢。

(2)通常出现在内眦上方或下睑。

(3)表现为两眼睑出现对称性的黄色扁平肿块,触之柔软无肿块感觉。

(二)治疗对策

手术切除,部分患者术后可复发。

二、皮脂腺囊肿

皮脂腺囊肿也称粉瘤,为眼睑常见病。

(一)诊断特征

(1)起病情况缓慢。

（2）主要临床表现：为一隆起硬块，黄豆大小，位于皮下，与皮肤紧密粘连，部分囊肿中央有一黑点，囊肿的内容物为豆腐渣样物质，常可继发感染而呈急性炎症表现。

（二）治疗原则

手术彻底切除，囊壁如不切除可复发。

三、乳头状瘤

乳头状瘤是近睑缘常见的良性肿瘤，有非感染性、病毒性两类，非感染性乳头状瘤是一种皮肤息肉，可能和紫外线有关，有恶变可能；病毒性乳头状瘤由 HPV 病毒感染所致，常见于年轻人。

（一）诊断步骤

（1）起病缓急情况，一般该病起病缓慢。

（2）了解临床表现，该病发生于睑缘黏膜、泪阜、结膜等处，表面潮红、粗糙不平犹如桑椹或菜花状，也可发生于眼睑皮肤，表面干燥，有角化和鳞屑。形态如乳头状，有基底较小生长带茎状，也有基底较宽如半球状隆起。一般如黄豆大，可多年不变，可单发也可多发。

（二）诊断对策

1.病理诊断

确诊应根据病理检查。

2.鉴别诊断要点

（1）与丝状疣鉴别：丝状疣表面皮肤几乎正常，呈丝状。

（2）与乳头状癌鉴别：迅速增大的乳头状瘤易误诊为乳头状癌，故切除后应送病理检查。

（三）治疗对策

手术切除。

四、眼睑皮样囊肿

眼睑皮样囊肿多见于少年儿童，在近骨缝部位，特别是在颧额缝附近常见，青春期长大较快、大小不一。

（一）诊断要点

（1）出生即有，较小不易察觉，生长缓慢。

（2）以外上方眼睑及其附近多见。

（3）皮下可触及光滑而有弹性的肿块，与皮肤不粘连，但与深部骨膜有粘连，活动性差。

（4）囊内含油脂样分泌物，并有毛发。

（二）鉴别诊断

1.与皮脂腺囊肿鉴别

皮样囊肿与皮肤不粘连，部位较深，内容物中有毛发。

2.与脂肪瘤鉴别

皮样囊肿质地较硬而有弹性，边界清楚。

3.与纤维瘤鉴别

皮样囊肿好发与骨缝部位，与骨膜粘连。

（三）治疗对策

手术完整切除囊肿。

五、睑板腺癌

睑板腺癌少见,多见于老年人,特别是老年女性患者,对放疗不敏感,经治疗后5年存活率约为96%。

(一)诊断要点

(1)生长缓慢。

(2)早期为无痛性硬结,易误诊为霰粒肿。

(3)睑结膜粗糙。

(4)晚期向深部侵入眼眶。

(5)可经淋巴结转移。

(二)诊断对策

1.诊断要点

早期诊断依靠病理,对老年人可疑的霰粒肿切除后必须行病理检查。

2.鉴别诊断要点

(1)与霰粒肿相鉴别:睑板腺癌睑结膜面有粗糙乳头状瘤样肿物,手术切开的内容物不是胶冻样物质,而是豆腐渣样质硬而脆的淡黄色组织。

(2)与基底细胞癌和鳞状细胞癌相鉴别:早期易鉴别,睑板腺癌源发于睑板腺,而基底细胞癌和鳞状细胞癌源发于皮肤;晚期睑板腺癌累及皮肤时不易鉴别,需追问肿块开始发生的部位,并查看肿块是侵犯睑板为主还是侵犯皮肤为主。

(三)治疗对策

(1)根据活检结果确定手术广泛彻底切除。手术时需冰冷切片控制边缘部分是否彻底切除。

(2)术后辅助放疗。

六、鳞状细胞癌

鳞状细胞癌较基底细胞癌少见,与暴露紫外线有关。

(一)诊断要点

(1)生长缓慢。

(2)早期为无痛性小硬结,表面较多鳞屑、粗糙不平,以后糜烂、破溃。

(3)增生较快者中央呈菜花状。

(4)易向深部侵入眼眶和鼻窦。

(5)可经淋巴结转移。

(6)早期无疼痛,侵及神经时才有剧烈和顽固性疼痛。

(二)诊断对策

1.诊断要点

晚期诊断不困难,早期诊断依靠病理,因此,对可疑的眼睑肿块切除后必须行病理检查。

2.鉴别诊断要点

鉴别诊断要点与基底细胞癌鉴别本病较少见,发展快,对X线敏感度不及基底细胞癌。

3.治疗对策

(1)根据活检结果确定手术广泛彻底切除。手术时需冰冷切片控制边缘部分是否彻底切除。

(2)如侵犯眼眶,需行眶内容物剜出术。

(3)术后辅助放疗、化疗。

七、基底细胞癌

基底细胞癌是眼睑皮肤癌中最常见的,是一种由表皮基底细胞不能以正常形式成熟和角化而引起的上皮癌,多见于 40 岁以上,常发生在下睑,白人比有色人种常见。

(一)诊断步骤

病史采集要点如下。

1.起病情况

起病情况缓慢。

2.主要临床表现

开始在皮肤或睑缘黏膜出现半透明小结,约几毫米大小,有的则在皮肤表面隆起,上有鳞屑,有的如色素痣、疣、乳头状瘤,四周有粗大血管。无痛,边缘有毛细血管扩张,溃疡出现于数周后,自肿块中央开始,向四周发展,溃疡基底及边缘较硬,边缘向内卷曲,溃疡顽固不愈,疼痛不明显,先向表面扩大,晚期才向深部破坏。

(二)诊断对策

1.诊断要点

睑缘附近皮肤出现的小结节,表面有痂皮、溃疡、出血者均应怀疑此病,确诊需行病理检查。病理检查时应切取正常交界较硬的边缘处组织。

2.鉴别诊断要点

鉴别诊断要点与老年疣鉴别老年疣呈菜花状,有角化和鳞屑,周围皮肤无浸润硬结,无溃疡,但确诊要行病理检查。

(三)治疗原则

手术彻底切除,也有冷凝、放疗。

八、眼睑血管瘤

眼睑血管瘤是一种血管组织的先天发育异常,出生即存在,部分患儿在生后 6 个月内发生它。分为毛细血管瘤和海绵状血管瘤两种,有自行退缩倾向。

(一)诊断步骤

1.病史采集要点

(1)肿瘤出现的时间。

(2)肿瘤的进展情况。

(3)有无眼部外伤史及外伤的部位。

(4)有无治疗及手术史。

2.体格检查要点

(1)一般情况:发育、营养、体重、精神、血压和脉搏。

(2)眼科检查

1)肿瘤的特点,毛细血管瘤表浅,扁平,色泽红,常见于三叉神经的分布区,称火焰痣;海绵状血管瘤位于皮下较深层,呈紫蓝色,稍隆起,哭泣、用力、低头时增大。

2)注意上睑有无下垂。

3)注意肿物是否向眶内生长。

(3)全身检查:有无全身合并其他部位的血管瘤,排除 Sturge Weber 综合征。

3.辅助检查要点

眼部超声、CT、MRI 了解肿瘤的部位和性质。

(二)治疗对策

1.非手术治疗

(1)观察,部分患儿血管瘤可自行退缩,如 5 岁不退缩可考虑手术治疗。

(2)向血管瘤内注射长效皮质类固醇激素。

(3)冷冻或放射治疗。

2.手术治疗

一般保守治疗无效时,才考虑手术;如因肿瘤引起的上睑下垂影响了患儿的视力发育需早期手术。

(周春雷)

第三节　细菌性结膜炎

根据发病的快慢,细菌性结膜炎可分为超急性(24 h 内)、急性或亚急性(几小时至几天)及慢性(数天至数周);按病情的严重程度可分为轻、中、重度。均有不同程度的结膜充血、结膜囊脓性、黏液性或黏液脓性分泌物。在急性期有很强的传染性,尤其是淋球菌和脑膜炎球菌性结膜炎。

一、超急性细菌性结膜炎

(一)概述

超急性细菌性结膜炎是一种传染性极强、破坏性非常大的化脓性结膜炎。其中以淋球菌性结膜炎多见。

(二)病因

病因由淋球菌或脑膜炎球菌引起。淋球菌性结膜炎主要是通过生殖器眼接触或生殖器手眼传播而感染,成人多为自身感染,新生儿主要是出生时由患有淋球菌性阴道炎的母体产道感染。奈瑟脑膜炎球菌性结膜炎最常见患病途径是血源性播散感染,儿童比成人多见。

(三)临床表现

新生儿淋球菌性结膜炎一般在出生后 2～3 d 发病,双眼同时受累,症状猛烈,病情进展快。患儿畏光,流泪,眼睑高度红肿、发热、胀痛。结膜显著充血、水肿。球结膜水肿呈堤状围绕角膜,重者突出于睑裂之外,可有炎性假膜形成。分泌物由病初的浆液性很快变为黄色脓性,量多,不断从睑裂流出,因此又称"脓漏眼"。常有耳前淋巴结肿大和压痛。严重病例可合并有角膜炎的表现,可迅速进展为角膜穿孔,继而发展成眼内炎。还可能并发其他部位的化脓性炎症,如关节炎、脑膜炎、肺炎、败血症等。

(四)诊断

根据临床表现、分泌物涂片或结膜刮片检查可见多形核白细胞和淋球菌或脑膜炎球菌,即可诊断。

(五)治疗

1.局部治疗

用大量生理盐水或 1∶10 000 高锰酸钾溶液冲洗结膜囊。眼局部滴用 5 000～10 000 U/mL 青霉素滴眼液,或用 15%磺胺醋酰钠、0.1%利福平、杆菌肽滴眼液频繁滴眼,同时应用红霉素等抗生素眼膏。

2.全身治疗

(1)成人大剂量肌内注射青霉素或头孢曲松钠,连续 5 d。有青霉素过敏者可用壮观霉素(2 g/d,肌内注射)或喹诺酮类药物(如口服环丙沙星 0.5 g,或氧氟沙星 0.4 g,每天 2 次,连续 5 d)。有角膜病变者宜静脉推注头孢曲松钠(每次 1 g,每 8 h 或 12 h 一次,连续 5 d)。约有 30%的淋球菌性结膜炎的患者,伴有衣原体感染,因此应补充口服对治疗衣原体有效的抗生素。

(2)新生儿用青霉素 10 万 U/(kg·d),静脉滴注或分 4 次肌内注射,共 7 d。或用头孢曲松钠(0.125 g,肌内注射)、头孢噻肟钠(25 mg/kg 静脉注射或肌内注射),每 8 h 或 12 h 一次,连续 7 d。

二、急性细菌性结膜炎

(一)概述

急性或亚急性细菌性结膜炎,又称急性卡他性结膜炎,俗称"红眼病"。多见于春、秋季节,可散发感染,也可流行于学校、工厂等集体生活场所。发病急,潜伏期为 1～3 d,两眼同时或相隔 1～2 d 发病。发病 3～4 d 病情达到高潮,以后逐渐减轻。临床上主要表现为显著的结膜充血、黏液或粘脓性结膜分泌物。常见的致病菌为肺炎链球菌、Koch-Weeks 杆菌、流感嗜血杆菌、金黄色葡萄球菌等。

(二)临床表现

自觉流泪、异物感、灼热感或刺痛等。由于分泌物多,常使上、下睫毛粘在一起,早晨起床时睁眼困难。眼睑肿胀,结膜充血,结膜表面分泌物。分泌物先为黏液性,以后呈脓性。严重时结膜表面可覆盖一层假膜(多见于肺炎球菌、Koch-Weeks 杆菌性)。结膜充血常以穹窿部和睑结膜最为显著。偶可并发卡他性边缘性角膜浸润或溃疡(多见于流感嗜血杆菌Ⅲ型感染)。Koch-Weeks 杆菌或肺炎双球菌性结膜炎一般为双侧性,结膜高度充血和水肿,可发生结膜下出血斑点,常伴有体温升高、身体不适等全身症状。

(三)诊断

根据临床表现、分泌物涂片或结膜刮片检查可见中性粒细胞和细菌,即可诊断。对伴有大量脓性分泌物者、儿童和婴儿结膜炎严重者,以及对治疗顽固者,应进行细菌培养和药物敏感试验,有全身症状的还应进行血培养。

(四)治疗

本病一般具有自限性,即使不予治疗也可在 10～14 d 痊愈,用药后可在 1～3 d 恢复。但因葡萄球菌或 Morax-Axenfeld 菌引起者,易并发眼睑皮肤的炎症,使本病慢性迁延。治疗时,可根据致病菌选择最有效的抗生素滴眼液,睡前涂抗生素眼膏,分泌物较多时宜用生理盐水冲洗结膜囊,并发角膜炎时应按角膜炎治疗原则处理。对革兰氏阳性菌所致者,可局部应用红霉素、杆菌肽-多粘菌素 B 眼药膏,滴眼液有 0.25%～0.5%氯霉素、0.1%利福平、10%磺胺醋酰钠等。革兰氏阴性菌所致者,可选用氨基糖苷类或喹诺酮类药物,如 0.4%庆大霉素、0.3%环丙沙星、0.3%氧氟沙星滴眼液或眼药膏。对伴有咽炎或急性化脓性中耳炎的患者和流感嗜血杆菌感染的儿童,应同时口服抗生素。

三、慢性结膜炎

(一)概述

慢性结膜炎为各种原因引起的结膜慢性炎症。病因复杂,可分为感染性和非感染性两大类。

(二)病因

病因可由原为急性细菌性结膜炎不愈而转为慢性,也可能为其他毒力不强的菌类感染后,一开始就呈慢性炎症过程,还可由非感染性因素所致。

1.感染性常见的致病菌

感染性常见的致病菌包括葡萄球菌、卡他球菌、大肠埃希菌、链球菌、变形杆菌和 Morax-Axenfeld 双杆菌等。

2.非感染性因素

非感染性因素如粉尘和化学烟雾刺激、眼部长期应用有刺激性的药物、强光、屈光不正、烟酒过度、睡眠不足等引起。很多患者同时存在内翻倒睫、慢性泪囊炎、慢性鼻炎等周围组织炎症。

(三)临床表现

自觉痒、异物感和眼疲劳。晨起内眦部有分泌物,白天眦部可见白色泡沫状分泌物。结膜充血、少量乳头增生和滤泡形成,以睑结膜为主。没有眼睑水肿和结膜假膜形成,也无角膜炎的表现。炎症持续日久者,结膜可肥厚,但无瘢痕和角膜血管翳。MoraX-Axenfeld 菌可引起眦部结膜炎,伴外眦角皮肤结痂、溃疡形成及睑结膜乳头和滤泡增生。金黄色葡萄球菌引起者,常伴有溃疡性睑缘炎或角膜周边点状浸润。

(四)诊断

根据病史、临床表现即可诊断,应注意与沙眼的鉴别诊断。

(五)治疗

1.首先去除致病诱因

改善工作和生活条件,消除各种不良习惯,积极治疗有关的眼病。

2.病因

治疗针对不同的致病菌,选择有效抗生素滴眼液。0.5%硫酸锌滴眼液,每日 3～4 次,多可见效。

四、结核性结膜炎

(一)概述

结核性结膜炎是由结核杆菌感染所致的结膜炎症。结核杆菌可通过患者的分泌物、尘埃和异物等途径直接进入结膜囊内引起感染。或患者身体的其他部位有结核感染病灶,经血行播散至眼部,或经邻近组织直接蔓延到眼部而导致结膜感染。

(二)临床表现

通常单眼发病,多见于年轻人,病情发展缓慢。常因眼睑肿胀,脓性分泌物增多或视力逐渐减退而就诊。检查可见睑结膜上有结核溃疡,溃疡多被增生的肉芽组织所覆盖,底部刮片可发现结核杆菌。溃疡不易愈合,常逐渐向四周扩展,严重者累及眼部其他组织。也可见结膜下有数个灰黄色小结节,表面无破溃。在转移型结核,球结膜下有单个红黄色无痛性硬结,与巩膜粘着无移动性,表面上皮完整。

(三)诊断

根据典型结膜病变,结合病史,结膜刮片发现结核杆菌,即可确诊。

(四)治疗

1.局部治疗

(1)结膜下注射:常用抗结核药物结膜下注射的剂量分别为链霉素 50～100 mg、异烟肼 25～50 mg、利福平 1～5 mg 或卡那霉素 20 mg。前两种为第一线抗结核药物,若为复发或耐药者,应选用第二线抗结核药物使用。

(2)眼部用药:1%链霉素滴眼液、2.5%异烟肼滴眼液、10%～20%对氨水杨酸滴眼液或眼膏、0.1%利福平滴眼液、0.5%卡那霉素滴眼液或眼膏。抗结核的滴眼液每日 4～6 次,一般第一、二线抗结核药物应联合应用,入睡时涂眼膏。

2.全身治疗

尤其是对全身其他部位有结核杆菌感染者,应进行全身用药。

(周春雷)

第四节　衣原体性结膜炎

一、沙眼

(一)概述

由沙眼衣原体感染所致慢性传染性角结膜炎,主要是由 A～C 型引起,易发生于环境卫生较差、人口拥挤的地区。1955 年,中国学者汤飞凡利用鸡胚卵黄囊内接种方法,首次分离出沙眼衣原体。20 世纪 50 年代以前曾在我国广泛流行,现发病率已大大降低。衣原体存在于患眼的分泌物中,通过污染的洗脸用具、手帕、衣物及手指等传染。一般起病缓慢,多双眼发病,但轻重程度可有不同。

(二)诊断要点

1. WHO 诊断标准

①上睑结膜 5 个以上滤泡;②典型的结膜瘢痕,线状或网状的白色瘢痕组织,最初出现在睑结膜的睑板下沟处,呈水平的白线(Arlt 线);③角膜缘滤泡或 Herbert 小凹(滤泡消退以及坏死后遗留的);④广泛的角膜血管翳(多位于上方角膜缘)。具备上述 2 个或 2 个以上的特点

即可临床诊断为沙眼,病原学诊断则需结膜刮片,找到沙眼衣原体。

2.并发症

①睑内翻倒睫:因睑结膜大量瘢痕收缩所致;②角膜溃疡:为病变侵犯角膜及倒睫摩擦引起;③角结膜干燥症:由于病变侵犯结膜,使泪腺出口闭塞,副泪腺及杯状细胞遭受破坏,结膜囊内泪液减少而造成干燥;④上睑下垂:上睑睑板及结膜因浸润性肥厚,使上睑产生重力性下垂,如同时伴有上睑提肌浸润性变化,则加重下垂程度;⑤泪道阻塞:因泪囊或(和)泪小管上皮的炎性浸润形成瘢痕,引起阻塞。

3.鉴别诊断

①慢性滤泡性结膜炎:病因不明,常见于儿童及青少年,下睑及下穹窿可见大小均匀排列整齐的滤泡,结膜充血但不肥厚,无角膜血管翳,数年后可自愈,不留痕迹;②包涵体性结膜炎:见包涵体性结膜炎相关内容;③角膜接触镜佩戴者的巨乳头易与沙眼滤泡混淆。

(三)治疗原则

1.局部用药

常用喹诺酮类眼水、15%磺胺醋酰钠眼水、0.1%利福平眼水以及金霉素眼膏。用药需持续1~3个月。

2.全身用药

急性或严重沙眼应全身用药,口服四环素每日1.5~2 g,连续3周,四环素疗效不佳的患者可用红霉素。此外,阿奇霉素1 g顿服亦有较好疗效。

3.并发症的治疗

手术矫正倒睫及睑内翻,防止晚期瘢痕形成导致失明。

二、包涵体性结膜炎

(一)概述

包涵体性结膜炎是 D-K 型沙眼衣原体感染引起的急性或亚急性滤泡性结膜炎。通过口-生殖器途径感染,好发于性生活频繁的年轻人,污染的游泳池水可发生间接感染。新生儿通过母亲产道时感染。

(二)诊断要点

1.临床表现及辅助检查

①新生儿患者潜伏期为5~14 d,成人患者潜伏期3~4 d,单眼或双眼发病;②表现为结膜充血,滤泡增生(新生儿早期无滤泡出现),以下睑结膜尤甚,可出现乳头。一般不累及角膜,黏脓性分泌物;③耳前淋巴结肿大,新生儿衣原体感染可导致中耳炎及间质性肺炎。

2.诊断及鉴别诊断

结膜上皮刮片,找到多形核白细胞及包涵体。与沙眼的鉴别如下:①沙眼患者常有流行性沙眼群体接触史,包涵体性结膜炎发生于有性活动的青少年或成人患者;②成人包涵体结膜炎结膜瘢痕少见,也无角膜血管翳。

(三)治疗原则

1.局部用药

常用喹诺酮类眼药水、15%磺胺醋酰钠眼药水、0.1%利福平眼药水以及红霉素眼膏。用药需持续3~4周。

2.全身用药

红霉素或磺胺制剂。

（孙国高）

第五节　变态反应性结膜炎

一、季节性/常年性过敏性结膜炎

（一）概述

季节性/常年性过敏性结膜炎是一种双眼发病、自限性的变态反应性结膜炎，主要是由于过敏原与宿主肥大细胞的 IgE 抗体结合后激活。该病症状的反复性比其严重性更受重视，因此，临床上根据其发病是季节性还是常年性、分为季节性过敏性结膜炎和常年性过敏性结膜炎。前者又称为"枯草热性结膜炎"，与空气中特定季节出现的花粉有关。发病率上相比于后者更为多见。常年性过敏性结膜炎往往和动物皮屑、尘螨或其他常年存在于环境中的变应原有关。

（二）诊断要点

1.临床表现及辅助检查

季节性和常年性过敏性结膜炎两者在症状和体征上相似。患眼最为显著的症状是眼部瘙痒，痒的程度可以从轻度到重度。其他眼部症状包括流泪、眼胀、烧灼感、畏光，过敏性结膜炎常常合并有过敏性鼻炎症状。典型的体征表现为球结膜充血、水肿，偶尔出现过敏性黑眼圈，又称眶周暗色变。

2.诊断及鉴别诊断

临床诊断上需与可能危害视力的慢性过敏性结膜炎如春季卡他性角结膜炎和特应性角结膜炎相鉴别。季节性/常年性过敏性结膜炎较少引起角膜病变或仅表现为少量的点状上皮剥脱，而春季卡他性角结膜炎可出现角膜"盾形"溃疡，特应性角结膜炎可出现角膜混浊和新生血管的长入。

此外，春季卡他性角结膜炎还可以出现上睑铺路石样的乳头增生以及角膜缘的胶样隆起病变，而特应性角结膜炎出现的结膜纤维组织增生和穹窿部缩短等表现也有助于鉴别。

（三）治疗原则

1.最佳的治疗方式

避免接触过敏原，但这几乎很难做到。

2.注意事项

避免挠抓和过度揉眼，予冷敷、人工泪液，将局部眼药冷藏后使用有助于缓解眼部不适。

3.局部用药

①预防性用药可以考虑使用肥大细胞稳定剂，如色甘酸钠滴眼液；②轻中度的患者可使用抗组胺药物或者抗组胺药物联合肥大细胞稳定剂；③对于病情严重的患者推荐联合用药。其中包括局部用药（抗组胺药、肥大细胞稳定剂、非甾体消炎药）和口服抗组胺药。对于极其严重

的患者可以考虑局部应用类固醇药物,但应在医师指导下使用,避免长期用药,并且在使用期间应监测眼压。

二、药物过敏性结膜炎

(一)概述

药物过敏性结膜炎可由局部或者全身用药引起的眼部过敏反应。大多数是局部眼药水使用后引起,可发生于同一药物的连续使用过程中,由于反复暴露于药物产生致敏作用,参与的机制主要是Ⅰ型和Ⅳ型超敏反应。

(二)诊断要点

1.临床表现及辅助检查

患者往往有滴用过敏药物史。起病突然,有发痒及异物感,或伴以轻度刺激症状。结膜充血、水肿,眼睑红肿或呈湿疹样,常有黏液状分泌物。若伴有角膜上皮大量剥脱者,则可影响视力。严重者尚可伴有全身过敏性反应。

2.诊断及鉴别诊断

药物引起的过敏反应须和药物引起的毒性作用相鉴别,毒性反应引起眼部的症状可有刺激感、干眼、畏光、疼痛、流泪和视物模糊。

局部药物毒性反应可引起乳头性角结膜炎,也可以出现滤泡,结膜充血水肿趋向于下睑裂区集中,而上睑结膜较轻。严重的患者还会累及角膜,引起角膜溃疡,甚至引起长期不愈合的假性树枝状角膜上皮缺损。

(三)治疗原则

积极寻找过敏原,停止使用引起或可能引起过敏的一切药物。为了缓解过敏症状,可使用局部抗组胺药物、非甾体消炎药,重者滴用激素类眼药水等。可加用口服抗组胺类药物,如氯苯那敏(扑尔敏)、氯雷他定(开瑞坦)等。若全身出现过敏反应,可全身使用激素。必要时同内科一起会诊处理。

三、春季卡他性结膜炎

(一)概述

春季卡他性结膜炎又名春季角结膜炎,青春期前起病,持续5~10年,多为双眼发病,多见于男性儿童。该病在中东和非洲发病率高,温带地区发病率低,寒冷地区则几乎无病例报道。有明显的季节性,春、夏季发病率高于秋、冬季。40%~75%的患者有湿疹或哮喘等其他变态反应性疾病史。40%~60%的患者有变态反应性疾病的家族史。

(二)诊断要点

患眼主要症状是奇痒和畏光。也可伴异物感、黏液性分泌物。根据病变部位分为三型。①睑结膜型:以上睑为主,在充血的结膜上出现大小不一的扁平乳头增生,呈镶嵌状排列,形如铺路石子或剥皮石榴的典型外观;②角膜缘型:典型体征为角膜缘部形成灰黄色的胶样隆起,又称Horner-Trantas斑,是由上皮细胞和嗜酸性粒细胞聚集而成,发病时球结膜充血,充血消退后,球结膜呈现污秽的棕黄色外观;③混合型:上睑结膜和球结膜的病变同时存在。患者有时在上方或中央角膜可以出现"盾形"非感染性角膜溃疡,呈现为边界清晰的无菌性灰白色浸润,形如盾牌,因此得名。结膜刮片可找到嗜酸粒细胞。

（三）治疗原则

1.避免刺激因素

行过敏原检测，明确过敏原后尽可能避免接触。有针对性地进行脱敏治疗，如尘螨制剂舌下含服，但往往脱敏周期较长，患者较难坚持。

2.局部用药

（1）在高发季节开始前预防性用药，持续使用 2～3 周，可以考虑使用肥大细胞稳定剂，如色甘酸钠滴眼液。

（2）轻、中度的患者可使用抗组胺药物，亦可加用非甾体消炎药。

（3）对于病情严重的患者可以滴用激素类药物。激素类药物应在医师指导下应用，避免长期使用，使用期间应监测眼压。对于病情迁延难治的患者可使用环孢素眼药水或者他克莫司眼药水。

3.手术治疗

上睑结膜乳头高度隆起而摩擦角膜时，可将病变组织切除，并行羊膜移植术。

（孙国高）

第六节　病毒性结膜炎

一、流行性角结膜炎

（一）概述

流行性角结膜炎是一种传染性强、发病急骤的眼病。可出现严重流行，但多呈散发性，为接触传染，常发生在夏秋季节。本病特点为结膜有大量滤泡，可伴有伪膜形成、角膜上皮下点状浸润。本病由腺病毒感染所致，以腺病毒 8 型感染为主。

（二）临床表现

主要表现为急性滤泡性结膜炎，常合并有角膜病变。患者多为 20～40 岁成年人及儿童，急性发病，潜伏期为 5～7 d。初发时有异物感、水样分泌物、疼痛、畏光和流泪等。眼睑水肿、睑球结膜显著充血、球结膜水肿，睑结膜及结膜穹窿部 48 h 内出现大量滤泡。结膜滤泡可被水肿的结膜掩盖。耳前淋巴结肿大并有压痛。偶有结膜下出血，少数严重者可出现结膜假膜或膜的形成。也可出现腺病毒性角膜炎，随病程病变由轻到重，早期表现为上皮型角膜炎，继后发生上皮下和浅基质层点状浸润。浸润呈圆形，边界模糊，直径为 0.5～1.5 mm，形态和大小基本一致，数个或数十个不等，可集聚成簇位于角膜中央区。视力可略受影响，以后恢复正常。角膜混浊斑点可于数月后逐渐吸收，也有持续数年者。成人多局限于外眼表现，儿童可有全身症状，如发热、咽痛、中耳炎、腹泻等。

（三）诊断

根据急性结膜炎的临床表现，结合本病特点在发病第 3 天下睑和下穹窿部结膜出现大量滤泡，8～10 d 开始出现角膜损害，由角膜浅层点状损害发展为上皮细胞下圆形浸润点。水样分泌物内有大量单核细胞，即可诊断。

（四）治疗

1.局部治疗

（1）眼部用药：以局部药物治疗为主。常用药物有4％盐酸吗啉双胍滴眼液、0.1％疱疹净滴眼液、0.5％病毒唑滴眼液或干扰素滴眼液等抗病毒滴眼液，每1～2 h滴眼1次，可配合滴用抗生素滴眼液，以防止继发感染。若角膜瞳孔区出现严重的上皮细胞下浸润点，局部可短期加用糖皮质激素滴眼液，但不宜常规应用。

（2）抗病毒药物的特点。①吗啉双胍：是广谱抗病毒药，具有抑制病毒增生、阻止病毒内脱氧核糖核酸合成的能力，对腺病毒8型、肠道病毒70型等病毒所致的流行性出血性结膜炎有显著疗效。对麻疹、水痘引起的结膜炎有一定疗效。②疱疹净：是一嘧啶类抗病毒药，能与胸腺嘧啶核苷互相竞争磷酸化酶及聚合酶，抑制RNA病毒，阻止核酸合成。对肠道病毒3型、7型咽结膜热，腺病毒8型、11型、19型流行性角结膜炎及牛痘疫苗性结膜炎有一定疗效。③病毒唑：是广谱抗RNA及DNA病毒药。对单纯疱疹病毒、牛痘病毒及腺病毒最为敏感。④干扰素：具有广谱抗病毒特性，干扰素本身不能直接作用于病毒，是抑制病毒mRNA和细胞核蛋白体形成复合体，阻止病毒的繁殖。⑤阿糖胞苷：主要通过抑制DNA多聚酶的作用，从而影响DNA的复制，抑制非正常细胞的增生。主要用于单纯疱疹病毒、牛痘病毒感染，对流行性结膜炎有一定作用。

2.全身用药

（1）病情严重时，应配合全身抗病毒治疗。

（2）肌肉注射恢复期全血或血清，能缩短病程。

（3）对迁延不愈者，肌肉注射胎盘球蛋白，每次2 mL，每周1～2次，可增强机体抵抗力，促进炎症的消退。

二、流行性出血性结膜炎

（一）概述

流行性出血性结膜炎是一种暴发流行的急性结膜炎。特点是潜伏期短、发病急、传染性强、刺激症状重，多有结膜下出血，伴有角膜损害和耳前淋巴结肿大。由一种微小核糖核酸病毒组中的肠道病毒70型感染引起。多发生在夏、秋季节。

（二）临床表现

潜伏期为8～24 h，急性发病，多为双眼。早期病变侵犯角膜，眼部反应严重。患者有剧烈的眼痛、异物感、畏光和流泪，分泌物呈水样。眼睑红肿，睑结膜和球结膜高度充血水肿，球结膜常有点、片状出血，多从上方开始，严重者遍及全部球结膜。睑结膜滤泡增生，角膜上皮点状脱落，耳前淋巴结肿大。少数患者有发热、乏力等全身症状。个别患者在结膜炎消退1周后发生下肢运动麻痹。本病有自限性，一般持续为7 d左右。婴幼儿一般不患此病，即使感染，症状亦很轻微。发病3 d内可从结膜分离出病毒，以后在血清中有抗体出现。

（三）诊断

（1）潜伏期短，发病急，一般病程7 d左右，具有自限性。

（2）患眼刺激症状严重，水样分泌物，结膜重度充血水肿，伴有结膜下出血、角膜上皮点状脱落。

（3）少数患者合并全身症状。婴幼儿一般不患此病。

(4)发病 3 d 内,结膜可分离出病毒。

(四)治疗

在流行期间症状明显时可用 1％冷盐水冲洗结膜囊,4％吗啉双胍频繁滴眼有明显疗效。另外,中药验方:银花 20 g、大青叶 15 g、蒲公英 15 g、枸杞根 10 g、野菊花 25 g 水煎服有一定疗效。

(李　爽)

第七节　角膜炎

一、细菌性角膜炎

(一)概述

细菌性角膜炎是由细菌引起的一类角膜炎。尽管眼部持续暴露于大量细菌中,由于宿主的自然防御机制,这些微生物中仅有一小部分可以引起角膜感染。保护眼表免受感染的机制有多种,包括眼睑及瞬目的机械防卫作用、泪膜的冲刷作用、泪液中的免疫球蛋白、补体和各种酶对微生物的清除作用等。眼睑、泪膜的异常可能成为细菌性角膜炎的危险因素。角膜最重要的防御屏障是完整的角膜上皮层,大多数的细菌性角膜炎发生在角膜上皮外伤后。局部抗生素的不合理应用可降低正常眼表菌群的防御功能,使角膜易于发生机会性感染。局部应用皮质类固醇激素可出现局部免疫抑制,也是发生细菌性角膜炎的一个重要危险因素。常见的细菌性角膜炎致病菌主要有微球菌属(葡萄球菌)、链球菌属、假单胞菌属、肠杆菌属。

(二)诊断要点

1.临床表现

角膜神经分布丰富,疼痛是角膜感染最常见的症状。角膜炎常伴有不同程度的视力下降,也常出现反射性流泪、畏光和眼睑痉挛。结膜出现不同程度的充血,如果致病菌毒性较强,也会出现球结膜水肿。革兰阳性球菌所致的溃疡通常是局灶性的圆形或椭圆形,浸润区为灰白色、边界清晰,周围上皮水肿很轻微。革兰阴性菌引起的角膜感染通常表现为快速的炎症破坏进程。铜绿假单胞菌感染角膜后的临床进程具有最显著的特征。角膜炎可以快速以同心圆方式扩散形成环状溃疡,甚至角膜基质融解穿孔。非结核分枝杆菌引起进展相对缓慢的角膜炎,可形成致密的基质脓肿,对传统抗生素治疗缺乏敏感性。

2.辅助检查

角膜刮片进行涂片染色和微生物培养及药物敏感性试验是必须的。角膜刮片应该在病变的边缘和基底部进行,以提高微生物的检出率。对于深部角膜基质的炎症可能需进行角膜活检。

3.鉴别诊断

(1)无菌性角膜溃疡:包括春季卡他性角结膜炎的"盾形"角膜溃疡,神经营养性或暴露性角膜炎,自身免疫性角膜炎,接触镜引起的无菌性角膜炎,药物性角膜炎。通常这些角膜炎疼痛较轻,虹膜炎及角膜水肿较轻或无,细菌培养阴性。

(2)葡萄球菌毒素超敏反应角膜炎:角膜浸润可以为双眼;多发;位于周边 2 点、4 点、8 点、10 点位置;伴有睑缘炎;无上皮缺损或上皮缺损面积小于浸润灶;前房反应轻微。

(3)其他微生物性(非细菌性)角膜炎:细菌培养阴性。需行真菌或特殊培养、染色来确诊。

(三)治疗原则

(1)对小面积(直径为 2 mm 或更小)的、症状及前房反应都较轻的周边角膜溃疡,滴用一般浓度的广谱抗生素治疗。如氟喹诺酮类(左旋氧氟沙星、环丙沙星、氧氟沙星)滴眼液,最初每 5 min 1 次,持续 15 min 达负荷量后,每 30～60 min 1 次。

(2)对较大的溃疡或溃疡累及视轴,或伴明显的分泌物,前房反应和前房积脓,治疗需采用加强浓度的滴眼液。如高浓度的头孢唑林(50 mg/mL)或万古霉素(25 mg/mL),高浓度的庆大霉素或妥布霉素滴眼液(5 mg/mL),并需频繁使用:每种药物开始 30 min,每 5 min 1 次,然后 24 h 内每 30～60 min 1 次。在使用多种滴眼液时,彼此间隔 5 min。

(3)当溃疡累及巩膜或向眼内扩展时需口服抗生素(如环丙沙星 500 mg、每日 2 次,或左旋氧氟沙星 500 mg、每日 1 次)。奈瑟菌或嗜血流感杆菌感染亦需全身用抗生素(如每 12～24 h 静脉或肌肉注射头孢曲松 1 g)。

(4)减轻睫状肌痉挛及预防虹膜后粘连常使用睫状肌麻痹剂(如 0.25%的东莨菪碱或 1%的阿托品,每日 3 次)。

(5)根据临床疗效、培养及药敏结果调整治疗方案。

(6)只在病原菌已确定、炎症已控制的情况下对炎症严重的患者局部可使用皮质类固醇激素。

(7)虽经积极治疗、病情仍然进展或溃疡已经穿孔的严重病例,需要行角膜移植。

二、真菌性角膜炎

(一)概述

真菌性角膜炎是一严重的、有潜在致盲危险的角膜感染性病变,最常见于外伤后或角膜表面不健康者。

真菌性角膜炎是最具挑战性的感染性角膜炎之一,诊疗难度大。受有效抗菌药物比较少和药物穿透角膜较差这两方面限制,真菌性角膜炎的治疗比较困难。虽然许多真菌种属可感染角膜,但主要致病菌仅为其中几种。丝状真菌(如曲霉菌、镰刀菌等)性角膜炎常发生于健康眼遭受植物外伤和软性接触镜配戴者。非丝状真菌(如念珠菌)性角膜炎常见于已有慢性角膜病变的患者(如干眼、疱疹性角膜炎、暴露性角膜病变、角膜移植后、长期使用皮质类固醇激素滴眼液),或极度衰弱的患者。

(二)诊断要点

1.临床表现

患者表现为疼痛、畏光、流泪、视力下降;可有外伤或滴用皮质类固醇的病史。念珠菌性角膜炎表现为灰白色的角膜基质浸润,类似细菌性溃疡。可有前房反应和前房积脓。丝状真菌性角膜炎的特点是角膜基质灰白色浸润与不清晰的羽毛样边缘,外围的角膜基质内有指状卫星灶浸润灶。浸润灶可扩展到上皮缺损以外的角膜,可伴有环形浸润、前房反应和前房积脓。

2.辅助检查

角膜刮片进行涂片染色和真菌培养。共聚焦显微镜能够特异性地在角膜基质中发现真菌的存在。

3.鉴别诊断

细菌性角膜炎和病毒性角膜炎按常规治疗无效，或患者有特殊病史以及临床表现疑似时，应考虑真菌性角膜炎。卫星病变和内皮斑并非真菌性角膜炎所特有，但当卫星病变、内皮斑以及以下特征出现时应高度怀疑真菌性角膜炎：羽毛状、菌丝状边缘的基质浸润，干、灰而且有些高出角膜表面的浸润。

（三）治疗原则

(1)局部滴用 5％的纳他霉素和(或)0.15％的两性霉素 B，每小时 1 次。

(2)口服负荷量伊曲康唑或氟康唑 200～400 mg，然后减为 100～200 mg，每日 1 次。

(3)睫状肌麻痹剂(如 0.25％的东莨菪碱或 1％的阿托品，每日 3 次)。

(4)禁用皮质类固醇激素。

(5)刮去角膜上皮能有利于抗真菌药物的穿透，增强局部治疗效果。

(6)根据临床反应和培养结果调整治疗方案。

(7)药物治疗无效或溃疡穿孔患者需行治疗性角膜移植术。

（郭小静）

第八节　原发性闭角型青光眼

原发性闭角型青光眼(primary angle closure glaucoma，PACG)是由于前房角小梁网被周边虹膜组织机械性堵塞导致房水流出受阻，造成眼压升高的一类青光眼。原发性闭角型青光眼的患病率有地域、种族、性别和年龄上的差异，它主要分布在亚洲地区，尤其是在中国；黄种人最多，黑人次之，白人最少；女性较为多见，男女之比约为 1∶3（这与正常女性的房角较窄的解剖结构特征有关）；多发生在年龄 40 岁以上，其中以 50～70 岁者居多，30 岁以下年龄发病率很低。我国目前闭角型青光眼的患病率为 1.79％，40 岁以上人群中患病率为 2.5％，闭角型与开角型青光眼患病的比例约为 3∶1，由此可见，它是我国最常见的青光眼类型。

一、诊断要点

(1)病史：原发性闭角型青光眼必须摒除继发性的原因后才能成立诊断。因此，详尽询问病史，确切了解发病全过程、既往眼部疾患及其治疗史是对原发性闭角型青光眼进行诊断的前提条件。

此外，处在间歇缓解期的闭角型青光眼，一切似乎都很"正常"，诊断较困难，也主要依靠病史。凡是年龄在 40 岁以上，尤其是女性患者具有浅前房、窄房角的眼部解剖特征，并有虹视、雾视、头痛或鼻根部酸胀等症状发作的病史，均应怀疑其可能性，应进行细致检查和严密随访，必要时可进行激发试验以明确诊断。

(2)临床表现：如果具有典型的局部和全身症状(包括眼红、眼痛、头痛、恶心呕吐、视力下降等)，又有明确的体征，诸如角膜雾状水肿和 KP、前房较浅、瞳孔散大、眼压升高等，可以确定诊断为急性闭角型青光眼。瞳孔呈垂直椭圆形扩大、角膜色素 KP 及虹膜萎缩、晶状体青光眼斑,这是急性闭角型青光眼发作后的三联征,具有回顾性诊断的价值。

(3)眼科检查:急性闭角型青光眼经常规眼科检查多可明确诊断。对于其他种类的闭角型青光眼,其诊断的重要依据是:眼压升高的同时伴有房角关闭,前房角部分或全部关闭状态下眼压升高,前房角重新开放后眼压可下降,此为闭角型青光眼的主要特征。因此,高眼压时必须查看前房角才能做出准确的诊断,同时也有利于闭角型青光眼的分期和治疗。

(4)激发试验:对临床上诊断较为困难的闭角型青光眼患者,可采用以下激发试验来提高确诊率。

1)暗室试验:患者留于暗室内 1 h,对老年人瞳孔小而迟钝者也可 2 h。若暗室不够黑,也可用黑布将两眼蒙住。比较试验前后的眼压及前房角镜所见。阳性者有时眼压可高达 40～60 mmHg①,一般在暗室后较进暗室前高出 10 mmHg 以上者即可认为阳性。试验后如眼压急剧升高者需用缩瞳剂及碳酸酐酶抑制剂,以防诱发急性发作。注意事项:在暗室中应防止患者入睡;避免用电筒直接照射瞳孔,用尽量暗的照明以完成测量眼压等操作;试验前停用各种降眼压药物至少 3 d(下同)。

2)俯卧试验:俯卧 1 h 后测量眼压,较试验前高 10 mmHg 以上者为阳性,俯卧位时晶状体虹膜膈向前移位,使狭窄的前房角发生关闭,因而可诱导眼压上升。暗室试验与俯卧试验结合起来(即暗室俯卧试验),也就是在暗室中俯卧 1～2 h,可提高阳性率。试验时患者除了采取面向下俯卧于床上的姿势外,还可取坐位,双手掌向下,上下相叠靠于桌上,然后身体前俯,额部枕于手背上,保持头部俯卧位。

3)扩瞳试验:本试验对诊断虹膜高褶较有价值。扩瞳剂选用 0.5%托吡卡胺,禁用阿托品或后马托品。为慎重起见,应两眼分别进行,以防两眼同时出现急性闭角型青光眼发作的悲剧性结果。先测量眼压后滴扩瞳剂,每 15 min 测量 1 次,共测 4 次,并观察前房角变化。眼压增高 10 mmHg 以上者为阳性;如眼压增高 20 mmHg 以上者应立即使用缩瞳剂及降眼压药物,使眼压尽快降低。

据统计,闭角型青光眼患者暗室试验阳性率仅为 30%,扩瞳试验阳性率为 50%,俯卧试验阳性率为 71%,暗室俯卧试验阳性率可达 90%。需特别强调的是,激发试验仅仅是闭角青光眼的协助诊断手段,试验结果阴性并不能排除诊断。总之,急性闭角型青光眼诊断要点有:①突然眼球剧痛、视力下降,多伴有头痛、恶心、呕吐;②眼压突然升高,可达 40～60 mmHg 或更高;③前房浅,高眼压状态时前房角部分或全部关闭;④角膜雾状水肿;⑤瞳孔呈垂直椭圆形扩大;⑥晶状体青光眼斑。凡具有前面 3 项条件者即可诊断急性闭角型青光眼;后 3 项条件只是加强诊断而已。缓解期闭角型青光眼诊断要点如下:①急性发作史;②前房浅及房角窄,可有部分前房角粘连,但范围不广;③停用降眼压药物后眼压可保持正常;④晶状体青光眼斑;⑤瞳孔稍扩大。凡具有前面 3 个条件者即可诊断闭角型青光眼(缓解期);有后 2 项可加强诊断。

慢性闭角型青光眼诊断要点:①自觉症状较轻,常未引起患者注意;②前房浅及房角窄,有前房角粘连,范围为 90°～18°;③眼压增高;④视盘出现青光眼杯;⑤视野缺损。凡具有前面 3 个条件者即可诊断慢性闭角型青光眼;视盘青光眼杯及视野缺损可加强诊断。

---

①临床上仍习惯用毫米汞柱(mmHg)作为某些压力单位,1 kPa=7.5mmHg,1mmHg≈0.133kPa。全书同。

二、临床类型及分期

闭角型青光眼的临床表现比较复杂,因此,分期、分类不尽统一。下面根据其临床发展规律及病理发展过程,分为急性和慢性两种临床表现类型。

(1)急性闭角型青光眼(acute angle closure glaucoma):此类患者由于房角突然关闭且范压较大,一般有眼压升高的明显表现。根据其临床发生和发展规律,可分为 4 个时期。

1)临床前期:指具有闭角型青光眼的眼部解剖结构特征(诸如浅前房、窄房角等),但尚未发生青光眼的患眼。临床前期青光眼主要根据另一眼的发作史和房角狭窄的特征,以及激发试验的阳性来诊断。

2)发作期:由于周边虹膜组织突然堵塞了房角,造成房水外引流障碍,眼压因此可迅速上升,随之出现一系列临床症状和体征,此即闭角型青光眼的发作期。根据其临床表现又分典型和不典型发作。①典型大发作:即急性大发作。起病急,有明显的眼部和全身表现是其特征。多为一眼,亦可双眼同时发作。由于前房角突然大部分或全部关闭,眼压急剧上升,可出现明显的眼痛、头痛、恶心、呕吐等症状。视力明显减退,严重者可仅存光感。眼部检查见球结膜水肿,睫状充血或混合充血,角膜呈雾状混浊,瞳孔扩大(多呈竖椭圆形或偏向一侧),对光反应减弱或消失,前房浅,眼球坚硬如石,测量眼压多为 40～60 mmHg,可高达 80 mmHg。裂隙灯检查可见角膜上皮水肿,角膜后可有点状色素沉着(色素性 KP)、房水闪辉、虹膜水肿及隐窝消失。有些患眼尚可见虹膜色素脱落或扇形萎缩,晶状体前囊下可呈现灰白色斑点状、粥斑样的混浊(青光眼斑)。这些征象一般出现在眼压急剧升高而持续时间较长的情况下,即使眼压下降后也不会消失。色素性 KP、虹膜色素脱落或萎缩及青光眼斑,即为青光眼急性大发作后的三联征。

急性大发作经急诊治疗后,在眼压下降、角膜恢复透明后,应行房角及眼底检查。部分患者角膜仍水肿者,可点滴高渗剂(如纯甘油)使角膜恢复透明。此时检查房角有可能重新开放,或有局部粘连,小梁网上有色素粘着,甚或纤维素性渗出等。如房角已大部分粘连,则眼压必将再度升高。眼底检查可见静脉轻度充盈,视网膜上偶见出血斑点;视乳头可正常或略呈充血;如高眼压持续较长,则可出现视乳头苍白(缺血)、视网膜中央静脉阻塞性出血等眼底改变。急性发作的青光眼如未能及时得到有效控制,眼压水平过高时,可在短期内导致失明;如果病情得到部分控制和缓解,可转入慢性期。②不典型发作:亦称小发作。急性发作前往往有一些小发作,通常发生于傍晚(此时瞳孔较白天大)。患者自觉症状轻微,可有虹视、雾视、轻度头痛等症状。如正值此时受检,则可发现眼压升高和角膜上皮轻度水肿,但瞳孔形态正常,仅反应略显迟钝,虹膜则大多呈膨隆现象,前房较浅。此类小发作经一晚休息(睡眠时瞳孔缩小),症状可能会烟消云散,眼压恢复正常。

因此,此类病例在临床上很少遇到。小发作时进行检查可发现:①高眼压;②前房浅,虹膜膨隆以致前房角小部分关闭。根据这两条即可成立诊断。由于虹膜没有明显的充血水肿,虹膜与小梁网组织虽然紧贴,但不会像急性发作那样很快形成永久性的粘连,因此,只要及时缩瞳,房角仍可重新开放,发作比较容易控制。当然,如不解除瞳孔阻滞因素,小发作可反复出现,而每次发作都可产生部分永久性粘连。当大部分房角形成粘连以后,就可进入到慢性进展期。

上述典型与不典型两种不同的临床表现与房角关闭的速度和范围、眼压升高的程度和持续时间以及可能的血管神经反应性等因素有关。

3)间歇缓解期:闭角型青光眼急性发作后如果通过及时治疗(有时不经治疗亦可自行缓解),瞳孔缩小,关闭的房角又重新开放,眼压下降,充血逐渐消退,则病情可得到暂时缓解或稳定一个相当长的时期,此阶段称为间歇缓解期。此期的时间长短不一,长者可达数年,短者数日内可能再发作。反复的小发作,可以形成小范围的房角粘连,但并不影响其余大部分重新开放房角的房水引流功能。只有当粘连的范围逐渐扩展到一定程度时,房水流出明显受阻碍,才表现出眼压的升高,使疾病进入慢性进展期阶段。

4)慢性进展期:急性闭角型青光眼如果治疗不及时或不得当房角关闭过久,周边部虹膜与小梁组织产生永久胜粘连,眼压就会逐渐持续升高,病程转入慢性期而继续发展,这种状态称为慢性进展期。

慢性进展期可由闭角型青光眼的各个此期发展而来。如果是发生在急性大发作未能控制的基础上,则急性期的一些症状和体征大为减轻,或无明显症状,仅残留虹膜、瞳孔以及晶状体方面的某些体征;如果是经由不典型发作而来,则除了房角大部分或全部粘连外,通常无其他症状或体征。某些间歇缓解期、甚至临床前期的患者,因被忽视或不愿接受手术,仅靠滴用缩瞳剂维持,虽然避免了急性发作,但房角粘连却仍然在逐步缓慢地进行,达到一定程度时则表现出眼压的持续升高从而进入慢性进展期。

5)绝对期:慢性进展期在早期阶段视乳头形态及视野尚可正常,当疾病进展到一定阶段时,视乳头就逐渐出现凹陷和萎缩,视野也开始缺损并逐渐缩小,乃至完全失明(无光感),此即青光眼绝对期。任何类型青光眼如果视神经完全萎缩,视力无光感,都称之为绝对期。

(2)慢性闭角型青光眼:这类青光眼同急性闭角型青光眼一样,也是由于周边虹膜与小梁网发生粘连所致。所不同的是,前者房角粘连是由点到面逐步发展的,眼压水平也是随着房角粘连范围的缓慢扩展而逐步上升的。所以,慢性闭角型青光眼患者临床上没有眼压急剧升高的相应症状和体征(诸如虹膜萎缩、瞳孔变形等),视乳头则是在高眼压的持续作用下逐渐形成凹陷性萎缩,视野也随之发生进行性损害。此类青光眼通常不易引起患者的警觉,只是在做常规眼科检查时或于病程晚期患者感觉到有视野缺损时才被发现,因此更具有潜在的危害性。慢性闭角型青光眼多见于 50 岁左右的男性,眼部检查可见周边前房较浅,中央前房深度正常或接近正常,虹膜膨隆现象不明显,房角多为中等狭窄,可呈多中心地发生点状周边虹膜前粘连。由于其病程的慢性特征,临床难以明确分期。在病程的较早阶段,眼压可正常或偏高,眼底和视野均正常。随着房角粘连的扩展,眼压升高多为中等程度,通常为 40~50 mmHg。到病程中、晚期,眼底有典型的青光眼杯,相应地伴有程度不等的青光眼性视野损害。

慢性闭角型青光眼与急性闭角型青光眼患者在眼部解剖特征上有所不同,故两者的临床表现也不一样。前者虽然亦有前房较浅,房角较窄,晶状体较厚等解剖变异,但其眼轴不短,而且眼前段的解剖变异程度也较急性闭角型青光眼者轻,所以瞳孔阻滞因素不明显。临床观察发现,慢性闭角型青光眼的虹膜根部有较多的峰突(虹膜周边部的表面突起处),该处的虹膜较靠近小梁网,更容易与小梁网接触。因此,慢性闭角型青光眼房角的粘连最早仅出现在崎突处,粘连以点状开始,逐渐向两侧延伸扩展,房角逐渐被损害,眼压也随之逐渐升高。由于起病缓慢,患者逐渐适应了高眼压的病理状况,因此自觉症状不明显。

三、鉴别诊断

1.与急性虹膜睫状体炎鉴别

对急性闭角型青光眼发作时所表现出的典型症状,一般诊断并不困难。但如果症状不够典型,检查又不仔细,有时亦会将急性青光眼发作误诊为急性虹膜睫状体炎。尤其是在青光眼伴有前房纤维素性渗出并且眼压已降低时,临床医生可能通过相反的扩瞳治疗而使病情恶化。

鉴别诊断时应注意以下几点:闭角型青光眼发作后瞳孔常常扩大,前房浅,房角窄,还可以从另一眼也存在的闭角型青光眼解剖特征来协助诊断;急性虹膜睫状体炎则瞳孔通常是缩小的(药物性散大除外),前房渗出较明显,甚至可能前房积脓。

2.与偏头痛、急性胃肠炎等内科疾病鉴别

急性闭角型青光眼大发作患者因剧烈的头痛、恶心、呕吐等全身症状,往往首先就诊内科,而首诊医生又忽视了眼部的检查,以致于将青光眼误诊为偏头痛、急性胃肠炎等内科疾病,甚至给予解痉药如阿托品等治疗,反而加剧了病情。

临床上,时常见到由神经内科(误诊为偏头痛)或消化内科(误诊为急性胃肠炎)治疗无效再转往眼科的实例。

3.与开角型青光眼等眼病鉴别

慢性闭角型青光眼除了视物模糊、视野缺损外,常缺乏明显自觉症状,如果检查不认真、不够细致,可被漏诊或误诊为老年性白内障、开角型青光眼等眼部疾病而贻误有效的治疗。因此强调细致认真的眼部检查,对疑似病例进行前房角的检查非常有必要。慢性闭角型青光眼尤其易与开角型青光眼混淆,两者的主觉症状及体征大同小异,鉴别主要依赖于前房角镜检查,应在停用抗青光眼药物的前提下,反复比较高眼压与低眼压下的前房角状态。鉴别要点如下:闭角型者虹膜膨隆较明显,虹膜根部与小梁相接触;开角型者虹膜不膨隆,前房角宽阔;开角型者常可见到明显的青光眼杯,而闭角型者需在晚期才能显现明显的青光眼杯。

闭角型青光眼与前房角窄(并非关闭)的开角型青光眼的鉴别有两种方法:①莫西赛利试验:此为旷肾上腺素能阻滞剂,可松弛扩瞳肌而缩瞳,但不影响房水流出阻力凸 0.5%莫西赛利(Thymoxamine)滴眼后,在闭角型青光眼可拉开窄的或对合关闭的前房角,从而使眼压下降;在开角型青光眼则不能使眼压下降;②激光虹膜切开术:进行激光虹膜切开术后,闭角型患者眼压即可下降,而开角型者则无效。

4.与继发性青光眼鉴别

原发性闭角型青光眼患病年龄较大,一般都在 40 岁以上,双眼有共同的眼部解剖学特征,往往双眼先后发病;继发性者年龄不限,多为单眼发病,各类继发性青光眼有其相应的特殊临床表现,并常可发现产生继发性青光眼的原因(包括眼部或全身的相关病因)。

四、治疗

1.治疗原则

(1)急性闭角型青光眼的治疗原则

1)首先立即使用药物降低眼压,以解除高眼压对视网膜及视神经的损害。

2)尽快打开关闭的前房角,即使用缩瞳剂高频次点眼。前房角关闭包括对合及粘连,对合时期容易被分开,一旦变成粘连就难以分开。所以,必须尽早打开关闭的前房角。

3)缓解瞳孔阻滞,主要采取虹膜根部切除(手术或激光)。据统计,90%闭角型青光眼是瞳

孔阻滞性的,瞳孔阻滞可造成和加重前房角关闭,切开虹膜根部是改善前后房交通的有效办法。

4)如果上述治疗措施无效或疗效不满意,则应考虑及时行眼外引流手术。

(2)慢性闭角型青光眼的治疗原则:根据前房角粘连程度范围及眼压控制等情况,及时采取激光或手术虹膜切开术、激光周边虹膜成形术、小梁切除术等。

2.治疗方案

闭角型青光眼的诊断一旦确立,就应根据其所处的不同阶段及时给予相应的治疗。

(1)临床前期:治疗的目的是预防发作,主张及时行周边虹膜切除术(手术或激光),以解除瞳孔阻滞。对暂时不愿或不能接受手术者应预防性滴用缩瞳剂,常用1%的毛果芸香碱2~3次/天,并定期随访。

(2)急性发作期:治疗的首要目的是挽救视功能和拉开房角。故应按急诊全力抢救,以期在最短时间内控制高眼压,减少对视功能的损害并防止前房角形成永久性粘连。

1)降低眼压:通常是减少房水生成,促进房水引流和高渗脱水三种手段联合应用。房水生成抑制剂有眼局部用和全身用两类:全身应用的主要有碳酸酐酶抑制剂,如乙酰唑胺(又名醋氮酰胺,Diamox),口服首剂500 mg,以后250 mg,每6 h 1次,或醋甲唑胺,每次25 mg,每日2次口服,眼压控制后可停用;眼局部用的主要有碳酸酐酶抑制剂和β-肾上腺素受体阻滞剂,前者有2%杜塞酰胺(Dorzo lamide)滴眼液,每日3次,后者有0.5%噻吗洛尔、0.25%倍他洛尔、0.5%左布诺洛尔等滴眼液,可选用其中一种,2次/日,能有效地协助降低眼压。高渗脱水剂有甘油和甘露醇等,较常使用20%甘露醇溶液,1.0~1.5 g/(kg·d),快速静脉滴注。全身应用碳酸酐酶抑制剂应当注意:该药系磺胺类制剂,过敏者禁用;常见的不良反应有唇面部及手指、脚趾麻木感,胃肠道刺激症状,尿液混浊等;长期服用可诱发尿路结石、肾绞痛,代谢性酸中毒,低血钾等。因此,临床上常同时给予氯化钾和碳酸氢钠口服,以减少不良反应的发生。对伴有肝、肾功能不全,呼吸性酸中毒者应谨慎使用。个别病例对该药有特异性反应,可产生再生障碍性贫血(与使用的剂量无关)。

临床使用高渗脱水剂时应注意老年患者,尤其是患有高血压、心肾功能不全以及电解质紊乱患者的全身状况,以免发生全身意外情况。

2)房角保护:常用缩瞳剂和抗炎药物。对急性发作患者,首先局部频滴缩瞳剂,常用1%毛果芸香碱,可每15 min点眼1次,眼压下降后或瞳孔恢复正常大小时逐步减少其用药次数,最后维持在3~4次/天。缩瞳剂能够拉开根部虹膜,重新开放房角,即促进了房水引流又保护了房角免于永久粘连破坏。青光眼发作眼往往充血明显,可局部或全身应用适量的糖皮质激素,这有利于患眼反应性炎症的消退,减少房角永久性粘连发生的可能性。

3)视神经保护剂的应用:全身应用自由基清除剂、抗氧化剂如维生素E、维生素C等,可对受损的视网膜、视神经组织起到一定的保护作用。

4)激光或手术:青光眼急性发作期如眼压得当很好控制,房角大部分或完全开放,则具备眼内引流条件,可作周边虹膜切除术(手术或激光切除);但如果眼压再度回升,房角的房水引流功能明显受损,则只能选作眼外引流手术,通常有小梁切除术或巩膜咬切术等。

(3)间歇缓解期:治疗目的是防止病程进展。此期患者因前房角已完全或大部分开放,眼压恢复正常,故施行周边虹膜切除术(手术或激光)可取得满意疗效。对暂时不愿或不能手术者,应在滴用缩瞳剂的情况下密切随访。

(4)慢性进展期:治疗目的是降低眼压,控制病情发展。因房角已大部分或全部粘连,房水引流功能明显受阻,故只能选择眼外引流术。

(5)慢性闭角型青光眼:处理原则与急性闭角型青光眼的间歇缓解期和慢性进展期相似。对较早期患者,根据慢性闭角型青光眼有较多嵴突的房角解剖特征,在对这些患眼施行周边虹膜切除术的同时一并进行周边虹膜成形术,治疗效果可能更好。不过,此观点尚待临床实践的进一步证实;对于中、晚期病例,因房角大多数失去正常房水引流功能,则只有选择滤过性手术,同时应给予视神经保护治疗。

(6)绝对期青光眼:任何类型青光眼发展到最后阶段,视力已无光感,视神经功能损害已无法挽回,因此,治疗目的仅在于解除疼痛症状,主要是药物降眼压和解除患者痛苦。

3.手术治疗

(1)手术指征:手术是治疗闭角型青光眼的有效方法,应根据上述分期来确定是否手术及其相应术式。一般说来,闭角型青光眼的诊断一旦成立就必须手术,前房角前粘连的范围<180°者适宜作周边虹膜切除术(激光或手术切除);粘连范围>240°者则只能做眼外引流术。

(2)手术时机

1)择期性手术:各期闭角型青光眼如果眼压控制良好,均可根据患者情况考虑是否进行择期手术。

2)紧急手术:急性发作的患眼,如采取上述治疗措施 3 d 后眼压仍持续在 50~60 mmHg或更高,则应考虑紧急手术。在这种情况下,由于房角多已粘连丧失功能,只能选择眼外引流术。当然,在眼部组织充血、水肿较明显的情况下施行手术,由于组织炎症反应较大,手术并发症也较多,术后滤过泡容易发生纤维瘢痕化,往往效果较差。因此,手术前后加强糖皮质激素的应用,可提高手术的成功率。对于虹膜萎缩和瞳孔固定散大的急性发作,眼滤过性手术以选择虹膜嵌顿术(属眼外引流术)为好。

(3)手术方法:手术治疗方法很多,主要有周边虹膜切除术和眼外引流术(即滤过性手术,如小梁切除术、巩膜咬切术等)两大类。

4.激光治疗

激光治疗是青光眼的一种较为特殊和有效的治疗手段,在有激光设备条件的医院应尽量采用。以下介绍临床上较为常用的激光治疗方法之要点。

(1)激光周边虹膜切除术:又称激光虹膜造孔术。用激光将周边虹膜烧灼形成 1~2 个洞,以利后房水流至前房,减轻虹膜膨隆。激光周边虹膜切除术的适应证与周边虹膜切除手术方法者相似,但对角膜水肿或混浊及周边前房极浅的患眼不适合激光治疗方法。术前滴用 2%毛果芸香碱 3~4 次/天,以便使瞳孔缩小,虹膜平展变薄,易于激光穿透。常用氩离子激光(Argon)或 Nd:YAG 激光。在眼部表面麻醉下,用 Abraham 接触镜(+66 D 平凸镜)将激光斑直径缩小一半,使虹膜所受激光强度增强 4 倍。虹膜切除口一般选择在 10~11 点或1~2 点位的虹膜周边部。常用的操作技术如下。①Nd:YAG 激光参数:每脉冲 4~10 mJ,利用电离效应对虹膜光爆破切除;②氩离子激光参数:时间 0.1~0.2 s,功率 800~1 000 mW,光斑 50~100 μm,击射次数 30~50 次。利用热效应切除虹膜;③氩离子激光和 Nd:YAG 激光机联合应用:适用于炭黑虹膜。可减少虹膜出血、孔洞闭合及眼内炎症反应。

术后应立即滴用类固醇眼药水,每 10 min 一次,共 6 次,以后 3~4 次/天。1 周后逐渐减量以控制手术产生的炎症反应。术后还必须复查前房角及眼压。有些患者术后眼压可能暂时升高，一般1~2 h达到高峰，应做相应处理。眼压正常者可逐渐减少乃至停止抗青光眼药物。术后1~2个月复查房角，应注意除外高褶虹膜综合征及虹膜孔洞是否关闭等情况。

（2）激光周边虹膜成形术：通过烧伤虹膜胶原产生收缩力来拉开与小梁对合着的周边虹膜，达到开放房角的目的，主要适应证有：①急性闭角型青光眼发作后角膜水肿、前房浅、炎症反应明显等情况下不宜进行激光虹膜切除术时；②激光虹膜切除术后周边前房仍较浅并有可能关闭者；③与晶体有关的闭角型青光眼，如睫状环阻滞、晶体膨胀等；④高褶虹膜综合征。但对角膜严重水肿或混浊及无前房的患眼禁忌使用。术前滴用2%毛果芸香碱眼药水，将虹膜尽量拉紧。治疗时在前房角关闭处相应的最周边虹膜根部用激光造成一个烧伤创面，但不烧成洞，故所需激光功率比虹膜切除术者低。在360°范围的虹膜周边部做24~36个烧灼点，相邻两个烧灼点之间的间隔约为两个烧灼直径。产生虹膜收缩灼伤的主要氩激光参数的光斑500 μm，曝光时间0.5 s，功率200~400 mW。术后应立即滴用类固醇眼药水，3~4次/天，1周内停药。术后1 h测量眼压，若眼压升高，应作相应处理。

（李　爽）

第九节　原发性开角型青光眼

原发性开角型青光眼（primary open angle glaucoma，POAG），又称慢性开角型青光眼，慢性单纯性青光眼。本病具有以下特征：①两只眼中至少一只眼的眼压持续高于21 mmHg；②前房角开放，外观正常，且未能检出与眼压升高相关的眼部或全身的病因性异常；③有典型的青光眼性视神经乳头和视野损害。由于开角型青光眼的病程进展较为缓慢，且多无明显症状，不易早期发现，故对视功能具有更大的危害性。

统计资料表明，开角型青光眼的患病率为1.5%~2%，患病年龄多分布在20~60岁，患病率随年龄的增大而升高。在我国，开角型青光眼患病率少于闭角型者，但近年来前者的比例有所上升（可能与医学进步及个人防护意识提高等因素有关）。从种族上看，黑种人、白种人患者较多，黑种人患者的视神经损害较重。在美国，仅1995年就有700万人次的青光眼门诊，慢性开角型青光眼的致盲率很高，45~64岁人群中，白人是0.88/万人，黑人是（13~14）/万人，是美国的第二位致盲性眼病。

本病具有家族遗传倾向性，同胞比双亲或子女的发病率要高。糖尿病患者、甲状腺功能低下者、心血管疾病或血液流变学异常者、近视眼患者、视网膜静脉阻塞及偏头痛患者等，是原发性开角型青光眼的高危人群。

关于病因和发病机制，主要有以下三个学说：①小梁组织局部病变；②小梁后阻滞，即病变部位在小梁后组织，包括从Schlemm管到集液管和房水静脉等部位；③血管神经内分泌或大脑中枢对眼压的调节失控所引起。总之，开角型青光眼的眼压升高是经小梁途径的房水外流排出系统病变导致房水流出阻力增加所致。目前，多数临床和基础研究表明，小梁组织，尤其是近Schlemm管区的组织（近小管部）是主要病变所在部位。分子生物学研究显示，开角型青光眼具有多基因或多因素的基因致病倾向性，但确切的发病机制尚待进一步研究。

一、诊断要点

1.病史

开角型青光眼的诊断必须在摈除继发性青光眼及其他类型青光眼之后才能确立。因此，详细询问既往眼部疾患史、外伤史及其治疗用药情况，对排除继发性青光眼十分必要。此外，还必须了解有无青光眼高危因素，如青光眼家族史、高度近视眼、糖尿病等情况。

2.临床表现

开角型青光眼在早期几乎没有症状，病变进展到一定程度时，患者才可能有视力模糊，眼胀和头痛等感觉；部分患者早期主要表现为视疲劳和进行性近视加深（多通过病史回顾得知）；眼压波动较大或眼压水平较高的患者，可能出现眼胀、鼻根部酸痛，甚至虹视和雾视等症状；晚期患者双眼视野都缩小时，则可有行动不便和夜盲等现象，但多数患者中心视力在较长时间内可不受影响，甚至在管状视野病例也可保持良好视力。由于本类型青光眼症状轻微、病情隐蔽，许多患者是通过例行体检眼底检查才被发现的。

3.眼科检查

早期病例可无任何眼局部体征改变。前房深度正常或较深，虹膜平坦，前房角开放，房角的形态不会随眼压的升降而有所改变。房角镜检查发现：无论眼压高低，房角始终是开放的（顾名思义为"开角"，这点与闭角型青光眼截然不同）；一般看不到房角结构的明显异常，有时也可见较多的虹膜突（梳状韧带）、虹膜根部附着偏前、小梁网色素较多等现象。在开角型青光眼的早期，眼底的特征性形态改变有视网膜神经纤维层缺损、局限性的视乳头盘沿变窄和视乳头杯凹的切迹。随着病程的不断进展，视乳头的杯凹逐步扩展，最终导致杯/盘比的明显增加。病程晚期的视神经乳头呈盂状凹陷，整个乳头色泽淡白，凹陷直达乳头的边缘，视网膜中央血管在越过视乳头边缘处呈屈膝或爬坡状，类似"中断"一样。视乳头凹陷的进行性扩大和加深，这是青光眼病情发展到一定阶段后的共同特征。总之，开角型青光眼的诊断主要是根据眼压眼底、房角、视野等多种因素的分析和判断。凡具有眼压升高、典型的视乳头青光眼性改变和相应的视野缺损这三个临床特征，加之房角是开放的，则开角型青光眼的诊断可以明确。但是，早期诊断往往较为困难，要基于上述几个指标的综合分析判断，有时还需经过一段相当长时间的观察和随访，才能作出结论。

二、鉴别诊断

1.与慢性闭角型青光眼鉴别

开角型青光眼易与慢性闭角型青光眼混淆。两者主觉症状及体征大同小异，鉴别依赖于前房角镜检查，应在停用抗青光眼药物下，反复比较高眼压与低眼压下的前房角。闭角型者虹膜膨隆，虹膜根部与小梁相接触；开角型者前房角是宽阔的，虹膜不膨隆。闭角型者要在晚期才显现明显的青光眼杯，开角型者常可见到明显的青光眼杯。

2.与老年性白内障、近视等眼病鉴别

开角型青光眼除了视物模糊、视野缺损外，常缺乏自觉症状，如果检查不细致，可被漏诊或误诊为老年性白内障、近视、视神经萎缩等常见性眼病等而贻误治疗。强调细致认真的眼部检查，尤其是眼底、眼压和前房角的检查非常必要。值得一提的是，近视眼性眼底改变，尤其是在高度近视或病理性近视性眼底改变，其视乳头形态变异，色泽较淡，视乳头周围脉络膜萎缩斑，视野检查常伴有生理盲点扩大和（或）中心暗点（黄斑变性），易于误为青光眼。当高度近视眼

伴有青光眼时,也易于被上述征象所掩盖,误为是近视眼的改变,延误青光眼的早期诊断。我们只要抓住青光眼的特征性改变(眼底、视野等),仔细观察,一般还是可以较明确地作出判断的。

3. 与生理性大杯凹鉴别

视盘的生理性大杯凹通常两眼是对称的;杯凹均匀扩大,盘沿宽窄也一致;没有视乳头出血、杯凹切迹和神经纤维层缺损改变;其眼压和视野均正常;经长期随访杯凹无进行性扩大。通过以上这些特征可与青光眼性杯凹进行鉴别。

4. 与继发性青光眼鉴别

原发性开角型青光眼发病隐蔽,常双眼发病但病情可轻重不等;继发性青光眼多为单眼发病,可发现产生继发性青光眼的原因。

三、治疗

(一)治疗原则

开角型青光眼的治疗原则一般是先采用药物治疗,无效时再考虑手术。这主要是由于手术的并发症较多,尤其是年轻患者,术后易产生滤过道瘢痕化致使手术失败。当然,随着眼科显微手术的发展,手术技巧和手术方法的改进,青光眼滤过性手术的疗效现已明显提高,其手术适应证也相应放宽,尤其是对已有视神经和视野损害而眼压又控制不好的病例。

(二)治疗方案

1. 非手术治疗

(1)药物降眼压治疗:如果局部滴用 1~2 种药物即可使眼压控制在安全水平,视野和眼底损害不再进展,且患者能配合治疗和定期复查,无并发症发生,则可选用药物治疗。

1)局部应用的降眼压药物:主要通过以下三方面的作用机制达到降低眼压的目的:增加小梁网途径的房水引流(如拟胆碱作用药和肾上腺素受体激动剂等);减少睫状体的房水产生(如 β-肾上腺素受体阻滞剂);增加葡萄膜巩膜途径的房水引流(如前列腺素衍生物)。①拟胆碱作用药物:常用毛果芸香碱,其机制是增加小梁途径的房水外流。通常与 β 受体阻滞剂联合用药。使用的药物浓度、用法同闭角型青光眼,不良反应主要有瞳孔缩小和调节痉挛。②β 受体激动剂:临床上较少使用。主要有 1% 肾上腺素及其前体药 0.1% 地匹福林(Dip-ivefrin)滴眼液,每天 2~3 次。利用其 β 受体兴奋作用,使小梁网房水流出阻力降低,以及增加葡萄膜巩膜途径房水外流。主要不良反应是局部血管收缩,药效过后会发生反射性充血(眼红)。因其具有扩瞳作用,故禁用于闭角型青光眼。③β-肾上腺素受体阻滞剂:是目前开角型青光眼最常用的降眼压滴眼液。通过阻断位于睫状体非色素,上皮细胞上的 $β_2$-受体,减少房水生成约 30%,以此达到降低眼压的目的。常用的有:0.5% 噻吗洛尔(Timolol,又名噻吗心安)、0.25% 倍他洛尔(Betaxolol,贝特舒)、0.5% 左布诺洛尔(Levobunolol,贝他根)、2% 卡替洛尔(Carte-olol,美开朗)等滴眼液,每天 1~2 次。主要不良反应有心率减缓、心律不齐、血压下降以及诱发或加重慢性阻塞性支气管炎、哮喘等心血管和呼吸系统的不良反应。因此,对有较严重心血管疾病如心力衰竭、窦性心动过缓、房室传导阻滞,较重的呼吸系统疾病如支气管哮喘和严重阻塞性呼吸道疾病者,应避免使用。④碳酸酐酶抑制剂:局部点用的碳酸酐酶抑制剂是近年来研制成功的一组眼药,它避免了全身应用所带来的许多不良反应。其代表性的药物是 2% 杜塞酰胺(Dorzolamide,添素得),每天点眼 3 次。该药不良反应较轻微,长期使用可出现结膜炎和眼睑反应(属磺胺类药物过敏),其他不良反应还有眼局部异物烧灼感,口中味苦感,但均能耐受。⑤α_2受体激动剂:选择性 α_2 受体激动剂,如对氨基可乐定和溴莫尼定(阿法根),其降眼压作用除了直接抑制房水生成外,还可能与其增强了葡萄膜巩膜途径房水外流有关。0.2%阿法根滴眼液用法是每天 2~3 次,主要不良反应有疲倦乏力,口干,眼部不适感等。⑥前列腺素衍生物:前列腺素类衍生物 PGF_2。是近年来研发出的具有增加葡萄膜巩膜途径房水引流的药物,为目前最有效的眼局部降眼压药。已用于临床的这类药物主要有拉坦前列素(Latanoprost,适利达)和 Rescula(瑞灵)。0.005%适利达滴眼液,每晚 1 次,或 0.12%瑞灵滴眼液,每天 2 次,几乎没有全身不良反应,眼局部反应轻微。

2)全身应用的降眼压药:此类药物仅仅作为局部用药不能良好控制眼压时的补充,或手术治疗的术前用药。使用剂量不宜过大、时间不宜过长,以免引起全身更多的不良反应。主要有以下两大类。①碳酸酐酶抑制剂:乙酰唑胺(又名醋氮酰胺,Diamox),每次 125~250 mg 口服,每日 1~3 次;②高渗脱水剂:通过脱水提高血浆渗透压来降低眼压。较常使用 20%甘露醇溶液,1.0~1.5 g/(kg·d),快速静脉滴注。其降眼压作用起效快,但维持时间较短(约 6 h)。对高血压和心肾功能不全患者,要注意其全身情况,以防发生意外。高渗脱水剂使用过多或应用较长时间易引起全身严重脱水电解质紊乱,颅内脱水严重时可引起头痛,血液脱水严重时可引起血栓形成,尤其是儿童和老年人更应注意。

(2)视神经保护药物治疗:由于开角型青光眼发病是多因素的,所以,在有效控制眼压的基础上,还必须辅助视神经保护药物治疗。通过阻断细胞凋亡途径或给予外源性的神经营养因子等,是青光眼视神经保护治疗和研究的方向。

1)中医中药:采用活血化瘀中药,例如,口服或肌内注射丹参,口服益脉康或青光康片,均已证实对青光眼的视野有保持甚至扩大作用;口服中药当归素等具有扩张血管和降低外周血管阻力的作用,也可作为青光眼视神经保护的药物。

2)钙离子通道阻滞剂:此类药剂可直接阻断神经节细胞的钙离子通道,改善视神经的血流灌注,从而阻断缺血所诱发的神经节细胞凋亡。硝苯地平和尼莫地平是较为常用的钙离子通道阻滞剂,尤其适用于有血管痉挛表现的青光眼和正常眼压性青光眼。

3)抗氧化剂:青光眼患者视网膜神经节细胞缺血后再灌注损伤可产生大量的氧自由基,加速了细胞的缺血性死亡直接供给外源性的维生素 C 及维生素 E,对防止视网膜神经节细胞的凋亡有所裨益。

4)其他药物:如神经营养因子、一氧化氮合酶抑制剂、热休克蛋白生物体和 NMDA 受体拮抗剂等,对青光眼视网膜神经节细胞损伤的修复及防止其进一步损害也有一定的作用。然而,以上这些药物在临床的应用还存在着一些问题:有些药物难以通过常规的给药途径达到视网膜;有些药物存在明显的不良反应问题。例如,钙离子通道阻滞剂全身降血压的效应有可能会造成低血压性视神经缺血从而加重视神经的损害;MK-801 在阻断 NMDA 受体的同时又有加重轴浆流阻滞的不良反应等。这些用药方面存在的问题,限制了视神经保护药物的临床应用,有待进一步研究解决。

(3)激光治疗:原发性开角型青光眼在降眼压药物治疗效果不理想时,可试行氩激光小梁成形术(argon laser trabeculoplasty,ALT)。其治疗原理是用氩激光在小梁网上做不穿透的烧灼,借此改善房水流出易度,达到降低眼压的目的。具体操作方法是:在眼部表面麻醉下,激光通过前房角镜,瞄准光线对准色素性和非色素性小梁的交界,一般位于小梁网的前半部,垂直于小梁进行击发。氩离子激光参数:时间 0.1 s,功率 600~700 mW,光斑 50 μm,击射点数为 180°房角 50 个点,或 360°房角 100 个点。良好的激光反应包括击射点变白,有小气泡形成或轻微的组织收缩、脱色素。术后应立即滴用类固醇眼药水,每 10 min 一次,共 6 次,以后 3~4 次/天,以控制炎症反应。患者术后若眼压升高,应做相应处理。ALT 可以有效地降低眼压达 30%,但随着时间的延长,其降压效果有下降趋势,疗效一般维持 2 年左右。老年患者或身体虚弱不能耐受局部点用 β 受体阻滞剂等药物治疗的青光眼患者,可以考虑首先采用 ALT 治疗。虽然 ALT 治疗病例大多数最终需行滤过性手术,但可以延缓手术时间和减少抗青光眼药物的使用。但是,ALT 对年轻患者疗效欠佳,年龄小于 35 岁者一般不主张使用。对于曾经施行 ALT 但失败的部分青光眼患者,采用选择性的激光小梁成形术仍有较好的疗效。

2.手术治疗

手术是原发性开角型青光眼的一种积极和有效的治疗方法。

(1)手术指征:如果原发性开角型青光眼使用二种以上局部降眼压药物治疗或经氩激光小梁成形术后,均未能将眼压控制在正常范围,视杯逐渐扩大或视野进行性缩小,则应尽早进行手术。下列指征可作为选择手术的参考依据。

1)尽管对降眼压药物有良好的依赖和耐受,但视野仍呈进行性损害者。

2)虽然视野没有进行性损害,但眼压超过 4.67 kPa(35 mgHg)者。

3)虽然视野没有明显损害,但眼压超过 5.34 kPa(38 mmHg)者。

4)出现下列晚期视野损害且眼压超过 2.0 kPa(15 mmHg)者:①中央管状视野;②固视点 10°内视野缺损;③眼压水平接近 2.0 kPa(15 mmHg),但对侧眼视野缺损已侵入固视点内。

5)视杯进行性扩大,杯/盘比(尤其是垂直径)等于或大于 0.7 者。

(2)手术方案的选择:原发性开角型青光眼手术治疗最常采用的术式是小梁切除术,即通过手术开创一条滤过通道,将房水引流到巩膜瓣和结膜瓣下,以降低眼压。对年轻患者,为防止滤过通道的纤维瘢痕化,可在术中或术后适当应用抗代谢药,如丝裂霉素(MMC)或氟尿嘧啶(5-Fu);为了术后更好地调控眼压,避免浅前房的发生,在术中也可采取可调节的缝合方法。

这些经改良的小梁切除术又称为复合式小梁切除术。近年来,又有新的术式出现,即非穿透性小梁切除术,手术中不进入前房,所以术中和术后的并发症(主要是浅前房或前房消失)大为减少。对于某些难治性青光眼或多次行滤过性手术失败的患眼,还可采用人工植入物引流术,通常选用青光眼减压阀(Krupin 或 Ahmedvalue)手术。

(李　爽)

第十节　葡萄膜炎

一、病因

1.外因性病因

(1)感染性:由于眼球穿通伤、眼内异物、眼内手术等,使病原体直接植入眼内引起葡萄膜炎症反应。

（2）非感染性：由于机械性、化学性、热灼伤以及毒液或毒气的刺激引起葡萄膜炎症反应。

2.继发性病因

（1）继发于眼球本身的炎症：如角膜炎、巩膜炎、视网膜炎等。

（2）继发于眼球附近组织的炎症：如眼眶脓肿、化脓性脑膜炎、鼻窦炎等。

（3）继发于眼内病变的毒素刺激：如视网膜下液的异常蛋白、坏死性肿瘤的毒性分泌物、眼内寄生虫的代谢产物等。

3.内因性病因

（1）感染性：是病原体或其毒性产物通过血行播散，从身体其他部位进入眼内引起的葡萄膜炎。包括化脓性或非化脓性细菌感染、病毒感染、真菌感染、原虫感染，以及寄生虫感染等。

（2）非感染性：病原体不明，往往有免疫异常表现或伴有全身病症，如晶状体源性葡萄膜炎、交感性眼炎、Behcet 病等。

二、分类

由于葡萄膜炎其病因及机制复杂，除免疫因素外，发病机制还与某些炎症递质如前列腺素等增高有关，也与自由基氧化还原反应造成组织损害有关，因而临床分类繁多。

根据炎症的发病部位分类是现阶段国际上通用的比较合理的分类方法，按照炎症发生的解剖部位可分为：①前葡萄膜炎，包括虹膜及虹膜睫状体炎；②中间葡萄膜炎，即周边葡萄膜炎或睫状体平部炎；③后葡萄膜炎，包括脉络膜炎、脉络膜视网膜炎、视神经脉络膜视网膜炎等；④全葡萄膜炎，包括由感染引起的眼内炎和非感染性的过敏性或中毒性炎症等。

三、临床表现

1.前葡萄膜炎的临床表现

前葡萄膜炎又称为虹膜睫状体炎，为虹膜炎和睫状体炎的总称，是葡萄膜炎中最常见的一种类型。据统计，国人的患病率占整个葡萄膜炎的 50％～60％。前葡萄膜炎多并发风湿性疾病，包括类风湿关节炎、强直性脊柱炎等。

（1）症状。①眼部疼痛：急性或急性复发者疼痛急剧，这是由于前部三叉神经末梢受到炎性毒素的刺激、肿胀组织的压迫，以及睫状肌痉挛所致。其特征是疼痛常放射至眉弓和额颞部，睫状体部常有明显压痛，瞳孔散大后疼痛可消失。慢性前葡萄膜炎疼痛多不明显，或有慢性隐痛。②畏光、流泪：急性或急性复发者炎症刺激症状较重，眼红、畏光、流泪，常和疼痛同时发生。慢性前葡萄膜炎多无刺激反应或有很轻的刺激反应。③视力减退：急性期由于角膜水肿、房水混浊及瞳孔区晶状体前囊渗出物聚集等影响光线进入，视力可明显下降。由于睫状体痉挛可引起暂时性近视。若炎症引起黄斑水肿及视盘水肿，视力也会明显下降。慢性葡萄膜炎多由于晶状体或玻璃体的混浊缓慢地引起视力下降。

（2）体征：睫状充血、角膜后沉着物、房水闪辉、虹膜改变、瞳孔改变、晶状体改变、玻璃体及眼底改变。

2.中间葡萄膜炎的临床表现

中间葡萄膜炎又名睫状体平坦部炎或周边葡萄膜炎等。炎症累及睫状体平坦部、玻璃体基底部和视网膜周边部。中间葡萄膜炎多见于年轻人，男女发病率相似，多双眼同时发病或先后发病，呈慢性过程。目前病因不明，一般认为可能是一种在感染基础上发生的自身免疫疾病。

(1)症状：轻者，初发可无症状，或有眼前黑影、视物模糊。重者，可出现中心视力及周边视力减退，偶有眼痛。

(2)体征：眼前段一般正常，少数会有 KP 或房水闪辉。用三面镜或间接检眼镜，可以发现玻璃体前部及基底部有小白雪球样混浊，多在眼球下部，融合后呈黄白色棉球状外观。也有表现为尘埃状或小粒状混浊。锯齿缘及周边视网膜前有灰黄色球形或大块样渗出，融合呈堤状遮蔽锯齿缘，称为雪堤样渗出。睫状体平坦部的机化膜可伸入玻璃体内，并包绕晶状体后面形成睫状膜。眼底后部可出现黄斑水肿及视盘水肿、周边视网膜血管炎、血管白鞘及闭塞等。

3.后葡萄膜炎的临床表现

后葡萄膜炎是炎症波及脉络膜、视网膜和玻璃体的总称。因脉络膜血管源于睫状后短动脉，临床上可单独发病。但它和视网膜紧贴，并供应视网膜外层的营养，两者关系密切，常相互波及。因此，后葡萄膜炎应包括脉络膜炎、脉络膜视网膜炎、视网膜脉络膜炎、视神经脉络膜视网膜炎等。

(1)症状：取决于炎症的类型及受损害部位。早期病变未波及黄斑时，多无症状或仅有眼前闪光感。当炎症渗出造成玻璃体混浊时则出现眼前黑影飘动，严重者出现雾视。波及黄斑时视力会锐减，并出现中心视野实性暗点。当炎症渗出引起视网膜水肿或视网膜脱离时，视力会出现严重下降并有视野缺损、视物变形等症状。

(2)体征：多表现有玻璃体混浊，眼底出现视盘及视网膜水肿，可有局灶性或散在性大小不等的浸润病灶，或有出血，视网膜血管变细，并有白鞘形成，多数黄斑部损害，有水肿及渗出，或形成视网膜脱离。病灶晚期多有视网膜及脉络膜萎缩，广泛的渗出病变会形成增生性玻璃体视网膜病变，引起牵拉性视网膜脱离。

四、诊断

1.根据临床表现

典型的症状和眼部体征即可做出初步诊断。对急性虹膜睫状体炎，除起病急、疼痛和视力下降外，尚有瞳孔缩小、睫状充血、KP、房水闪辉和虹膜后粘连 5 个体征即可诊断。若只有虹膜后粘连、瞳孔不圆或不规则形、晶状体前囊可见色素及机化物，则提示以往患过虹膜睫状体炎(陈旧性虹膜睫状体炎)。

对中间葡萄膜炎据前玻璃体出现典型的雪球样混浊，睫状体平坦部出现雪堤状的渗出物以及周边部视网膜血管炎的改变，即可做出诊断。前葡萄膜炎要注意和急性结膜炎、急性闭角型青光眼等相鉴别。

2.借助影像学检查

对后葡萄膜炎，有眼底视盘及视网膜水肿、玻璃体混浊者，为区别炎症性、变性类、肿瘤及血管性疾病，还应借助 FFA、ICGA、OCT 及 B 超、CT、MRI 等影像学检查技术协助诊断。后部较大的病灶多为肉芽肿性病变，如结核、梅毒等，应与眼内肿瘤相鉴别。弥散性炎症并发视网膜脱离者应与色素上皮病变、脉络膜渗漏等相鉴别。葡萄膜炎晚期常伴有视网膜玻璃体增生及眼底色素改变，此时应与其他疾病所引起的增生性视网膜玻璃体病变，如糖尿病性视网膜病变、视网膜中央静脉阻塞及视网膜色素变性等相鉴别。

3. 实验室检查

针对病因进行实验室检查,包括血液等常规及生化检查,有利于发现全身性病症,如结核病选做血沉及结核菌素试验,风湿病选做抗"O"及类风湿因子试验等进一步诊断。对化脓性葡萄膜炎,必要时可抽取房水或玻璃体液做细菌涂片、病毒分离及细菌培养等检查。

4. 免疫抗原抗体检测

以往临床研究多采用非特异性免疫方法检测葡萄膜炎患者的体液和细胞免疫功能。体液免疫功能主要检查葡萄膜炎患者的血清或房水中的免疫球蛋白的性质和水平;细胞免疫功能多采用 E 玫瑰花结试验、淋巴细胞转化试验以及白细胞移动抑制试验等。目前,细胞免疫反应检测常用特异性抗原皮肤试验,如上述的结核菌素试验、弓形体素试验等。临床上,多数病原体是由检测抗原抗体的体液免疫反应来确定的,如单纯疱疹病毒抗体、弓形体抗体、巨细胞病毒抗体等的检测。另外,HLA 的检测可以了解各种葡萄膜炎的遗传基因及免疫基因,进一步做出病因诊断。

五、治疗

1. 治疗原则

本病治疗的基本原则是散大瞳孔、拮抗感染症、消除病因。

(1)散瞳:一旦临床诊断确定应立即应用散瞳药物,使瞳孔散大,这是治疗的关键措施,其目的在于解除睫状肌及瞳孔括约肌的痉挛,缓解临床症状,同时防止或拉开已形成的虹膜后粘连。

(2)皮质类固醇:炎症仅局限于前葡萄膜时,局部用糖皮质激素滴眼剂即可,但需要注意角膜情况,若有上皮损伤容易引发感染。病情严重者,可全身口服或静脉滴注糖皮质激素。

(3)抗生素:由感染因素引起的应选用敏感的抗生素或抗病毒药物全身或局部应用。

(4)非甾体抗感染药物治疗:前列腺素为葡萄膜炎的重要的炎症递质,其拮抗剂以及其他相关炎症递质抑制剂均可应用,起消炎作用。全身应用可口服阿司匹林、吲哚美辛等,局部应用可滴用非甾体抗感染药滴眼剂。

(5)免疫抑制剂:免疫反应是葡萄膜炎重要的发病机制之一,免疫抑制剂对抑制炎症反应有一定的作用,但免疫抑制毕竟是非生理性的治疗措施,无特异性,且毒副反应大,一般应该慎用。除非炎症为顽固性的,或特殊类型,有明确的免疫指标者,在全身情况允许时可以选用。常用的有苯丁酸氮芥、环孢素、环磷酰胺等,应注意药物的毒副作用。

(6)其他疗法:热敷、发热疗法、超短波理疗等。对中间葡萄膜炎,有雪堤样渗出伴有血管病变者可考虑激光光凝或冷凝治疗。

2. 并发症处理

(1)并发白内障:为前葡萄膜炎及中间葡萄膜炎常见的并发症及后遗症,多先从晶状体后囊开始,或从后极及后囊下开始,逐渐向周围扩大,由于炎症性房水的毒素作用,使晶状体正常的生理代谢紊乱,导致白内障发生。并发白内障,若光感、光定位良好,眼压基本正常者,可在炎症控制的情况下行白内障摘除和人工晶状体植入术。

(2)继发性青光眼:可以是由于瞳孔闭锁、前后房交通受阻、房水在后房积聚,而发生眼压增高。也可以是由于虹膜周边粘连、渗出物和组织碎屑及色素沉积在小梁网上,阻塞了房水排出,而发生眼压增高。继发性青光眼可用降眼压药物治疗使眼压下降。虹膜膨隆可行虹膜穿刺或激光虹膜切除术,以疏通前后房。因虹膜周边粘连而引起的高眼压,可行周边虹膜切除或滤过性手术。

(3)低眼压和眼球萎缩:炎症长期得不到控制,使睫状体分泌房水功能下降,甚至丧失,从而形成低眼压。眼压过低使眼球变软缩小,以致眼球萎缩。对一般性眼压较低者要加强抗感染治疗措施,尽快控制炎症,同时给予全身或眼部支持疗法,改善微循环药物治疗。

(4)黄斑水肿及黄斑退行性病变:可行抗感染、消肿及促吸收治疗。必要时做 FFA 或 IC-GA 检查,如有络膜新生血管形成,可行抗 VEGF 治疗,也可行光凝或 PDT 治疗。

(5)增生性视网膜玻璃体病变:易形成牵拉性视网膜脱离,应采用玻璃体视网膜手术治疗。

(张文祯)

第十一节　玻璃体积血

一、概述

眼外伤和眼底血管性疾病等致视网膜、葡萄膜血管或新生血管破裂,之后血液流出并积聚于玻璃体腔中,可形成玻璃体积血;包括眼球穿通伤、钝挫伤,糖尿病视网膜病变、视网膜静脉阻塞、视网膜静脉周围炎等视网膜血管病,视网膜裂孔,年龄相关性黄斑变性,脉络膜炎症、肿瘤手术后等。其中,糖尿病视网膜病变、视网膜静脉阻塞、视网膜裂孔等是最常见的原因。血液积聚在玻璃体腔中,可能破坏玻璃体凝胶结构,使胶原纤维凝聚分离,玻璃体液化,发生玻璃体后脱离或者玻璃体劈裂,同时发生胶质和纤维增生。另外,玻璃体的反应表现为以巨噬细胞为主的慢性炎症红细胞变性、溶解,被吞噬、消化,在这一过程中,血液逐渐缓慢地被清除。

二、诊断要点

1.临床表现

少量的血液流出到玻璃体腔中,患者可能主诉眼前暗影飘动,血液量多时,患者可能感觉视物模糊,甚至完全视物不见。眼底检查早期可以发现玻璃体腔中弥散的红色血细胞,甚至是血凝块,以及可能发现的引起出血的视网膜病灶。局限的玻璃体积血,血液积聚在出血病灶附近,未弥散开;少量的弥散玻璃体积血,能透过玻璃体窥及视网膜;中量的弥散玻璃体积血,仍能透过玻璃体隐约窥及视网膜;大量的玻璃体积血,则完全不能直接观察到视网膜。随着时间推延,玻璃体腔中的血液逐渐弥散被吸收,颜色变淡,玻璃体渐渐恢复透明,因此,少量的积血一般容易在短期内被自然吸收,而大量的浓厚积血一般无法完全被吸收,积存在玻璃体腔中,长期后形成灰白色的机化。

2.辅助检查

超声检查:早期积血在玻璃体腔中表现为细密的中等或弱回声点,不均匀分布,随眼球运动而运动。随着时间的推移,点状回声逐渐凝聚机化而显示为团絮状、条膜状回声。同时,玻璃体积血亦可伴有玻璃体后脱离或者玻璃体劈裂的存在,超声下观察到玻璃体后界膜的膜状回声,或者是玻璃体前后皮质的分离。另外,超声下有两种特殊的玻璃体积血表现,即玻璃体下积血和玻璃体后积血。玻璃体下积血位于脱离的后界膜之后、视网膜表面之前,超声下可见增厚的玻璃体后界膜的连续回声条带,以及其后方的密集回声点,并且均不与眼球壁回声相连,随眼球转动而运动。玻璃体后积血为沉积在下方的陈旧积血与正常玻璃体之间形成显著的声学界面的状态,并且这样的积血沉积于视网膜前,活动度大,随患者体位的改变而明显改变位置。

3. 鉴别诊断

(1)玻璃体炎症:可以在裂隙灯下检查发现玻璃体中的白点状炎症细胞及渗出等,也可能发现眼前节的反应和视网膜、血管的异常,以此相鉴别。

(2)玻璃体变性:在常规的眼部检查下可发现玻璃体中白色或闪亮的物质,超声下有均匀的斑片状强回声等典型的表现,可以鉴别。

(3)玻璃体积血还需要对出血原因进行鉴别诊断:对健眼眼底的详细检查有助于患眼的病因诊断。除了有明确外伤史的玻璃体积血,老年人可能以高血压、糖尿病引起的视网膜血管病变发生率为高,中青年可能以血管炎症为主要原因;如果没有全身基础疾病,五六十岁患者的出血需注意视网膜裂孔的可能;如果患眼有黄斑变性病史,或者超声下发现黄斑区的不规则隆起,则应高度怀疑年龄相关性黄斑变性或息肉状脉络膜血管病变可能。

三、治疗

手术治疗:如果积血无法自行吸收并且严重影响视力,或者需要尽早治疗其原发疾病,则需要行玻璃体手术去除积血,以提高视力,保留视功能。眼球穿通伤引起的玻璃体积血,在伤后 2 周手术较为合适。积血消除之后,需针对原发疾病进行相应的治疗,视网膜静脉栓塞及炎症可能需要激光病灶区,糖尿病视网膜病变可能需要全视网膜光凝,视网膜裂孔需要激光孔边,黄斑病变可能需要激光或药物治疗。另外,当积血发生的同时发现视网膜脱离,则可能是视网膜裂孔引起的出血,应考虑立即予以玻璃体手术;或者明确由视网膜裂孔引起的大量玻璃体积血,也应考虑立即手术。

(张文祯)

第十二节　玻璃体变性

一、星状玻璃体变性

(一)概述

星状玻璃体变性为一种良性的玻璃体变性。好发于中老年人,80％为单眼发病,可能是年龄相关性的玻璃体液化和后脱离的状态,也可能是玻璃体中的脂质沉积、纤维变性的结果。

(二)诊断要点

1. 临床表现

患者一般主诉眼前有细小的颗粒状物体晃动。眼底检查可以发现玻璃体腔中大量乳白色的圆球形小体悬浮于玻璃体皮质中,随眼球运动而轻微晃动,大小不等,一般小于 0.1 mm,玻璃体大都无明显液化。组织染色和组织化学显示星状变性的球形小体含钙、磷的脂质,而不含蛋白质。

2.辅助检查

玻璃体腔中的星状小体在 B 超下表现为较为密集的斑片状的强回声,分布密度大都较为均匀,不带声影,无明显声衰减。

其运动特点为随眼球转动的轻度抖动,一般不伴有明显的后运动度。此区域的后界明显,其与眼球壁回声间常存在带状正常的玻璃体无回声区。

3.鉴别诊断

(1)玻璃体积血:玻璃体积血时玻璃体中伴有血液、机化等,眼底检查和超声检查可以鉴别。

(2)闪辉性玻璃体变性:多见于严重眼外伤或其他原因所致的大量或反复出血的眼内,眼底检查时发现玻璃体腔中存在多量彩色结晶体,为胆固醇结晶,活动度很大,并且可能引起房角阻塞致青光眼,一般亦无须处理;若是继发性青光眼,可考虑前房冲洗或者玻璃体切割术。

(三)治疗原则

本疾病属于良性的玻璃体变性,一般不影响视力,仅对视觉质量有影响,无须特殊治疗,亦无须定期随访。

二、原发性家族性玻璃体淀粉样变性

(一)概述

本病为常染色体显性遗传,偶有非家族性报道。

(二)临床表现

双眼发病,可程度不一。玻璃体混浊源于视网膜血管,早期视网膜血管(动脉或静脉)壁上呈现白色颗粒样,并有颗粒绒毛状的沉着物。沉着物逐步融合扩大成羽毛样外观,且沿玻璃体后浸润。大部分玻璃体受累时,呈绒毛样外观。视网膜血管可有渗漏、带鞘、出血、新生血管形成等改变。多伴全身症状,如多发性神经炎、中枢系统异常等。应与玻璃体炎、视网膜血管炎、陈旧性玻璃体出血等鉴别。

(三)治疗

严重影响视力者可考虑行玻璃体切割术。

三、玻璃体后脱离

(一)概述

玻璃体后脱离(posterior vitreous detachment,PVD)是玻璃体后皮质的Ⅱ型胶原与视网膜内界膜的Ⅳ型胶原之间的分离,即玻璃体基础部之后的后皮质膜与视网膜之间的分离。玻璃体的结构会随着年龄的变化发生相应的变化,60 岁左右是玻璃体后脱离的高发年龄。玻璃体后脱离的发生主要有 2 个要素:玻璃体液化和后界膜与视网膜内界膜黏附力下降。年龄因素及多种病理因素皆可能成为导致其发生的原因。玻璃体后脱离先从其与视网膜粘连疏松的区域开始,随着眼球的运动而范围初步扩大,最后是粘连紧密的视盘、黄斑和大血管区。临床上最常见的玻璃体后脱离分类:分为完全、部分和无玻璃体后脱离 3 种。根据玻璃体后脱离原因分为 2 种:无细胞介导的源于年龄增大、老化的正常眼的玻璃体后脱离和病理状态下细胞参与介导的玻璃体后脱离,后者多见于近视度数增高和病理性近视的改变导致的液化程度增加,以及外伤、糖尿病、葡萄膜炎、玻璃体出血、手术(尤其是白内障手术)等。

(二)诊断要点

1. 临床表现

玻璃体液化后患者即会感到有黑影飞舞(即飞蚊症),可以是点状的,也可能是条纹状的,或多或少。若玻璃体后脱离逐渐发生并扩展,黑影飘动会有所增加。当玻璃体后皮质膜突然从视神经乳头边缘上撕脱,少量的出血会使患者感到突发大量黑点、块、片于眼前飞舞,50%的患者会因周边玻璃体对视网膜的牵检产生眼前的闪光感症状。

玻璃体液化在镜下表现为玻璃体腔中的半透明的可移动的点块、条索,也称为玻璃体混浊,而在后皮质中央会因视盘周围的撕裂而形成圆环形混浊,称为 Weiss 环,而其之后的玻璃体腔表现为透明区域,而且常可见视网膜上伴有散在的小点片出血,乳头周围的放射状出血以及黄斑周围的出血,13%～19% 的患者还有玻璃体微小出血。而玻璃体后皮质膜的牵拉,也会造成周边部粘连紧密之处发生视网膜的破裂,形成视网膜裂孔。

2. 辅助检查

(1)超声:后皮质膜在 A 型超声表现为单一的中低回声波。与视网膜分离的玻璃体后皮质膜在 B 超大都表现为玻璃体后部纤细的连续中弱回声光带,柔软并具有明显的运动度和后运动度,有时可见后皮质膜中央部位的双条带状回声,为 Weiss 环所在部位。完全玻璃体后脱离的患眼超声下可见脱离的后皮质膜不与后部眼球壁回声相连,在各个方向的赤道区均可见两者分离的起始。不完全玻璃体后脱离的患眼超声下可见脱离的后皮质膜与视盘、黄斑,或其他赤道后区域的眼球壁回声相连,运动时此相连状况亦不变化。如果在周边部玻璃体与视网膜的粘连之处,观察发现存在短条状的中强回声,一端连于后皮质膜最周边处,一端连于周边部球壁,或者完全附着于周边部的后皮质膜上,则高度怀疑视网膜裂孔的存在。

(2)OCT:OCT 可以观察后极部玻璃体皮质的状况,如果检查发现存在视网膜表面的后皮质或牵引,则不支持完全性玻璃体后脱离的诊断。

镜下检查、超声波、OCT 检查结果结合将有助于更加准确地判断玻璃体的状况、后脱离的完整性。

3. 鉴别诊断

(1)玻璃体积血、炎症:通过详细的眼底检查,镜下可以发现积聚在玻璃体中的异常状况的性质。玻璃体腔中发现的棕褐色颗粒,如脱落的簇状色素上皮细胞,意味着色素上皮病变或者视网膜裂孔、视网膜脱离的发生。玻璃体腔中的血细胞表现为鲜红或暗红色的细小颗粒,而大量的新鲜出血可见浓厚程度不一的红色积血。玻璃体腔中的炎性细胞表现为白色的大小不均的颗粒,甚至表现为团絮状样或脓样,提示葡萄膜的炎症类疾病。

(2)玻璃体劈裂:玻璃体劈裂为玻璃体皮质层间的大范围的分离,当玻璃体与视网膜内界膜之间的联接力量强于玻璃体各层之间的联接时,就可能发生玻璃体劈裂。一般情况下,由于玻璃体大范围液化时,残留的玻璃体后皮质与视网膜粘连紧密无法完全分离,形成玻璃体前后皮质(玻璃体后皮质层间前后)分离的状态。玻璃体劈裂常发生于高度近视眼、玻璃体出血、脉络膜炎症、糖尿病视网膜病变等患眼中。超声下可发现玻璃体腔中的皮质间有分离现象,前后皮质之间有长条形的无回声区间隔,没有明确的玻璃体后皮质膜发现。OCT 检查也有助于诊断。

（三）治疗

玻璃体后脱离无须治疗,但明显的玻璃体出血或明确的视网膜裂孔需要处理。出血可以给予药物治疗。一般急性玻璃体后脱离时最可能的并发症是视网膜裂孔,其发生率为10％,发生时间多在出现症状后的1个月内,裂孔发生则需要及时激光治疗。

（张文祯）

第十三节　白内障概述

晶状体能将光线准确聚焦于视网膜,并通过调节作用看清远、近物体,这都是在晶状体保持高度透明性的基础上实现的。任何先天性或者后天性的因素,如遗传、代谢异常、外伤、辐射、中毒、营养障碍等。引起晶状体透明度降低或者颜色改变所导致的光学质量下降的退行性改变称为白内障,颜色改变也称为白内障是美国眼科临床指南新增定义。并不是晶状体的任何混浊都会严重影响视力,世界卫生组织(WHO)从群体防盲治盲的角度出发,将晶状体混浊且矫正视力低于0.5者称为临床意义的白内障。白内障是全球第一位致盲眼病,在全球共4000万～4500万盲人中,因白内障致盲者占46％。随着全球人口的老龄化,白内障的发病率以及患者总数都在不断上升。我国目前就有白内障患者670多万,需要手术治疗,每年新增的白内障患者约130万。白内障的防治任重而道远。

一、病因

白内障的发病机制较为复杂,是机体内外各种因素对晶状体长期综合作用的结果。晶状体处于眼内液体环境中,任何影响眼内环境的因素,如老化、遗传、代谢异常、外伤、辐射、中毒、局部营养障碍,以及某些全身代谢性或免疫性疾病,都可以直接或间接破坏晶状体的组织结构、干扰其正常代谢而使晶状体混浊。流行病学研究表明,紫外线照射、糖尿病、高血压、心血管疾病、机体外伤、过量饮酒及吸烟等均与白内障的形成有关。

二、分类

1.按病因分类

按病因分为年龄相关性、外伤性、并发性、代谢性、中毒性、辐射性、发育性和后发性白内障等。

2.按发病时间分类

按发病时间分为先天性和后天获得性内内障。

3.按晶状体混浊形态分类

按晶状体混浊形态分为点状、冠状和绕核性白内障等。

4.按晶状体混浊部位分类

按晶状体混浊部位分为皮质性、核性和囊膜下白内障等。

5.按晶状体混浊程度分类

按晶状体混浊程度分为初发期、未成熟期、成熟期和过熟期。

三、临床表现

1. 症状

(1)视力下降:这是白内障最明显也是最重要的症状。晶状体周边部的轻度混浊可不影响视力,而在中央部的混浊,虽然可能范围较小、程度较轻,但也可以严重影响视力。特别在是强光下,瞳孔收缩,进入眼内的光线减少,此时视力反而不如弱光下。晶状体混浊明显时,视力可下降到仅有光感。

(2)对比敏感度下降:白内障患者在高空间频率上的对比敏感度下降尤为明显。

(3)屈光改变:核性白内障因晶状体核屈光指数增加,晶状体屈光力增强,产生核性近视,原有的老视减轻。若晶状体内部混浊程度不一,也可产生晶状体性散光。

(4)单眼复视或多视:晶状体内混浊或水隙形成,使晶状体各部分屈光力不均一,类似棱镜的作用,产生单眼复视或多视。

(5)眩光:晶状体混浊是进入眼内的光线散射所致。

(6)色觉改变:混浊晶状体对光谱中位于蓝光端的光线吸收增强,使患者对这些光的色觉敏感度下降。晶状体核颜色的改变也可使患眼产生相同的色觉改变。

(7)视野缺损:晶状体混浊使白内障患者视野产生不同程度的缺损。

2. 体征

晶状体混浊可在肉眼、聚光灯或裂隙灯显微镜下观察并定量。不同类型的白内障具有其特征性的混浊表现。当晶状体混浊局限于周边部时,需散瞳后才能看到。

3. 晶状体混浊分类

晶状体混浊分类方法Ⅱ(LOCSⅡ)是美国国立眼科研究所资助的一项分类方法,用于活体白内障分类以判断晶状体混浊的范围和程度,广泛应用于白内障研究、流行病学调查和药物疗效评价等。其方法是将瞳孔充分散大,采用裂隙灯照相和后照法,区别晶状体混浊的类型和范围,即核性(N)、皮质性(C)和后囊下(P)混浊,记录相应的等级。

4. 晶状体核硬度分级

标准晶状体核硬度的准确评价对白内障超声乳化吸除术选择适应证和手术方式有重要意义。临床上,根据核的颜色进行分级,最常用的为 Emery 核硬度分级标准。该标准将核硬度分为以下 5 级。

Ⅰ度:透明,无核,软性。

Ⅱ度:核呈黄白色或黄色,软核。

Ⅲ度:核呈深黄色,中等硬度核。

Ⅳ度:核呈棕色或琥珀色,硬核。

Ⅴ度:核呈棕褐色或黑色,极硬核。

四、治疗

(一)药物治疗

多年来,人们对白内障的病因和发生机制进行了大量研究,针对不同的病因学说应用不同的药物治疗白内障。

尽管目前在世界范围内有近 40 多种抗白内障的药物在临床上广泛使用,但其疗效均不十分确切。

1. 辅助营养类药物

发生白内障的晶状体多有游离氨基酸、某些微量元素(如钙、镁、钾、硒等),以及多种维生素营养障碍。治疗药物包括一些无机盐配方、游离氨基酸配方和维生素 C、B 族维生素等。

2. 醌型学说相关药物

老年性白内障患者晶状体内色氨酸、酪氨酸等代谢异常,产生醌型物质,可氧化损伤晶状体蛋白巯基而使晶状体混浊。吡诺克辛可阻止醌型物质的氧化作用。此类药物国产的有吡诺克辛滴眼液等。

3. 抗氧化损伤药物

抗氧化损伤药物包括谷胱甘肽等。

4. 醛糖还原酶抑制剂

醛糖还原酶抑制剂如苄达赖氨酸滴眼液,可用于治疗糖尿病性白内障和半乳糖血症白内障。

5. 中医中药

中医中药包括麝珠明目滴眼液、石斛夜光丸、障翳散和障眼明等。

(二)手术治疗

至今药物治疗尚不能有效阻止或逆转晶状体混浊,因此,手术治疗仍然是各种白内障的主要治疗手段。

1. 手术适应证

既往认为白内障成熟期为手术最佳时期,现在由于手术技术及设备的进步,一般认为当视功能不再满足患者的需要,而且白内障手术有理由提供改善视力的可能时即可手术。白内障摘除也适用于晶状体混浊妨碍眼后节疾病的最佳治疗时,以及晶状体引起炎症(晶状体溶解、晶状体过敏反应)、前房角关闭和药物不能控制的闭角型青光眼。视功能包括中心近视力、中心中间视力、中心远视力、周边视力、视觉搜索功能、双眼视力、深度觉、对比敏感度、色觉、适应能力和视觉处理速度。

另外,医生在确定手术前,必须考虑以下问题:①晶状体混浊程度是否与患者视力下降程度相一致;②晶状体混浊是否继发于其他系统疾病或眼部疾病;③若手术成功,患者是否可以获得理想的视力。

2. 联合手术和特殊情况

(1)白内障和青光眼手术:当患者既有白内障又有青光眼时,手术方式包括单独进行白内障摘除和人工晶状体植入术、眼外滤过术后进行白内障摘除和人工晶状体植入术、白内障手术后进行青光眼手术、白内障摘除和人工晶状体植入术联合眼外滤过术。决定何种手术方式取决于一系列因素,但是青光眼手术与白内障手术联合进行可以保护性地防止单独白内障手术后眼压升高,视力恢复更快,一次手术可以长期控制青光眼。

(2)白内障和角膜手术:裂隙灯显微镜检查发现,角膜微囊样水肿或者角膜基质增厚和(或)中央角膜厚度超过 600 μm 和(或)通过镜面显微镜或显微照相获得的中央内皮细胞计数低于 800 个/每平方毫米,都提示白内障术后角膜失代偿的可能性增加。在这些情况下,可以对患者施行白内障摘除、人工晶状体植入和穿透性角膜移植联合手术。

(3)白内障和玻璃体视网膜手术:在一些白内障和玻璃体视网膜疾病同时发生的患者,如果玻璃体视网膜手术是必要的,可考虑同时行白内障手术和人工晶状体植入术。即使是术前白内障没有降低视功能,仍可能要考虑摘除晶状体,因为玻璃体视网膜手术和(或)以眼内注气或硅油作为眼内填充物时,术后白内障常常会进展。这种联合手术的优点在于仅行一次手术和麻醉,可降低费用、缩短术后恢复时间。如果需进行玻璃体视网膜手术,应该仔细考虑人工晶状体的大小、材料以及形状。

3.术前评估

以下评估和检查在白内障手术之前必须要做。

(1)患者病史(包括患者的视觉功能状态评估)。

(2)视力和屈光状态。

(3)外眼检查(眼睑、睫毛、泪器和眼眶)。

(4)眼位和眼球运动的检查。

(5)瞳孔功能的评估。

(6)眼压的测量。

(7)裂隙灯显微镜下检查眼前节。

(8)散瞳后检测晶状体、黄斑、周边部视网膜、视神经、玻璃体。

(9)对患者相关的精神状态和身体状态进行评估。

应告知患者,如果在最后一次检测和进行手术之间的时间里视觉症状发生了变化,应该和眼科医师联系。

4.术前检查

(1)眼部检查。包括:①检查患者的视力、光感及光定位、红绿色觉;②裂隙灯、检眼镜检查,记录角膜、虹膜、前房、视网膜情况,以及晶状体混浊程度,排除眼部活动性炎症等病变。

(2)特殊检查。包括:①眼压;②角膜曲率以及眼轴长度测量,计算人工晶状体度数;③角膜内皮细胞、眼部 B 超等检查。

(3)全身检查。包括:①对高血压、糖尿病患者控制血压、血糖;②心、肺、肝、肾等脏器功能检查,确保可耐受手术,必要时请内科会诊。

(4)白内障术后视力预测:视力下降是白内障患者就医的主要原因,因此,白内障手术前进行术后视力预测是非常重要的。由于混浊的晶状体遮挡了对视网膜的直接观察,因此,必须采取一些检查方法对视网膜和黄斑的功能进行评估。

5.术前准备

术前冲洗结膜囊和泪道,散瞳剂扩大瞳孔。

6.手术方法

1 000 多年前,我国以及印度等国家就有用针拨术治疗白内障的记载。近 200 年来白内障的手术技术得到了快速的发展。尤其是在近几十年内,显微手术和人工晶状体植入技术的开展应用,使白内障手术有了质的飞跃,成为现代眼科学中发展最新、最快的领域之一。

(1)白内障针拨术:用器械将混浊晶状体的悬韧带离断,使晶状体脱入玻璃体腔。因术后并发症较多,故除部分不发达地区仍有少数应用外,此术式已基本被淘汰。

(2)白内障囊内摘出术(ICCE):是将混浊晶状体完整摘出的手术,曾经是白内障摘除的常用手术。手术操作简单,肉眼下可完成,手术设备及技巧要求不高。术后瞳孔区透明,不发生后发性白内障。但手术需在大切口下完成,玻璃体脱出发生率高,易造成玻璃体疝而引起青光眼、角膜内皮损伤、黄斑囊样水肿和视网膜脱离等并发症。在我国,不具备白内障囊外摘出术条件的地区和单位尚在应用此术式。

(3)白内障囊外摘出术(ECCE):是将混浊的晶状体核和皮质摘出而保留后囊膜的术式,目前是我国的白内障主导手术。手术需在显微镜下完成,对术者手术技巧要求较高。因为完整保留了后囊膜,减少了对眼内结构的干扰和破坏,防止了玻璃体脱出及其引起的并发症,同时为顺利植入后房型人工晶状体创造了条件。术中保留的后囊膜术后易发生混浊,形成后发性白内障。

(4)超声乳化白内障吸除术:是应用超声能量将混浊晶状体核和皮质乳化后吸除、保留晶状体后囊的手术方法。超声乳化技术自 20 世纪 60 年代问世以来,发展迅速,配合折叠式人工晶状体的应用,技术趋于成熟。目前在美国,90％以上的白内障手术是通过超声乳化完成的,在我国也有日益推广的趋势。超声乳化技术将白内障手术切口缩小到 3 mm 甚至更小,术中植入折叠式人工晶状体,具有组织损伤小、切口不用缝合、手术时间短、视力恢复快、角膜散光小等优点,并可在表面麻醉下完成手术。

常规的超声乳化手术是指单手法超声乳化术或经典的双手配合劈核的超声乳化术。即超声乳化头由钛金属乳化针头和软性硅胶套管组成,集灌注、乳化和抽吸功能于一体,左手在操作过程中不起作用或仅在劈核过程中起辅助作用。随着超声乳化技术的发展,近年来出现了微切口双手超声乳化术。该技术将白内障手术切口缩小至 1～1.2 mm,自微小主切口伸入无套管乳化针头完成晶状体核的超声乳化吸除,自侧切口伸入灌注式晶状体核劈开器,在提供眼内灌注液的同时辅助劈核、碎核及乳化抽吸。微切口双手超声乳化术的最大优点是进一步缩小了手术切口,大大减少了术后角膜散光。但微切口同时使进入前房灌注液体的量受到限制,易影响术中前房的稳定性。目前又出现一种微切口同轴超声乳化术,该术式在传统同轴超声乳化术的基础上,将主切口缩小至 2 mm 以下,不仅具备微切口手术的优点,且术中前房稳定、操控性好。

(5)激光乳化白内障吸除术:是新近发展起来的一项手术技术,应用激光对混浊的晶状体核和皮质进行切割,然后吸除。目前已有 Nd：YAG 激光、Nd：YLF 激光、Er：YAG 激光等激光乳化仪的研制,并已初步应用于临床。激光乳化白内障同样可以在小切口下完成,与超声乳化相比,尚具有切口更小、对眼内组织损伤更少、更安全有效等优点。

(6)人工晶状体植入术:Ⅰ期(白内障摘除后立即进行)或Ⅱ期植入人工晶状体用于矫正无晶状体眼或屈光不正。人工晶状体按植入眼内的位置主要可分为前房型和后房型两种;按其制造材料可分为硬质和软性(可折叠)两种,均为高分子聚合物,具有良好的光学物理性能和组织相容性。折叠式人工晶状体可通过 3 mm 左右的小切口植入眼内,通过"记忆"恢复形状,因此手术切口较植入硬质人工晶状体减小一半。最近又有可通过 1.6 mm 的微切口植入的人工晶状体问世。

7.手术并发症

白内障手术并发症可发生在术中或术后的任何阶段,术后第 1 d 对患者进行仔细的检查是非常必要的,复查时间通常为术后 1 周、1 个月和 3 个月。近 20 年来,随着显微手术的普遍开展和手术方式的改进,已大大减少了白内障手术的并发症。

(1)术中并发症

1)浅前房或无前房:在白内障囊外摘除术或超声乳化吸除术中,由于前房灌注量不足、切口过大而漏水、眼球受外力积压或玻璃体内压升高,都可能使前房变浅甚至消失。前房变浅使眼内手术操作十分困难,并极易损伤角膜内皮等眼内组织。

2)眼内组织损伤:因眼内前房空间有限,操作不慎易损伤眼内其他组织。角膜内皮可被器械、晶状体或人工晶状体进出眼内时直接损伤,也可因灌注过猛或灌注液成分不合适而损伤;器械或人工晶状体进入角膜基质层与后弹力层之间会导致角膜后弹力层脱离。这两种损伤均会引起角膜混浊,严重者可导致大疱性角膜病变。虹膜损伤可引起前房积血。

3)出血:术中的前房积血常为切口处血液的渗入、虹膜根部离断等。视网膜血管也可能破裂出血引起玻璃体积血,可见于视网膜裂孔形成而使横越裂孔表面的血管断裂,或由于视网膜血管的异常或病变。

暴发性出血主要是因为睫状后短动脉或睫状后长动脉、脉络膜静脉的破裂,大量而迅猛的出血可导致眼内容物包括虹膜、晶状体、玻璃体,甚至视网膜和脉络膜脱出到眼外,这是白内障术中最严重的并发症。

4)后囊膜破裂:菲薄的后囊膜在术中易破裂。裂口大者易致玻璃体脱出,或晶状体核和(或)皮质经裂口坠入玻璃体腔。

(2)术后并发症

1)出血:术后前房积血多发生于术后1周内,大多数来源于切口或虹膜血管出血。玻璃体积血常因糖尿病、视网膜裂孔或继发于低眼压。迟发性脉络膜出血较少见。

2)眼压升高:白内障术后一般有短暂的眼压升高,24 h可下降至正常。若眼压持续升高,则形成青光眼。眼压升高的原因包括出血、晶状体皮质残留、炎症反应、瞳孔阻滞、黏弹剂残留或术前已存在的青光眼。特殊情况下,由于房水向后倒流并阻滞于玻璃体内,虹膜隔前移导致前房角关闭,引起恶性青光眼(又名睫状环阻滞性青光眼)。

3)眼内炎:是白内障术后最严重的并发症,最常见的感染源为手术野和手术器械、术后滴眼液等。根据病原体的致病性不同及病程长短,眼内炎可呈现急性或慢性表现。一般的临床表现包括眼痛、视力下降、球结膜水肿、睫状充血、前房积脓和玻璃体混浊等。

4)慢性葡萄膜炎:与毒力较低的细菌如丙酸痤疮杆菌、表皮葡萄球菌等感染或术前即存在的慢性葡萄膜炎有关。部分患者尚可由对人工晶状体的反应所致。

5)后囊膜混浊:即后发性白内障,术后数月即可发生。

6)角膜散光:角巩膜缘的切开和缝合不可避免地使角膜的表面完整性受到破坏,引起散光。手术切口的位置、形态、长度、缝合的类型和缝线的松紧等都影响散光的大小。

7)视网膜光毒性损伤:手术显微镜强光的长时间照射会导致视网膜色素上皮细胞的光损伤。患者术后出现视力下降、中心暗点或旁中心暗点。

8)黄斑囊样水肿(cmE):又称 lrvine-Gass 综合征。发病机制尚不确切,相关因素包括伴有前列腺素释放的炎症、玻璃体黄斑牵引、暂时性或长期的术后低眼压等。

(3)人工晶状体植入术后并发症

1)瞳孔纤维蛋白渗出:术后的葡萄膜炎症反应致纤维蛋白渗出,沉积于人工晶状体表面,可引起视力下降、瞳孔阻滞,后者尚可致眼压升高。

2)人工晶状体位置异常:包括瞳孔夹持、瞳孔偏位等。

3)前房型人工晶状体植入后可因损伤前房角和角膜内皮引起继发性青光眼和角膜内皮失代偿。

4）人工晶状体屈光度误差：由于人工晶状体制造、术前患眼测量和计算中的误差或错误所致。

8.无晶状体眼的屈光矫正

白内障摘除术后或晶状体脱位、先天阙如等致无晶状体眼，外界平行光线只能聚焦于角膜顶点后 31 mm，成为高度远视。矫正的方法包括以下几种。

（1）人工晶状体：这是目前为止矫正无晶状体眼的最佳方法，可应用于单眼或双眼。人工晶状体植入后可迅速恢复视力，具有物像放大倍率小、周边视野正常等优点。但通常用的人工晶状体无调节能力，不能适应人眼可同时视远、视近的要求。为了解决这一问题，许多新型的人工晶状体在不断实践和研究中。

1）多焦点人工晶状体：是近年来出现的新型人工晶状体，由于它的独特设计，入射光线通过后可以产生远、近两个或多个焦点，一个用于视远，一个用于视近，有效地解决了人工晶状体无调节力的问题。其不足之处是植入后对比敏感度有所下降，可以引起眩光、光晕、分辨力低等不适症状。

2）可调节性人工晶状体：是根据眼的生理性调节而设计的一类新型人工晶状体，它通过特殊设计的晶状体袢，依靠睫状肌收缩导致人工晶状体前移而获得一定的调节力。但其调节幅度较小，与理想的可调节人工晶状体还有较大差距。

3）注入式人工晶状体：目前尚处于动物实验阶段。其原理是尽量保留晶状体囊膜完整，将混浊的晶状体从囊袋内去除后，注入透明的替代物，依照囊袋的形态固化成有弹性的晶状体形态，达到能为患者提供良好的远、近视力功能的目的。注入式人工晶状体最接近人体的生理自然，是人工晶状体研制的方向。

（2）眼镜：高度数（+11 d～+14 d）的凸透镜是长期以来矫正无晶状体眼的主要方法，因其经济简单，无须手术且易于更换，故仍有部分患者使用。凸透镜有 25%～30% 的放大率，用以矫正单侧的无晶状体眼时双眼物像不能融合而产生复视；使用它来矫正双侧的无晶状体眼，则会出现视物变形、视野变小、球面差等，故不是最理想的矫正方法。

（3）角膜接触镜：物像放大率为 7%～12%，可用于单眼无晶状体眼，无环形暗点和球面差，周边视野正常。但对老年人和婴幼儿而言，取、戴不便，且使用不当易造成角膜感染等。

（4）其他方法：人们尝试应用屈光性手术来矫正无晶状体眼，包括角膜镜片术、角膜磨削术和角膜表层镜片术等。因存在角膜植片来源和加工等问题，目前应用尚不多。

（阎文平）

第十四节　老年性白内障

老年性白内障是最常见的致盲眼病之一，是老年人失明的主要原因。50～60 岁者老年性白内障的发病率为 60%～70%，70 岁以上者可达 80%，通常为双眼先后发病。老年性白内障所致盲是可治疗盲。

目前许多学者将老年性白内障改称为年龄相关性白内障，认为白内障的成因与年龄相关，年轻人、中年人也可能罹患。

一、病因

(1)人体生理性老化。

(2)晶状体营养和代谢障碍。

(3)遗传因素。

(4)环境因素。

二、分类

根据白内障开始形成时的部位,将其分为以下三类。

1.核性白内障

核性白内障是指老年人晶状体的混浊从核心部位开始而形成的白内障。因混浊晶状体的核较硬,故又称硬性白内障。由于其愈近中心部位色调愈浓,常呈棕色或深棕色,故对有些颜色很深的核性白内障又称为黑内障。核性白内障约占老年性白内障的20%。

2.皮质性白内障

皮质性白内障是指从晶状体的前后及赤道部的皮质开始混浊的一类白内障。其中从赤道部开始者多呈楔形尖端指向中心的放射状混浊,称为楔状白内障。后囊前后皮质混浊者,又称皮质囊下型。老年性核周围点状混浊者,称为点状白内障。皮质性白内障核多较小,质地较软者,又称软性白内障。皮质性白内障是老年性白内障的主要类型,约占70%。

3.后囊下白内障

后囊下白内障是以晶状体囊膜下皮质浅层的盘状混浊为特点的一种老年性白内障,通常合并核或皮质的混浊。

三、临床表现

1.症状

无痛性、渐进性视力下降。早期可以没有任何症状。混浊位于晶状体中轴光路并且密度较高者,则影响视力,出现逐渐加重的视力下降。晶状体核屈光指数改变导致核性近视、视物疲劳、视物变形、眩光感或单眼复视。

2.体征

视力下降,白内障严重时视力逐渐丧失至眼前手动或光感。裂隙灯检查见水隙和褶隙,是老年性白内障皮质内的早期表现。逐渐的,晶状体出现以下异常。

(1)晶状体周边皮质楔形混浊。前、后皮质混浊,皮质全层不均匀混浊或均匀灰白色混浊(皮质性白内障)。

(2)晶状体核出现黄色、棕色或深棕色反光(核性白内障)。

(3)晶状体后囊前灰白色混浊(后囊下型白内障)。

(4)以上情况混搭出现。

皮质型白内障通常分为四期,但在临床上各期的界限有时很难严格划分。各期的主要特点如下。

(1)初发期:表现为周边部首先混浊,呈楔形,逐渐发展,成为车辐状混浊。在混浊累及瞳孔区之前,一般不影响视力。

(2)膨胀期:混浊逐渐加重的同时,晶状体体积增大。致使虹膜向前移位,虹膜投影阳性,前房变浅。此期容易引发青光眼。

（3）成熟期：晶状体皮质全部混浊，呈乳白色均质状。水分的减少使其体积膨胀现象消失。虹膜投影呈阴性，视力降至光感或手动。

（4）过熟期：晶状体纤维分解溶化成为糜粥样液体，水分进一步减少，体积缩小，囊膜皱缩，可有钙化斑，核下沉，有时患眼出现视力增进现象，称为莫干白内障。偶有囊膜破裂，皮质溢出，核脱于前房或玻璃体，使瞳孔区透明，视力明显好转，但这种情况多会引起晶状体溶解性青光眼或晶状体过敏性眼内炎。

四、辅助检查

由于白内障的手术治疗与眼的各部分都有密切关系，而晶状体混浊影响玻璃体、视网膜、视神经等部位的检查。

1.裂隙灯检查

裂隙灯检查直接检查眼前节，对晶状体位置、混浊程度做直观的评估。

2.前节超声显微镜（UBM）

前节超声显微镜了解前房、房角、晶状体状况及其与周围组织结构的关系。

3.散瞳检查眼底

当晶状体过于混浊影响观察时，可行 B 超检查除外眼内占位病变、视网膜玻璃体病变。

4.测量眼压

测量眼压可了解眼内压情况。

五、诊断

白内障的诊断在有裂隙灯检查后比较容易确定，需要鉴别的是是否仅与年龄因素相关。部分白内障是由于长期视网膜脱离、眼内炎症、高眼压、眼内肿瘤、外伤等因素造成的。需要与以下疾病相鉴别。

1.Fuchs 综合征

Fuchs 综合征又名为虹膜异色虹膜睫状体炎。临床上以虹膜异色、并发性白内障、高眼压和慢性色素膜炎症为特点。多数医师认为，白内障手术对本病有较好的治疗效果。

2.剥脱综合征

许多老年人在患白内障的同时，出现瞳孔缘白色鳞肩、晶状体表面白色鳞屑或膜样物，伴或不伴有眼压升高。此时要慎重。需进一步检查前房角、UBM 确定晶状体位置是否正常等，在设计白内障手术时综合考虑制订手术方案。

3.外伤性白内障

有些不明显的外伤，或全身性创伤时被忽略的眼部损伤，晶状体会随时间的推移逐渐混浊，被诊断为老年性白内障。这类患者可能会伴有晶状体半脱位或晶状体内异物，尤其当术前没有考虑到这些可能的外伤因素时，会给手术带来困难。所以，诊断前要详细询问病史。

4.先天进展性白内障

晶状体混浊很规律、对称，符合先天白内障的某些特点，当患者年龄低于 50 岁，可以考虑仅作为病因诊断，治疗无特殊。

六、治疗

1.药物治疗

目前治疗白内障的药物种类比较多,如吡诺克辛类或中药类等,大多数的功能为抗衰老,不能治疗白内障。

2.手术治疗

白内障摘除加人工晶状体植入仍然是唯一有效的治疗手段,术后患者视功能恢复好。手术效果长期、稳定。白内障术后应定期随诊,分别为术后第1天、第1周、第1个月及第3个月时。医师应当在随诊期间为患者检查并指导用药,关注眼压变化、眼内炎症转归;同时关注老年患者长期用药后眼表状况;指导患者重新验光配镜。当出现后囊混浊影响视力时,建议患者接受 YAG 激光后囊切开术。白内障如放弃手术治疗,可造成患眼失明:白内障过熟期,可能诱发眼内炎症内障可能诱发青光眼。

(阎文平)

第十五节　先天性白内障

先天性白内障是在胚胎发育过程中形成的不同程度、不同形态的晶状体混浊。出生前即已存在,少数患者于出生后逐渐加重。新生儿中先天性白内障的发病率约为4%,新生儿盲中30%由先天性白内障所致。

一、病因

导致先天性白内障的主要因素有两大类。

(1)遗传。

(2)妊娠期母体营养或代谢障碍、病毒性感染(风疹、麻疹、水痘等)、药物中毒等。例如,母体在妊娠2个月感染风疹者,子女卒中疹性白内障的发病率可高达100%,妊娠3个月感染者发病率可达50%。

二、分类

先天性白内障分类方法较复杂,根据临床白内障的形态分类,是目前临床上较为常用的分类方法,根据白内障类型及特点,临床上将白内障分为以下几种。

1.前囊性和后囊性白内障

混浊位于中央区前囊下或后囊下。大多数混浊不发展。后囊性者较前囊性对视力的影响明显(眼光学系统节点位于晶状体后囊中央)。

2.极性白内障

(1)前极性白内障:混浊位于前极部囊下,多呈灰白色斑点,范围较小,多为静止,对视力影响不大。

(2)后极性白内障:可能与玻璃体动脉退化晚或退化不全有关,晶状体后囊常与残存的玻璃体动脉相连。晶状体混浊位于后极略偏鼻侧,圆形斑点状,混浊周围可有半环状灰白混浊环围绕。对视力造成不同程度的影响。

3.核性白内障

核性白内障也称为中心性白内障,是指发生在晶状体胚胎核的混浊,因其位于晶状体的核心部位,呈灰白粉尘样混浊,故又名先天性中心性粉状白内障,双眼多为对称,常有家族遗传史。

4.绕核性白内障

混浊发生在胎儿核和婴儿核,呈带状绕核分布,又称为带状白内障或板层白内障,是最常见的先天性白内障类型。多为双侧,混浊不发展。带状混浊实际由致密的混浊小点组成。混浊部位和大小与胎儿期发病的早晚和持续的时间有关,发病愈早混浊愈近核心,持续时间愈长范围愈大。这些差别,决定了对视力影响的程度。随着年龄的增长,新生的纤维将混浊挤向深层,在分层呈同心圆排列的层间,有透明带相隔。最外层混浊呈弓形跨越核的赤道部,故又名骑子。当进行散瞳检查时,由于暴露出混浊周围的透明部分,所以患者可能出现视力增进的现象。这种患儿其母体妊娠期多数伴有手足抽搐、低血钙和高血磷等病史,患儿常有佝偻病、牙齿迟生长和指甲脆弱等表现,因此一般认为晶状体混浊的发生,与胎儿宫内发育不良有关。

5.冠状白内障

混浊发生在婴儿核至皮质深层,是一种较多见的先天性白内障,混浊呈水滴状,环形排列于晶状体周边部。可合并点状混浊。因晶状体中心部位透明、多不影响视力。冠状白内障常于幼儿或青春期出现。多为静止型,如随年龄的增长混浊加重,则混浊会逐渐向晶状体中央部位发展,从而影响视力。因不散瞳孔不易看到,故临床上常被漏诊。

6.点状白内障

混浊呈细小点片状,位于晶状体皮质深层,以周边部多见。呈蓝色或灰白色,不影响视力,多于 20 岁以前偶然发现,不须治疗。

7.其他先天性白内障

有些类型的先天性白内障临床上很少见到。主要有以下几种。①珊瑚状白内障:混浊位于晶状体中轴部位,呈杆状、管状和斑点状,可有彩色结晶,形似焰火,五彩缤纷。②裂纹状白内障:混浊位于成人核深层,形如精细多彩的花边。不发展,不影响视力,故不需治疗。③缝性白内障:为晶状体前缝部位出现的混浊,可位于胎儿核至成人核不等,从胎生第 3 个月至 20 岁以前出现。不发展,不影响视力。④完全性白内障:晶状体呈白色或蓝白色均匀一致的混浊,质地软嫩。因严重影响视力,患眼会形成弱视。

三、临床表现

1.症状

因晶状体混浊的程度、范围、位置等不同,可有不同的症状。轻者可无任何症状,仅在眼科检查中偶被发现(如点状混浊)。因患儿大都不会自己表达,症状多数由家长或抚养者代诉。典型的症状为患儿出生后"眼神"呆滞,不能追光,不能固视。可能出现瞳孔区发白、斜视、眼球颤动等。

2.体征

晶状体混浊,通过散瞳、裂隙灯检查通常可以确诊,注意晶状体混浊的类型与程度。应当注意患儿是否伴有佝偻病、牙齿发育迟缓、指甲脆弱等表现。

四、诊断

白内障的诊断在有裂隙灯检查后比较容易确定,需要与如下疾病相鉴别。

1. 视网膜母细胞瘤

可以表现为瞳孔区发白(白瞳症),裸眼观察类似于白内障,但仔细观察可以发现,晶状体大致透明,玻璃体混浊、灰白色浮游物,视网膜脱离或肿瘤充满玻璃体。

2. 先天性玻璃体动脉残留

除晶状体混浊外,玻璃体动脉残留并与晶状体后囊相连。

3. Coats 病

瞳孔区发白,裂隙灯或检眼镜检查可以观察到视网膜增生性病变,B 超可以显示后节病变。

五、治疗

不影响视力者,不需治疗。本病药物治疗无效。散大瞳孔后视力能增进者,可行增视性部分虹膜切除术。明显影响视力者,为防止形成弱视,应尽早考虑手术。对于患儿,白内障手术治疗一定要考虑儿童视力发育的特殊性,合理选择对视力发育影响小、能够尽可能接近生理、最大限度保证双眼视力发育。先天性白内障手术效果并不理想,术后视力能达 0.3 以上者仅为 40％左右,0.1 以下者可达 25％,6％～10％的患眼有可能完全失明。对于有视力残留的患儿,手术还只是治疗的开始,手术后的视力训练,视力康复应当引起足够的重视。

(阎文平)

第十六节　视网膜动脉阻塞

视网膜动脉阻塞是严重损害视力的急性发作的眼病。从颈总动脉到视网膜内微动脉之间任何部位的阻塞都会引起相应区的视网膜缺血,可以发生视网膜中央动脉阻塞(CRAO)、视网膜分支动脉阻塞(BRAO)、视网膜睫状动脉或视网膜毛细血管前小动脉的阻塞和视网膜中央动脉供血不足(眼缺血综合征),病变动脉供给营养的视网膜由于缺血、缺氧而水肿,视细胞迅速死亡,从而导致不同范围或程度的视力损害。筛板是视网膜中央动脉阻塞的好发部位。

一、病因

1. 视网膜中央动脉阻塞(CRAO)病因

(1)动脉粥样硬化:常为筛板水平的视网膜中央动脉(CRA)粥样硬化栓塞所致。

(2)视网膜中央动脉痉挛:见于血管舒缩不稳定的青年人,早期高血压患者,也可发生于有动脉硬化的老年人。

(3)视网膜中央动脉周围炎:与全身性血管炎有关。

(4)CRA 外部压迫:如青光眼、视盘埋藏性玻璃疣、眼眶创伤、球后肿瘤或出血压迫等。

(5)凝血病:如 S 蛋内或 C 蛋白缺乏、抗凝血酶Ⅲ缺乏、黏性血小板综合征、妊娠、口服避孕药等。

(6)栓子栓塞：20％～40％的 CRAO 眼视网膜动脉系统内可查见栓子。根据栓子的来源可分为心源性栓子(钙化栓子、赘生物、血栓、心脏黏液瘤脱落物)、颈动脉或主动脉源性栓子(胆固醇栓子、纤维素性栓子及钙化栓子)和其他来源的栓子，如下鼻甲或球后注射泼尼松龙等药物偶可形成药物性栓子。

2.视网膜分支动脉阻塞(BRAO)病因

BRAO 病因同 CRAO，以栓子栓塞及炎症为主要原因。栓子的来源同 CRAO，有心源性栓子、颈动脉或主动脉源性栓子以及长骨骨折的脂肪栓子。最常见为黄色闪光的胆固醇栓子，这种栓子常来自颈动脉粥样硬化沉积斑块。钙栓子一般比胆固醇栓子大，多来源于心瓣膜，易引起更严重的阻塞。

3.睫状视网膜动脉阻塞

孤立性睫状视网膜动脉阻塞全身病因检查与 CRAO 病因检查相同。但对伴 CRVO 的病例，一般是局部病因，无须查找栓子的全身来源。对伴有前部缺血性视神经病变的病例，潜藏的巨细胞动脉炎作为一个可能性病因应当排查。

4.视网膜毛细血管前微动脉阻塞——棉绒斑

棉绒斑为视网膜表层黄白色斑点状病灶，大多在 5～7 周内消退，但糖尿病患者则会持续较长时间。棉绒斑继发于一个视网膜微动脉的阻塞导致的视网膜神经纤维层缺血性梗死。多见于糖尿病性视网膜病变、高血压、肾病性视网膜病变、系统性红斑狼疮、白血病、AIDS 等。眼底如发现棉绒斑，应对查找系统性病因。约有 95％的病例可发现有一个隐藏的严重全身性疾病。

5.视网膜中央动脉慢性供血不足(眼缺血综合征)病因

视网膜中央动脉慢性供血不足主要由颈动脉粥样硬化或炎症造成的慢性阻塞，或大动脉炎(高安氏病)所致供血不足引起。一般动脉管腔阻塞达 90％以上才出现临床表现。

二、临床表现

因发生阻塞的部位不同，症状各异。视网膜中央动脉阻塞(CRAO)发病突然，一眼无痛性急剧视力下降至数指甚至无光感，发病前可以有一过性视力丧失并自行恢复的病史。如为视网膜分支动脉阻塞(BRAO)，则相应区域呈暗区。

CRAO 患眼瞳孔中等散大，直接对光反射明显迟钝或消失，间接对光反射灵敏。眼底典型表现为后极部视网膜灰白、水肿，黄斑相对呈红色，即"樱桃红点"，是由于黄斑神经上皮薄，视网膜水肿较轻，可以透见脉络膜而形成。视盘颜色较淡，动脉明显变细且管径不均匀，偶见红细胞在狭窄的管腔内滚动。如有栓子，在视盘表面或在动脉分叉处可见管腔内有白色斑块。一般视网膜动脉阻塞较少出血。

视网膜分支动脉阻塞者，沿该支血管分布区视网膜水肿。睫状支视网膜动脉阻塞单独发生者少见，后极部呈舌形视网膜水肿，中心视力严重受损。数周后，视网膜水肿消退，逐渐恢复透明，呈正常色泽，但血管仍细，黄斑区可见色素沉着或色素紊乱，视盘颜色明显变淡或苍白。

毛细血管前小动脉阻塞则表现为小片状灰白斑，即棉絮状斑，发生于全身疾病如糖尿病、高血压动脉硬化等，可以不影响视力，数周或数月后可以消退。

视网膜中央动脉慢性供血不足(眼缺血综合征)者初期多有一过性黑矇，随后出现间歇性眼痛,严重者出现视力下降。眼底检查:视网膜动脉变细,静脉轻度迂曲扩张。视网膜散在暗红色斑点状出血和微动脉瘤,多分布在周边视网膜。FIA检查显示脉络膜充盈迟缓,臂视网膜循环时间明显延长及视网膜循环时间延长。周边视网膜小静脉和毛细血管渗漏。如不及时治疗,则多数病例会出现虹膜新生血管,半数病例眼压升高。一旦出现虹膜新生血管,患眼会因新生血管性青光眼逐渐失明。颈部彩色超声多普勒检查在同侧颈总动脉分叉处或颈内动脉起始段有内膜增厚,或粥样斑块形成,使血管内腔表面不光滑,管腔狭窄,严重者管腔可完全闭塞。

眼底荧光血管造影(FFA)显示阻塞的视网膜动脉和静脉充盈时间均延长,动、静脉血流变细,随之视网膜循环时间亦延长。

三、诊断

典型的病史和眼底改变诊断并不困难。分支动脉阻塞需与前节缺血性视神经病变相鉴别。一般前节缺血性视神经病变视力损害较轻,眼底无黄斑樱桃红改变,多数视盘水肿,部分视野缺损,且缺损区与生理盲点相连。FFA视盘充盈不均匀,早期视盘阶段性弱荧光,可资鉴别。

四、治疗

因视网膜缺血短时间光感受器即可死亡且不能逆转,故视网膜动脉阻塞需要急诊处理。立即给予球后注射阿托品或山莨菪碱(654-2),舌下含硝酸甘油或吸入亚硝酸异戊酯,静脉滴注扩张血管剂。发病数小时以内就诊者,可行前房穿刺术,迅速降低眼压,可将栓子冲向血管远端;亦可反复压迫眼球和突然放松压迫,改善灌注。疑血管炎者可给予糖皮质激素。同时,注意检查和治疗内科病如高血压、动脉硬化,给予神经营养药物。视网膜动脉阻塞的预后与阻塞的部位、程度、血管的状况关系密切,特别重要的是开始治疗的时间,发病后1 h以内阻塞得到缓解者,有可能恢复部分视力,发病时间长则很难恢复。Hattenbach等应用溶栓剂玻璃体内注射rt-PA(重组纤溶酶原激活剂)等,对于发病6.5 h以内者有助于视力恢复,超过6.5 h者均无效。因此,本病应作为急诊处理。眼科手术中和术后应提高警惕,随时监测,防止发生高眼压,一旦发现视网膜动脉阻塞,应及时抢救。

(阎文平)

第十七节 视网膜静脉阻塞

视网膜静脉阻塞(RVO)是仅次于糖尿病性视网膜病变的常见视网膜血管疾病。患眼视力易于受损,甚至因并发症而致盲。多见于年龄较大的患者,但亦有年轻患者发病。根据静脉阻塞的位置形成视网膜中央静脉阻塞、半侧中央静脉阻塞、分支静脉阻塞。

一、病因

各种原因所致血管壁内皮受损,血液流变学、血流动力学的改变,以及眼压和眼局部受压等因素均可致静脉阻塞。年龄较大者发病较多,与心脑血管疾病、动脉硬化、高血压、糖尿病等危险因素关系密切,局部因素与开角型青光眼有关。低于 50 岁者多与局部或全身炎症、血液流变学改变等有关。根据阻塞部位的不同,发病原因也有差异,总干阻塞多与高血压、动脉硬化、血乳度增高、眼压增高等因素有关;而分支阻塞多与血脂高、视网膜动脉硬化有关。高血压患者视网膜动脉管径细,静脉血流变缓,易于淤滞或阻塞。由于解剖原因,在筛板处视网膜中央动、静脉紧邻,以及视网膜动脉和静脉交叉处有共同的鞘膜,在动脉硬化时,邻近或交叉的动脉压迫管壁较薄弱的静脉,使静脉管腔变窄,内皮受压细胞水肿、增生,管腔进一步变窄,发生阻塞。同样,血管炎症时管壁水肿、内壁粗糙、管腔变窄、血流受阻,易形成血栓而发病。关于 RVO 的发病机制尚未完全明了,已有大量关于血栓形成相关因子的研究,如缺乏 C 蛋白、S 蛋白及抗凝血酶Ⅲ等,倾向于血栓形成,但意见不一,特别是非高危因素的患者,目前较一致的观点是:高同型半胱氨酸血症和抗磷脂综合征可能是视网膜静脉阻塞的病因。

二、临床表现

视网膜静脉阻塞发病初期患者的症状多为突然出现的不同程度的视力障碍,但轻者可无自觉症状或仅有少许黑影。

1. 视网膜中央静脉阻塞(CRVO)

CRVO 有不同的分型法,多分为两型,即非缺血型和缺血型,此外,尚有青年型 CRVO 和半侧型 CRVO。缺血型 CRVO 临床表现、并发症和预后均较非缺血型严重。

(1)非缺血型 CRVO:病变较轻,未累及黄斑时患者无视力下降或有轻度视力下降,眼底静脉充盈、迂曲,沿血管散在出血。多为浅层线状或片状,直至周边部。但病程较长者可出现黄斑水肿或黄白色星芒状硬性渗出,近中心凹可见暗红色花瓣状的黄斑囊样水肿,此时,视力明显下降、视物变形。非缺血型病例出血多在数月吸收,血管逐渐恢复,但可遗留黄斑囊样水肿或轻的色素沉着,视力常不能复原。并且约有 1/3 的非缺血型患者可能发展为缺血型,故仍应随诊观察。

(2)缺血型 CRVO:患眼视力下降,严重者患眼可表现相对性传入性瞳孔反应缺陷,视网膜大量浅层出血,多呈火焰状或片状浓厚出血,后极部较多,常累及黄斑,周边部出血较少且小:大血管旁有多少不等的棉绒斑,后极部的视网膜水肿,视盘边界不清,视网膜静脉显著迂曲、扩张,呈腊肠状,血柱色暗,部分视网膜及血管被出血掩蔽,甚至出血进入视网膜前或玻璃体。青年型 CRVO 一般症状较轻,预后较好,但是也有症状严重的个案,多与免疫学病变有关。半侧型 RVO 被认为是由于视网膜中央静脉本身即分为两支所致,故其一支阻塞仍属于CRVO,以上半侧或下半侧多见。

2. 视网膜静脉分支阻塞(BRVO)

BRVO 多见于患动脉硬化的患者,常见于颞侧分支特别是颞上分支,鼻侧支少见。阻塞处动脉多位于静脉前,发生于静脉第一分支至第三分支的动静脉交叉处,亦有少数其他小分支阻塞。沿阻塞血管分布区视网膜呈火焰状出血,该支静脉较其他支明显扩张、迂曲,亦可见棉绒斑。

并发症:随着病程发展,黄斑持续缺血导致黄斑水肿,视力下降,久之可出现黄白色星芒状硬性渗出,或暗红色花瓣状的黄斑囊样水肿,患眼视物变形、视力明显下降。晚期,阻塞的血管可呈白线状,但荧光血管造影显示仍有血流通过。

缺血型视网膜静脉阻塞的严重问题在于视网膜发生大面积的毛细血管无灌注区,产生血管生长因子,导致视盘和(或)视网膜新生血管形成,而新生血管则易于反复出血,且大量出血进入玻璃体,则形成玻璃体积血、混浊继而机化牵拉视网膜,最终造成牵拉性视网膜脱离。部分病例可出现前房角和虹膜新生血管,呈现虹膜红变,房角的新生血管收缩造成继发房角关闭,最终演变为难治的新生血管性青光眼。一般最早可于原发病发作后 3 个月发生,但年轻患者倾向于更早出现,甚至在 1 个月内出现。牵拉性视网膜脱离和新生血管性青光眼均为严重的致盲原因。

不同型的视网膜静脉阻塞预后有较明显的差别,应行眼底荧光血管造影(FFA)检查,以便发现视网膜毛细血管无灌注区,有助于分型和指导治疗。眼底荧光血管造影显示静脉充盈时间延迟,血管管壁渗漏,毛细血管扩张、迂曲,部分病例出现大片毛细血管无灌注区,并可见由于缺血、缺氧而发生的微动脉瘤(MA),视盘荧光素渗漏。晚期可见视网膜或视盘有侧支循环建立。视盘和(或)视网膜新生血管形成时,可见明显荧光渗漏。

三、诊断

1.临床诊断

对于年龄较大的患者,有或无视力障碍,眼底中央或分支静脉扩张、迂曲,沿血管浅层出血,特别是患有高血压、动脉硬化和心脑血管病者,临床即可做出视网膜静脉阻塞的诊断。对于突然出现高度视力障碍、玻璃体内大量积血的具有高危因素的患者,特别是曾有视力减退并反复加重时,亦应考虑有缺血性视网膜静脉阻塞的可能。

2.鉴别诊断

(1)视网膜静脉周围炎:患者多为年轻健康人,视网膜浅层出血,需与 RVO 进行鉴别。视网膜静脉周围炎的眼底出血及血管伴白鞘或血管白线多位于周边部。大多数患者双眼受累,先一眼有症状,检查另一眼周边视网膜可见血管伴白鞘或呈白线状及出血表现。

(2)糖尿病性视网膜病变(DR):因糖尿病亦是静脉阻塞的好发因素,应予鉴别。糖尿病性视网膜病变一般双眼眼底病变,程度可不同,多以深层出血点和微血管瘤为特点。

四、治疗

目前尚无具有肯定疗效的药物。因此,应查找病因,如高血压、动脉硬化或炎症等,针对病因进行治疗。对于疑为血管炎症者,可给予皮质类固醇治疗。预防和治疗并发症,包括对缺血型者行激光光凝术,持续玻璃体混浊的行手术治疗。

1.激光光凝术

如视网膜荧光血管造影显示视网膜毛细血管无灌注区即缺血区,面积超过 10 个 PD(视盘直径),应行全视网膜光凝(PRP)术,以防止在视盘、视网膜和虹膜、房角生成新生血管,预防复发出血、牵拉性视网膜脱离及并发新生血管性青光眼。

2.手术治疗

已发生玻璃体积血者,观察 6 个月仍不吸收,或已发生牵拉性视网膜脱离时,即应行玻璃体切割术,术中同时行病变区或全视网膜光凝术,防止术后复发出血。

近几年,研究者试图从解除致病原因入手,采取对分支静脉阻塞行动静脉交叉鞘膜切开术,以缓解静脉受压,病例报道有一定疗效,确实疗效尚待大样本长期随访观察。为解除视网膜中央静脉位于筛板处受压,亦有采取放射状视神经切开术(RON)治疗 CRVO 的报道,但其作用机制和疗效尚未得到肯定。

3.药物治疗

临床常用的药物有:早期慎用纤溶制剂,减少血凝,适用于血黏度增高的患者,有出血倾向者避免使用。不应用止血剂。减少血液黏度、改善微循环,同时可每日服小剂量阿司匹林以减少血小板凝集。年轻且无危险因素的患者多因免疫病致血管炎症,可根据全身情况给予糖皮质激素治疗。此外,活血化瘀类中药可能有助于出血吸收。

近年有作者应用抗-VEGF 药物(贝伐单抗)玻璃体内注射,观察 1 个月,对因 CRVO 所致黄斑水肿,视力和 OCT 显示黄斑厚度均有改善。

(阎文平)

第十八节　糖尿病性视网膜病变

糖尿病性视网膜病变(DR)是指糖尿病患者因高血糖致全身各组织器官的微血管发生病变,毛细血管的周细胞坏死,随后内皮细胞亦变薄,内屏障功能受损,血管内的液体成分由管内渗出到组织中,造成视网膜病变和功能障碍。糖尿病可致眼部各组织发生病变,而视网膜病变是糖尿病眼病不可逆盲的最严重的并发症。糖尿病性视网膜病变与多元醇代谢通路的异常、蛋白质非酶糖基化产物的堆积、蛋白激酶 C(PKC)的活化、血管紧张素转换酶系统的作用等有关。长时期的高血糖是发生视网膜病变的决定因素,即糖尿病性视网膜病变与病程和血糖控制程度相关,而年龄、性别和糖尿病类型则影响并不大。DR 是 50 岁以上患者重要的致盲原因,在西方则成为首要致盲病。

一、临床表现

1.症状

早期患者可无症状,直到出现黄斑水肿患者视力下降,视物变形、复视等,发生玻璃体积血时患者可以出现眼前飘黑影等。

2.体征

糖尿病视网膜病变根据病程进展分为非增生期、增生期、进展期。另外,根据并发存在的黄斑水肿类型分为:黄斑水肿和临床有意义的黄斑水肿。

(1)轻度非增生期:可数的几个毛细血管瘤样改变。

(2)中度非增生期:视网膜出血点、渗出、毛细血管瘤样改变、静脉串珠样改变等均出现但未达到严重非增生期改变。

(3)重度非增生期(又称增生前期):4 个象限均有出血点或毛细血管瘤样改变,至少达 2 个象限有软性渗出(棉毛斑)和串珠样静脉扩张,至少 1 个象限有视网膜内毛细血管异常。

(4)增生期:视网膜出现新生血管,或者出现视网膜前出血或者已发生玻璃体积血。

(5)高危增生期:距视盘 1 个视盘直径(PD)范围内有新生血管,面积>1/3 视盘面积,玻璃体或视网膜前出血,伴有 NVD 或 NVE≥1/2 视盘面积。

(6)黄斑水肿:黄斑中央部 1 个 PD 范围的视网膜增厚并发或者黄斑区 30°范围内的硬性渗出,严重者发展为囊性水肿,水肿可分局部和弥散,局部黄斑水肿常并发硬性渗出。

（7）临床有意义的黄斑水肿：中心凹 500 μm 范围内的视网膜增厚；并发或者中心凹 500 μm 范围内的硬性渗出；黄斑区视网膜增厚的位置远离 IPD 外，但部分水肿带要位于中心凹周围 IPD 范围内。

二、辅助检查

1. FFA

FFA 协助判断视网膜无灌注区的存在、视网膜新生血管的存在、部位和黄斑水肿的类型。

2. OCT

OCT 显示黄斑水肿和囊性改变。

3. 眼超声波

当玻璃体积血时可通过 B 超发现增生期改变。

三、治疗

（1）对临床有意义的黄斑水肿患者进行黄斑区微血管瘤样病变进行局部光凝或局部条栅光凝。

（2）对增生前期糖尿病视网膜病变并发糖尿病黄斑水肿病变患者进行全视网膜光凝。

（3）对增生期糖尿病视网膜病变患者进行全视网膜光凝。

（4）并发玻璃体积血及牵引性视网膜脱离患者行玻璃体切除术，玻璃体积血 6 个月内手术视力改善优于 1 年后手术。玻璃体切除术后要根据病情需要随诊。

（5）糖尿病黄斑水肿的糖皮质激素玻璃体腔注入治疗和糖尿病黄斑水肿的抗 VEGF 药物玻璃体腔注入治疗有待进一步的研究。

（6）糖尿病视网膜病变轻度非增生期可每年检查一次，重度非增生期可缩短随诊期限，甚至到 3 个月，妊娠期视网膜病变发展迅速，一般妊娠 3 个月开始检查眼底，每月一次。光凝治疗后一段时间内每 3 个月检查一次。

（阎文平）

第十九节　其他视网膜血管病

一、视网膜静脉周围炎

视网膜静脉周围炎主要因为静脉病变而得名，首先由 Eales 描述，又名 Eales 病。其他研究人员观察到病变可累及邻近小动脉，故称其为视网膜血管炎。患者多为健康男性青年，常双眼患病，但两眼病变的发病时间和严重程度可不一致。本病的特点是反复发生视网膜玻璃体积血。现认为是一种特发性闭塞性血管病变。主要累及视网膜周边部，血管旁白鞘，广泛周边部无灌注区，以及新生血管形成。病因不明。曾认为与结核病史有关，部分患者旧结核菌素皮肤试验阳性。又有人认为与自身免疫反应增强有关。

（一）临床表现

双眼多先后发病，或一轻一重。突然发病，患眼无痛性急剧视力减退，可因发生大量玻璃体积血仅见光感或数指。透照法检查眼底时可无红光反射,或仅有微弱红光,但数日后大部分出血戏剧性地被吸收,甚至可恢复正常视力,此时检查眼底除玻璃体混浊外。视网膜静脉较充盈,病变主要位于周边部,受累的视网膜小静脉扩张、迂曲,甚至扭曲,血管旁伴白鞘。该区视网膜有浅层出血,出血进入玻璃体内致玻璃体混浊。若缺血区累及黄斑,则可形成黄斑囊样水肿,视力明显减退。大量或反复多次出血,形成机化条索或片状机化膜,可发生牵拉性视网膜脱离。或牵拉视网膜裂孔,终致视网膜脱离。病程久后可发生并发性白内障。亦可出现虹膜新生血管,继发新生血管性青光眼,这些并发症均可致盲。

荧光血管造影示受累的视网膜小静脉管壁染色,荧光素渗漏,毛细血管扩张,可见微血管瘤,周边可见大片状毛细血管无灌注区和严重渗漏荧光索的新生血管。

(二)诊断

患者为健康青年人,突然单眼或双眼先后发生眼底出血,出血量大则玻璃体混浊,眼底不能窥入。应同时散大另一眼瞳孔、仔细检查周边部视网膜,可能存在周边视网膜血管旁白鞘或呈白线状,伴有浅层出血,则可确诊。双眼严重玻璃体混浊的年轻患者,也应拟诊本病,行眼部B超检查,了解有无牵拉性视网膜脱离。病程短的病例,经过休息数日有可能查见眼底,有利于诊断。应注意排除全身病所致眼内出血,如糖尿病、高血压等导致的视网膜病变。需要与视网膜静脉阻塞相鉴别。

(三)治疗

无确切疗效的药物。首先行病因检查,患结核病或有结核病史者,应行抗结核或结核菌素脱敏治疗,有其他免疫学异常应予治疗。新鲜出血时需安静休息。活血化瘀中药可能有助于积血吸收。

1.激光治疗

在玻璃体混浊基本吸收后,行FFA检查的基础上,早期行光凝无灌注病变区,减少产生新生血管和复发性出血,是行之有效的治疗。

2.玻璃体手术

屈光质混浊的患者应行B超检查,了解视网膜情况。若6个月仍不吸收,或一旦发生牵拉性视网膜脱离,则行玻璃体切割术,清除混浊的玻璃体,行视网膜复位术,以及病变区光凝术。

二、未成熟儿视网膜病变

未成熟儿视网膜病变(ROP),曾称为晶状体后纤维增生症。患儿多为妊娠32周以下,出生体重不足1 500 g,多有吸入高浓度氧史的早产儿或发育迟缓的低体重儿。随着低体重新生儿的成活率提高,ROP的患儿亦日益增多。ROP是婴儿致盲的重要原因,也是导致白瞳征的重要眼病之一。早产、出生低体重和吸高浓度氧为已知的发病因素。人胚视网膜的血管在6~7个月时血管增生显著,8个月时到达鼻侧锯齿缘。所以,早产儿视网膜血管尚未发育完全,出生后继续发育。若吸入高浓度氧,则抑制了视网膜毛细血管的生长,停止供氧后,进入较低氧分压的空气中,无血管区纤维血管组织迅速增生,产生不同程度的眼底病变。妊娠期越短、体重越轻,ROP发生率越高。

(一)临床表现

不同病程表现各异。1984年国际ROP会议制定的分类标准,简要介绍。

1.定位

Ⅰ区:以视盘为中心,以视盘至黄斑的 2 倍长度为半径,约 60°圆周内。

Ⅱ区:以视盘为中心,至鼻侧锯齿缘为半径的圆周内。

Ⅲ区:其余颞侧部分。

2.范围

范围以累及眼底的钟点数计。

3.病程分期

1 期:有和无血管区之间出现分界线。

2 期:分界线处嵴样隆起。

3 期:嵴处纤维血管膜增生伸向玻璃体。

4 期:纤维血管膜牵拉部分视网膜脱离,以累及黄斑与否分别称 4A 期及 4B 期。

5 期:全视网膜脱离,呈不同程度的漏斗状。

"附加"病变如存在后极部视网膜血管扩张、扭曲,称"附加"病变,在 2 期、3 期出现,预示病变在进展。

(二)治疗

1 期、2 期可自然退行,故密切观察即可,3 期采用冷凝术或光凝术。以防止新生血管形成,已发生部分视网膜脱离者采用巩膜扣带术,全视网膜脱离须行玻璃体切割术。晚期病例疗效有限,很难达到有用视力。故重要的是早期发现、早期治疗,避免严重后果,需要眼科医生与产科、新生儿科医生密切协作,追踪观察,发现 3 期病变立即采取相应治疗。

三、Coats 病

Coats 病以视网膜血管异常扩张和视网膜内层及外层渗出为特征,又称为外层渗出性视网膜病变,或视网膜毛细血管扩张症。好发于健康的男童,男女比为 3∶1,2/3 的患者于 10 岁前发病。多单眼受累,病因不明。但其他年龄段的患者亦可发生成年型 Coats 病。

(一)临床表现

婴幼儿患者常在家长发现患眼斜视或学龄儿体格检查时发现一只眼视力低下方来就诊。因此,眼底改变常为晚期。病变区视网膜的毛细血管异常是本病的特点。多在视网膜血管第二分支后,呈现扭曲、囊样扩张或串珠样,并可伴新生血管形成。视网膜血管下可见深层黄白色渗出,间有发亮的胆固醇结晶、点状/片状出血,因渗出使视网膜略隆起不平,累及黄斑可见星状或环形硬性渗出。血浆渗出量多则可隆起,大量渗出造成渗出性视网膜脱离,严重者可呈球形隆起,并可继发虹膜睫状体炎、新生血管性青光眼、并发性白内障,最终导致眼球萎缩。荧光血管造影有助于发现血管的异常扩张、扭曲、视网膜无灌注区和新生血管。

(二)诊断

根据出现原因不明的异常血管扩张、扭曲、微血管瘤或血管呈串珠样改变,FFA 显示异常血管明显渗漏,即可诊断为 Coats 病。需要与白瞳征和其他血管病相鉴别。

(1)视网膜母细胞瘤:视网膜母细胞瘤是常见的白瞳征。在间接检眼镜下视网膜母细胞瘤呈实性隆起,B 超显示其内为弱回声或中强回声,60%～80% 有强光斑回声(钙化斑),彩色多普勒超声成像(CDI)于实性隆起强光斑内,可见与视网膜血管相延续的、红蓝相伴行的血流。而 Coats 病在间接检眼镜下隆起的视网膜无实性肿块,B 超检查脱离的视网膜下有细弱、均匀、可移动的点状回声，是与本病重要的鉴别点。

（2）成人型患者需与 Eales 病、视网膜分支静脉阻塞、糖尿病性视网膜病变等血管性病变相鉴别。

（三）治疗

早期行血管病变和无灌注区的光凝术或冷凝术治疗，防止渗出性视网膜脱离和新生血管形成。已发生广泛渗出性视网膜脱离的患眼。行玻璃体切割术，可能挽救部分患眼免于致盲。

（阎文平）

第二十节　裂孔性视网膜脱离

裂孔性视网膜脱离（rhegmatogenous retinal detachment，RRD）又称孔源性视网膜脱离，是因为视网膜产生了破孔，玻璃体腔内的液体进入视网膜下腔引起。在本书内，裂孔性 RD 是特指原发性 RRD，是原因不明的 RRD；而有着明显原因引起的 RRD，称继发性 RRD。继发性 RRD 包括了一大类疾病，如外伤性、炎症性、牵拉性、先天性和手术引起的 RRD 等，在处理孔源性 RD 的同时，还要处理原发疾病。在本节仅以原发性 RRD 为例进行讨论，继发性孔源性视网膜脱离在其他原发疾病内均有论述。

一、病因与发病机制

发生 RRD 的三要素：玻璃体变性、视网膜受到牵拉和存在视网膜裂孔，引起 RRD 必须包括这 3 种因素。临床上常见到单发视网膜裂孔不一定导致视网膜脱离，即使玻璃体液化，在没有牵拉也不会发生视网膜脱离。RRD 的易感人群为高度近视眼、白内障手术后、老年人及眼外伤。

（一）玻璃体变性

表现为玻璃体液化、凝缩、脱离和膜形成等彼此相互联系的病理性改变。玻璃体变性的症状包括闪光感和眼前漂浮物，闪光感是因为玻璃体牵拉周边部视网膜引起。眼前漂浮物则是由于玻璃体出血、玻璃体胶原的浓缩，特别是神经胶原组织从视乳头上或视乳头旁撕脱所致。

（二）玻璃体视网膜牵拉

玻璃体视网膜牵拉是一种力量，通常发生在玻璃体和视网膜牢固粘连处。

（1）动态牵拉是由眼球转动带动玻璃体的一种惯性运动。玻璃体后脱离朝前移和重心引力玻璃体向下坠的力量。在临床上见到的马蹄形裂孔均是由后向前的撕裂和上半视网膜裂孔多见就说明这种动态牵拉力的存在，它在 RRD 形成中起着重要的作用。

（2）静态牵拉是不依赖眼球运动，而是玻璃体本身收缩。玻璃体皮质收缩在圆形裂孔发生机制中起着作用；玻璃体增生机化膜收缩产生牵拉，在牵拉性视网膜脱离和增生性玻璃体视网膜病变（PVR）的致病机制中起到重要的作用。

（三）视网膜裂孔形成

与视网膜原已存在的格子样变性、囊性视网膜突起和玻璃体斑有关，这些可能引起视网膜裂孔的早期视网膜病变统称为"裂孔前期病变"。

(1)视网膜格子样变性是视网膜本身原因不明的变薄,变薄的视网膜很容易出现圆孔、或在玻璃体的牵拉下出现马蹄样裂孔。

(2)囊性视网膜突起是周边视网膜表面的颗粒状或束状病灶,常有色素沉着。可引起马蹄形视网膜裂孔。

(3)玻璃体斑是在视网膜表面形成的边界清楚、白色不透明的突起组织,圆形或椭圆形,一般直径为 0.5~1.5 mm,与视网膜牢固粘连,长期对视网膜的牵拉引起视网膜萎缩性圆孔。

(四)裂孔性视网膜脱离的易感因素

1.近视眼

近视眼的患者有较高发生 RRD 风险。屈光度越高,视网膜脱离的风险越高。近视眼患者一生发生视网膜脱离的风险为 0.7%~6%,而正视眼的人仅为 0.06%。超过 40%的视网膜脱离发生在近视眼。近视眼容易发生 RRD 的准确发病机制还不清楚,比较合理的解释是近视眼的眼轴前后径变长,视网膜受到前后方向的牵拉,容易在视网膜比较薄弱的周边部形成裂孔。

另外,高度近视眼的玻璃体液化和后脱离均较正常人出现的早和更严重,视网膜容易受到玻璃体的牵拉而出现裂孔。

2.白内障手术

白内障术后发生 RRD 的危险率为 1%~5%,是有晶体眼对照组的 6~7 倍。白内障摘除和(或)人工晶状体植入术后,眼内容积发生变化,玻璃体前移和活动度增加,容易对周边视网膜和基底部视网膜产生牵拉,在玻璃体与视网膜牢固粘连的部位引起视网膜裂孔。Nd:YAG激光晶状体后囊切开后发生 RRD 危险性也增加。

3.眼外伤

外力作用眼球,瞬间引起眼球剧烈变形,将视网膜撕破。开放性眼外伤,异物和锐器直接刺破视网膜或眼球破裂伤视网膜直接脱出眼外,均可引起外伤性视网膜脱离。

眼球穿通伤口玻璃体脱出到伤口外,导致增生机化而牵拉视网膜,也是外伤后视网膜脱离的原因之一。

4.裂孔性视网膜脱离的对侧眼

一眼有非外伤性视网膜脱离史患者的对侧眼发生 RRD 的危险性增加 9%~40%,这是由于病理性的玻璃体视网膜改变通常是双侧性的。

5.其他

还有一些少见的原因也可引起孔源性视网膜脱离,如视网膜劈裂、视网膜坏死等。

二、临床表现

(一)症状

视网膜脱离是一种无痛性视力下降,出现的症状可以是急性、也可以是慢性过程。部分患者可没有任何症状,只是偶尔遮住健眼或常规检查时被发现有视网膜脱离。

(1)眼前黑影是眼内玻璃体失去无色透明性引起的一种内视现象(患者见到自己的眼内结构),当眼前黑影突然增多时,有时像“下雨”或“烟雾”一样,影响视力,可能是视网膜裂孔形成时撕裂血管引起的出血,应考虑为视网膜脱离的前驱症状。

(2)闪光感是玻璃体牵拉视网膜引起的闪光幻视,在与视网膜牢固粘连部位刺激感受器或视网膜撕裂引起。

（3）视野缺损：在视野范围内出现黑幕遮挡，逐渐扩大。引起黑幕的病变在视网膜上的位置正好与人感觉到的方向相反。例如下方黑影，病变在视网膜的上方；左边黑影，病变在视网膜的右边，依此类推。

（4）视力下降：当视网膜脱离累及黄斑，出现视力下降，少数情况是泡状视网膜脱离遮盖黄斑区造成。根据视网膜脱离的速度不同，可表现不同类型的视力下降。视网膜脱离缓慢，可感觉不到视力下降，仅当遮盖健眼时，才发现。在极浅的黄斑区脱离，仅出现视物变形，不散瞳检查，易误诊为"中心性浆液性脉络膜视网膜病变"。大的马蹄形裂孔或巨大 RRD，往往在数小时或几天内患者视力就下降到手动或光感。

（二）体征

1. 眼前段改变

一般眼部无充血。

2. 眼后段改变

①玻璃体改变；②视网膜裂孔；③视网膜脱离。

（三）视网膜脱离的自然病程

1. 进展型

进展型发生在绝大多数病例，视网膜脱离没有经过治疗常继发白内障、葡萄膜炎、虹膜红变，低眼压和最终的眼球萎缩。

2. 缓慢型

不进展发生在少量病例，视网膜脱离的状态可以保持很多年，或者不明确，或者有固定的水渍线。

3. 恢复型

恢复型非常罕见，但也确实有少量的视网膜脱离可以自发复位，特别是患者接受长期的卧床休息。

（四）辅助检查

1. 超声波检查

对屈光间质不清和（或）低眼压患者，必须做 B 超检查，了解有无视网膜脱离和是否有脉络膜脱离及其脱离性质。活体超声显微镜检查（UBM）的分辨率较 B 超高，有条件的单位要做 UBM 检查，可发现 B 超不能发现的、极浅的视网膜脱离和周边部视网膜脱离。根据睫状体的 UBM 图形，可分为睫状体水肿、睫状体脱离和睫状体上腔出血。

2. 相干光断层成像仪（OCT）

OCT 主要用于黄斑部检查，可清楚地显示黄斑裂孔、黄斑板层裂孔、黄斑囊样水肿、黄斑劈裂和黄斑前膜等。

三、诊断和鉴别诊断

眼底检查发现视网膜裂孔和视网膜脱离，可确诊 RRD 或孔源性视网膜脱离。在屈光间质不清患者，可通过典型的 B 超图形确诊视网膜脱离，但必须和视网膜劈裂症、中心性浆液性脉络膜视网膜病变、葡萄膜渗漏综合征、大泡状视网膜脱离等疾病相鉴别。

四、治疗措施

(一)治疗方法

应尽早进行视网膜复位手术,根据裂孔的性质、数目、位置、大小、视网膜的活动度、玻璃体混浊程度、增生严重程度等选择不同的手术方法。

1.简单型

单发的较小裂孔、萎缩性裂孔、局限性脱离范围不超过一个象限的病例,可选择冷凝加单纯硅压;位于不同象限的多发小裂孔且位置偏前、锯齿缘截离、周边部较广泛的格子样变性、裂孔<2 PD而不伴有明显的玻璃体牵引者可选择冷凝、硅压联合环扎,即外路手术;广泛视网膜下条索状增生的陈旧性视网膜脱离患者因玻璃体手术难度大,需要做较大范围的视网膜切开去膜,也可考虑用硅压和环扎缓解玻璃体及增生膜的牵引,不一定需要做玻璃体手术。

2.复杂型

合并明显增生性玻璃体视网膜病变(PVR-C级以上或前段 PVR)、巨大裂孔、后极部或黄斑区裂孔、玻璃体混浊明显、合并脉络膜脱离的病例应选择玻璃体切割术,彻底解除玻璃体对视网膜的牵引,根据具体情况配合重水置换、膜剥离技术、气液交换、眼内激光、气体或硅油填充。

3.较复杂型

较复杂型介于简单型和复杂型之间的"灰色地带",常因裂孔较大、偏赤道部后、形状不规则、位置对应于直肌止点的下方或多发裂孔分散在不同经纬线、裂孔缘有玻璃体黏连牵引致瓣缘掀起或翻转等,使外路手术操作较困难,术后恢复欠佳。有学者的经验是首选单纯玻璃体手术,可确切地封闭裂孔,减少早期复发的可能性,降低 PVR 形成的风险,利于视功能最大限度的恢复。

(二)常见手术并发症及处理

1.术中并发症

(1)晶状体损伤:因眼内器械误碰晶状体所致,手术时间长、反复气液交换也可能引起晶状体后囊混浊。对于局限性的混浊不影响眼底观察者可在术后加用抗白内障滴眼液并随访观察,若混浊严重需行白内障摘除。

(2)医源性视网膜裂孔:切割头太接近视网膜或视网膜隆起度较高、活动度大时容易发生。在切除基底部玻璃体时应尽量小心,采用低吸力高切速,松解视网膜增生膜或固定皱褶时应避免强行牵拉,一旦发生医源性裂孔,应充分切除裂孔周围的玻璃体及增生膜,行眼内光凝或巩膜外冷凝封闭裂孔,视裂孔的位置、大小等情况考虑是否行眼内充填或巩膜外垫压。

(3)眼内出血:经巩膜穿刺放液误伤血管所致。在穿刺放液时应充分暴露手术野,避免损伤涡静脉;少量的出血可经保守治疗自行吸收,较大量出血不能吸收需行玻璃体手术。

2.术后并发症

(1)白内障:玻璃体手术后较常见,尤其是气体或硅油填充眼,如白内障较严重影响视力及眼底观察可择期行白内障摘除术。

(2)眼压升高:环扎带缩短过多、膨胀气体或硅油填充眼较常见,经降眼压药物治疗多能控制,保守治疗无效需行环扎带松解或放出部分气体或硅油。

(3)视网膜脱离复发:术前遗留周边部隐蔽裂孔或玻璃体牵引未能彻底解除,术后可再次发生视网膜脱离,需根据具体情况选择再次外路或玻璃体手术加眼内充填。

(贾雪芳)

第二十一节　牵拉性视网膜脱离

牵拉性视网膜脱离(TDR)是玻璃体增生性病变对视网膜拖曳引起的视网膜神经上皮层与 RPE 分离。TDR 病程缓慢,早期患者可无任何症状,当牵拉达一定程度或一定范围导致视网膜脱离时,才会出现视力下降或视野缺损。

一、病因与发病机制

(一)病因

TDR 由多种原因引起,最常见是血管性疾病,其他原因包括眼外伤和手术、炎症和肿瘤性疾病等。它们的共同表现是在玻璃体内形成白色机化膜和与视网膜牢固粘连,膜的收缩,牵拉视网膜脱离呈帐篷状外观和局限性视网膜脱离。有些眼,增生纤维膜的牵拉导致了视网膜裂孔(通常是小的和位于后极到赤道之间)。在这种情况下,TDR 的典型的形状呈现 RRD 的典型外观,称之为牵拉 RRD。

(二)发病机制

(1)血视网膜屏障功能被破坏是血管性、炎症性、肿瘤性、外伤和内眼手术发生 TDR 的发病机制。血视网膜屏障被破坏的表现可是血管阻塞、扩张和(或)渗漏增加,大量血管内的各种成分进入视网膜内、玻璃体腔和(或)视网膜下腔,就触发了组织修复反应。有大量的各种细胞、炎症因子和生长因子参与。

这种组织修复的病理生理过程与身体其他部位损伤后修复完全一样,只不过发生在眼内的组织结构特殊,最终的纤维修复(或叫做瘢痕)收缩,导致 TDR。

(2)玻璃体伤口嵌顿:开放性眼外伤、白内障手术和玻璃体手术均能产生玻璃体伤口嵌顿并发症。在巩膜伤口修复过程中,嵌顿在巩膜伤口的玻璃体成为纤维组织进入眼内的通道,导致伤口附近的基底部玻璃体完全机化成白色纤维膜,紧密粘连在基底部和睫状体表面。膜的收缩,对与玻璃体牢固粘连的基底部或周边部视网膜产生牵拉,导致视网膜向前移位的视网膜脱离。

(3)玻璃体异常增生或粘连:永存原始玻璃体增生症是原始玻璃体残留引起的 TDR,在玻璃体基底部形成环形白色机化膜,一般中心部位较厚和较宽,达晶状体后,位于眼球下半部任何方位,向两边逐步变薄变细,也可与后面机化玻璃体相连续,牵拉视网膜放射状隆起。玻璃体的变性,由凝胶样转变成纤维样,具有了一定的收缩功能,与视网膜牢固粘连的部位产生牵拉,刺激视网膜内的胶质细胞移行到视网膜表面和玻璃体内,增生并收缩,导致 TDR。

(三)牵拉视网膜的类型

(1)环形收缩牵拉是增生的纤维膜在视网膜表面沿赤道方向收缩引起放射状视网膜脱离皱褶。最常见于赤道部和基底部两个区域,赤道部环形收缩在收缩嵴的前后均形成放射状视网膜皱褶,基底部收缩仅在周边部视网膜形成放射状视网膜皱褶。

(2)前后收缩牵拉是增生纤维膜在视网膜表面前后方向收缩引起的环形视网膜脱离皱褶,一般仅在基底部见到,在基底部形成视网膜凹槽、视网膜睫状体粘连和(或)视网膜虹膜粘连。偶尔见到从周边视网膜甚至赤道部视网膜到基底部的视网膜凹槽,如 ROP 第 5 期。

(3)垂直收缩牵拉是垂直于视网膜平面的牵拉力,可分解成 3 种垂直牵拉力。①跨玻璃体腔牵拉,是玻璃体后皮质向前脱离到赤道部附近并机化收缩,将后皮质绷紧,对视网膜产生向眼球中心的牵拉力;②由于眼球的弧面,视网膜表面膜的收缩均产生一种垂直向眼球中心的合力;③玻璃体皮质与视网膜点状或局灶性紧密粘连,玻璃体后脱离或运动,对视网膜产生一种垂直向内的拉力。这第三种牵拉力最常见于增生性糖尿病视网膜病变(PDR)和黄斑部牵拉性疾病,形成的视网膜脱离成帐篷状,也可是牵拉黄斑区劈裂。

(4)吊床样牵拉:以上 3 种牵拉都是视网膜前的收缩,位于视网膜后(下)的增生膜也可对视网膜产生牵拉,纤维增生组织从视网膜后(下)收缩牵拉,使得视网膜不能复位,脱离视网膜形态呈吊床样。最常见的是索状视网膜下增生,而网状和膜状视网膜下增生就不典型。

这 4 种牵拉视网膜的类型只是增生膜收缩的分解动作。在临床上,真正膜的收缩是全方位的,完全依据当时增生膜附着的位置,可以环形、前后、斜形和垂直收缩都同时存在,视网膜被收缩的表现是各个收缩力综合的结果。偶尔,玻璃体视网膜牵拉引起牵拉性视网膜劈裂而不引起视网膜脱离。

二、临床表现

(一)症状

因为玻璃体牵拉是一个缓慢过程,且没有相关的急性玻璃体后脱离,所以闪光感和漂浮物常常不存在。这种状况一直维持数月到数年。当病变涉及黄斑区时,出现中心视力的下降。有原发疾病者,可很早就影响黄斑功能,视力下降的症状出现较早和严重。

(二)体征

1.玻璃体改变

依眼底疾病的不同,可有部分或全部玻璃体后脱离。玻璃体可是透明,或雾状混浊、或出血性混浊,也可是浓缩改变,严重的玻璃体炎症或积血可致眼底窥不清楚。玻璃体腔的机化膜呈白色,可是一层位于视网膜表面的膜,和视网膜紧密粘连,在后极部视网膜前膜周围,脱离的玻璃体皮质向前如同下垂的桌布,称之为桌布样视网膜前膜;如果是某个象限和视网膜紧密粘连的视网膜前膜,称之为板状视网膜前膜。视网膜前膜也可是条索放射状,既可是位于后极部,也可是位于中周部和基底部。大多数增生膜为新生血管膜,少部分(如 PVR 膜)不含有新生血管。

2.视网膜脱离

TDR 的血管向牵拉方向移位,形态僵硬,无移动性,无视网膜裂孔。视网膜脱离的形态各异,最典型的是帐篷状脱离,向玻璃体腔牵拉的机化膜与帐篷的顶部粘连,脱离的视网膜表面凹陷。帐篷状视网膜脱离常位于赤道以后,可是一个或是多个孤立存在,也可是多个融合而成。脱离仅限于牵拉附近,常不扩展到锯齿缘。

不典型的 TDR 常见周边部增生组织的牵拉引起,表现为黄斑异位、条索状和放射状视网膜皱襞。玻璃体基底部的增生牵拉,可仅表现后极部视网膜浅或中等脱离,而周边部视网膜前移位,甚至和睫状体平坦部粘连。长期慢性的玻璃体牵拉,既可引起视网膜脱离,也可引起视网膜劈裂。

长期的玻璃体牵拉,可在与视网膜牢固粘连处(也可是激光斑处)形成视网膜裂孔,视网膜脱离范围迅速增大,称牵拉 RRD。形成的裂孔多位于后极部,表现为裂隙状或不容易发现的小裂孔。尽管存在视网膜裂孔,但这些脱离通常不是泡状,而呈帐篷样外观。它们倾向保持局限性脱离,少数病情严重者可发展成全视网膜脱离。长期的牵拉 RRD,可在视网膜下形成增生条索。牵拉 RRD 常见于 PDR 和穿通性眼外伤等。

(三)辅助检查

1.荧光素眼底血管造影(FFA)

FFA 对 TDR 的病因诊断有帮助,只要屈光间质透明,常规做 FFA,可显示很多具有确诊意义的阳性表现。

2.超声波检查

对屈光间质混浊患者,B超检查有利于了解玻璃体混浊和增生情况,视网膜脱离和收缩情况及是否合并脉络膜脱离有重要的临床意义。

3.OCT

在黄斑水肿、劈裂、脱离、黄斑前膜及脉络膜新生血管方面,OCT 均能清楚地显示这些病变的部位和范围。

三、诊断和鉴别诊断

(一)诊断

有视网膜脱离,无视网膜裂孔,视网膜前或周边部有白色增生膜与视网膜牢固粘连牵拉,可确诊 TDR。玻璃体内先有白色增生膜牵拉视网膜脱离,后来形成视网膜裂孔,可确诊牵拉 RRD。还应根据眼底的其他病变,进行 TDR 病因诊断。B超检查见有帐篷状视网膜脱离图形,可确诊。FFA 有助于 TDR 的鉴别诊断。

(二)鉴别诊断

临床上具有典型的原发病变引起的 TDR 很容易诊断,但在 RRD 引起的增生性玻璃体视网膜病变和外伤性增生性玻璃体视网膜病变,往往伴有玻璃体腔和视网膜表面白色机化膜形成,对视网膜也产生牵拉,需要同 TDR 进行鉴别诊断。

1.增生性玻璃体视网膜病变

视网膜脱离达锯齿缘,有星状或弥散性视网膜前膜,将视网膜牵拉成多个放射状视网膜固定皱褶,仔细检查可见到视网膜裂孔。TDR 多是局限性视网膜脱离,增生前膜与视网膜呈点状或条状黏连,多数视网膜脱离呈帐篷状,常伴有原发疾病表现,如玻璃体积血、视网膜血管改变、视网膜出血和(或)渗出等。

2.外伤性增生性玻璃体视网膜病变

有眼外伤病史,玻璃机化膜与穿通或破裂伤口粘连,牵拉附近的视网膜脱离,可有视网膜裂孔或无视网膜裂孔,很容易和无外伤史的 TDR 相鉴别。

四、治疗

1.药物治疗

药物治疗主要是治疗原发疾病。

2.激光治疗

激光治疗是在屈光间质透明和视网膜脱离没有累及黄斑的患者,仍然可以通过激光光凝无血管区和新生血管区,减轻增生组织的牵拉和预防视网膜脱离范围扩大。

3.玻璃体手术治疗

手术适应证:①有黄斑前膜;②TDR累及黄斑;③伴玻璃体混浊或积血致眼底窥不清;④牵拉RRD。通过玻璃体手术,清除混浊的玻璃体,剥离视网膜前增生膜,解除玻璃体增生膜对视网膜的牵拉,复位视网膜。

（贾雪芳）

第二十二节　黄斑病变

一、老年黄斑变性

年龄相关性黄斑变性(AMD)是老年人群以眼底黄斑区萎缩或新生血管形成导致黄斑出血渗出为主要特征,严重影响视力的衰老性疾病。随着我国经济发展、人民生活水平的不断提高和人口老龄化,AMD已经逐渐成为导致我国50岁以上人群不可逆盲的首要原因。

（一）临床表现

1.症状

早期可无症状,随着病变进展逐渐出现视力下降或视物变形。随着黄斑部萎缩可以出现中心暗点。严重的视力下降发生在病变晚期,即地图样萎缩或脉络膜新生血管膜形成。

2.体征

(1)年龄性改变允许黄斑区有玻璃膜疣(Drusen),但小于63 μm,无色素异常。

(2)早期AMD:黄斑区内63 μm≤玻璃膜疣≤125 μm,无色素异常。

(3)中期AMD:玻璃膜疣＞125 μm,黄斑区色素异常。

(4)晚期AMD:黄斑区新生血管性AMD或者地图样萎缩。

（二）辅助检查

1.荧光素眼底血管造影(FFA)

FFA可以鉴别经典为主型、隐匿型和微小经典型。经典型CNV边界清楚随造影时间延长荧光范围稍扩大并增强,隐匿型造影下有两种改变:无源渗漏和纤维血管性色素上皮脱离。

2.OCT

OCT显示玻璃膜疣、视网膜色素上皮脱离、脉络膜新生血管和视网膜下出血等。

3.脉络膜血管造影(ICG)

ICG可以准确显示脉络膜新生血管膜的范围,可以显示息肉样脉络膜血管病变(PCV)。

4.自发荧光(AF)

AF较好显示凋亡的视细胞,特别是地图样萎缩。

（三）诊断

根据临床表现和辅助检查进行诊断,并且与以下疾病进行鉴别。

1.家族性玻璃膜疣

玻璃膜疣在眼底表现为黄色的不规则圆点,可以密集呈"蜂巢状",也可分散,形态大小不一,深度达色素上皮基底膜或基底层。

2.Sorsby 黄斑营养障碍症

发生在 40 岁上下年龄组双侧中心凹下脉络膜新生血管膜的显性遗传性眼病。

(四)治疗

1.早期和中期 AMD

建议补充维生素 C、维生素 E、胡萝卜素、氧化锌、氧化铜等,可降低视力下降的风险。

2.进展期新生血管性 AMD

推荐使用抗 VEGF 类药品,中心凹外脉络膜新生血管膜(CNV 距中心凹外>20 μm)可以使用光凝。

3.息肉状脉络膜血管病变(PCV)

使用 PDT 让息肉状病灶消退,联合抗 VEGF 药物减轻水肿。行眼内抗 VEGF 治疗患者易发眼内炎,出现眼痛,不适感增强,眼红加重,视物模糊,视力下降,畏光,眼前漂浮物突然增多等提示出现眼内炎。

二、Terson 综合征

继发于蛛网膜下隙出血或硬膜下隙出血的眼内出血称为 Terson 综合征。据报道,蛛网膜下隙出血的患者 Terson 综合征的发病率为 10%～50%。与仅有蛛网膜下隙出血而无玻璃体积血的患者相比,发生 Terson 综合征提示预后更差。

目前有两种机制来解释 Terson 综合征。一种是玻璃体积血可能来自于眼部,增高的颅内压迫使血液进入蛛网膜下隙,从而沿着视神经鞘进入视网膜前。或者颅内压的急剧升高导致回流至海绵窦的静脉血减少,或阻塞视网膜脉络膜交通血管和中央视网膜静脉,最终导致静脉回流淤滞及出血。另一种解释是玻璃体积血可能由大量进入视神经周围的蛛网膜下隙出血引起,随后经视神经中央视网膜血管管周空隙渗透入眼内。

病理学研究显示出血发生于玻璃体、玻璃体后界膜下、内界膜下、视网膜内及视网膜下,与黄斑裂孔、视网膜脱离及视神经病变相关。玻璃体后界膜下出血形态弥散边界不清,然而内界膜下出血边界清楚。在神经鞘内可见沿视神经的连续性及不连续性血流,硬膜下及蛛网膜下亦可见。

(一)临床表现

1.症状

患者突发单眼或双眼视力下降,视力下降程度视眼内出血量的多少不同,轻者视力下降不明显,如黄斑区出血或玻璃体腔大量出血,则视力急剧下降。玻璃体积血可与蛛网膜下隙出血同时发生,也可在其后发生。

2.体征

眼内出血程度轻重不等,轻者仅有内界膜或玻璃体后界膜下出血,或者出血进入玻璃体腔。有的患者出血后发生视网膜前膜,偶有发生孔源性视网膜脱离和继发青光眼的报道。

(二)辅助检查

(1)需通过全面检查(包括超声)除外视网膜脱离,脉络膜出血或其他并发的眼损伤。

(2)针对颅内出血不同病因进行必要的实验室检查。

(3)头颅 CT 及 MRI 检查可明确颅内出血部位、范围并估计出血量,明确病情。

(三)诊断

患者突然视力下降,有颅内出血病史,眼部检查有玻璃体或视网膜出血则不难做出诊断。需与玻璃体后脱离引起的玻璃体积血相鉴别,超声检查可除外是否并发视网膜脱离。

(四)治疗

少量玻璃体积血可自行吸收,出血量较大时可行玻璃体切割手术。有报道蛛网膜下隙出血并发玻璃体积血患者病死率为 53.6%,未并发玻璃体积血患者的病死率只有 19.7%。双侧玻璃体积血者则病死率更高。眼科预后一般较好,眼内出血一般能够吸收或经手术后多数患者可恢复视力。

三、Valsalva 视网膜病变

Valsalva 视网膜病变是以声门关闭时用力呼气而致胸膜腔内压骤升导致患者视网膜前出血为特征的疾病。发病前多有举重物、用力排便、咳嗽或呕吐等诱发原因。由于胸膜腔内压升高减少了静脉回心血量,导致心脏搏出血量减少及随后静脉系统压力的升高。头部及颈部静脉系统的瓣膜功能有所欠缺,可允许胸内或腹内压力直接转移至头部及颈部。这种压力的升高可导致视网膜毛细血管床的失代偿,从而导致单侧或双侧的视网膜出血,这种出血常位于内界膜下,但有时可突破内界膜而成为玻璃体后界膜下或玻璃体积血。

(一)临床表现

1.症状

患者在举重物、用力排便、咳嗽或呕吐等诱发因素作用下,突发视力下降。视力下降由于出血性内界膜脱离、玻璃体积血或视网膜下出血引起。

2.体征

黄斑中央区内或附近内界膜下,局限性、圆形或哑铃形,鲜红色出血隆起。部分血液数天后可变成黄色。浆液性脱离可替代吸收中的血液。血液吸收后视力可恢复正常。出血较多时可进入玻璃体腔。

(二)辅助检查

相干光断层成像(OCT)可用于区分玻璃体后界膜下出血与内界膜下出血。玻璃体积血时可行超声检查除外是否并发视网膜脱离。

(三)诊断

根据临床表现和辅助检查进行诊断,与黄斑区出血需与息肉状脉络膜血管病变、视网膜大动脉瘤及其他原因引起的视网膜前出血相鉴别。玻璃体积血时需与玻璃体后脱离引起的玻璃体积血相鉴别。

(四)治疗

治疗包括保守治疗、手术(玻璃体切除术)以及 Nd:YAG 激光膜切开术。血吸收后多数患者视力恢复。

四、脉络膜新生血管

脉络膜新生血管(CNV)又称视网膜下新生血管膜,本质为脉络膜新生血管形成,穿过

Bruch膜生长进入视网膜色素上皮下或神经视网膜下。CNV的动态演变过程包括初起期、炎症活跃期和炎症退行期,药物治疗方法则主要针对新生血管形成因子以及CNV病变过程中的炎症过程,亦即抗新生血管和抗感染症治疗;对于已经产生的CNV,除手术治疗外,可采用激光光凝、经瞳孔热疗(TTT)、光动力疗法(PDT)等机械或物理封闭新生血管的方法。此外,还有阻断新生血管生长因子信号传递系统,以及其他数十种正在研究的针对其他非VEGF类新生血管生长因子的药物。

1. 激光治疗

(1)光动力疗法(PDT):PDT治疗CNV的原理是通过静脉注入光敏药物,继而采用特定波长的非热能激光照射CNV病灶将光敏药物活化,在氧存在的条件下,发生光化学反应产生单线态氧和氧自由基,继而引起免疫反应和内皮细胞破坏,最终发生内血栓形成并阻塞新生血管,从而达到治疗CNV的目的。

以维替泊芬为光敏剂的PDT治疗适用于继发于年龄相关性黄斑变性,病理性近视或特发性以典型性为主型中心凹下脉络膜新生血管形成的患者。对于隐匿性中心凹下脉络膜新生血管为主的患者,也可采用PDT治疗,但疗效不如典型性CNV。

PDT治疗分为两个步骤,首先静脉输注光敏剂维替泊芬,以每分钟3 mL的速度在10 min完全经静脉输注完毕,等待5 min后用波长为689 nm非热性二极管激光照射CNV病变部位。通过荧光血管造影和彩色眼底像判定病灶最大线性距离(GLD),各种典型和隐匿型CNV,出血或荧光遮挡,任何视网膜色素上皮浆液性脱离都应该进行判定。治疗光斑大小应该比病灶在视网膜上GLD大1 000 μm,以保证完全覆盖病灶。但对于特发性和高度近视引起的病灶较小的CNV,建议缩小光斑至刚好覆盖CNV病灶即可。治疗后每隔3个月复查患者,一旦荧光血管造影出现脉络膜新生血管渗漏就应该重复治疗。虽然临床应用PDT治疗CNV取得一定疗效,但由于所用光敏剂维替泊芬的价格昂贵,治疗后CNV复发率较高,视力预后并不令人满意等原因,其治疗CNV的价值目前已逐渐被抗VEGF疗法所取代或联合抗VEGF治疗。

(2)经瞳孔热疗(TTT):采用810 nm波长的近红外激光,非特异性地作用于CNV,使靶组织缓慢升温10 ℃左右,治疗后CNV内血栓形成以及发生部分或全部CNV闭合,促使出血和渗出的吸收,但同时对周围正常组织也存在一定程度损伤。由于治疗费用低廉,目前仍有一些患者选用。

(3)激光光凝:是利用激光热效应使CNV发生凝固的治疗方法,光凝后可很快使CNV渗漏终止,因为临床见效快,所以目前仍在临床使用中。由于光凝产生的热效应对视细胞有较强的损伤作用,因此临床上主要用于中心凹外或部分旁中心凹型CNV,对于中心凹下型CNV不宜采用。

2. 抗血管生成药物

(1)雷珠单抗和贝伐单抗:雷珠单抗是人源化重组抗VEGF单克隆抗体片段(Fab)部分,是贝伐单抗抗VEGF作用的活性片段,又称为rhuFab,可结合及阻滞所有检测到的VEGF异构体,减少血管的渗透性并抑制CNV形成。2005年,临床研究证实雷珠单抗可有效治疗湿性AMD引起的CNV,美国FDA于2006年6月批准该药应用于眼内注射治疗湿性AMD,有效剂量为每次注射0.5 mg,间隔1个月重复注射,连续注射3次后可改为按需治疗。

贝伐单抗是美国FDA批准的、用于结肠直肠癌的抗VEGF药物。其化学本质是人源化的抗 VEGF 单克隆抗体。研究表明,玻璃体腔内注射贝伐单抗 1.25 mg 治疗各种原因引起的 CNV 均有较好疗效,注射后视网膜厚度减低、视力提高,同时由于贝伐单抗眼内注射效果好且药物用量少,有可能使 CNV 的治疗成本大大降低。在为期两年的雷珠单抗和贝伐单抗治疗 AMD 比较研究中(CATT 试验)显示,在治疗湿性 AMD 方面,贝伐单抗和雷珠单抗是等效的,按月给药视力恢复的效果比按需给药略微好一点,但不管给药频率如何,两种药物治疗患者最终的视力结果相似,大约 60% 的患者获得了较好视力(20/40 或更好)。由于贝伐单抗价格低廉,临床上得到更多的青睐。

(2)其他抗药物:目前正在进行临床试验的 VEGF-Trap 和 KH902 是包含两种不同血管内皮生长因子受体胞外结构域的融合蛋白,是一种修饰后的可溶性 VEGF 受体,由人的 Fc 段与 VEGF 受体的受体区域相结合制成。它的作用就像一个 VEGF 分子的受体陷阱,可以有效地阻断新生血管形成。有关其治疗 CNV 的临床实验正在进行中。

3.糖皮质激素

激素治疗 CNV 的主要药理机制为抗感染作用,次要机制为抗血管生成作用。包括抑制前列腺素、白三烯等炎症介质的合成和释放,抑制可分泌血管生成因子的炎症细胞的迁移和活化,降低 VEGF 表达,稳定血-视网膜屏障,促使渗出吸收等。曲安奈德(TA)是目前文献报道较多的眼内注射治疗的药物。

TA 治疗 CNV 的给药方法为玻璃体内注射,剂量多为 4 mg;也有报道使用 25 mg 或其他剂量。目前的研究结果提示,眼内注射 TA 不适于单独应用于 CNV 的治疗。

4.手术治疗

临床上对于一些病例也可采用手术治疗,包括黄斑下 CNV 取出、黄斑转位、RPE 移植等。但是,由于手术治疗操作难度较大、手术损伤或并发症较多等,目前仅有少数采用手术方法治疗。

五、中心性浆液性脉络膜视网膜病变

中心性浆液性脉络膜视网膜病变(CSR,简称"中浆")最初由 Von Graefe 报道,直至 1965 年有了荧光素眼底血管造影(FFA)技术以后,Maumenee 才肯定了中浆是视网膜色素上皮(RPE)屏障功能受损导致浆液性 RPE 和(或)神经视网膜脱离。1967 年,Gass 对该病发病机制和临床特征进行了经典描述,并将该病称为特发性中心性浆液性脉络膜病变。由于该病累及脉络膜和视网膜,目前较为通用的名称为中心性浆液性脉络膜视网膜病变。

(一)临床表现

1.症状

患者轻度视力下降,视物变形、变小并伴色觉改变;中心或旁中心暗点,对比敏感度降低;由于黄斑区浆液性脱离,导致患者远视性屈光改变。

2.体征

眼底检查,黄斑或黄斑区外卵圆形或圆形视网膜神经上皮层脱离,脱离的视网膜呈半透泡状隆起,隆起的边缘可见反光晕,中心凹光反射消失,脱离区视网膜下可有黄白色点状沉着物,对应荧光素血管造影渗漏点部位常可见脱色素黄色小点,神经上皮脱离区内或毗邻可伴有水泡样 RPE 脱离,病程较久者可伴色素紊乱或 RPE 萎缩区。少数患者表现为单纯浆液性色素上皮脱离,并可以长期存在。偶有患者在浆液性脱离区见到浅灰色混浊,组织病理学研究发现视网膜下和(或)RPE 下有纤维素存在,随着浓度的增加,纤维素分子聚合,形成卵黄色或灰色混浊,此为伴有纤维素渗出的中浆,在 PDT 治疗后随着 RPE 渗漏终止该渗出迅速消退。一些患者病程迁延 6 个月以上,眼底表现为弥散性视网膜色素上皮层失代偿,FFA 常无明确渗漏点,而 OCT 检查有明确浆液性脱离,此时称为慢性中浆(CCSR)。慢性中浆长年迁延不愈可继发脉络膜新生血管(CNV),甚至导致永久视力丧失。一些患者由于接受了不适当或由于全身疾病必须使用的糖皮质激素治疗,导致浆液性脱离加重,表现为下方视网膜渗出性大泡性脱离,此为重症中浆的表现,可伴有 RPE 撕裂与永久视力丧失。

(二)辅助检查

1.荧光素眼底血管造影(FFA)

中浆典型的 FFA 表现是一个或多个 RPE 水平的荧光素渗漏,随造影过程表现为墨渍或冒烟状渗漏扩大,造影晚期在视网膜脱离区形成淡淡的盘状强荧光。慢性中浆患者可不表现为典型的荧光素渗漏,代之以后极部视网膜弥散的 RPE 脱色素或色素沉着引起的窗样透见荧光或色素遮蔽荧光,在此基础上有些患者并发存在 RPE 渗漏点。对于大泡性视网膜脱离恢复后的患者,可见到由后极向下的带状透见荧光区,此为 RPE 萎缩所致。大多数中浆患者并发浆液性 RPE 脱离,FFA 表现为造影后期界限清楚、形态大小不变、染色均匀的强荧光池。

2.吲哚菁青绿血管造影(ICGA)

在造影早期和中期可见脉络膜血管扩张渗漏所致的强荧光区。这些强荧光区的范围常毗邻或包含 FFA 渗漏点位置。

3.相干光断层成像(OCT)

OCT 能定性、定量检测视网膜和 RPE 的浆液性脱离并追踪视网膜下液消退过程,为临床病程提供了客观的检测方法。

4.视野

急性期中心视野存在相对或绝对中心暗点,尤其是 Amsler 表检查暗点更明确,且有视物变形,恢复期后中心视野可以正常。但是对于病程长的病例或反复多次发作病例,中心视野可能存在相对的暗点。

(三)诊断

根据临床症状、典型的眼底表现和 FFA、ICGA 可以做出诊断。但需与脉络膜肿物、先天性视盘小凹、下方裂孔或较小裂孔的孔源性视网膜脱离、黄斑部脉络膜新生血管、后葡萄膜炎、息肉状脉络膜血管病变等眼底疾病鉴别。

(四)治疗

基于中浆属于自限性疾病这一认识,很多眼科医师奉行的中浆治疗策略是采用保守疗法。一种情况是不给予任何治疗,对疾病采取听之任之的态度;另一种情况是给予患者维生素 C、维生素 B_1、路丁、地巴唑、肌酐等"安慰剂"治疗。由于中浆的自限性,这些治疗似乎也能使患者获得满意的"疗效"。对于保守治疗,多数患者于患病 4~6 个月即自行好转,但仍有 5% 的患者迁延不愈或病情加重导致视力严重受损。

以往,对于中心凹外渗漏点,中浆常采用激光光凝治疗。采用激光光凝治疗是通过激光的热效应凝固 RPE 渗漏点从而达到治疗目的。但是临床实践表明,激光光凝治疗可以封闭 RPE 渗漏点,加快浆液性 RPE 脱离的吸收,缩短病程,有利于视力恢复;但长期观察发现,激光光凝治疗并未显示可以提高患者远期疗效或降低复发率。吲哚菁绿脉络膜血管造影(IC-GA)用于中浆的临床研究后发现,中浆发病是由于脉络膜毛细血管扩张和渗漏所致,而激光光凝不能解决脉络膜毛细血管的扩张和渗漏,因此治疗后仍有不少患者复发。除此之外,对于中心凹下或黄斑无血管翳以内的渗漏点显然不适合激光治疗;对于采用激光治疗的患者,还可能引起旁中心暗点甚至损伤 Bruch 膜导致 CNV 形成。

近年来,国内外文献报道采用光动力疗法(PDT)治疗中浆获得成功,其机制为 PDT 导致脉络膜毛细血管网栓塞,从而阻止了由于脉络膜毛细血管通透性增加好致的渗漏。采用 PDT 治疗中浆最初主要是针对继发于慢性中浆的 CNV。对于这一类患者,采用治疗渗出型 AMD 的 PDT 治疗参数取得了较好的疗效。

中浆的其他治疗还包括减少患者应激因素,停止使用糖皮质激素,降低血压,减少血液中儿茶酚胺、糖皮质激素浓度等针对病因的治疗。也有尝试采用微脉冲激光、经瞳孔温热疗法、眼内注射抗血管内皮生长因子药物等治疗。但迄今这些方法并未获得广泛认可而成为临床选择的共识。

（张文祯）

第二十三节　特发性视神经炎

一、概述

视神经炎是指发生于视神经的任何炎性病变。当炎症仅累及视盘(表现为视盘水肿)时,称为视盘炎;当炎症累及视神经眶内段、管内段和颅内段时(表现为视盘正常),称为球后视神经炎。另外有 2 种特殊类型的视神经炎,即仅累及视神经鞘的视神经周围炎及累及视神经和其周围视网膜的视神经视网膜炎。世界范围内单眼视神经炎发病率为 0.94～2.18/(10 万人·年)。

国际上通常根据病因分型,我国中华医学会眼科学分会神经眼科学组于 2014 年发表了《视神经炎诊断和治疗专家共识》,将视神经炎按病因分为特发性视神经炎、感染性和感染相关性视神经炎、自身免疫性视神经病以及其他无法归类的视神经炎。其中,特发性视神经炎分为特发性脱髓鞘性视神经炎(idiopathic demyelinating optic neuritis,IDON)、视神经脊髓炎相关性视神经炎(neuromyelitis optical related optic neuritis,NMOON)以及其他中枢神经系统脱髓鞘疾病相关性视神经炎。

IDON(M-ON)是欧美国家患病率较高的视神经炎,而 NMO 以及 NMO-ON 在我国和其他亚洲国家比欧美更高发。

二、诊断

1.临床表现

(1)MS-ON 的临床表现:单眼视力下降,视力损害程度不一;部分患者有眼痛或眼球转痛。单侧或两次以上发作后双侧病变程度不对称的视神经炎患者,可见相对性传入性瞳孔障碍(relative afferent pupillary defect,RAPD),约 1/3 的患者有程度轻重不等的视盘水肿,其余

2/3 的患者为球后视神经炎。

（2）NMO-ON 的临床表现：与 IDON 有差异，主要表现为双眼同时或相继（双眼相隔数小时、数日甚至数周发病）出现快速而严重的视力下降，眼痛相对少见；部分患者出现视盘水肿；视功能恢复差，多数患者双眼或至少单眼最终视力低于 0.1。复发性 NMO-ON 多为单眼发病，易复发，视功能损害重且恢复差。NMO 的急性脊髓损害可于视力下降之前、之后甚至同时发生，两者可间隔数日、数周、数月甚至数年，表现为截瘫、感觉及括约肌功能障碍或呼吸肌麻痹。

2.诊断

各型视神经炎主要根据典型的发病年龄、方式、症状体征、病程演变等进行临床诊断，临床表现不典型者则需要结合辅助检查以排除其他可能疾病后进行诊断。

诊断标准如下：①急性视力下降，伴或不伴眼痛及视盘水肿；②视神经损害相关性视野异常；③存在 RAPD、视觉诱发电位（visual evoked potential，VEP）异常 2 项中的至少 1 项；④除外其他视神经疾病，如缺血性、压迫性及浸润性、外伤性、中毒性及营养代谢性、遗传性视神经病等；⑤除外视交叉及交叉后的视路和视中枢病变；⑥除外其他眼科疾病，如视网膜病变、黄斑病变、屈光不正、青光眼等；⑦除外非器质性视力下降。

三、治疗

主张对视神经炎采用针对病因的治疗，最大程度挽救视功能的同时，防止或减轻、延缓进一步发生神经系统损害。应首先明确视神经炎的诊断，随之尽可能明确病变的性质和原因，从而选择相应针对性治疗。糖皮质激素是非感染性视神经炎急性期治疗的首选用药。常用用法包括静脉滴注和（或）口服。

1.IDON 的治疗

静脉用糖皮质激素治疗可以加快视功能恢复，并降低复发率，但并不能改变 IDON 患者的预后。单纯口服中小剂量糖皮质激素者 2 年内复发率较高，不推荐对 IDON 患者进行单纯口服中小剂量糖皮质激素治疗。推荐用甲强龙静脉滴注每日 1 g，共 3 d，然后改为口服泼尼松 1 mg/(kg·d)，共 11 d，减量为 20 mg，共 1 d，再减为 10 mg，共 2 d，后停用。

2.NMO-ON 的治疗

首选甲强龙静脉滴注 1 g/d，共 3 d，然后口服泼尼松 1 mg/(kg·d)，并逐渐减量，口服序贯治疗应维持 4～6 个月；如 AQP4 抗体阳性、复发性视神经炎，或有激素依赖，激素减量要更缓慢，维持总疗程不少于 6～12 个月。AQP4 抗体阳性或复发性 NMOON 可考虑首先选择硫唑嘌呤 25 mg，每日 2 次口服；可耐受者逐渐加量至 50 mg，每日 2 次口服；如复发频繁，或已合并脊髓等其他部位受累，可换用环孢素 A、环磷酰胺、甲氨蝶呤、麦考酚酸酯、利妥昔单抗等药物。

3.血浆置换

血浆置换可用于视力下降严重的视神经炎且恢复不佳患者的急性期，包括 NMO-ON 以及自身免疫性视神经病，特别是 AQP4 抗体阳性者或者频繁复发者。参考用法：血浆置换量 40 mL/kg；按病情轻重，每周置换 2～4 次，连用 1～2 周。

4.免疫球蛋白

免疫球蛋白可作为 IDON 或者 NMO-ON 患者急性期的治疗选择之一。

5.营养神经药物

B族维生素(甲钴胺)、神经生长因子、神经节苷脂等,对视神经炎治疗有一定辅助作用。

(郭小静)

第二十四节　弱　视

弱视是一种单眼或双眼最佳矫正视力低于正常,而未能发现与该视力减退相对应的眼部病理改变或视路疾病。发生机制在于视觉发育关键期的形觉剥夺和双眼异常交互作用所致。婴幼儿视力是逐步发育成熟的,6~8岁视觉发育成熟。3岁儿童正常视力参考值下限为0.5,4~5岁为0.6,6~7岁为0.7,≥8岁为0.8。当视力低于以上参考值,或两眼最佳矫正视力相差2行或更多者为弱视。

一、分类

(1)斜视性弱视:由于眼位偏斜引起异常的双眼相互作用,斜视眼的黄斑中心凹接受的不同物像(混淆视)受到抑制。单眼性斜视形成弱视,交替性斜视不形成斜视性弱视。

(2)屈光参差性弱视:屈光参差性弱视是由于视觉发育过程中受累眼成像不清以及双眼竞争抑制作用引起。双眼球镜相差1.5 DS,柱镜相差1.0 DC即可以使屈光度较高的一眼形成弱视。

(3)屈光不正性弱视:常为双眼性弱视,发生在双眼高度屈光不正、未及时矫正者,主要由于物体在双眼视网膜上成像模糊引起。一般认为,远视≥5.00 DS、散光≥2.00 DC、近视≥10 DS会增加产生弱视的危险性。

(4)形觉剥夺性弱视:多发生在屈光间质混浊儿童(如先天性白内障、角膜混浊)、完全性上睑下垂、遮盖等情况。由于剥夺了黄斑形成清晰物像的机会,形觉刺激不足而形成弱视。

二、临床表现

(1)视力:最佳矫正视力低于同年龄段儿童正常视力下限。

(2)拥挤现象:分辨单个视标能力好于排列成行视标能力。

(3)旁中心注视:由于视力严重下降导致中心凹不能固视产生旁中心注视。

(4)双眼单视功能:障碍。

(5)视觉诱发电位:异常。

三、检查和分析

视觉检查是发现儿童弱视的重要途径。

定期检查可以早期发现和早期治疗或矫正。视觉功能检查在出生后数月内即可进行,3周岁左右可再进行视力检查。

1.弱视检测

(1)出生不久的婴儿,可通过角膜映光、红光反射、瞳孔检查等方法,检查婴儿眼睛的总体健康状况。

(2)婴儿至2周岁者,检查视觉功能。无法用视力表检查,可以交替遮盖双眼,注意儿童的反应。若无弱视,遮盖一眼,另一眼都能保持中心注视,并且头位基本不动;若一眼弱视,当健眼被遮盖时,会表现出反抗行为,如发出反抗声或移动头位等。也可观察眼位运动,通过移动一个有趣的注视目标,观测眼睛是否随目标移动。

(3)2~5岁者,图形视力表可用于检测2~3岁孩子的视力,3岁时大多数儿童能使用E字型视力表。检测时,应完全遮盖一眼。此后,应每年检测1次视力。该年龄期儿童的视力可能达不到1.0,但只要达到0.5,并且双眼视力均等,说明视力发育正常。

(4)5岁以后,可以使用字母型或"E"型视力表。

2.红光反射

散瞳下,距被测者约1m,用检眼镜观察双眼视网膜反光的颜色。若有屈光介质混浊,则红色反光中带有黑影;若反光呈白色,有可能是白内障或视网膜母细胞瘤等。

3.检眼镜检查

对视力下降或怀疑斜视的患者,应做眼底检查,可能发现眼底发育不良的改变、潜在的眼内损伤、白内障、肿瘤等。

4.瞳孔反射

瞳孔反射异常,提示神经性疾病或其他眼内损伤。

四、治疗要点

弱视治疗的最佳时机是2~6岁,一般12岁以上患儿治疗困难,视力很难提高,这是因为2~6岁是婴幼儿的视觉敏感期,所以治疗效果最好且容易巩固。

1.弱视治疗

首先要配戴合适的矫正眼镜,矫正屈光不正。早期治疗先天性、外伤性白内障以及完全性上睑下垂。

2.遮盖疗法

遮盖疗法分为完全以及部分遮盖。目的在于遮盖健眼,强迫弱视眼注视并且进行精细工作。遮盖的时间和方法要根据患儿的年龄、视力、注视性质进行选择。在年幼儿童为防止遮盖性弱视可遮盖健眼3~6d,遮盖弱视眼1d。3~6周复诊一次。遮盖至双眼视力相等或视力不再提高,改用部分遮盖疗法。

如果遮盖眼发生弱视,改为遮盖对侧眼一定时间,密切随诊。若弱视眼经过治疗,视力提高到1.0后,也应将完全遮盖改为部分遮盖,每日打开健眼2h,1个月后,如视力不下降,每日打开4h,以后逐渐改为6h,8h,全天打开。

3.压抑疗法

用过矫或欠矫镜片以及每日点阿托品的方法压抑健眼功能,弱视眼戴正常矫正镜片。压抑疗法有压抑看远、压抑看近、完全压抑及交替压抑,适用于中度弱视、年龄稍大又不愿意做遮盖治疗的患儿。

4.视觉刺激疗法

(1)视刺激仪(CAM):也称光栅疗法,用于中心注视性、屈光不正性弱视。此方法是利用反差强、空间频率不同的条栅作为刺激源来刺激弱视眼以提高视力,条栅越细、空间频率越高。治疗时遮盖健眼,每次7min,每日1次,10d为一疗程。随着视力的提高、治疗时间的间隔,时间逐渐延长。

(2)后像疗法:此治疗的目的在于将旁中心注视性弱视转为中心性注视,以利弱视眼视力提高平时遮盖弱视眼,治疗时遮盖健眼,此方法适用于注意力集中、能配合治疗的稍大儿童,而且是用其他方法治疗无效的旁中心性弱视。

(3)红色滤光片法:平时遮盖健眼,在弱视的矫正镜片上加一片规则的红滤光胶片(波长为640 nm),使旁中心注视性弱视转为中心性注视。当改变成中心注视时,去掉红色滤光片,继续行常规遮盖法。

斜视性弱视患儿,进行手术矫正眼位应在弱视治疗后双眼视力相等或弱视眼获得最大矫正视力后再进行。

(于媚铃)

第二十五节　老　视

一、概述

随着年龄的增长,晶状体逐渐变得坚实和硬化,弹性减低,失去了易于可塑性的特征,加上睫状肌收缩力量逐渐变弱,使人眼的调节力下降,以致看近发生困难,近距离作业时需于其静态屈光矫正之外另加凸球镜片,才能有清晰的视力。此种现象,称为老视。

人眼调节力的下降在人的一生中是缓慢进行着的,早年即已开始,一直持续到老年,不是病理变化。表现为近点距离逐渐延长。8 岁时调节幅度平均为 14 D,每隔 4 年减少 1 D,至 40 岁时减为 6 D,40～48 岁时发展加快,每隔 4 年减少 1.5 D,48 岁时平均减为 3 D,其后发展速度减缓,每隔 4 年约减少 0.5 D,当静态屈光与最大屈光间的差别逐步缩小,调节幅度<5 D 时,视近就会发生困难。

鉴于老视是一种相对性的名称,因而不能用年龄或者近点距离划出老视的界线。各人的老视眼症状的出现,影响因素很多。主要取决于该眼的基础屈光。一般来说,40 岁左右开始发生,远视者可提早,近视者可延迟发生,近视 4 D 者可永不发生老视。青光眼患者、老年性白内障、熔炉工人等也可能提早发生。此外,还需考虑个人的近距离作业的习惯距离、职业等因素。

二、老视眼的主观感觉

(1)老视是逐渐出现及发展的。到了一定年龄时,起初近点逐渐变远,常把目标放得远些才能看清,并且头向后仰,以致出现特有老视眼的动作与姿势。在光线不足的情况下更为明显,因为照明不足不仅使视分辨阈升高,还使瞳孔散大,在视网膜上形成较大的弥撒圈,使老视症状更明显,故喜亮避暗。

(2)近点逐渐变远,出现调节不足,睫状肌紧张,可出现功能性调节痉挛,即一时性假性近视眼现象,再看近时又有短时间的模糊,即调节反应迟钝。当睫状肌接近功能极限,不能坚持工作时,就产生疲劳。故常出现眼睛发花、阵发模糊、阅读吃力及视疲劳、头痛甚至恶心头晕等现象。

三、老视眼的检查与处理

目前,矫正老视的方法仍是佩戴老视眼镜,借助凸透镜的力量代替调节从而把近点调近。年龄可供参考,一个原先正视者,参考配镜度数平均如下。

年龄:"阅读附加"(Add):① 40:＋0.50 D;② 45:＋1.00 D;③ 50:＋1.50 D;④55:＋2.00 D;⑤60:＋2.25 D;⑥65:＋2.75～＋3.00 D。

配镜前还应先了解眼的静态屈光,以及调节时的屈光变化、单眼与双眼的调节幅度,以及在某一工作距离上的正负比较性调节、患者的工作种类及习惯阅读距离等情况。根据以上的情况给予适当的矫正镜片,不但要补足近距离工作所需要的调节力,还要有足够的保存力量,使其有剩余调节,一般老视眼应保留 1/3 调节,这样可减轻视力疲劳,使近距离工作更持久。

老视眼同时有高度散光时,要考虑远近眼镜的散光差别及散光轴向的可能改变,故高度散光眼配近用镜时,应测定视近用眼的散光度数及轴向。

有的在配戴老视眼镜后可能出现调节放松现象,从而伴发调节性集合降低,并可能诱发外隐斜。对此,虽非过矫所致,但也可酌情降低度数或给附加棱镜矫正。一般视近时,瞳距约减小 2 cm,故不应选用过大镜框,否则瞳距有误,等于附加基底向外的棱镜,增加了眼的集合负担。

原有屈光不正者,则应在矫正已有屈光的基础上,另加老视度数。视远和视近各需一副眼镜,或选配多焦眼镜。除早年双焦及三焦镜片外,新近发展起来的渐进镜片,上半部分用来矫正固有的屈光不正,下半部分为目前看近所需要的相应度数的凸球镜片,两部分之间为渐变区,屈光度逐渐改变,可分别看清远近物体,克服了双焦及三焦镜片的缺点(像跳与重影等),可戴着从事各种活动,为老视矫正带来了更多方便。随着技术的不断改进及经验的更多积累,渐进多焦镜的应用还将会有新的发展。

此外,矫正老视的方法还包括手术,如晶状体(白内障)摘除加多焦人工晶状体植入矫正老视。

(于媚铃)

第二十六节　低视力

世界卫生组织(WHO)定义视力损伤标准,并鼓励各国的研究者和机构采用这一标准。该标准将盲和低视力分为五级,规定一个人双眼中好眼的最佳矫正视力<0.05 时为盲,双眼中好眼的最佳矫正视力<0.3,但大于 0.05 时为低视力。

另外,考虑到患者视野的状态,无论中心视力是否损伤,中心视野半径≤10°、但>5°的患者属于三级盲;视野半径≤5°的患者属于四级盲。我国于 1979 年第二届全国眼科学术会议上决定采用这个标准。

在上述盲与视力损伤的标准中,都采用最佳矫正视力。在实际工作中,根据患者双眼视力损伤程度的不同,将盲与低视力分为双眼盲、单眼盲、双眼低视力和单眼低视力。另外,根据特殊职业和驾驶的需要,还提出了"工业盲"和"机动车盲"等概念。"工业盲"是指一个人由于低视力而不能从事某一种职业；"机动车盲"是指一个人因为视力低下而不能注册驾驶执照。由于各国社会经济状况不同，盲与低视力标准目前尚未完全统一，对于盲人的定义并不是特别严格。

1999 年 WHO 曾定义盲人为视力损伤而不能独自行走的人，他们通常需要社会的帮助和专职的扶助。某些致盲性眼病通过预防或治疗能够使眼睛不失明或复明，称之为可避免盲。"视觉 2020 行动"提出到 2020 年在全世界根除可避免盲。

低视力的发生可以是先天性的，如胚胎期损伤、发育性异常等，也可以是遗传性的，如视网膜色素变性、Staigardt 黄斑变性等，也可以是获得性的，如眼部感染、外伤、AMD 或因全身性疾病引起等。

在美国 45 岁以上人群中有 1 350 万人为低视力患者和盲人，大多数为年龄相关性疾病所致，65 岁以上低视力患者占总数的 2/3；根据有关调查数据估计，我国低视力患者为 1 000 多万，主要病因为年龄相关性白内障，但随着现代经济、文明的发展，疾病谱发生变化，因糖尿病和 AMD 引起的低视力患者在逐步增加。

根据视觉功能损伤的情况，也可将低视力分为：①无视野缺损，但在整个视野中丧失分辨率和对比敏感度；②中心视野缺损；③周边视野缺损。对低视力患者医疗服务的目的是评估眼睛和视觉系统的功能状态，评价眼部健康和相关系统性健康状态，以及疾病或异常状态对视觉功能的影响，根据患者的特殊视觉要求、生活需要，提供光学助视器和非光学助视器，改进视觉功能。针对患者的视觉损伤状态，指导患者尽可能地解决由于视力丧失所带来的问题。

一、低视力的检查

低视力的检查包括所有常规的眼视光学的检查，也包括色觉、立体视觉及对比敏感度等的检查。

1. 视力

适合低视力检查的视力表应该为不同对比度的、可移动的、字母可选择的，可采用非标准检查距离，如 201b（609.6 cm）、101b（304.8 cm），甚至更近些的；还可以让患者采用不同的体位和注视姿势，如侧头位或侧眼位等以获得偏心注视的位置，在记录视力时，应记录注视的姿势或位置。常用的远距低视力的视力表有 Feinbloom 表、ETDRS 视力表。低视力患者通常都有对比敏感度的下降，建议不要采用投射视力表。

近距视力的视力表也应是特殊设计的，如有单个视标、单行视标和短句等，检测距离也是可以变化的，并在视力记录中进行记录。在低视力近距视力测量，常常使用 M 系统。1 M 表示视标在 1 m 距离对眼睛的张角为 5 分视角，在该距离检测的视力则相等于 20/20（1.0）；如 40 cm 的视力为 4 M，则视力是 0.40/4＝20/200。使用 M 系统可以比较容易地计算近距加光度数，即在特定距离（米）的加光需求。

2. 屈光检查

对所有的低视力患者均应进行常规验光，以保证使用镜片矫正达到最好的矫正视力，在此基础上再从特定视觉工作的需求方面进行放大率等测定。根据低视力患者的特殊情况，除常规的检影验光和主觉验光外，还应采用试镜架方法，进行尝试性镜片增减。

3. 眼球运动和双眼视觉评估

对眼球运动系统应评估，以发现是否有眼球震颤，有无扫视功能、斜视等。

4. 视野评估

视野的缺损也直接影响阅读能力,视野的检查可以确定是否存在相对或绝对敏感度的丧失,视野的检查包括:视野筛查、Ansler 检查;Tangent 平面视野、Goldmann 视野和自动周边视野检查。

二、低视力的处理

根据患者不同眼部疾病、视觉功能丧失的程度和患者的基本生活或工作的需求,制定合理的处理方法,达到以下目的:①改进远距、中距和近距的视力;②改进阅读能力;③减少畏光或改进对光或暗的适应;④改进独立安全行走的能力;⑤改进适应日常生活的能力,从而相对提高生活质量;了解现视觉条件、预后和视觉功能康复的可能性。

1. 近距放大方法

计算近距放大的方法有多种。假设标准检查距离为 25 cm,根据患者的近视力(VN),阅读一般书刊需要达到的近视力约为 0.5,来确定阅读所需要的放大率 M,即 $M = 0.5/VN$,再根据协定放大率公式 $M = F/4$,求出 $F = 4M$ 得到眼镜式放大镜屈光度 F 值,取屈光度为 F 的正透镜给患者试戴,同时根据患者的调节力调整眼镜度数,使患者在最舒适的状态下阅读所要达到的视标。

常用的近距放大镜类型主要有以下几种:①眼镜式阅读镜;②手持放大镜;③立式放大镜;④电子设备,如闭路电视系统。

2. 远距放大系统

根据患者最佳矫正视力和视觉需求的比例估算患者所需的放大率,例如,测量矫正视力为 0.2(20/100),期望达到的视力为 0.5(20/40),则 $100/40 = 2.5\times$ 为需要的放大率。常用的远距放大系统有以下几种类型:手持望远镜;眼镜式望远镜;单眼式望远镜;双眼式望远镜。望远镜系统主要有两种:伽利略望远镜和开普勒望远镜;远距助视器系统也包括电子设备。

3. 中心视野缺损者的处理

中心视野缺损影响阅读功能,盲点的大小、位置和深度决定了对视觉功能影响的程度,同时也影响放大系统的使用,如黄斑盲点者无中心注视,但经过训练后,患者可以学会使用旁中心进行注视。

但偏心注视点阅读效率比较低,因为周边扫视和追踪的能力比较差。训练的方法有感知暗点、学会使用非黄斑点注视;单字或单词阅读;使用低放大率或大字体阅读材料;移动阅读材料而不是移动头位或眼位进行阅读;使用棱镜定位。

4. 周边视野缺损的处理方法

周边视野缺损者比中心视力降低者更难驾驭生活的环境,光学助视器和训练可以改进他们对周边环境的感知,使得他们有可能单独行走或旅行。主要方法有:①棱镜,将像移位(朝棱镜顶部移位),Fresnel 压贴式棱镜是比较常用的一种光学助视器;②反光镜,接在眼镜片的鼻侧或颞侧,将镜面转角朝缺损视野方向;③反转式望远镜和负镜片,这些设施是通过将一定视野中的物体缩小,从而达到增大视野的目的。

5. 对比敏感度下降和眩光的处理方法

低视力患者对比敏感度下降会有视觉功能的异常表现,如阅读问题、行动问题以及户外活动。眩光也影响眼睛的舒适度和视觉有效性,对于这两类问题,主要方法有:①理想的照明;

②增加放大率；③使用特殊设计的镜片（如双凸非球面镜片）；④使用染色镜片或滤过片；⑤非光学器具，如太阳帽、眼镜遮光板等；⑥电子助视器。

三、视觉表象、光流理解与低视力康复

视觉表象是从记忆中恢复或描述中重建的、那些并不出现在人眼前的景物的回忆与推理过程，涉及心理表征、知觉与认知的界面问题、景物的再认问题及情绪与认知的问题。光流理解理论认为运动的主要视觉刺激是光阵中阵元的流动。生物运动时，投射到视网膜上的图像实质上也是连续变化的。虽然生物视觉系统是离散的，但其量化是如此精细，以致生物能够产生实质上的连续输出。

这些输出可以反映在视网膜成像上的外界的连续流动，这种连续信息称为光流。通过光流来认知运动物体称为光流理解。光流理解的基本输入是一个连续变化的视觉场。因此，对低视力患者的视觉康复，除了使用传统助视器外，用视觉表象和光流理解理论结合计算机三维虚拟技术为低视力的康复研究开辟了新的途径。

（于媚铃）

第二十七节　视力障碍

视力障碍为眼科就诊患者的常见主诉，多表现为视力减退、视物变形、视疲劳和先天性视力不良等。视力分为中心视力和周围视力。视网膜黄斑部注视点的视力称为中心视力；视网膜黄斑部注视点以外的视力称为周围视力。平时所说的视力通常指中心视力，而视野检查是测量周围视力。

一、视力检查

（一）中心视力检查
中心视力检查包括远视力检查及近视力检查。

（二）远视力检查方法
(1)被检者立于距视力表 5 m 处，或视力表对面 2.5 m 处悬挂一平面镜，患者坐于视力表下，面向镜面进行检查。视力表悬挂高度应使第 5 行与被检眼在同一水平线上。

(2)检查时应遮盖一眼，一般应先查右眼，后查左眼。

(3)视力低于 0.1 者，患者向前移动 1 m 距离，视力为 $4/5 \times 0.1 = 0.08$，依此类推。

(4)被检眼距离视力表 1 m 处仍不能辨认最大视标，则视力低于 0.02，应让患者背光而坐，检查者展开手指置于被检眼前，检查能辨认手指的距离。如于 50 cm 处，则记录为数指/50 cm，若不能辨认手指，则查手动；如在 30 cm 处能辨认，则记录为手动/30 cm，若不见手动，则查光感和光定位。

(5)光感和光定位检查应在暗室内进行，一般测量由近及远直到 6 m 为止。然后再测 1 m 远的光定位，将灯光置于距被检眼前 1 m 处，向上、下、左、右、左上、左下、右上、右下及中央九个方向移动，被检眼视正前方，测定能否辨认光源方向。

(三)近视力检查方法

近视力检查方法多采用标准近视力表,有 12 行视标。检查在良好照明下进行,先查右眼后查左眼,正常眼应在 30 cm 处看清第 10 行,近视力为 1.0,不能看清最上一行,则视力为0.1 或 0.1 不见。检查距离可由患者自己调整,应注明近点距离。如记录为近视力 1.0/30 cm。

二、临床症状

(一)急性视力减退

急性视力减退指视力可在数小时或数日内急剧减退,严重者达眼前指数或光感,单眼者常眼局部疾病引起,双眼者多为全身疾病引起。

常见于以下几点。

(1)视网膜中央动脉栓塞。

(2)视神经疾病:缺血性视盘病变、视盘炎、急性球后视神经炎、视神经外伤、视神经脊髓炎等。

(3)玻璃体与视网膜出血:如视网膜静脉周围炎、视网膜中央静脉血栓形成、眼外伤等。

(4)视网膜脱离。

(5)视中枢病变与功能障碍:如癔症、皮质盲。

(6)全身疾病:高血压、贫血、烟草中毒、头外伤、脑肿瘤等。

(7)急性闭角型青光眼及急性葡萄膜炎等。

(8)角膜炎、角膜溃疡等。

(二)渐进性视力减退

渐进性视力减退呈慢性过程,患者多记不清发病的具体时间和原因。常见于屈光不正、斜视、弱视、慢性眼内炎症、屈光间质混浊(角膜云翳、斑翳、虹膜炎后遗症、白内障、玻璃体混浊)视网膜病变、视神经及视路疾病等。

(三)远视力减退,近视力正常

(1)近视性屈光不正:加镜片可矫正。

(2)调节过度或睫状肌痉挛,引起一时性视力减退,经休息或使用睫状肌麻痹药(如阿托品眼液)后即可改善。

(3)药物性关系:如眼局部滴用毛果芸香碱或全身应用磺胺类药物等,一般停药后即恢复正常视力。

(4)全身性疾病:如部分糖尿病患者,妊娠中毒、马方综合征等,可通过全身检查证实。

(四)眼底正常,近视力差

(1)轻度远视或老视者验光配镜即可矫正。

(2)扁平角膜:多为先天性眼病。

(3)药物影响:如局部滴用睫状肌麻痹药。

(4)全身因素:包括无晶状体、Adie 瞳孔等。

(赵　洁)

第二十八节　视觉异常

一、形觉异常

(一)视物变形症

视物变形症,即所见物体的形状发生改变。病因有散光、无晶状体眼配戴高度凸球镜片;视细胞排列扭曲,如中心性浆液性脉络膜视网膜病变、黄斑囊样水肿、视网膜与脉络膜肿瘤、视网膜脱离、后极部玻璃体牵引视网膜前膜及视网膜脱离术后等。

(二)大视症和小视症

1.大视症

大视症即所见物体比实际大,病因有以下两方面。

(1)屈光不正配戴凸球镜片。

(2)单位面积视细胞增多,如中心性浆液性脉络膜视网膜病变、黄斑囊样水肿、黄斑外伤及出血的后期引起视网膜萎缩。

2.小视症

小视症即所见物体比实际小,病因有以下三方面。

(1)近视眼配戴凹球镜片。

(2)单位面积视细胞减少,如中心性浆液性脉络膜视网膜病变、黄斑囊样水肿引起的视网膜水肿。

(3)颞叶皮质病变也有一过性视物变小。

(三)幻视

幻视,即眼前出现虚幻的形象。病因有颞叶肿瘤或精神病。

(四)飞蚊症

飞蚊症,指眼前有飘动的小黑影,尤其是看白色明亮的背景时症状更明显。病因有:生理性;玻璃体液化和后脱离;玻璃体变性、炎症和积血;视网膜裂孔。

二、光觉障碍

(一)夜盲

夜盲,指视力在暗处下降,常见于视杆细胞严重受损。

1.先天性夜盲

见于视网膜色素变性、白点状视网膜变性、静止型白点状眼底、先天性静止性夜盲、无脉络膜等。

2.后天性夜盲

常见病因有以下几方面。

(1)维生素 A 缺乏。

(2)青光眼。

(3)屈光间质混浊,如周边部角膜病变、晶状体混浊。

(4)视神经或眼底病变,如视神经萎缩、视神经炎、视网膜脉络膜炎、视网膜脱离、高度近视、视网膜铁质沉着症。

(5)与夜盲有关的综合征。

(二)昼盲

昼盲,指视力在亮处下降,常见于视锥细胞严重受损。

1.先天性昼盲

其病因为视锥细胞营养不良、黄斑中心凹发育不良。

2.获得性昼盲

其病因为角膜、晶状体中央混浊;黄斑区病变,如老年黄斑变性、黄斑出血;眼内异物存留;药物中毒,如氯喹视网膜病变。

三、色觉异常

色觉是视锥细胞对各种颜色的分辨功能。在明亮处,视网膜黄斑中心凹和黄斑部的色觉敏感度最高,离黄斑越远,色觉敏感度越低,与视锥细胞在视网膜的分布一致。物体的颜色决定于物体反射光或投射光的波长。

色调(色彩)指光谱中一定颜色的名称。亮度指某一色彩与白色接近的程度,越近白色越明亮。

解释色觉的学说,目前主要是 Young-Helmholtz 提出的三原色学说。由于视锥细胞的感光色素异常或不全而出现的色觉紊乱称为色觉异常。

(一)分类

色觉异常按病因分为先天性色觉异常和获得性色觉异常。

1.先天性色觉异常

先天性色觉异常是性连锁隐性遗传性疾病,视力多良好。可进一步分为一色性色觉(全色盲)、二色性色觉(红色盲、绿色盲和青黄色盲)和异常三色性色觉(红色弱、绿色弱和青黄色弱)。

2.后天性色觉异常

后天性色觉异常是由于视网膜、脉络膜和视路的任一部分病变或损伤引起的。常伴视力障碍。也可分为红绿色盲和青黄色盲或色弱。一般视神经疾病为红绿色盲或色弱,视网膜和脉络膜疾病为青黄色盲或色弱,严重者可为全色盲。凡从事交通运输、美术、化学、医药专业的工作者必须具备正常的色觉。色觉检查是服兵役、升学、就业前体检的常规项目。白内障患者术前色觉检查可以测定视锥细胞功能,估计术后效果。

(二)检查方法

1.假同色图

假同色图也称色盲本。在同一幅色彩图中,既有相同亮度、不同颜色的斑点组成的图形或数字,也有不同亮度、相同颜色的斑点组成的图形或数字。正常人以颜色来辨认,色觉异常者只能以亮度来辨认。检查在自然光线下进行,检查距离为 0.5 m,一般双眼同时检查,被检查者应在 5 s 内读出图形或数字,按册内规定判断患者为正常或异常;如为异常,可进一步分辨其为全色盲、绿色盲、红色盲、红绿色盲或色弱。

2.FM-100 色彩试验

该试验将 93 个不同波长的色盘,波长为 $455 \sim 633$ m/μm 固定在 4 个木盒里,其可用作色觉异常的分型和定量分析。检查时,嘱被检查者按颜色变化规律,顺序排列色盘,每盒限定 2 min,记录编号并记分、做图。正常眼的图形为接近内圈的圆环形图,色觉异常者在辨色困难的部分图形向外移位呈齿轮状。

3.法恩斯沃思色相配列试验

法恩斯沃思色相配列试验检查方法基本同上,可测定色觉异常的类型和程度。

4.Nagel 色觉镜

Nagel 色觉镜利用红光与绿光适当混合形成黄光的原理。正常眼,红与绿有一定的匹配关系,红色觉异常者,红多于绿,绿色觉异常者,绿多于红。根据被检查者调配红与绿的比例,可判断各类色觉异常。

(三)治疗

先天性色觉异常无治疗方法。获得性色觉异常主要治疗原发疾病。

(赵　洁)

第二十九节　内斜视

一、非调节性内斜视

(一)先天性(婴儿型)内斜视

1.诊断

(1)出生后 6 个月内发病。

(2)无明显屈光异常。

(3)交替性斜视者无弱视,单眼性斜视常合并弱视。

(4)斜视度数较大,有假性外展限制,用娃娃头试验可以排除。

(5)有时合并下斜肌亢进、垂直分离性斜视(DVD)和眼球震颤等。

2.治疗

(1)如有单眼弱视需先行治疗,待双眼视力平衡后(可交替注视)。

(2)尽早手术,手术时机为 1.5~2 岁。合并下斜肌亢进或垂直分离性斜视(DVD)者,手术设计时应给予相应考虑。

(二)后天性非调节性内斜视

1.诊断

(1)斜视常在 2 岁以后出现。

(2)没有明显调节因素,单眼斜视可合并弱视。

(3)视远视近斜视度相同。

(4)斜视度数通常比婴幼儿性内斜视小,随年龄增长可变大。

(5)眼球运动无限制。

2.治疗

(1)有弱视者先治疗弱视。

(2)双眼视力平衡后及时手术矫正眼位。

二、调节性内斜视

(一)屈光性调节性内斜视

1.诊断

(1)平均发病年龄为 2.5 岁。

(2)中度或高度远视性。

(3)散瞳后或戴镜可以矫正眼位。

(4)单眼内斜视可合并弱视。

(5)眼球运动无明显受限。

2.治疗

(1)全屈光处方配镜,有弱视者治疗弱视。

(2)此类斜视不适于手术矫正。

(3)定期验光,根据屈光变化调换眼镜。

(4)调换眼镜时应满足视力和眼位正常,以戴镜后正位或内隐斜为好。

(二)部分调节性内斜视

1.诊断

(1)有中度或高度远视。

(2)散瞳或戴镜后内斜视度数可以减少,但不能完全矫正。

(3)单眼斜视也可合并弱视。

(4)眼球运动无明显受限。

2.治疗

(1)以全屈光处方配镜,有弱视者治疗弱视。

(2)眼位不能完全矫正者,应手术矫正斜视非调节部分。

(3)斜视调节部分继续戴镜矫正,并根据屈光变化调换眼镜。

(4)调换眼镜应满足视力和眼位正常。

(三)高 AC/A 型调节性内斜视

1.诊断

(1)此类内斜视斜视度看近大于看远($\geqslant 15^{\triangle}$),看远时可以为正位。

(2)可以有轻度远视。

(3)10 岁后有自愈趋势。

2.治疗

(1)光学矫正法:戴双光镜即全屈光矫正附加+1.5~+3 D 球镜片。

(2)局部滴缩瞳剂,减少中枢调节。

(3)有手术适应证可考虑行双眼内直肌减弱术。

(赵　洁)

第三十节　外斜视

一、分类

外斜视有间歇性外斜视、恒定性外斜视。根据视远、视近时斜视度不同分为 4 种类型。

1.基本型

视远与视近的斜视度基本相等。

2.分开过强型

视远斜视度明显大于视近(≥15△)。

3.集合不足型

视近斜视度明显大于视远(≥15△)。

4.假性分开过强型

视远斜视度明显大于视近,但单眼遮盖 1 h 或双眼佩戴＋3 D 球镜片后,视远、视近时的斜视度基本相等。

二、间歇性外斜视

1.诊断

(1)发病较早,但发现较晚,一般到 5 岁左右才逐渐表现明显。

(2)许多间歇性外斜视儿童畏光,即在强光下喜闭一只眼,斜视出现频率随年龄增长逐渐增加。

(3)由于受融合控制所以斜视度变化较大,疾病、疲劳及融合遭到破坏时斜视易于显露。

(4)始终保持正常视网膜对应,没有或很少有弱视,控制正位时有一定的双眼视功能。眼位偏斜时、偏斜眼抑制。

(5)无明显屈光不正且眼位偏斜的原因与屈光不正无特殊联系。

2.治疗

以手术治疗为主,手术时机应选择在双眼视功能受损前进行。

三、恒定性外斜视

1.诊断

(1)生后 6 个月以内出现,或由间歇性外斜发展而来。

(2)大角度的外斜视。

(3)常合并神经系统异常和颅面畸形。

(4)立体视和双眼注视功能较差。

2.治疗

以手术治疗为主。

(赵　洁)

第二章 眼部疾病护理

第一节 眼干燥症

眼干燥症曾称干眼病,是指任何原因引起的泪液质或量异常,或动力学异常导致的泪膜稳定性下降,并伴有眼部不适,和/或眼表组织损害为特征的多种疾病的总称。泪膜是指通过眼睑瞬目运动,将泪液均匀覆盖于角结膜表面形成的超薄膜。泪膜对眼表的保护非常重要。

一、临床表现

眼干燥症的症状多种多样,最常见的症状有干涩感、异物感、烧灼感、畏光、视物模糊和视疲劳。部分患者很难确切形容其感觉,仅形容为"眼不适"。眼干燥症如合并其他全身性疾病,则具有相应疾病的症状,如口干、关节痛、皮肤病损等。眼干燥症的常见体征有球结膜血管扩张,球结膜增厚、皱褶而失去光泽,泪河变窄或中断,有时在下穹隆间微黄色黏丝状分泌物。睑裂区角膜上皮不同程度点状脱落,角膜上皮缺损区荧光素染色。轻度的眼干燥不影响或轻度影响视力,晚期可出现角膜缘上皮细胞功能障碍,角膜变薄、溃疡甚至穿孔,也可形成角膜瘢痕严重影响视力。

二、评估要点

1.健康史

评估患者性别、年龄,有无长时间用电脑、看电视的习惯,或长时间处于空调或烟尘生活环境;有无沙眼病史或角膜接触镜佩戴史,有无眼部手术史等。

2.身体状况

最常见症状为眼部干涩感、异物感和视疲劳,其他还有烧灼感、痒感、畏光、视物模糊、不能耐受有烟尘的环境等。严重眼干燥症多见于 Sjogren 综合征,常伴有口干、关节痛等。眼部体征有球结膜血管扩张、球结膜失去光泽、增厚、水肿、皱褶。泪膜的相关检查发现泪河变窄或中断、泪膜不稳定、眼表面上皮细胞损害、泪液渗透压增加等。眼干燥症早期轻度影响视力,随着病情进展,可以出现丝状角膜炎,症状加重,严重者可以出现角膜溃疡、角膜变薄,甚至角膜穿孔。

3.心理-社会状况

眼干燥症是慢性病,需长期用药;患者容易产生视觉疲劳,影响工作、学习。应评估患者的心理状况,了解有无焦虑、厌烦情绪。

4.辅助检查

(1)泪河宽度:裂隙灯活体显微镜下投射在角结膜表面的光带和下睑睑缘的光带的交界处可见泪液的液平,其宽度在一定程度上反映泪液分泌的多少。泪河宽度正常值为 0.5~1.0 mm,若≤0.35 mm,则提示眼干燥症。

(2)泪液分泌试验:无表面麻醉的 Schirmer 试验能较好标准化而被推荐采用。在不同个体之间、昼夜之间,其至同一个检查时间,Schirmer 试验结果有一定的差异,但在水液缺乏型眼干燥症,这种差异的程度减轻。Schirmer 试验观察时间为 5min。正常值为(10~15) mm/5 min,低于10 mm/5 min 为低分泌,反复多次检查泪液分泌量低于 5 mm/5 min 提示为眼干燥症。

(3)泪膜稳定性检查:泪膜破裂时间(BUT)最常用。在结膜囊内滴入少量荧光素钠溶液,被检者瞬目数次后平视前方,测量者在裂隙灯活体显微镜的钴蓝光下用宽裂隙光带观察从最后一次瞬目后睁眼至角膜出现第一个黑斑即干燥斑的时间,记录为泪膜破裂时间。正常值为10~45 s,小于 10 s 为泪膜不稳定。此方法操作简单,适合眼干燥症初筛,检查结果受年龄、种族、睑裂大小、温度和湿度等影响。

(4)角膜荧光素染色、角结膜丽丝胺绿染色:观察角膜上皮缺损和判断泪河的高度,观察干燥失活的上皮细胞。

(5)泪液的渗透压测定:泪液的渗透压升高能最直接地反映眼表的干燥,而且,与其他眼干燥症诊断性试验不同,泪液渗透压的变异小,其正常值标准已得到充分验证。因此,泪液渗透压成为诊断眼干燥症的标志性指标,甚至被认为是诊断眼干燥症的"金标准"。泪液渗透压≥316 mOsm/L 提示眼干燥症的可能。

(6)眼表印迹细胞学检查:可以了解眼表上皮细胞的病理改变。眼干燥症眼表上皮细胞异常表现为:结膜杯状细胞密度降低,细胞核浆比增大,角膜上皮细胞鳞状化生,角膜上皮结膜化。

三、护理问题

1.舒适受损

眼部干涩感、痒感、畏光与角结膜缺乏泪液、睑板腺功能障碍有关。

2.知识缺乏

缺乏干眼症预防和自我保健知识。

四、治疗要点

对症治疗,如眼部滴用人工泪液、泪小点栓塞封闭治疗。对严重眼干燥症患者,可行颌下腺导管移植手术,促进泪液分泌。

五、护理措施

1.药物护理

眼干燥症是慢性病,要鼓励患者坚持用药,提高用药依从性。常用药物有:①泪液成分的替代治疗:滴用不含防腐剂的人工泪液;②环孢素 A 滴眼液,刺激泪液分泌。

2.保留泪液,延缓泪液排出与蒸发

选择戴硅胶眼罩、湿房镜或用泪小点栓子行泪小点封闭治疗。

六、健康指导

1.注意用眼卫生

避免用视疲劳和避免接触烟雾、风沙和空调环境。

2.验光配镜

屈光不正者,佩戴眼镜者要验光配镜准确、度数适合,如选戴角膜接触镜,避免使用质量低劣的护理液。

3.保留泪液,减少蒸发

指导患者使用硅胶眼罩、湿房镜,用泪小点栓塞等方法。

4.睑板腺功能障碍患者指导

每天注意患者眼睑部清洁,可选择生理盐水或硼酸水清洗眼睑缘和睫毛。睑板腺阻塞患者可以先热敷眼睑10 min,再用棉签在睑结膜面上,向睑缘方向推压分泌物,使其排出;为减轻疼痛,也可在操作前眼表面滴用表面麻醉药。

(黄　昱)

第二节　睑外翻

睑外翻是指睑缘向外翻转离开眼球,睑结膜不同程度的暴露在外,常合并睑裂闭合不全。

一、临床表现

1.轻度

轻度仅睑缘离开眼球,但易导致溢泪。

2.重度

重度部分或全部睑结膜暴露在外,泪液无法使睑结膜湿润,早期变为局部充血,分泌物增加,后期易导致暴露的睑结膜出现干燥、粗糙、高度肥厚、角化,伴有溢泪等表现。更严重时,由于眼睑闭合不全,使角膜失去保护,导致角膜上皮干燥、脱落,易引起暴露性角膜炎或溃疡。

二、护理要点

1.健康史

(1)评估患者有无眼部外伤、眼睑烧伤病史,有无神经系统疾病。

(2)老年人询问并评估平时擦泪的习惯。

2.身体状况

(1)轻度睑外翻和眼睑闭合不全的患者常见症状为溢泪。

(2)重症患者引起结膜充血、干燥、肥厚及角化。最后导致角膜上皮脱落、溃疡、角膜新生血管及角膜瘢痕形成,出现不同程度的视力障碍。

3.心理评估

(1)因睑外翻影响患者外观,故易产生自卑、孤独等情绪,且不愿与他人交流。

(2)如为创伤、烧伤导致的睑外翻,患者往往因情感上无法接受从而产生焦虑、恐惧、甚至绝望的不良情绪,因此,一旦选择手术,对手术期望值也会很高。

(3)评估此疾病对患者的生活、学习及工作的影响。

三、护理问题

1.舒适的改变:溢泪

溢泪与眼睑闭合不全及睑外翻有关。

2.焦虑

焦虑与睑外翻影响外观及担心预后有关。

3.知识缺乏

缺乏睑外翻的相关知识。

4.潜在并发症

潜在并发症有暴露性角膜炎或溃疡、角结膜干燥症。

四、护理措施

1.用药护理

(1)氧氟沙星滴眼液及眼药膏的用药护理:均为广谱抗生素,用于治疗细菌性结膜炎、角膜炎、角膜溃疡、术后感染等外眼感染。眼药水每日 3~5 次,每次 1~2 滴,眼药膏睡前使用,或遵医嘱。

偶尔有辛辣似蜇样的刺激症状,对氧氟沙星或喹诺酮类药物过敏者禁用,不宜长期使用,使用中出现过敏症状,应立即停止使用,滴眼时瓶口勿接触眼睛;使用后应将瓶盖拧紧,以免污染药品;当药品性状发生改变时,禁止使用。儿童必须在成人监护下使用。药品放在儿童不能接触的地方。

(2)普拉洛芬滴眼液的用药护理:为广谱抗生素,用于外眼及对症治疗眼睑炎、结膜炎、角膜炎、术后炎症等。在交给患者时,指导患者将药瓶避光保存。对本品成分有过敏史的患者禁用。每日 4 次,每次 1~2 滴,或根据病情适当增减次数。

(3)重组人表皮生长因子滴眼液用药护理:重组人表皮生长因子滴眼液的主要成分是主酵母表达的重组人表皮生长因子(rhEGF)。

其适应证为各种原因引起的角膜上皮缺损,包括角膜机械性损伤、各种角膜手术后、轻度眼干燥症伴浅层点状角膜病变、轻度化学烧伤等。每日 4 次,每次 1~2 滴,或根据病情适当增减次数。

(4)指导患者遵医嘱正确局部用药:滴眼药水、使用眼药膏。

(5)合并睑裂闭合不全者,可在结膜囊内涂大量抗生素眼膏,同时用眼垫遮盖。

(6)严重睑裂闭合不全者,可用湿房"治疗"(即用透明的塑料片或者胶片做成锥形空罩,遮盖患眼,周围用胶带严密包裹,利用泪液的蒸发使暴露的眼球保持湿润),或佩戴软性角膜接触镜,或行暂时性睑裂缝合术,起到保护角膜的作用。

2.病情观察

评价患者生命体征,尤其是术后有无体温升高等,注意患眼有无疼痛、红肿、局部皮肤等情况。并注意观察用药后的效果及手术后伤口的愈合状况。

3.手术患者的护理

(1)术前护理

1)术前评估,包括全身情况和眼局部评估。

2)术前解释,做好心理指导,向患者及其家属解释疾病的病因、手术目的、配合方法。

3)各种检查是否齐全正常,如血、尿、心肺透视、肝肾功能等。

4)术前遵医嘱眼部滴抗生素眼水及其他眼药(膏),以及全身性用药,做好皮试。

5)术前做好个人卫生,剪指甲、更换干净衣服。保持眼部卫生,手术当天不使用任何化妆品。

6)术前进行眼部冲洗。

7)局麻患者术前进易消化饮食,全麻者术前 4～6 h 禁饮食水,糖尿病患者遵守糖尿病饮食。

8)术前避免剧烈运动,适当休息,情绪紧张者可在术前晚给予镇静剂,以保证充足睡眠。

9)教会患者在术中如何处理打喷嚏、咳嗽的方法。

10)全麻者按全麻护理常规。

(2)术后护理

1)按病情需要进行分级护理及饮食护理。

2)全麻者按全麻护理常规护理。

3)嘱患者避免头部用力,避免碰撞术眼,多休息。

4)戴眼罩包眼,注意伤口有无渗血、出血、绷带松紧、脱落,若有情况及时与医生联系,并重新包扎。

5)进食清淡、易消化饮食,多吃蔬菜、水果等粗纤维食物,保持大便通畅,避免感冒咳嗽,应戒烟、酒,促进伤口愈合。

6)术后按医嘱使用抗生素、眼药水、眼药膏。

7)注意生命体征的变化。

4.生活护理

(1)指导患者正确擦拭眼泪的方法:用手帕或纱布应从下眼睑往上擦拭,并告知患者若长期向下擦拭会加重睑外翻。

(2)及时清理分泌物,减少泪液对局部的刺激。

5.心理护理

了解患者的心理变化,及时掌握导致患者焦虑产生的原因,给予正确的沟通及心理疏导。

五、健康指导

1.生活指导

(1)合理安排日常生活,保证良好的睡眠,适当休息。

(2)指导患者避免疲劳、精神紧张及各种不良刺激,保持心境平和,保持生活规律,并保持良好的用眼卫生习惯。

(3)合理配餐,注意营养均衡,避免食用辛辣刺激性食物,保持排便通畅。

2.疾病知识指导

(1)向患者解释本病的特点、目前的治疗方向及药物疗效的不确定性,以防止不正确的治疗而延误病情。

(2)积极向其患者及家属讲解疾病知识,特别是合并睑裂外翻的患者,对因治疗,预防并发症的发生。

(3)指导患者正确用药,以及用药的注意事项。

(黄　昱)

第三节 睑内翻

睑内翻指眼睑、特别是睑缘向眼球方向内卷,部分或全部睫毛倒向眼球的一种位置异常。当睑内翻达一定程度时,睫毛也倒向眼球刺激角膜和球结膜,称为倒睫。因此,睑内翻和倒睫常同时存在。

一、分类

睑内翻可分为以下三类。

1.先天性睑内翻

先天性睑内翻多见于婴幼儿,女性多于男性,大都由于内眦赘皮、睑缘部轮匝肌过度发育或睑板发育不全所引起。如果婴幼儿较胖,鼻梁发育欠饱满,也可引起下睑内翻。

2.痉挛性睑内翻

痉挛性睑内翻多发生于老年人下睑,又称老年性睑内翻,是由于下睑缩肌无力,眶隔和下睑皮肤松弛失去牵制睑轮匝肌的收缩作用,以及老年人眶脂肪减少,眼睑后面缺少足够的支撑所致。如果由于炎症刺激,引起眼轮匝肌、特别是近睑缘的轮匝肌反射性痉挛,导致睑缘向内倒卷形成睑内翻,称为急性痉挛性睑内翻。

3.瘢痕性睑内翻

瘢痕性睑内翻上下睑均可发生。有睑结膜及睑板瘢痕性挛缩所致,常伴倒睫。沙眼引起者常见。此外结膜烧伤、结膜天疱疮等病之后也可发生。

二、临床表现

(1)患者自觉有畏光、流泪、异物感、刺痛、眼睑痉挛、摩擦感等症状。

(2)专科检查可见睑板、尤其是睑缘部向眼球方向卷曲,从而摩擦角膜,可导致角膜上皮的脱落,行荧光素染色可见角膜弥散性着染。如继发感染,进而发展为角膜溃疡。经久不愈者,角膜出现新生血管,并失去透明性,最终导致视力下降。

三、护理要点

1.健康史

(1)评估患者有无一些导致睑内翻的眼病史,如沙眼、白喉性结膜炎、结膜天疱疮及眼睑烧伤病史。

(2)婴幼儿出生时有无睑内翻等。

2.身体状况

(1)常表现为畏光、流泪、异物感、刺痛、眼睑痉挛、摩擦感等。

(2)检查可见睑板、尤其是睑缘部向眼球方向卷曲,睫毛内翻,反复刺激角膜导致角膜上皮脱落、溃疡、角膜新生血管及角膜瘢痕形成,出现不同程度的视力障碍。

(3)先天性睑内翻常为双侧发病,痉挛性和瘢痕性睑内翻可为单侧。

3.心理评估

(1)因睑内翻有畏光、流泪、异物感、刺痛、眼睑痉挛、摩擦感等不适,患者易引起焦虑。

(2)评估此疾病对患者的生活、学习及工作的影响。

四、护理问题

1.舒适的改变
畏光、流泪、异物感、刺痛与睫毛刺激角膜有关。

2.焦虑
焦虑与睑内翻不适症状反复发作及担心预后有关。

3.知识缺乏
缺乏睑内翻的相关知识。

4.潜在并发症
潜在并发症有角膜溃疡、角膜瘢痕。

五、护理措施

1.用药护理
(1)氧氟沙星滴眼液及眼药膏的用药护理:见睑外翻。

(2)普拉洛芬滴眼液的用药护理:见睑外翻。

(3)重组人表皮生长因子滴眼液用药护理:见睑外翻。

(4)指导患者遵医嘱正确局部用药:滴眼药水、使用眼药膏。

(5)发生角膜溃疡时,加强用药指导及饮食指导,观察用药后效果,促进创面及早愈合。

2.病情观察
观察评价患者生命体征,尤其是术后有无体温升高等,注意患眼有无疼痛、红肿等情况。并注意观察用药后的效果及手术后伤口的愈合状况。

3.手术患者的护理
(1)术前护理

1)按外眼手术做好术前准备,完善术前检查。

2)术前解释,做好心理指导,向其患者及家属解释疾病的病因、手术目的、配合方法。

3)遵医嘱术前应用抗生素眼药水。

4)术前遵医嘱眼部滴抗生素眼药水及其他眼药膏,以及全身性用药,做好皮试。

5)术前做好个人卫生,剪指甲、更换干净衣服。保持眼部卫生,手术当天不使用任何化妆品。

6)术前进行眼部冲洗。

7)局麻患者术前进易消化饮食。全麻者术前4~6 h禁饮食水,糖尿病患者遵守糖尿病饮食。

8)术前避免剧烈运动,适当休息,情绪紧张者可在术前晚给予镇静剂,以保证充足睡眠。

9)教会患者在术中如何处理打喷嚏、咳嗽的方法。

10)全麻者按全麻护理常规。

(2)术后护理

1)按病情需要进行分级护理及饮食护理。

2)全麻者按全麻护理常规护理。

3)嘱患者避免头部用力,避免碰撞术眼,多休息。

4)戴眼罩包眼,注意伤口有无渗血、出血、绷带松紧、脱落;若有情况及时与医生联系,并重新包扎。

5)进食清淡易消化饮食,多吃蔬菜、水果等粗纤维食物,保持大便通畅,避免感冒咳嗽,应戒烟、酒,促进伤口愈合。

6)术后按医嘱使用抗生素、眼药水、眼药膏。

7)健康指导:根据不同的疾病、手术方式,给予相应的健康指导,嘱患者定期复诊。

4.生活护理

(1)避免阳光直射刺激患眼,加强用眼卫生的指导,必要时用眼垫遮盖,保护患眼。

(2)睑内翻症状明显,可用胶布法或缝线法在眼睑皮肤面牵引,使睑缘向外复位。

(3)倒睫护理:仅有1~2根倒睫,可用镊子拔除,或采用较彻底的治疗方法即睫毛电解法,通过电解破坏倒睫的毛囊,减少倒睫睫毛再生机会。

5.心理护理

(1)了解患者的心理变化,及时掌握导致患者焦虑产生的原因,给予正确的沟通及心理疏导,消除不良情绪,使其能以积极、正确的态度面对疾病。

(2)加强睑外翻有关疾病知识的健康宣教力度,向患者解释疾病的原因、治疗及预后,使患者对疾病有正确的认识。

六、健康指导

1.生活指导

(1)合理安排日常生活,保持生活规律,保证良好的睡眠,适当休息。

(2)指导患者避免疲劳、精神紧张及各种不良刺激,保持心境平和。

(3)合理配餐,注意营养均衡,避免食用辛辣刺激性食物,多食富含维生素的蔬菜和水果,促进创面愈合,保持排便通畅。

2.疾病知识指导

(1)向患者解释积极治疗原发病如倒睫的重要性,以防止不正确的治疗而延误病情。

(2)积极向患者讲解疾病知识,特别是累及角膜的患者,对因治疗,预防并发症的发生。

(3)指导患者及其家属按正确的方向擦拭眼泪,按时用药和适量活动,术后保持患眼清洁。

(4)指导患者正确用药,以及用药的注意事项。

(黄　昱)

第四节　共同性斜视

斜视是指任何一眼视轴偏离,双眼不能同时注视同一目标。可因双眼单视异常或控制眼球运动的神经肌肉异常引起。根据发病原因分为共同性斜视和非共同性斜视。共同性斜视是指眼位随注视方向或注视眼的改变偏斜量不变或改变不超过10个棱镜度。通常眼外肌及其神经支配无器质性改变,眼球无运动障碍、以第一斜视角和第二斜视角相等为主要临床特征。共同性斜视根据偏斜的方向分类,分为水平斜视(包括内斜和外斜)、垂直斜视(上斜和下斜)、旋转斜视(内旋和外旋)以及混合性斜视(上述斜视的联合)。内斜在儿童斜视中最为常见。外斜发病年龄较分散且根据分开与集合之间的不平衡又分为间歇性和恒定性两类。间歇性可发展为恒定性,斜视度常随年龄增大而增加。

一、临床表现

1.眼位偏斜

共同性斜视的眼位偏斜可以是单眼性也可为双眼交替性。通常把主视眼注视目标时非主视眼的偏斜角称为第一斜视角;把非主视眼注视目标时,主视眼的偏斜角称为第二斜视角。

2.复视

年龄较大的儿童双眼视觉较牢固,突发急性共同性斜视的时候,会主诉复视。共同性斜视的复视区别于非共同性斜视。共同性斜视的复像距离仅与注视目标的距离远近有关,不随注视方向的改变及注视眼的改变而改变。

3.斜眼抑制

斜眼抑制是眼位偏斜后产生复视,为避免视觉紊乱的干扰,视觉中枢主动抑制产生斜视眼物像的反应。

4.单眼视

单眼视即眼位偏斜后,双眼不能相互配合及协调,从而导致斜视眼的视觉功能被抑制。如发病年龄较早,必然影响双眼视觉的发育。

5.双眼注视野改变

眼位偏斜以后,双眼视野则发生改变。内斜时,斜眼视野向鼻侧移位时视野范围扩大,颞侧则视野范围缩小,但总的视野范围缩小。

二、评估要点

1.健康史

(1)评估患者有无家族史、外伤史、感染史、肿瘤病史等。

(2)评估患者有无心肺疾病、代谢性疾病史如高血压、糖尿病;有无传染病、遗传病及消化道溃疡病史;有无药物过敏史等。

2.身体状况评估

患者有无复视、眩晕、恶心等全身不适症状;评估患者眼位偏斜方向、有无眼球运动受限等。

3.心理-社会状况

评估患者对疾病的认知程度、心理状态及家庭支持系统。

4.辅助检查

视力和屈光状况的检查、斜视度数检查、眼肌功能状态检查、双眼视功能检查、调节性集合/调节(AC/A)的比值、注视性质检查。

三、护理问题

1.感知受损

感知受损与视力下降有关。

2.自我形象紊乱

自我形象紊乱与斜视有关。

3.潜在并发症

潜在并发症有弱视。

4.知识缺乏

缺乏斜视相关知识。

四、护理措施

1.非手术护理

(1)佩戴适当度数眼镜或双光镜、双眼同视功能训练,合并弱视者,同时治疗弱视。

(2)根据患者及其家属的个性和心理特征,对患者及其家属进行有针对性的沟通。特别是儿童斜视患者对医院环境和医护人员的适应能力差,易产生恐惧心理,护理人员应举止端庄,态度和蔼可亲,以取得患者及其家属的信赖,从而减少对医院的陌生感、恐惧感,避免负面情绪影响治疗。

2.手术护理

病情观察。①全身情况观察:观察患者的生命体征、四肢血液循环情况;②专科情况观察:观察术眼敷料有无渗血、渗液;观察术眼结膜充血和水肿的情况,及时更换敷料;敷料应松紧适宜,防止移位、脱位;观察患者眼位及有无复视现象。共同性斜视术后患者可出现复视现象,一般可随时间推移症状消失;部分由医生有计划地采用"过矫"方式出现复视现象的患者,应做好解释工作,告知其目的是为了取得双眼单视功能,鼓励患者主动看清晰物像,保证远期最佳效果。

3.心理护理

本病好发于儿童和青少年。眼位偏斜,不仅影响美观,又影响其心理、生理的健康。应向患者及家属介绍斜视的基本知识、手术方式、麻醉方式、术中配合、术后注意事项。介绍斜视手术不但解决美观问题,而且创造恢复双眼单视功能的条件。用已做手术患者的术后效果进行现身说教,增进患者信心,以最佳的心理状态配合治疗和护理。

五、健康指导

1.生活指导

(1)提供整洁、安静、舒适的病房环境,保持空气流通,以利于患者充分休息,缓解紧张情绪。

(2)指导患者进食清淡易消化食物,合理安排日常生活,保持大便通畅。

(3)注意眼部卫生,不要过度用眼、揉眼、避免碰撞,保证充足睡眠。

(4)复视的患者给予安全指导,防跌倒。

2.疾病知识指导

(1)遵医嘱滴用眼药,并教会正确滴用眼药的方法。

(2)有屈光不正的患者继续配镜。

(3)有弱视的患者继续戴镜治疗,并继续进行系统的弱视训练,以增强手术效果。

(4)向患者及家属强调弱视的治疗时机和矫正弱视的注意事项。对部分调节性内斜视的儿童,手术后应戴原矫正眼镜,尽量少用近距离视力,以免调节过强而导致手术远期效果欠佳。

(黄 昱)

第五节　老年性白内障

老年性白内障是最常见的白内障类型，多见于 50 岁以上中、老年人，发病率随年龄增长而增加，故又称年龄相关性白内障。常双眼发病，但可有先后，程度也可不一致。

一、临床表现

老年性白内障主要症状为渐进性、无痛性视力下降。早期患者常出现眼前固定不动的黑点，也可出现单眼复视或多视、屈光改变、畏光和眩光等症状。裂隙灯显微镜下可见晶状体混浊并定量。

不同类型的白内障具有其特征性的混浊表现。根据晶状体开始出现混浊的部位不同，可分为 3 种类型：皮质性、核性和后囊下性。以皮质性白内障为最常见。按其发展过程分为 4 期：初发期、膨胀期或未成熟期、成熟期和过熟期。

二、评估要点

1.健康史

了解有无糖尿病、高血压、心血管疾病和家族史以及用药史。

2.身体状况

询问患者视力下降的时间、程度、发展的速度和治疗经过等。

3.心理-社会状况

评估患者及其家属的心理状况，了解视力障碍对患者自理能力的影响。

4.辅助检查

(1)眼科生物测量检查可计算人工晶状体的度数。

(2)PENTACAM 检查对于高端晶体如 Toric、三焦、多焦晶体的使用有积极的意义。

(3)眼科 B 超、光学相干断层成像等检查，了解其眼后段的情况。

(4)角膜内皮镜检查。

三、护理问题

1.感知紊乱:视力下降

视力下降与晶状体混浊有关。

2.有受伤的危险

受伤与视力障碍有关。

3.潜在并发症

潜在并发症有急性闭角型青光眼、术后眼内炎等。

4.知识缺乏

缺乏有关白内障防治和自我保健的相关知识。

四、护理措施

迄今为止尚无药物可完全阻止或逆转晶状体混浊，手术是主要治疗方法。主要手术方式为白内障超声乳化联合人工晶状体植入术。

1.术前护理

(1)预防意外损伤:做好患者的安全教育,指导患者如何预防跌倒,加强巡视。

(2)心理护理:了解患者对手术的心理接受程度,讲解手术方法及过程,耐心解答患者的疑问,给予心理疏导,减轻对手术的恐惧心理。

(3)术前准备

1)术前遵医嘱应用抗生素眼药水,清洁结膜囊预防感染。

2)讲解术前各项检查的目的、意义并协助患者完成,包括眼部检查、全身检查等。

3)对合并有糖尿病、高血压、心血管疾病的患者,术前注意控制血糖、血压,评价心脏功能能否耐受手术。

4)双眼泪道冲洗和术眼结膜囊冲洗。

5)用散瞳滴眼剂将术眼充分散瞳。

2.术后护理

(1)术后体位无特殊要求,以平卧位不压迫术眼为宜。

(2)教会患者滴眼药水的正确方法,嘱其遵医嘱按时滴用眼药水。

(3)部分患者术后仍有视物不清、轻度异物感,属于正常术后反应。如出现眼痛、恶心、呕吐时,应考虑是否有眼压升高,应及时通知医生;术眼视力急剧下降、畏光、流泪可能为感染性眼内炎,应及时通知医生处理。

(4)合并糖尿病、高血压的患者密切观察全身情况,及时控制血糖、血压。

(5)术后1个月内术眼的保护:术后1周内睡觉时戴眼罩,保护术眼;1个月内不要对术眼施加压力如揉眼,并预防术眼被碰撞;术后2周至1个月内不要让脏水或肥皂水进入手术眼内。

五、健康教育

1.生活指导

(1)指导患者用眼的卫生知识,不宜长时间看电视、电脑和阅读,宜多休息,外出戴防护眼镜。

(2)不用手或不洁物品擦揉眼睛,指导眼部周围皮肤清洁方法,洗脸时勿用力擦洗。洗头、洗澡时,避免水进入眼睛。

2.疾病知识指导

(1)坚持按时点眼药水并教会点眼方法。告知患者术后1个月内遵医嘱坚持滴用眼药水,不能自行改量、停药。

(2)出院后常规1周复诊、1个月再复查一次。如出现眼痛、视力急剧下降等应及时来院就诊,以免延误病情。

（黄　昱）

第六节　糖尿病性白内障

糖尿病性白内障是指白内障的发生与糖尿病有直接关系的白内障。白内障是糖尿病的并发症之一,可分为两种类型:真性糖尿病性白内障和糖尿病患者的年龄相关性白内障。

一、临床表现

因晶状体混浊及视网膜病变的损害,可有不同程度视力下降。真性糖尿病性白内障多见于1型青少年糖尿病患者。

糖尿病性白内障多为双眼发病,发展迅速,可于短时间内发展为完全性白内障。常伴有屈光改变:血糖升高时,血液中无机盐含量下降,房水渗入晶状体使之变凸,出现近视;血糖降低时,晶状体内水分渗出,晶状体变扁平而出现远视。糖尿病患者的年龄相关性白内障发生率比非糖尿病患者高4~6倍,症状相似,一般形态表现为晶状体后囊下混浊,但发生较早,进展较快,容易成熟。

二、评估要点

1.健康史

询问患者糖尿病类型、发病情况及治疗经过,有无家族史;了解目前糖尿病病情控制情况,有无全身并发症。

2.身体状况

(1)真性糖尿病性白内障:多见于30岁以下的1型青少年糖尿病患者。

(2)糖尿病患者的年龄相关性白内障:多见于2型糖尿病5年以上者及血糖控制不稳患者。

3.心理-社会状况

糖尿病为终身性疾病,漫长的病程和并发症的出现会使患者对疾病治疗失去信心,产生焦虑情绪。护士应评估患者心理状况,了解患者对疾病的认知程度,对治疗护理的依从性等。了解视力障碍对患者的学习、工作、生活的影响,家庭和朋友的支持情况。

4.辅助检查

(1)实验室检查:血糖、尿糖、肌酐、酮体、糖化血红蛋白检查等,了解糖尿病病情。

(2)眼科专科检查:视功能、眼压及眼电生理检查,了解视网膜和视神经功能;角膜曲率及眼轴检查用于计算手术植入人工晶体的度数;眼压检查、角膜内皮计数、眼部B超检查,评估眼部情况。

三、护理问题

1.感知紊乱:视力下降

视力下降与晶状体混浊有关。

2.自理缺陷

自理缺陷与视力障碍有关。

3.焦虑

焦虑与糖尿病病程漫长,担心发生各种并发症有关。

4.潜在并发症

潜在并发症有术后眼内出血、眼内炎。

5.知识缺乏

缺乏糖尿病及糖尿病性白内障的治疗和护理相关知识。

四、护理措施

1. 用药护理

继续服用糖尿病治疗药物,遵医嘱给予抗生素滴眼液如左氧氟沙星滴眼液点眼每日 3 次,注意观察用药后的反应。

2. 病情观察

术后易发生出血及感染,密切观察眼压、严格无菌操作;观察血糖的变化,提供糖尿病的治疗护理指导,预防低血糖的发生。

3. 生活护理

根据患者的自理能力评定情况协助洗漱、进食等。

4. 心理护理

根据患者的心理状况,进行心理疏导,使患者情绪稳定,配合治疗。如双眼视力障碍,协助生活护理。

五、健康指导

1. 生活指导

健康饮食、适当运动、保持适宜体重。糖尿病患者应该每周至少进行 150 min 中等强度的有氧运动(达到最大心率的 50%～70%),每周至少 3 天运动以及不能连续超过 2 d 无运动。无禁忌时,鼓励 2 型糖尿病患者每周进行至少 2 次的抗阻运动。

2. 疾病知识指导

重视糖尿病患者自我管理的持续性教育和支持,提高患者对糖尿病的自我管理能力,指导患者自我监测血糖。

(黄　昱)

第七节　急性闭角型青光眼

青光眼是一组威胁和损害视神经及其通路而损害视觉功能,主要与病理性眼压升高有关的临床综合征或眼病。根据前房角解剖结构的差异和发病机制,传统上将原发性青光眼分为闭角型青光眼和开角型青光眼。急性闭角型青光眼是由于眼前段组织病理改变、眼压急剧升高的眼病。

多见于 50 岁以上老年人,女性更常见,双眼先后或同时发病。急性闭角型青光眼大发作期常伴有恶心、呕吐和剧烈头痛。这些症状甚至可以掩盖眼痛及视力下降,医护人员一定注意鉴别,避免误诊。要尽快降低眼压,挽救视功能。

一、临床表现

典型的闭角型青光眼急性发作有几个不同的临床分期。

1. 临床前期

急性闭角型青光眼为双侧性眼病,当一眼急性发作被确诊后,另一眼即使没有任何症状也可以诊断为临床前期。另外,部分闭角型青光眼患者在急性发作以前,可以没有自觉症状,但具有前房浅、虹膜膨隆、房角狭窄等,在一定诱因下,如暗室实验后眼压明显升高,可诊断为临床前期。

2. 先兆期

先兆期表现为一过性或反复多次的小发作。多在傍晚时分,患者有雾视、虹视,可能有患侧额部疼痛,或伴同侧鼻根部酸胀。上述症状历时短暂,休息后自行缓解或消失。若即刻检查可发现眼压升高,常在 40 mmHg 以上,眼局部充血或不充血,角膜上皮水肿呈轻度雾状,前房极浅,但房水无混浊,房角大范围关闭,瞳孔稍扩大、光反射迟钝。小发作缓解后,除具有特征性浅前房外,一般不留永久性组织损害。

3. 急性发作期

急性发作期表现为剧烈头痛、眼痛、畏光、流泪,视力严重减退,常降到指数或手动。眼压急剧上升常在 50 mmHg 以上。眼科检查角膜后色素沉着,前房极浅,周边部前房几乎完全消失。瞳孔中等散大、呈竖椭圆形、光反射消失,有时可见局限性后粘连。急性发作期因角膜水肿,眼底多看不清。高眼压缓解后,症状减轻或消失,视力好转,眼前段常留下永久性组织损伤,如虹膜萎缩、色素脱失、房角粘连等。晶状体前囊下有时可见小片状白色混浊,称为青光眼斑。临床上凡见到上述改变,表明有过急性闭角型青光眼大发作。

4. 间歇期

间歇期指小发作自行缓解,房角重新开放或大部分开放,小梁尚未遭受严重损害,不用药或仅少量缩瞳剂眼压能稳定在正常水平。

5. 慢性期

急性大发作或反复小发作后,房角广泛粘连,小梁功能损害,眼压中等高。眼底视盘凹陷并有相应的视野缺损。

6. 绝对期

高眼压持续过久,眼组织特别是视神经严重破坏,视力降至无光感。

二、评估要点

1. 健康史

评估患者有无内在或外在促发因素。有无青光眼家族史,有无情绪激动、过度疲劳、近距离用眼或疼痛等常见疾病诱因存在。有无高眼压病史,有无青光眼用药史,以及用药后眼压控制情况。

2. 身体状况

观察患者的眼压、视力改善情况。观察患者用药后的头痛、恶心好转等情况。监测患者用药后眼压变化及用药后全身反应情况。

3. 心理-社会状况

急性闭角型青光眼患者大多存在焦虑问题,评估患者和家属的心理状态,评估患者对本病的认知程度。

4. 辅助检查

光学相干断层成像(前节 OCT)、超生生物显微镜(UBM)、视野检查。

三、护理问题

(1)疼痛与眼压高有关。

(2)感知改变与角膜水肿、视功能下降有关。

(3)跌倒与患者视力下降、视野受损相关。

(4)缺乏青光眼疾病相关专业知识。

(5)焦虑与担心疾病预后有关。

四、护理措施

急性闭角型青光眼是由于周边虹膜堵塞房水外流通道,引起眼压升高。治疗目的主要是打开房水外流通道,开放房角,降低眼压。治疗原则:综合药物治疗,降低眼压,控制炎症后行激光或手术治疗。

1.药物护理

急性闭角型青光眼急性发作时,要及时给予药物、迅速降低眼压,局部用眼药水联合全身给药,减少组织损害,保护视功能。准确合理给药,观察药物治疗效果以及不良反应。

(1)眼科局部用药

1)缩瞳剂(毛果芸香碱):通过兴奋虹膜括约肌,缩小瞳孔,解除周边虹膜对小梁网的堵塞,打开房角。急性闭角型青光眼急性发作时需要频点2%毛果芸香碱滴眼液,每5～10 min点药1次,经3～6次每1～3 h点1次,眼压下降或瞳孔恢复正常大小时,减少用药次数。注意对侧眼每6～8 h也要点眼1次,预防对侧闭角型青光眼急性发作。点缩瞳药时要压迫泪囊区1～2 min,减少药物经鼻腔黏膜吸收,减少药物的全身反应。该药物可引起眼局部反应:视物模糊、视物发暗、调节痉挛、结膜充血、眼痛、眉间痛、头痛和眼刺激症状。如出现肌肉震颤、恶心、呕吐、腹痛、肌肉抽搐、呼吸困难等全身反应时,应及时停药,并报告医生。

2)β-肾上腺素受体阻滞剂:减少房水生成。常用药有噻吗洛尔、倍他洛尔滴眼液等,常用量每日2次。使用时注意观察患者心率、脉率,发现异常及时停药并报告医生。对心率低于60次/分、一度以上房室传导阻滞、明显心力衰竭、心源性休克患者禁忌使用。由于β受体阻滞剂可以掩盖低血糖症状,自发性低血糖患者及接受胰岛素或口服降糖药治疗的患者慎用。与其他滴眼液联合使用时,需要间隔10 min以上。

3)碳酸酐酶抑制剂:减少房水生成。常用药布林佐胺滴眼液,常用量为每日2～3次。临床用的碳酸酐酶抑制剂都是磺胺的衍生物,所以磺胺类药物过敏患者禁用。布林佐胺眼用制剂的局部用药减少了碳酸酐酶抑制剂众多不良反应,点眼后按压泪囊部,减少药物的全身吸收剂量。药物不良反应有味觉异常、视物模糊等。

4)α-肾上腺素受体激动剂:抑制房水生成,增加葡萄膜巩膜房水外流。常用药溴莫尼定,相对选择性α_2-受体兴奋剂,对心率和血压影响小。常用量每日2～3次。不良作用主要是眼睛的过敏反应。

(2)全身给药

1)碳酸酐酶抑制剂:常用药物醋甲唑胺片剂25 mg或50 mg,口服,每次50～100 mg,每日2次,日总剂量不能超过600 mg。用于局部用药不能控制的病例,但不良反应较多,如唇麻痹、手足有蚁爬行感,个别患者可能出现血尿、肾绞痛,有泌尿系统结石患者慎用,用药后定期检查尿常规,一旦出现异常,立即停药。有磺胺过敏史的患者禁用此类药物。

2)高渗剂：通过增加血浆渗透压，玻璃体容积减小而降低眼压。用于其他降眼压药无效时辅助治疗。常用口服药异山梨醇口服溶液，40～50 mL，一日 3 次。用药后 10 min 起效，口服药后不宜多喝水，可用温开水漱口，注意观察肠道的不良反应。静脉给药 20％甘露醇，250 mL 静脉滴注，30～40 min 内滴注完，静脉滴注后患者需卧床休息，防止直立性低血压出现。全身用药高渗剂的不良反应多见，多尿、头痛、心血管负担过重等；口服制剂胃肠道反应多见，恶心、呕吐等。观察患者用药后全身反应，对症处理。使用高渗剂半小时后测眼压，观察用药后眼压改善情况。

2.手术护理

急性闭角型青光眼缓解后，眼压可以保持在较低水平数周。但是经药物治疗眼压下降后，仍然需要检查房角，检测眼压，根据房角是否开放或粘连情况，行激光虹膜周边切除术或滤过性小梁切除术。对于瞳孔阻滞的早期闭角型青光眼可以行激光周边虹膜切除术。激光治疗可以减少传统手术的危险性和创伤，同时节约医疗成本。对于房角广泛粘连的闭角型青光眼多行滤过性手术。

（1）术前护理

1)监测眼压：每日监测眼压，观察眼压变化，防治视神经的进一步损害。巡视病房，给患者讲解眼压升高可能出现的表现，指导患者自我监测眼压并及时和医护人员交流。

2)保持眼部清洁，预防感染。手术属于内眼手术，观察患者眼部分泌物情况，注意有无炎症发生。术前遵医嘱局部点抗生素眼药水，指导患者正确点眼药的方法。常规冲洗泪道判定其是否通畅，有无感染。

3)完善术前检查：完善患者常规全身检查和相应眼科专科检查。重点监测视力、眼压、房角以及瞳孔大小，观察有无因眼压高引起角膜、房水、晶状体以及眼底改变。

4)生活护理：患者因视功能受损，预防跌倒是患者重要的护理问题。帮助患者熟悉病房环境，常用物品固定放置，必要时使用床旁呼叫系统寻求护理人员帮助。保持环境光线适宜，安静舒适无障碍。指导患者健康饮食，忌烟酒，不饮浓茶、咖啡等。少量多次饮水，一次饮水量应小于 300 mL。

5)心理护理：加强沟通，了解患者疾病的认知情况以及情绪的稳定性。青光眼患者多有焦虑问题，针对患者具体问题给予心理疏导。介绍根据患者病情制订的治疗方案，讲解手术局部麻醉方法及注意事项、青光眼手术过程，指导患者主动配合手术，稳定情绪。

（2）术后护理

1)术眼病情观察：术日观察患者眼部绷带敷料清洁、在位情况。询问患者是否有眼痛、流泪、眼磨等不适症状。告知患者结膜缝线造成的正常眼部不适感，消除患者焦虑情绪。患者如有特殊剧烈头痛、眼痛、恶心等症状，立即通知医生，严密观察病情，及时处理。术日切勿私自拆除绷带。术后第二天开始，监测记录患者的视力、眼压，观察患者术后结膜缝线以及切口渗漏情况、结膜滤过泡滤过功能、角膜有无水肿、前房深度、房水是否清亮以及眼压控制后眼底视盘改变有无视网膜出血等。

2)用药护理：术后常规抗生素眼药水预防感染。眼压控制不理想的患者，遵医嘱继续联合降眼压药物治疗。观察用药后眼部症状改善情况，注意药物全身及眼部的不良反应。

3)生活护理：由于患者手术当日术眼包盖，单眼视野，行动不便，给予患者必要的生活照顾。常用物品放于易取之处，保持病房环境安静、舒适。指导患者饮食清淡、易消化，防止便秘。行动宜缓慢,避免低头、弯腰等动作,以免眼压升高,影响术眼恢复。

4)心理护理:青光眼患者术后有可能视力不提高,根据病情考虑原因是由于青光眼视神经受损造成,还是由于术后角膜水肿造成视力受限,给患者做好专业解释。让患者认识到青光眼疾病控制眼压的长期性,提高监控眼压依从性,保持乐观积极心态,情绪稳定。

五、健康指导

1.生活指导

对于药物治疗患者,指导其注意青光眼危险因素。生活规律,避免情绪激动,避免过度用眼、避免暗环境下过度停留等诱发眼压升高因素。限制短时间内饮水量,一次不应超过300 mL,指导患者少量多次饮水。一般行青光眼滤过术后的患者,对饮水量不再限制。指导患者合理饮食,避免辛辣刺激食物,避免浓茶、咖啡等兴奋饮料。恢复期多吃富含维生素、蛋白质的食物,以增强体质;多吃蔬菜,保持大便通畅。指导患者活动强度、避免低头弯腰等可引起眼压升高等的动作。

2.疾病知识指导

(1)目前临床医疗技术,青光眼不能被治愈,但能被控制。一旦确诊,就需要经常的、终生的护理,需要终生控制眼压。告知患者及其家属,长期监测眼压的重要性,以及如何判定眼压升高的自觉症状。

(2)急性闭角型青光眼一般双眼发病,一眼急性闭角型青光眼发作,需密切监测另一眼的眼压、房角、视盘、视野情况,必要时行虹膜激光打孔。

(3)指导患者或家属学会按时正确点眼药方法,以及眼药水的正确保管。遵医嘱眼科用药,如需继续降眼压药物治疗,注意药物局部及全身的不良反应。

(黄　昱)

第八节　原发性开角型青光眼

原发性开角型青光眼(primary open angle glaucoma,POAG)是小梁途径的房水外流排出系统发生病变、房水流出阻力增加而引起高眼压。原因尚不完全明了,可能与遗传有关。这一类青光眼有以下特征:①两眼中至少一只眼的眼压持续>21mmHg;②高眼压状态下房角是开放的,具有正常外观;③眼底存在青光眼特征性视网膜视神经损害和(或)视野损害;④没有与眼压升高相关的病因性眼部或全身其他异常。这类青光眼的病程进展较为缓慢,而且多数没有明显症状,因此不易早期发现,具有更大的危险性。目前,对原发性开角型青光眼的定义依然在发展之中。出于对病理性眼压的界定和发生视神经损害和视野缺损的考虑,原发性开角型青光眼包括了"正常眼压性青光眼"和"高眼压性青光眼",可能是各自独立的病理生理过程的最后共同阶段。

一、临床表现

1.症状

开角型青光眼在早期几乎没有症状,只有在病变进展到一定程度时,患者方有视物模糊、眼胀和头痛等感觉。而眼压波动较大或眼压水平较高时,也可出现眼胀、鼻根部疼痛,甚至出现与闭角型青光眼类似的虹视和雾视。到了晚期,双眼视野都缩小时,则可有行动不便等现象出现。多数患者中心视力在短期内可不受影响,甚至在晚期管状视野时也可保持良好。部分患者的病史回顾存在早期进行性近视加深表现,常有视疲劳。

2.眼部体征

早期病例眼前部可无任何改变,房角镜检查一般看不到房角结构包括小梁网的明显异常。眼压较高时可有角膜水肿;患眼视神经损害较重时可有瞳孔轻度散大,对光反射迟钝(相对性传入性瞳孔反应缺陷)。

3.眼底典型表现

眼底典型表现为视盘凹陷的进行性扩大和加深。早期:特征性的形态改变有视网膜神经纤维层缺损(retinal nervefiber layer defect,RNFLD),无赤光检眼镜检查或黑白眼底照相表现为尖端朝向或与视盘边缘接触的暗色楔形缺损,局限性的盘沿变窄以及视杯切迹(视杯内缘的局限性小缺损),视盘表面或其附近小线状或片状出血。晚期:视盘呈盂状凹陷,整个视盘色泽淡白,凹陷直达视盘边缘,视网膜中央血管在越过视盘边缘处呈屈膝状或爬坡状。

4.眼压开角型青光眼的最早期表现

眼压开角型青光眼的最早期表现为眼压的不稳定性,眼压波动幅度增大。眼压可有昼夜波动和季节波动,其规律性可以不同于生理性的眼压波动。季节中冬天的眼压比夏天的要高些。随着病程发展眼压水平逐步稳定地升高,多在中等水平,很少超过 60 mmHg。

5.视功能

青光眼的视功能改变主要表现为视野缺损。

6.中心视野的损害

①旁中心暗点,注视点周围 10° 范围以内,鼻上方最多见;②鼻侧阶梯,即鼻侧视野水平分界线附近的上、下错位或压陷;③弓形暗点(Bjerrum 暗点:多个暗点相互融合)和环形暗点(上方和下方的弓形暗点相接)。

7.周边视野损害

鼻侧周边缩小,常从鼻上方开始,然后是鼻下方,最后是颞侧。颞侧表现为周边部楔形或扇形的压陷缺损,随病情进展,最后形成管状视野(中央部 10° 以内的视野)。管状视野可保留较好的中心视力。视野损害最终在颞侧留下一小片岛状视野,称颞侧视岛。这些残存视野的进一步缩小和丧失,就导致完全失明。

二、评估要点

1.健康史

有无青光眼家族史,有无高度近视、视网膜静脉阻塞、糖尿病、甲状腺功能异常、心血管疾病和血液流变学异常等相关疾病及相关的用药史,如激素用药史。

2.身体状况观察

患者视力下降情况,包括视力下降的时间、程度、进展情况;视野缺损和进展情况;治疗史,包括药物、激光和手术治疗情况,包括治疗前后的眼压变化情况。

3.心理-社会状况

开角型青光眼除视野改变外,黄斑功能也受损,严重影响患者的工作和生活,易产生焦虑、抑郁和悲观情绪。护士要评估患者和家属的心理状态,评估不同年龄、文化程度的患者对疾病认识程度及患者的自理能力。

4.依从性的评估

根据患者用药及配合治疗情况对患者治疗及用药依从性进行评估。

5.辅助检查

视力检查、24 h眼压测量、前房角镜检查、眼前段超声生物显微镜检查(UBM)、视野检查、视盘及其旁周的形态学改变(HRT-Ⅱ或视盘 OCT)、晶状体生物测量(晶状体厚度、眼轴长度)。

三、护理问题

1.感知紊乱

感知紊乱与视野缺损有关。

2.焦虑

焦虑与担心疾病的预后不良有关。

3.知识缺乏

缺乏原发性开角型青光眼相关的知识。

4.有受伤的危险

受伤与原发性开角型青光眼晚期的视野缺损、视物模糊有关。

四、护理措施

原发性开角型青光眼发病隐匿,多数患者晚期视功能遭受严重损害时才发觉。治疗目的:尽可能地阻止或延缓青光眼的病程进展,减少视网膜神经节细胞的丧失,保存视功能。治疗原则:降低眼压达到靶眼压,改善视网膜视神经血液循环、保护视网膜神经节细胞。主要方法:药物治疗、激光治疗和手术治疗,可以联合采用。

1.用药护理

若局部滴用 1~2 种药物即可使眼压控制在安全水平,视野和眼底改变不再进展,患者能耐受,并配合定期复查,则可长期选用药物治疗。前列腺素衍生物,主要是通过增加葡萄膜巩膜途径房水引流降眼压,常用的有拉坦前列腺素、曲伏前列腺素和贝美前列腺素,是目前最有效的眼局部降眼压药。告知患者本类药品可引起色素组织的变化,如虹膜和眼睑的色素沉着、睫毛变长、变密,色素和(或)睫毛数量增加。这些改变可能是永久性的,以及单眼用药时引起的眼局部外观上的不对称性。

2.激光治疗的护理

激光治疗的原理是利用激光在房角小梁网上产生的生物效应改善房水流出易度,降低眼压。可以延缓手术时间和减少抗青光眼药物的使用。尤其是不适合或不能耐受药物治疗又不愿意手术治疗的患者,也可以作为手术后眼压控制不理想时的补充措施。向患者讲解激光治疗的原理及目的,告知患者激光治疗并不能够根治,需定期复查。

3.手术护理

原发性开角型青光眼最常用的手术方式是滤过性手术,包括外引流,如小梁切除术、青光眼引流物植入术等,即人为地开创一条滤过通道,将房水引流到巩膜瓣和结膜瓣下,以缓解升高的眼压;内引流如黏小管成形术、房角粘连分离术。

（1）术前护理

1）完善术前检查，规避手术风险：原发性开角型青光眼患者治疗方案的制订应以青光眼患者全面检查为基础，做好 24 h 眼压测量、视力、视功能、视野、UBM 检查等。了解患者是否存在感染、高度近视、视网膜脱离等问题，根据具体情况，给予相应的治疗方案，进而规避手术风险。

2）保持眼部清洁，遵医嘱点抗生素眼药水，预防感染：手术属于内眼手术，术前遵医嘱局部点抗生素眼药水，指导患者正确点眼药的方法；术前冲洗结膜囊和泪道，观察有无分泌物。

（2）术后护理

1）眼部一般情况的观察与护理：术日观察患者术眼绷带敷料清洁、在位情况，询问患者是否有眼痛、流泪、眼磨等不适症状。患者如有特殊剧烈头痛、眼痛、恶心等症状，应立即通知医生，给予及时的处理。术后第二天开始，监测记录患者的视力、眼压，观察患者术后结膜缝线以及切口渗漏情况、结膜滤过泡滤过功能、角膜有无水肿、前房深度、房水是否清透、有无房闪、前房有无出血以及眼压控制后的眼底情况、有无视网膜出血等。

2）并发症的观察与护理。①高眼压。注意观察患者有无眼痛、眼胀、恶心、呕吐等高眼压症状。②浅前房。注意观察患者视力有无明显下降，角膜有无水肿或角膜刺激症状。若为结膜切口渗漏导致的浅前房，渗漏较轻时要减少活动，闭眼休息，或佩戴角膜绷带镜；渗漏重时需要做结膜切口修补。若为脉络膜脱离致浅前房，局部睫状肌麻痹剂、糖皮质激素治疗，或静脉使用高渗剂；用药无效时给予手术治疗，一般常见手术方式为前房成形术，必要时行脉络膜上腔放液术。若为滤过强导致，用小棉枕轻压滤过泡，加压包扎 1～2 天。小棉枕放置的位置需固定，以免移位，同时要注意包扎的松紧度。若为睫状环阻滞型青光眼，局部给予睫状肌麻痹剂、糖皮质激素、降眼压药物，必要时激光或手术治疗。③脉络膜上腔出血。密切观察患者有无剧烈的眼痛、视力突然丧失、头痛等症状。一旦出现，则需卧床休息，给予半卧位，限制活动；及时通知医师，遵医嘱给予止血药、降眼压药物治疗；严重者另行手术治疗。

3）用药护理：术后常规抗生素眼药水预防感染。眼压控制不理想的患者，遵医嘱继续联合降眼压药物治疗。观察用药后眼压改善情况，以及药物不良反应。

4. 视神经保护的护理

原发性开角型青光眼一旦明确诊断，就已经存在视神经损害了。除了降眼压这一最有效的措施外，目前强调更直接的视神经保护治疗。临床上已应用的主要是钙离子通道阻滞剂，如倍他洛尔、尼莫地平、硝苯地平，抗氧化剂如维生素 C 和维生素 E，α_2-受体激动剂如溴莫尼定，植物药如银杏叶提取物，中药如葛根素、当归素、黄芩苷及灯盏细辛方剂等；正在研究的有兴奋毒性神经递质谷氨酸的 NMDA 受体拮抗剂、神经营养因子如 BDNF、神经保护因子热休克蛋白、神经免疫 Cop-1 疫苗、神经干细胞移植及视神经再生等。护理上要做好相关的用药指导。

5. 安全指导

原发性开角型青光眼晚期因视野缺损和视物模糊，存在受伤的危险，所以，医护人员要帮助患者尽快熟悉病区环境，常用物品固定放置，摆放在易取处，必要时使用床旁呼叫系统寻求护理人员帮助。保持环境光线适宜，减少病区障碍物的存放，外出检查应有专人陪护。

6. 生活护理

为患者提供清洁、舒适的休息环境。尽量将老年患者和儿童分病房收治。每日两次为患者清扫床单位，保持床单位清洁，尤其是保持枕套的清洁，防止灰尘及不洁物进入术眼。患者手术当日术眼绑带包扎,形成单眼视野,行动不便,所以护士应给予必要的生活协助。

7.心理护理

①协助患者尽快熟悉病区环境,向患者及其家属讲解有关本病的相关知识、患者病情及治疗方案,消除患者由于陌生环境和知识缺乏而导致的紧张情绪;②多数患者因担心手术效果不佳而产生焦虑情绪,医护人员要根据患者病情及拟行手术向患者和家属介绍拟行的手术方式、手术过程及术前、术中、术后注意事项、预后的一般情况,减轻患者焦虑,并鼓励患者及其家属参与到疾病的治疗及护理中来。

五、健康指导

1.生活指导

(1)指导患者生活规律,保持情绪稳定,避免过度用眼、长时间低头弯腰等诱发眼压升高因素。

(2)不吸烟,不饮浓茶、咖啡,不暴饮暴食,少量多次饮水。术日进食柔软食物,避免咀嚼肌及面部表情肌的过度运动牵拉伤口。恢复期多吃富含维生素、蛋白质的食物,以增强体质;多吃蔬菜,保持大便通畅。

(3)术日嘱患者头部活动缓慢,以免震动切口,造成疼痛与出血。

2.疾病知识指导

(1)向患者及家属讲解原发性开角型青光眼的高危因素,有青光眼家族史者应定期进行眼部检查,有屈光不正的患者应定期验光检查,以得到恰当的处理,有视网膜静脉阻塞、糖尿病、甲状腺功能减退、心血管疾病和血液流变学异常等相关疾病者,要注意眼部检查。

(2)由于原发性开角型青光眼病情隐匿,患者常无自觉症状,感觉不到药物治疗效果,加上患者对疾病认识不足及药物使用的频繁性、长期性,造成其不能坚持遵医嘱用药或擅自更改点药次数或剂量,大大降低了药物的疗效、增加了不良反应。医务人员应根据药物的性质、患者的体质,用药前做好相应的评估,做好解释工作,提高用药依从性,用药时需告知患者药物的作用及注意事项,以达到良好的降眼压疗效。

(3)告知患者原发性开角型青光眼是终身疾病,只可控制,不可治愈,需终身复查,讲解长期监测眼压和视野的重要性,告知患者眼压升高的自觉症状和自我检测视野的方法。

(4)滤过泡是个暂时储存房水的部位,嘱患者遵医嘱正确按摩眼球,避免揉眼和外伤。若有眼红、"流泪",可能为感染或"滤泡瘘",需及时就诊。

(黄　昱)

第九节　沙　眼

沙眼是由 A、B、C 或 Ba 抗原型沙眼衣原体感染所致的一种慢性传染性结膜角膜炎,因其睑结膜面粗糙不平,形似砂粒,故名沙眼,是致盲的主要疾病之一。全世界有 3 亿~6 亿人感染沙眼,感染率及严重程度与当地居住条件及个人卫生习惯密切相关。20 世纪 50 年代以前该病曾在我国广泛流行,是当时致盲的首要病因。20 世纪 70 年代,随着人们生活水平的提高、卫生常识的普及及医疗条件的改善,其发病率大大降低,但仍是常见的结膜病之一。沙眼衣原体寄生于细胞内,形成包涵体,或附于分泌物中,人通过直接接触分泌物或污染物传播;节肢昆虫也是传播媒介。沙眼的急性期较瘢痕期更具有传染性。

一、临床表现

(1)沙眼多发生于儿童及青少年时期,常双眼发病,一般起病缓慢,轻重程度可有不等。潜伏期为5～14 d。幼儿患沙眼后,症状隐匿,可自行缓解,不留后遗症;成人沙眼分亚急性或急性发病过程,早期即出现并发症。沙眼初期表现为滤泡型慢性结膜炎,逐渐进展到结膜瘢痕形成。

(2)急性期症状包括异物感、刺痒感、畏光、流泪、较多黏液或黏脓性分泌物;眼睑红肿,结膜明显充血,乳头增生,上下穹隆部结膜布满滤泡,可合并弥散性角膜上皮炎及耳前淋巴结肿大。

(3)慢性期症状不明显,仅眼痒、异物感、干燥和灼烧感。结膜充血减轻、污秽肥厚,有乳头及滤泡增生。病变过程中,结膜的病变逐渐为结缔组织所取代,形成瘢痕。

(4)重复感染并发细菌感染时,刺激症状更重且出现视力减退,晚期可发生睑内翻与倒睫、上睑下垂、眼球粘连、实质性结膜干燥症、角膜混浊及慢性泪囊炎等,严重影响视力,甚至失明。

我国于1979年制订的沙眼分期方法。Ⅰ期(活动期):上睑结膜乳头与滤泡并存,上穹隆结膜血管模糊不清,有角膜血管翳。Ⅱ期(退行期):除少许活动期外,有瘢痕形成。Ⅱ期(完全瘢痕期):活动性病变完全消失,代之以瘢痕。此期无传染性。

国际上对沙眼体征进行的分期,常用Mac Callan分期法如下。Ⅰ期:早期沙眼。上睑结膜出现未成熟滤泡,轻微上皮下角膜混浊,弥散点状角膜炎和上方细小角膜血管翳。Ⅱ期:沙眼活动期。Ⅱa期:滤泡增生,角膜混浊、上皮下浸润和明显的上方浅层角膜血管翳。Ⅱb期:乳头增生,滤泡模糊,可以见到滤泡坏死、上方表浅角膜血管翳和上表下浸润,瘢痕不明显。Ⅲ期:瘢痕形成。同我国Ⅱ期。Ⅳ期:非活动性沙眼。同我国Ⅲ期。

二、评估要点

1.健康史

询问患者有无沙眼接触史;了解患者的生活居住条件和个人卫生习惯。

2.身体状况

观察患者眼部分泌物及其性状,有无视力障碍、既往史及有无全身并发症。

3.心理-社会状况

(1)评估患者及家属的心理状态:是否有患者认为沙眼病程长、容易复发,对治疗丧失信心;是否有认为沙眼症状不明显,对治疗不重视,缺乏坚持治疗的毅力;是否有因为沙眼具有传染性,有怕发生交叉感染而引起的自卑心理。

(2)评估患者的文化层次、对疾病的认识程度,患者生活或工作的环境卫生、生活居住条件和个人卫生习惯等。

4.辅助检查

结膜刮片行Giemsa染色可找到包涵体;应用荧光标记的单克隆抗体试剂盒检测细胞刮片衣原体抗原、酶联免疫测定、聚合酶链反应(PCR)等测定沙眼衣原体抗原都有高度敏感和高特异性。

三、护理问题

(1)舒适度改变与眼部感染有关。

(2)传播感染与沙眼的传染性有关。

(3)潜在并发症有倒睫、睑内翻、上睑下垂、睑球粘连、慢性泪囊炎、实质性结膜角膜干燥症、角膜混浊。

(4)缺乏沙眼的防治知识。

四、护理措施

1.护理配合

(1)保持患眼清洁,分泌物多时可用生理盐水或 3‰ 硼酸溶液冲洗结膜囊,冲洗时头偏向患侧,冲洗液勿流入健眼。操作时注意勿损伤角膜上皮。

(2)遵医嘱选用抗生素眼药,教会患者正确滴眼药方法,用药时先滴健侧、再滴患侧。观察用药疗效及不良反应,强调坚持用药的重要性,提高患者依从性。

(3)严格消毒患者接触过的医疗器械及洗脸用具。

2.用药护理

讲解用药的目的及注意事项。①局部用药:常用 0.1% 利福平滴眼液、0.3% 氧氟沙星滴眼液等滴眼,每日 4 次,夜间使用红霉素类、四环素类眼膏,疗程至少为 10~12 周,重症者需要用药半年以上;②全身用药:急性期或严重的沙眼应全身应用抗生素治疗,一般疗程为 3~4 周。可口服多西环素、阿奇霉素、多西环素、红霉素和螺旋霉素等。7 岁以下儿童和孕期妇女忌用四环素,避免产生牙齿和骨骼损害。

3.病情观察

(1)全身情况观察:观察患者生命体征、耳前淋巴结是否肿大、是否合并有其他基础代谢性疾病。

(2)专科情况观察:视力、结膜、角膜炎症情况、眼部分泌物性状。

4.生活护理

(1)保持休息,居住环境整洁、舒适、安静,保持空气流通、清新。

(2)根据视力障碍程度给予相应的帮助,将常用物品固定摆放,活动空间不留障碍物,防止碰撞,避免受伤,保证通畅安全的生活环境,满足患者生活需要,防止其受伤。

5.心理护理

帮助患者了解发病原因、治疗目的、方法及预后。通过正确及时的健康教育,使患者尽早适应新的角色,同时建立良好的家庭-社会支持系统,及时给予患者安慰和正确的疏导,解除患者的紧张、焦虑、自卑等不良情绪,树立战胜疾病的信心。

五、健康指导

1.生活指导

(1)养成良好的个人卫生习惯,提倡流水洗漱,毛巾应挂在通风处或晒干。不用手揉眼,不与他人共用毛巾、脸盆,以免交叉感染。

(2)合理安排日常生活,生活规律,保证充足睡眠,适当休息。

(3)饮食宜清淡、易消化,避免辛辣刺激食品,戒烟酒。

（4）沙眼及眼部有感染者切勿佩戴角膜接触镜。

2.疾病知识指导

（1）告知患者沙眼的危害性，嘱其一定要重视沙眼的防治，坚持用药，并强调用药目的及注意事项，症状消失后未经医生检查同意，不可随意停药。

（2）积极治疗并发症，做到早发现、早诊断、早治疗，尽量在疾病早期治愈。

（3）并发症及后遗症治疗，告知患者手术矫正倒睫和睑内翻是防止晚期沙眼瘢痕形成导致失明的关键措施；角膜混浊可行角膜移植术。

（黄　昱）

第十节　翼状胬肉

翼状胬肉是一种常见的结膜变性疾病，为睑裂部球结膜及结膜下的纤维血管组织向角膜侵入，呈三角形，形似翼状。通常双眼发病，多见于鼻侧。其发病原因尚不十分明确，可能与紫外线照射、风沙、粉尘的刺激及结膜的慢性炎症密切相关。

一、临床表现

（1）多无自觉症状或仅有轻度不适。遮盖瞳孔区时，可造成视力障碍。

（2）小而非进行性翼状胬肉，除非为外观上需要，一般无须手术。如果胬肉组织侵及瞳孔区且为进行性者，可手术切除，一般术后复发率可达 20%～30%。

二、评估要点

1.健康史

（1）评估患者有无长期户外工作经历，如农民、渔民等；评估患者家中其他家庭成员是否有同样病史。

（2）评估患者的血常规、凝血全套、肝肾功、大小便常规、胸部 X 线片、心电图等是否有异常。

2.身体状况

早期多无自觉症状或仅有轻度不适。若胬肉侵及角膜瞳孔区则会影响视力。眼部外观上发生变化，翼状胬肉可分为头、颈、体三部分。它们之间分界不明显。翼状胬肉的尖端位于角膜部分为头部，其角巩膜缘为颈部，其球结膜处为体部。进行性翼状胬肉的头部前端角膜灰色浸润，其颈部、体部肥厚、充血；静止性翼状胬肉的头部前方角膜透明，颈部及体部较薄而无充血。

3.心理-社会状况

评估患者对疾病的认知程度、心理状态及家庭支持系统。

4.辅助检查

评估患者胬肉是否遮盖瞳孔，影响视力；有无散光及眼球运动受限等。

三、护理问题

(1)感知改变:视力障碍与胬肉遮盖瞳孔、术后术眼包扎有关。

(2)受伤与患者视力障碍有关。

(3)疼痛与手术创口有关。

(4)缺乏翼状胬肉相关知识。

(5)焦虑与担心疾病预后有关。

四、护理措施

1.健康宣教

胬肉小而无需治疗者,应做好解释工作,避免与发病因素相关的环境,并告知患者门诊随访。

2.手术护理

(1)向患者介绍手术的目的,使其积极配合治疗。

(2)介绍术前、术中及术后的注意事项和预后的一般情况。

(3)做好外眼手术准备:按外眼手术常规洗眼、消毒术眼手术视野皮肤。

(4)术后协助患者半卧位休息,监测生命体征。

3.用药护理

术前3 d遵医嘱使用左氧氟沙星眼液,每日3次。术后加用贝复舒眼液或易贝眼液滴眼,每日3次。

4.病情观察

术后监测生命体征,观察伤口敷料有无渗血、渗液及术眼是否疼痛等情况,如有异常报告医生,协助处理。如术后患者术眼疼痛剧烈,可遵医嘱指导患者服用止痛药物等,缓解疼痛。

5.生活护理

(1)根据视力障碍程度给予相应的帮助,满足患者生活需要,防止其受伤。

(2)教会患者防止跌倒、碰撞的方法;家庭要提供穿衣、取物、洗漱、如厕的方便条件,将常用物品固定摆放,患者拿取方便;活动空间不留障碍物,防止碰撞,避免受伤,保证通畅安全的生活环境。

6.心理护理

讲解有关翼状胬肉的知识,有针对性地做好心理护理。通过倾听其谈话、维持开放性沟通、提供疾病信息、协助患者从事日常生活活动等,加强与患者的信任关系,减轻患者焦虑,使其对治疗有信心。

五、健康指导

1.生活指导

(1)告知患者饮食宜清淡、软、易消化、营养丰富、粗纤维,保持大便通畅。

(2)嘱其注意用眼卫生,避免脏水入术眼,避免碰撞、揉搓术眼。

2.疾病知识指导

(1)讲解术眼局部用药目的及注意事项,教会患者及家属滴眼液的方法。

(2)告知患者术后可能有畏光、流泪、刺痛、异物感等症状,经2～3 d逐渐减轻,勿紧张。

（3）避免与发病因素相关的因素，户外活动、野外或水上工作时，注意戴防紫外线眼镜，预防结膜炎的发生。

（黄　昱）

第十一节　眼眶疾病

眼眶疾病种类繁多，早期症状隐匿，临床症状多样。眼眶疾病包括眼眶肿瘤、眼眶先天性疾病、眼眶炎症、眼眶外伤、眼眶血管性疾病等。

一、眼眶肿瘤护理常规

眼眶肿瘤指位于眼眶与眼球之间间隙中的肿瘤原发性眼眶肿瘤和继发性眼眶肿瘤。

（一）病因

眼眶肿瘤可原发于眼眶，也可由邻近组织包括眼睑、眼球、鼻窦等的肿瘤侵犯所致，或为远处的转移癌。

（二）病情评估

1. 临床表现

（1）症状：视力下降，眼胀痛，复视。

（2）体征：眼球突出，眶周肿块，眼球移位，眼球运动障碍。眼球搏动伴或不伴眼球突出，常见于动静脉血管瘤、动脉瘤及供血丰富的眶内肿瘤等，肿瘤的搏动可带动眼球前后运动。

2. 辅助检查

（1）眼球突出计测量：正常突眼度为 $10\sim21$ mm，一般为 $12\sim14$ mm。两眼差值大于 2 mm可作为单侧眼球突出的诊断。体位性眼球突出，应考虑眶血管畸形或静脉为主体的血管瘤。

（2）X 线片检查可显示眶容积、眶壁、泪腺窝、视神经孔、鼻窦的改变。

（3）超声检查。

（4）计算机体层扫描（CT）　见眶内部密度不均的占位病变或眶骨增生肥厚伴有肿瘤内异常钙化。

（5）磁共振成像（MRI）。

（6）病理检查分为诊断性活体组织检查和治疗性摘除后的病理检查。

（三）治疗原则

1. 手术摘除肿瘤

手术摘除肿瘤是最常用且行之有效的方法。

常见手术方式：①前路开眶术；②外侧开眶术；③经筛窦内侧开眶术；④外侧结合内侧开眶术；⑤经额开眶术。

2. 放射治疗

放射治疗主要适用于眼眶的恶性肿瘤及转移癌，如乳腺癌、肺癌及肾癌的眼眶转移，鼻咽癌蔓延至眼眶及肿瘤摘除后的辅助治疗等。

（四）护理

1.术前护理

（1）按外眼手术前护理常规。

（2）心理护理：通常眼部肿瘤要靠术后的病理结果来确诊，术前患者常焦虑不安，胡思乱想。另外，眼眶肿瘤引起眼球突出而致容貌改变，因而患者会出现自卑、心情忧郁、悲观心理。护士应耐心向患者解释术前保持情绪稳定、积极配合术前检查对提高手术成功率的重要性。不少患者对手术治疗有顾虑，害怕手术会损害视力，护士应向其强调手术对治疗疾病、挽救生命的重要意义，以消除顾虑，主动配合。

（3）角膜护理：对于严重的眼球突出、眼睑闭合不全的患者，要预防暴露性角膜炎。对此采取以下措施。①遵医嘱适当使用人工泪液，晚上涂眼膏保护。②每次更换敷料及滴眼前仔细观察角膜情况，发现角膜水肿、视力下降或分泌物增多等异常现象及时报告医生。③外出时戴墨镜，避免强光、风沙刺激。为预防交叉感染，注意镜片消毒。④指导患者保持眼部清洁，勿用手揉眼。

（4）视力和眼球突出度观察：每日晨间检查视力变化，测量眼球突出度，为医生提供病情发展的信息。对有复视的患者，护士应做好生活护理，避免视力疲劳，必要时交替包扎单眼以暂时消除复视。

（5）眼局部术前准备。按常规完成各项术前准备，在这里需强调：①入院和术前应注意观察患者头面部有无疖肿，术前发现面部疖肿，给予安尔碘涂局部，或涂莫西罗星软膏进行抗感染治疗；②术前的局部备皮应在术前 1～2 h 施行，以防过早备皮因皮肤划伤继发感染，因而使手术拖延；③眼眶手术备皮范围：眶上部切口应剃眉毛，外侧开眶术应是术眼颞侧至前额发际的皮肤。

2.术后护理

（1）按外眼术后护理常规。

（2）全麻术后患者需平卧，头偏于健侧，避免呕吐物吸入肺内。在这里需强调近年来改变了麻醉方式，患者自手术室回到监护室已经清醒，会厌反射恢复，平卧姿势已无必要。眶内血管较多，极易出血，所以术后采取半卧位，降低头部血压很有必要。

（3）注意休息和饮食，防止活动过度而继发出血。

（4）主要并发症及护理。①视力丧失：术后视力丧失为最严重的并发症，故术后视力监护甚为重要，有学者曾报道 48 例眼眶肿瘤摘除术中 2 例视力丧失，其中 1 例原因就是术后球后血肿压迫而致视神经萎缩。为防止视力丧失的发生，应注意密切监测视力，如患者光感减弱或消失应及时报告医生，如证实因血肿压迫引起，即行急诊手术，以挽救视力。②眶内出血：术后眶内出血会引起眶压增高，其指征包括眼疼、眼球高度突出、结膜水肿、视力急剧下降和眼压明显增高。眶内出血的处理关键在于早期发现和治疗，2 h 内处置最佳。所以，术后 48 h 密切观察，询问患者的主诉，敷料有无渗血，绷带保持合适松紧度，如有松动或脱落现象应及时处理。按医嘱使用止血药，并注意观察有无药物不良反应。上睑下垂或眼球运动障碍：应向患者做好解释工作，告诉患者经 2～6 个月可以恢复，上睑下垂如仍未恢复，可考虑施行额肌提吊等手术。对儿童或年龄较小的患者，护士应指导家长定期拉开眼睑，以防止视觉剥夺性弱视发生。

3.健康指导

出院前向患者说明，出院 1 周后回院复查，以后每 1～2 个月复查 1 次，眼眶肿瘤患者的复查随访应该是终身的。若出现视力下降，突眼复发应及时就诊检查。积极配合化疗计划的进行。

二、甲状腺相关眼病

甲状腺相关眼病(thyroid associated ophthalmopathy，TAO)属自身免疫性疾病，其发病率居成人眼眶病之首。病变主要累及眼眶组织。目前，对该病的治疗尽管取得一些进展，但其疗程长，复发率较高，尚不能取得完全的功能和外观的改善。

(一)病因及发病机制

确切发病机制不清楚，但已公认为自身免疫性疾病。临床上甲状腺功能多表现为亢进，但也可低下或正常。病理改变主要为眼外肌水肿、淋巴细胞浸润、肌肉变性坏死和纤维化等。

(二)病情评估

1.临床表现

病变主要累及眼眶的横纹肌、平滑肌、脂肪组织、泪腺和结缔组织。

(1)症状：复视，眼球运动障碍，眼睑闭合不全者发生暴露性角膜炎、角膜溃疡，患者有明显的眼疼、畏光、流泪、视力下降。

(2)体征：眼球突出，眼睑征主要包括眼睑回缩和上睑迟落，眶周软组织肿胀，结膜水肿、充血，眼外肌肥大、眼睑闭合不全、暴露性角膜炎及压迫性视神经病变等。

2.辅助检查

(1)影像学检查：CT检查证实眼外肌肥大。

(2)眼眶超声：显示眼外肌的肥大，眼眶脂肪垫增厚，视神经边缘重描且向后延长等。

(三)治疗原则

治疗方式包括药物治疗、放射治疗、物理治疗和手术治疗。对暴露性角膜炎的患者应保护好角膜，及时滴眼药和涂眼膏。病变早期以抑制炎症反应、减轻眶内组织水肿和对视神经压迫为主，常用糖皮质激素全身和眼局部治疗。药物治疗无效或有禁忌证的患者，可采用放射治疗。高眶压经药物治疗无效而出现视神经病变或角膜病变者，可行眼眶减压术。病情稳定的眼睑、眼外肌病变可行眼睑Müller肌切除术、提上睑肌延长术。

(四)护理

1.一般护理

(1)按眼科一般护理常规。

(2)衣领、腰带不宜系得过紧，睡眠时枕头适当垫高，避免长时间低头弯腰，以减少由头部淤血而导致的眶压升高。

(3)每天测眼球突出度为医生提供疾病发展和转归的依据。每天观察视力变化，预防出现视神经受压而延误治疗时机。

2.心理护理

(1)TAO患者由于疾病所致突眼而带来外表形象的改变，使其生理、心理受到伤害，都存在不同程度的情绪压抑、焦虑等心理问题，对此要主动与患者沟通，减轻解除患者的心理压力。

(2)由于患者缺乏防病知识，可对疾病的治疗和预后失去信心。护理人员要做好入院健康教育，举办甲状腺相关眼病知识系列讲座，增强患者治疗的信心，提高患者的自我护理能力和生活质量。

（3）角膜护理：按眼眶肿瘤护理常规中的角膜护理。

3.治疗及药物护理

（1）全身和局部应用糖皮质激素时要注意：①糖皮质激素长期大量使用会引起血糖升高、低血钾、钠水潴留、胃部不适、失眠等不良反应，用药前了解患者的眼压、血压、体温、体重、血糖，有严重高血压、中等度以上糖尿病、活动性溃疡的患者，要在疾病控制后才可大剂量使用糖皮质激素；②用药过程中密切观察药物的不良反应，观察有否胃肠道不适，定期给患者称体重，如体重突然增加考虑水肿可能，应减少水钠摄入；③每天监测血压变化；④观察患者有无欣快感、精神不安等精神症状，如有，应及时告知主治医生，遵医嘱用镇静剂，防止意外情况发生；⑤观察有无肌无力症状，防止低钾血症发生；⑥不可突然停药，应根据病情逐渐减量，这一点要向患者耐心讲解激素突然停药所造成的危害，并签署知情同意书，以提高其对治疗的依从性和自我保护能力；⑦使用激素可诱发或加重感染，故应注意保暖，病室保持空气清新，防止上呼吸道感染。

（2）对于伴有甲状腺功能亢进的 TAO 患者，应配合服用放射性碘和抗甲状腺药。应向患者讲明药物的作用，督促患者按时、按量服药，避免甲亢复发。在用药中教会患者观察药物不良反应，如出现咳嗽、颈淋巴结肿大、发热、皮疹等症状时，应在医生指导下减量或停药。

（3）眼眶减压术按眼眶肿瘤手术护理常规。

4.健康指导

（1）保持心情愉快，不要过分劳累，睡眠要充足。

（2）外出遇强日光照射时应佩戴墨镜，以减轻刺激症状。

（3）严格戒烟。大量研究显示，吸烟可显著加重眼病病情，并可能影响到激素和放射治疗的效果。对有吸烟史的患者，讲明吸烟对本病的危害，劝其戒烟。

（4）禁食辛辣刺激食物，少饮酒。这些食物能使病情加重。

（5）眼睛不要过于疲劳，尤其是不要长时间注视电脑屏幕。一些患者因连夜加班工作，几天之内病情就能突然加重。

（6）眼外肌受累时，最好遮盖一只眼，以缓解症状。因为此时患者会因复视而造成头痛、行动不便。

（7）出院前一天评估患者对点眼方法以及激素类药物不良反应掌握的情况，不明确的应给予指导，直到患者掌握为止。

（8）随访：患者出院 1 周后复查，以后可 1～2 个月复查 1 次，坚持随访，至少完成 6 个月随访。如果出现眼部脓性分泌物增多、视力下降、突眼复发，应及时返院复诊。

（黄　昱）

第十二节　屈光不正

当眼调节静止时，外界的平行光线（一般认为来自 5 m 外）经眼的屈光系统后恰好在视网膜黄斑中心凹聚焦，这种屈光状态称为正视眼。若不能在视网膜黄斑中心凹聚焦，将不能清晰成像，称为非正视眼或屈光不正。屈光不正包括近视眼、远视眼和散光眼。

一、近视眼

近视眼指眼的调节处于静止状态时，5 m 外的平行光线经眼球的屈光系统后聚焦在视网膜之前，称为近视眼。

(一)病因及发病机制

近视眼的发生受遗传和环境等多种因素的综合影响，目前确切的发病机制仍在探索中。

(二)病情评估

1.临床表现

(1)症状。①视力：近视最突出的症状是远视力下降，但近视力正常(眼底和玻璃体发生变性者除外)。②视疲劳和外斜视：是调节与集合平衡失调的结果。为使固有的不平衡能够维持暂时的平衡，故容易产生视疲劳。若平衡失调即产生眼位变化，表现出外隐斜和外斜视。

(2)体征。①眼球高度近视多属轴性，眼球明显变大，呈现眼球突出的状态。轴长的变化限于赤道后部。前房较深，瞳孔大而反射较迟钝。②眼球低度近视者变化不明显。高度近视可引起眼底退行性变化，有豹纹状眼底、近视弧形斑、脉络膜萎缩甚至巩膜后葡萄肿、黄斑出血等变化。周边部视网膜可出现格子样变性和产生视网膜裂孔，增加视网膜脱离的危险性。

2.辅助检查

眼底检查，外隐斜或外斜视检查，眼球突出度检查。

(三)治疗

先经正确验光确定近视度数，再选用框架眼镜或角膜接触镜矫正，也可在医生指导下有条件选择屈光手术。

(四)护理

1.心理护理

告知患者及时验光配镜是保证视力提高及相对稳定的最好措施，使患者消除感觉戴眼镜影响美观的心理。

2.指导矫正性措施

佩戴框架镜、角膜接触镜，屈光手术包括角膜屈光手术、眼内屈光手术和巩膜屈光手术。

3.Lasik 手术护理

(1)术前护理。①按内眼术前护理常规。②心理护理。因为准分子激光屈光性角膜手术是目前矫正近视最有效的、最安全的手术方法，但这是在健康眼睛上进行的手术，所以患者往往期望值较高，对手术医生要求更高。因此要求我们术前必须完善各种检查，耐心回答患者的各项疑问，消除紧张情绪。③术前 3 d 点抗生素眼液，每日 4 次。④术前 1 d 做好个人清洁卫生，保证充足的睡眠。⑤术日洗脸，眼部不化妆，以免影响术前眼部消毒效果；教会患者做注视训练，以便在术中与医生更好地配合。

(2)术后护理：①按内眼术后护理常规；②术后若出现流泪、畏光、眼内异物感等症状时，嘱患者不要用纸巾或毛巾直接接触眼球，遵医嘱给予止痛药物；③术后尽量闭目休息，不要转动眼睛或揉眼；④术后 1 周内睡觉时应戴眼罩，保护术眼，以免外力导致角膜瓣移位；⑤术后 2 周内洗头、洗脸时不宜将水溅入眼内；术后 1 个月内勿游泳，不在眼部使用化妆品并避免异物进入眼内；⑥术后注意用眼卫生，避免长时间近距离使用眼睛的精细工作，避免长时间阅读，看电视等，以免引起视力疲劳，影响手术效果；⑦告知患者术后第 1 天、第 10 天、第 1 个月末必须复查,也可根据具体情况随时就诊。

4.健康指导

(1)营造良好的防治近视,保护学生视力的视觉环境。

(2)桌椅高低要与学生身高匹配。

(3)教室明亮,黑板无反光,印刷读物的亮度对比适宜;勿在阳光照射强或黑暗的地方读书、写字。

(4)养成良好的用眼习惯和姿势,眼与读物要保持 30 cm 距离,不要在乘车、走路或躺着时读书写字。

(5)大力推广眼保健操。

(6)注意营养,避免偏食,加强体育锻炼,增强体质,使眼和全身都能正常发育。

(7)定期检查视力,如有异常及时矫治。

(8)高度近视具有遗传性,为了减少遗传性近视的发生,应加强优生优育的宣传教育。

二、远视眼的护理

远视眼指眼的调节处于静止状态时,5 m 外的平行光线经过眼的屈光系统后聚焦在视网膜之后,称为远视。

(一)病因及发病机制

1.轴性远视

指眼的屈光力正常,眼球前后径较正常人短。

2.屈光性远视

指眼的前后径正常,由于眼的屈光力较弱所致。其原因有:角膜或晶状体弯曲度降低;晶状体全脱位或无晶状体眼。

(二)病情评估

1.临床表现

(1)症状。①视力障碍:轻度远视可表现为潜伏性远视,无视力障碍,随着远视程度的增加,先表现为近视力下降,远视力仍可正常;较高度远视,则远视力、近视力均下降,视力下降程度还与年龄所具有的调节功能有关。②视疲劳:是远视最突出的临床表现,表现为视力模糊、眼球眼眶和眉弓部胀痛,甚至恶心、呕吐,尤其近距离工作时明显。休息后症状可减轻或消失。

(2)体征。①内斜视:远视程度较重的幼儿,常因过度使用调节,伴过度集合,易诱发内斜视,看近处小目标时内斜加重,称作调节性内斜视;②眼底:视盘较正常小而色红,边界较模糊,但视力可矫正,视野正常,称为假性视盘炎,长期观察眼底保持稳定。

2.辅助检查

内斜视检查,角膜弯曲度检查,眼底检查,裂隙灯检查。

(三)治疗原则

1.远视眼矫正

远视眼用凸透镜矫正。2.手术治疗

准分子激光屈光性角膜术后,此手术对+6 D以下的远视矫正效果良好。角膜接触镜适用于高度远视及不适合植入人工晶体的无晶状体眼。

(四)护理

(1)40 岁以下者需用睫状肌麻痹剂进行散瞳验光。如果远视度数小,视力正常,患者的健康状况良好,无调节疲劳症状,也无眼外肌不平衡的现象,并不需要治疗;若出现其中一种症状,都要配戴眼镜。

(2)7～16 岁的患儿如有视力减退、视疲劳和内斜视(包括隐斜),即使是轻度远视,也应配镜矫正。

(五)健康指导

(1)7 岁以前儿童如有轻度远视,属生理现象,无须配镜。如度数较高或有斜视,则需配镜;配镜时度数要配足,但每年应验光 1 次,以免过度矫正,引起人工近视。

(2)向患儿家长讲解有关远视眼的知识,一般发生在高度远视且未在 6 岁前给予适当矫正的儿童,容易发生屈光性弱视,这类弱视可通过检查及早发现并完全矫正,同时给予适当的视觉训练,可以达到良好的治疗效果。

(3)有条件做好儿童普查工作,及早发现,及早治疗。

(黄　昱)

第三章　耳部疾病

第一节　外耳感染性疾病

一、外耳湿疹

（一）概述

发生在耳郭、外耳道及其周围皮肤的多形性皮疹，也可为面部和头皮湿疹的一部分。小儿多见，一般分为急性、亚急性、慢性 3 类。

（二）诊断要点

1.临床表现

（1）急性湿疹局部剧痒，伴有烧灼感。继发感染时，则感疼痛、体温升高。累及外耳道深部及鼓膜，则有耳鸣和轻度传导性聋。检查见外耳道皮肤红肿、红斑、丘疹、水疱、淡黄色水样分泌物和结痂。

（2）亚急性湿疹为急性湿疹迁延所致。瘙痒、红肿和渗液较轻，但有鳞屑、结痂。

（3）慢性湿疹因急性、亚急性湿疹反复发作所致。表现为剧痒，外耳道皮肤增厚、粗糙、表皮龟裂、苔藓样变、脱屑等。

2.诊断与鉴别诊断

（1）外耳道瘙痒反复发作，检查见外耳道皮肤红肿、水疱、多形性皮疹。

（2）注意与接触性皮炎和脂溢性皮炎鉴别。

（三）治疗原则

1.一般治疗

查找病因并治疗；避免搔抓，禁用刺激性药物。

2.局部治疗

依"湿以湿治、干以干治"的原则。

（1）干燥无渗出液者：涂 1%～2% 甲紫糊、抗生素可的松软膏。

（2）少许渗出液者：先涂 2% 甲紫液，干燥后用甲紫糊。

（3）较多渗出液者：用过氧化氢液或炉甘石洗剂清洗，再用硼酸溶液湿敷。

3.全身治疗

继发感染时，全身和局部应用抗生素、抗过敏药物；渗液特别多时，可静脉注射 10% 葡萄糖酸钙，补充维生素 C。

二、外耳道疖肿

（一）概述

外耳道疖肿又称局限性外耳道炎，系外耳道软骨部皮肤毛囊或皮脂腺为葡萄球菌等细菌感染所致。

(二)诊断要点

1.临床表现

(1)耳痛为主要症状,可放射至同侧头部。

(2)检查见外耳道软骨部皮肤红肿、触痛。疖肿成熟后局部变软,黄白色脓点。

(3)可伴耳前、耳后或耳下淋巴结肿大、压痛。

2.辅助检查

血常规,局部分泌物细菌培养＋药敏测试。

3.鉴别诊断

(1)注意详询病史,挖耳为最常见诱因,常有游泳、外耳道冲洗、外耳道湿疹史。糖尿病、内分泌紊乱、慢性便秘等患者易发本病。

(2)注意与急性弥散性外耳道炎、急性乳突炎鉴别。

(三)治疗原则

1.一般治疗

纠正挖耳习惯,避免诱发因素;病因治疗。

2.局部治疗

疖肿不成熟时用10％鱼石脂甘油置于疖肿处;成熟未破时切开引流;成熟破溃时置入抗生素棉条或橡皮引流条。

3.全身治疗

镇痛剂、抗生素(如口服头孢类抗生素旋复捷等)。

4.物理疗法

局部热敷,红外线或氦氖激光照射,适用于早期。

三、弥散性外耳道炎

(一)概述

外耳道皮肤及皮下组织的广泛性炎症,为细菌或病毒感染,分为急性和慢性两类。

(二)诊断要点

1.临床表现

(1)轻者外耳道皮肤轻度红肿,表面可有分泌物。重者外耳道肿胀,致外耳道狭窄闭塞。

(2)慢性弥散性外耳道炎:外耳道痒或不适。耳道皮肤增厚,管腔狭窄,外耳道深处上皮脱落积聚,并具臭味的分泌物。病期较长者发生外耳道狭窄,明显时致听力下降,鼓膜光泽消失、增厚,小肉芽形成。

2.辅助检查

血常规,局部分泌物细菌培养＋药敏测试。

3.鉴别诊断

(1)病史中可有诱发因素,如外伤(挖耳、外耳道冲洗等)、湿疹或糖尿病。

(2)须与外耳道疖、外耳道湿疹、坏死性外耳道炎鉴别。

(三)治疗原则

(1)急性弥散性外耳道炎除不做切开引流外,全身及局部治疗同外耳道疖。

(2)慢性外耳道炎需排除药物过敏因素,外耳道用醋酸尿素曲安西龙软膏涂布,口服维生素 A。外耳道狭窄可在炎症愈合后行外耳道成形术。

四、坏死性外耳道炎

(一)概述

外耳道皮肤和骨质的进行性坏死性炎症,并有向周围组织扩散的趋势,又称恶性外耳道炎,但并非恶性肿瘤。致病菌以铜绿假单胞菌(绿脓杆菌)最多见。

(二)诊断要点

1.临床表现

(1)起病急,耳痛剧烈,夜间明显,可放射至颞部。

(2)检查见外耳道红肿、外耳道峡部底壁皮肤糜烂、肉芽增生、坏死腔、鼓膜穿孔或坏死、乳突区肿痛。

(3)病变继续发展侵犯颅底,导致颞骨和颅底骨髓炎、多发性脑神经麻痹、颅内感染和大出血死亡。

2.辅助检查

血常规;局部分泌物细菌培养＋药敏测试;外耳道肉芽组织送病理,注意与恶性肿瘤相鉴别;颞骨 CT 或 MRI 检查。

3.鉴别诊断

(1)老年或糖尿病患者伴有进行性外耳道炎,经积极治疗无效者应怀疑此病。

(2)注意详询病史,与普通的外耳道炎、疖肿鉴别。脓液培养,并做血糖检查。

(三)治疗原则

(1)积极治疗和控制糖尿病。

(2)清除局部病灶,彻底清除坏死病变。

(3)全身抗感染治疗。

(4)全身支持疗法。

五、外耳道真菌病

耳部真菌病多局限于外耳,偶可侵犯中耳。在临床上侵犯耳部的真菌,有 10 余种之多,常见者如酵母菌、念珠菌、芽生菌、卵状菌、筛状菌、青霉菌、毛霉菌、放线菌等。在上述菌属中,以耳部筛状菌病最常见,其次是青霉菌病、念珠菌病,再次为毛霉菌病等。

(一)筛状菌病

筛状菌病是外耳最常见的真菌病,系由黑色筛状菌、烟色筛状菌、小巢形筛状菌所致。该真菌在土壤、腐败的植物及空气中广泛存在,侵入人体内即可发病。游泳、沐浴、暴露于潮湿环境、创伤、长期使用抗生素等,都是发病诱因。

1.诊断要点

(1)临床表现:①早期可有耳部胀感和发痒,晚间更甚,继则可有外耳道阻塞感及少量聚液性分泌物;②外耳道阻塞或鼓膜被侵及时,有听觉障碍及耳鸣,甚至眩晕,若损害范围大,菌丝侵入较深,则症状较重,可有剧痛;③局部检查外耳道壁及鼓膜上附有灰黄色或褐色、干痂样污秽物,有时有部分上皮剥脱。外耳道有污物积聚,清除后很快重现。去除污物后,可见外耳道皮肤充血,表面有浅溃疡或湿疹性皮炎。病变一般不侵犯骨质,无组织破坏。无继发感染者,局部淋巴结不肿大。

(2)辅助检查:镜检真菌或真菌培养。

2.治疗原则

(1)首先清除外耳道污物,干棉签拭干,局部涂以抗真菌制剂软膏。

(2)重症者全身应用抗真菌药,如两性霉素 B。

(二)念珠菌病

念珠菌病由白念珠菌所引起的急性或亚急性感染,病变主要在表皮及黏膜。白念珠菌是一种酵母样菌,有许多变种,易在酸性环境中生长繁殖,革兰染色阳性。这种真菌可寄生于正常人体,在正常情况下并不致病,当机体抵抗力降低时,才可致病。长期应用大量抗生素或激素的过程中,易诱发本病。白念珠菌侵入组织后,基本的病理变化是以单核细胞浸润为主的肉芽肿性炎症。

1.诊断要点

(1)临床表现:初起时局部皮肤潮红、糜烂,界限清楚,其上覆有白色或奶油样沉淀物。晚期可见肉芽肿样物及若干灰白色的微小脓肿形成。对使用多种抗生素后反而病情恶化的感染患者,应警惕本病的存在。

(2)辅助检查:镜检可见细长菌丝及成群孢子,通过培养及接种也可证实。

2.治疗原则

(1)先用棉签拭净患者外耳道、吸除污物及皮屑,局部涂以抗真菌制剂软膏。

(2)可用制霉菌素口服,或用两性霉素 B 静脉滴注。

(三)芽生菌病

芽生菌病多见于美洲。巴西芽生菌是一种多芽体芽生菌,其芽胞壁薄而气孔狭窄,在培养基上则呈分支状菌丝和卵形孢子体。北美芽生菌呈卵圆形,具有特异折光胞壁。芽胞体积很大,附着于母体上,荚膜坚固,并有宽气孔。培养基上为菌丝体,并长有分生孢子。

1.临床表现

(1)病变以化脓和肉芽肿为主。初起为孤立或散在丘疹或小脓疱,数周后发展成浅溃疡,边缘不规则,呈暗红色,其基底有平坦的肉芽组织,表面覆有脓性分泌物或痂皮。溃疡向外周扩展的同时,中央可自愈而成薄的萎缩瘢痕,其间杂有肉芽组织。

(2)局部淋巴结肿大。

2.辅助检查

除镜检真菌外,须做病理检查确诊。

3.治疗原则

(1)抗芽生菌可服用磺胺类药,一般应服用数周。服药期间,应注意肾功能的改变及其他反应。如有发生,应及时停药。

(2)治疗北美芽生菌可用两性霉素 B 静脉滴注。局部可用 4% 硼酸水冲洗,拭干后涂以 3%～10% 氧化氨基汞软膏或复方碘化钾溶液。

(四)毛霉菌病

毛霉菌病是一种急性危险的真菌感染。该真菌存在于水果、灰尘中及动物尸体上,常侵犯外耳道及中耳。导致抵抗力降低的因素,如糖尿病、霍奇金病、白血病、结核病、严重烫伤、慢性肾病、婴儿腹泻、肝硬化、慢性营养不良及接受大量抗生素、激素、放射治疗后等,可诱发本病。

在表皮的真菌侵入血管后,因其生长很快,常引起血栓形成,使周围组织梗死。组织检查可见坏死区及白细胞浸润,血管内有毛霉菌栓子。毛霉菌的菌丝呈玻璃纸管样,无隔膜,有透明的分支。

1.临床表现

(1)患者常有长期慢性病史及耳漏史,听力减退,可有突发周围性面瘫。

(2)耳部检查可见鼓膜大穿孔,鼓室有肉芽组织及息肉。

(3)听力检查见传导性聋。

(4)血常规检查:白细胞数及红细胞沉降率有升高现象。

2.辅助检查

病理检查应配合真菌培养,如两者相符,方能确诊本病。

3.治疗原则

采用药物及手术疗法。手术中应将病变彻底清除,药物治疗以两性霉素 B 的效果较好。

(五)放线菌病

放线菌病是一种有慢性肉芽组织的化脓性疾病。其感染部位多在颈、面、胸、腹等处,在中耳、乳突的发病率很低。放线菌可感染任何年龄的患者,多见于男性。放线菌属是介于细菌及复杂的真菌乏间的类细菌型的原始真菌。对人类致病的有牛放线菌及星形奴卡菌。牛放线菌不嗜酸也不需氧,而星形奴卡菌是弱嗜酸和需氧的。经常存在于牙龈、龋牙及扁桃体中。传染途径主要是由咽部和鼻咽部经咽鼓管进入中耳,其次是经外耳道途径由鼓膜穿孔进入中耳,也可由其他部位的病灶经血循环途径而来。

1.临床表现

(1)发病缓慢,症状不显著,可有低热至中等度热。长期耳部不适、轻度耳痛及间歇性耳漏。耳部及其周围可有不易愈合的溃疡。

(2)耳镜检查鼓膜呈灰暗或充血,外耳道有积脓。用针穿刺鼓膜抽吸,可得褐色黏稠液体,有时杂有硫黄样颗粒。中耳腔充以肉芽组织、褐色黏液及黄色干酪样物质。

(3)病理表现为急性化脓及慢性肉芽病变。在肉芽组织的周围有散在的小脓肿,并有纤维反应。肉芽组织内含有硫黄样颗粒、液化部及呈丛状的枝状棒和菌丝。

2.辅助检查

听力测试传导性聋,气导可下降至 50 dB 左右;血液检查示贫血,白细胞可升高至 $1.5×10^9$/L,红细胞沉降率也升高;分泌物涂片找到放线菌或硫黄样颗粒,分泌物培养呈阳性及病理检查可确诊。

3.治疗原则

采用药物及手术相辅的疗法。

(1)全身药物治疗抗生素疗法,以青霉素为首选。

(2)依手术指征施行中耳乳突手术,彻底清除病灶。早期的局限性病变,可用电灼切除。

六、耳郭化脓性软骨膜炎

耳郭软骨膜的急性化脓性炎症,软骨因血供障碍而逐渐坏死。铜绿假单胞菌和金黄色葡萄球菌为主要致病菌。

1.临床表现

(1)起病初期觉耳郭胀痛及灼热感。耳郭红肿、增厚,弹性消失,触痛明显。

(2)继之红肿加重,持续性剧烈疼痛,烦躁不安,可伴发热,耳郭呈暗红色。

(3)脓肿形成时可见局限性隆起,有波动感。破溃后则有脓液溢出。

(4)病情发展比较迅速,可致耳郭畸形。

2.鉴别诊断

(1)常有明确病因,如耳郭外伤、外耳及邻近组织感染的扩散以及手术史。

(2)注意与复发性多发软骨膜炎鉴别。

3.治疗原则

(1)病因预防。

(2)脓肿未形成时应全身应用大剂量抗生素;局部用鱼石脂软膏外敷。

(3)脓肿已形成,则全麻下彻底清创,术腔冲洗,术后引流。

(贾伊娜)

第二节　外耳损伤

一、耳郭外伤

耳郭位置突出,易受外伤而造成缺损和畸形。外伤原因多为机械性挫伤和暴力打击伤。早期出现血肿、出血和感染,后期出现缺损和畸形。

防治原则:早期是排除血肿、止血、止痛和预防炎性反应,恢复器官外貌,减少畸形;后期是修复各类畸形和缺损。

(一)全耳麻断离

1.诊断要点

(1)多由切割或撕脱所致,常导致全耳郭缺损。

(2)耳郭血供丰富,耳前有颞浅动脉耳前支,耳后有耳后动脉分支横行分布,损伤时常伴随耳郭大出血。

(3)常与头面部外伤合并存在。

2.治疗原则

(1)尽早再植,断耳离体时间一般不要超过 24 h。

(2)将断离耳清创并冲净后,用肝素冲洗动脉,浸泡于低温复方氯化钠乳酸盐溶液中。

(3)局麻药中不添加肾上腺素,以免血管收缩影响血供。

(4)将断离耳与再植床仔细对合,软骨膜尽量缝合,然后将皮肤做间断缝合。注意缝合要松,以防术后水肿而引起压迫性坏死。

(5)术后应用血管扩张药以促进血运,应用抗生素控制感染,必要时还应补液和输血。

(6)术后 1~2 d 常有皮肤水肿、静脉淤血。若水肿明显,可做多个小切口,以利引流。术后 5 d,血运逐渐建立,水肿减退。术后 10 d 拆线。

（二）耳郭缺损

1.诊断要点

（1）多由外伤、感染或烧伤所致。

（2）外伤原因有挫伤、切割伤、撕裂伤、咬伤及火器伤等，常伴有邻近组织损伤。

（3）缺损程度可由耳郭部分缺损至全部缺损。

（4）耳郭表面紧贴软骨面，软骨富有弹性且凹凸不平，因此修复效果难以令人满意。

2.治疗原则

（1）小的缺损畸形不明显，一般不须整复。

（2）急救包括止血、清创缝合，注射破伤风抗毒素。

（3）尽可能保存原组织，不要轻易舍弃皮肤和软骨。

（4）未发生感染者应及时清创缝合，修整伤缘，准确对位，用小针细线缝合，缝合时不应贯穿软骨。

（5）软骨部分缺失而未发生软骨膜炎者，可将软骨略做修整后再行对位缝合。

（6）局部感染者，伤口可用稀释的敏感抗生素液清洗后再对位缝合。

（7）缺损修补方法：①耳轮小块缺损可切除三角形全层组织一块，并在三角形顶角两边各切去三角形组织一块，然后直接缝合；②较大的耳轮缺损，若对耳轮仍完整，则宜采用耳郭后侧面皮瓣滑行转移修复，或用乳突处皮瓣移植法及颈部皮管修补法来修复；④耳郭上部或中部较大缺损或全耳郭缺损时，可用乳突区皮瓣、肋软骨或桂橡胶做支架进行修复。手术需分期进行；④耳垂缺损，可在与缺损部相对的耳后皮肤处，制作大小与耳垂相似的袋状皮瓣，造成新耳垂。

（三）外伤性大出血

外伤造成颞浅动脉、耳后动脉等动脉分支的大出血。治疗原则如下。

（1）颞浅动脉或耳后动脉的浅表出血可用纱布压迫耳轮角前方或乳突下方并做加压包扎，或予结扎止血。

（2）耳深部出血，一般填塞不易收效，如伴有脑脊液耳漏，填塞更属禁忌。伤口有动脉大出血时，在紧急情况下可行颈外动脉结扎术。

（3）伤口静脉性大出血，多为乙状窦受损破裂，有发生气栓之危。可急诊行乳突凿开，打开乙状窦骨板，以止血纱布或肌瓣填塞压迫止血。

（4）如出血仍不能止或出血流入颅内，引起脑受压症状，可在乙状窦裂口上下两端用丝线缝合结扎，或将止血纱布填入硬脑膜与颅骨内板之间压迫止血。

（5）硬脑膜下或硬脑膜外血肿甚大者，需请神经外科处理。

（四）耳郭撕裂

1.诊断要点

（1）轻者仅有裂口而无组织缺损，重者可致耳郭部分或全部缺失。

（2）耳部撕裂伤程度分类。①轻度撕裂：仅皮肤、软骨膜、软骨部分或全层裂开，无组织缺损；②中度撕裂：有组织全层缺损，不能保持耳郭正常形态；③重度撕裂：耳郭完全撕脱或仅少许皮肤相连。

2.治疗原则

（1）浅表皮损时，用3％过氧化氢溶液清洗，覆盖消毒纱布，加强局部换药。

（2）注射破伤风抗毒素、广谱抗生素预防感染。

（3）皮肤、软骨裂开及耳郭部分断离者,需清创缝合。

（4）只要还有部分皮肤相连,尤其是耳后动脉总干未离断时,将撕脱部分缝回原位,仍有成活的可能。

（5）伴软骨暴露者要植皮,或就近用带蒂皮瓣缝合软骨膜和皮肤。

（五）耳郭血肿

1. 诊断要点

（1）耳郭挫伤可致软骨膜下渗血而呈圆形肿胀,常始于耳郭软骨前面,可向后蔓延。

（2）触诊可有波动感,若为积血,皮肤常呈深红色或紫红色;若为血清渗出,皮肤呈淡红色,或与正常皮肤相似。

（3）软骨膜易感染,出现发热、剧痛、耳郭广泛炎性红肿,耳轮廓消失。

（4）炎症继续发展,局部可化脓,软骨坏死萎缩,致耳郭明显缩小,形成显著畸形。

2. 治疗原则

（1）在损伤 24 h 内先用冷敷,以阻止继续渗血。

（2）少量渗血可逐渐吸收自愈而无须加压包扎,但亦有机化为结缔组织而遗留轻度畸形。若渗血较多,以粗针抽吸血液,针尖不可穿透软骨。穿刺后加压包扎 48 h。

（3）若 48 h 后仍有出血,则应及时切开以排除所有积血或血块。以小尖刀于血肿最显著处做与耳轮并行的小切口。

（4）排尽积血后局部用碘仿纱条填塞后加压包扎,2 d 后去除敷料,观察伤口,若无感染,再加压包扎 3～4 d。

（5）应用抗菌药物,防止感染。若发生软骨膜炎后,常致软骨坏死或软骨骨化结疤,严重者可成"菜花耳"。

二、耳郭冻伤

（一）概述

耳郭冻伤的病理变化为血管收缩。轻者为血管壁局部组织活力降低;重者为血管充血,致局部组织缺血坏死。继续发展可致凝固硬化,细胞壁破裂及细胞间质裂开。

（二）诊断要点

（1）易患部位为耳垂和耳轮边缘。

（2）轻度冻伤,初期感觉不敏感,继则发痒并有烧灼感;重度冻伤,局部完全失去感觉并呈死灰色,周围无冻伤区则呈深红色。

（3）随温度上升,患处血管溢血,皮肤转为暗褐色或紫黑色,表皮下血清渗出形成水疱,疼痛明显。

（4）严重病例,因组织长期缺氧失去活力,呈干性坏疽,皮肤和软骨坏死,最后成腐肉而脱离。

（5）病变后期,纤维组织增生,微细的新血管形成。皮肤发亮,呈浅红色并逐渐恢复正常。以后患耳对冷冻比正常者敏感,遇冷易复发。

（6）耳郭冻伤的分度。Ⅰ度冻伤:皮肤发白并有麻木感。Ⅱ度冻伤:皮肤有水瘤形成。Ⅲ度冻伤:耳郭游离缘溃疡或坏死。

（三）治疗原则

（1）保护耳郭，重建局部循环。

（2）轻度冻伤者局部涂防冻膏。

（3）可用 38 ℃～40 ℃局部冲洗或 42 ℃～44 ℃的温水热敷，约 20 min。溶解时，耳郭逐渐呈红色，并有疼痛。溶解后，局部用消毒敷料覆盖，以资保护。

（4）如有表皮破裂，可外敷抗生素软膏以防感染。

（5）重度者可用右旋糖酐-40 等扩血容。疼痛严重者可给镇痛剂。若有坏死趋向，宜应用抗生素。

（6）若发生软骨膜炎、软骨坏死，或耳郭前后窦道者，需开放窦道，清除全部坏死软骨。

三、耳垂瘢痕

（一）概述

发生于外耳皮肤创伤修复过程中，为结缔组织过度增生而形成的硬结肿块，多见于耳后皮肤。本病原因不明，可能与瘢痕体质或机体缺乏成纤维细胞有关。

（二）诊断要点

外耳外伤后，如耳垂穿孔佩戴耳环、耳郭或外耳道外伤后，受损皮肤表面呈淡红色，渐增厚、隆起。可见突出于皮肤表面，表面光滑、坚硬的肿块或结节。肿块渐呈暗红色，基底部较广，质地坚韧，肿块的边缘呈蟹足状，向周围正常皮肤伸展。瘢痕组织生长缓慢，自觉症状一般较轻，可有痒感或刺痛感。生长至一定程度可自行停止生长。

（三）治疗原则

本病治疗较困难。

因手术切除极易复发，可联合采用高频电疗、肾上腺皮质激素或抗癌药物等局部注射、放射治疗等。

（贾伊娜）

第三节　外耳畸形

一、先天性耳郭畸形

（一）概述

应详细询问患者家庭中有无类似病例，以及母亲妊娠时有无患病或服药史。应做全面检查，排除其他伴发畸形，确定是否伴有中耳、面神经及内耳畸形。

（二）诊断要点

1.临床表现

（1）移位耳：耳郭的位置向下颌角方向移位，其耳道口亦同时下移，且常伴有形态和大小变化。

（2）隐耳：耳郭部分或全部隐藏在颞侧皮下，不是正常 45°展开，表面皮肤可与正常相同，软骨支架可以触及,形态基本正常或略有异常。

(3)招风耳:耳郭过分前倾,至颅耳角接近 90°,谓之"招风耳"。

(4)猿耳:人胚胎第 5 个月的一段时间内,在耳郭上缘与后交界处有一向后外侧尖形突起,相当于猿耳的耳尖部。一般至第 6 个月时已消失,若有明显遗留,属返祖现象,若有部分遗留称为达尔文结节。

(5)环状耳:环状耳因对耳轮及三角窝深陷,耳轮明显卷成圆形,状似酒杯而得名,其体积一般较正常为小。

(6)小耳畸形:耳郭形态、体积及位置均有不同程度的畸形,且常与耳道狭窄、闭锁及中耳畸形伴发,可分三级。一级:耳郭形态较小,但各部尚可分辨,位置正常,耳道正常或窄小,亦有完全闭锁者;二级:耳郭的正常形态消失,仅呈条状隆起,可触及软骨块,但无结构特征,附着于颞颌关节后方或位置略偏下,无耳道且常伴中耳畸形;三级:在原耳郭部位,只有零星不规则突起,部分可能系小块软骨,位置多前移及下移,无耳道,常伴有小颌畸形、中耳及面神经畸形,少数可伴有内耳畸形,此为早期发育障碍所致,发病率较低。

(7)巨耳:多为耳郭的一部分或耳垂过大,耳部整体成比例增大者少。

(8)副耳:除正常耳郭外,在耳屏前方或在颊部、颈部又有皮肤色泽正常之皮赘突起,大小和数目、形态多样,内可触及软骨,部分形似小耳郭,系第一、第二鳃弓发育异常所致。此类病例常伴有其他颌面畸形。后两型属外耳过度发育,前几型属发育不全。过度发育的外耳畸形其病变范围多仅限于耳郭。发育不全者则常伴有外耳道、中耳甚至内耳畸形。

2.辅助检查

(1)临床听力学检查:①音叉试验:Weber 试验(WT)内耳正常时偏患侧,不正常时偏健侧;②Rine 试验(RT)内耳正常时为阴性,不正常时为假阴性;③纯音测听:内耳功能正常者呈传导性聋曲线,存在气骨导差,骨导一般正常;内耳功能不正常者呈感音神经性聋曲线,气、骨导均下降。

(2)影像检查:CT 检查可以确定骨性耳道、乳突气房、鼓室、听骨链及内耳结构是否存在,大小及形态是否正常,且对手术中判断主要解剖标志具有指导价值。

(三)治疗原则

1.改善外观

因耳郭形态奇异、要求改善外观的患者,可根据病情于 9 岁以后(最佳为 15 岁以后)行整形手术矫治。双耳重度畸形伴耳道闭锁者,为改善听力,可在学龄前行耳道及鼓室成形术治疗,或者行 BAHA 手术。

2.手术治疗方案

(1)招风耳:婴儿时期可试用绷带将耳郭向后牵拉、固定,但其效果往往不良,需手术矫正。手术时间一般不受年龄限制。

手术方法:从耳郭背面切除椭圆形皮肤,切除的皮肤部分在耳郭上,部分在乳突上。暴露耳郭软骨后,从耳甲腔处切除缴形长条全层软骨,为耳郭后倾创造条件。若耳郭前倾严重,则可在第一软骨切口的稍外侧处再切除狭条 1/2 厚度的耳甲腔背面软骨,以使耳郭更易后倾。可吸收线缝合软骨膜,丝线缝合皮肤。

(2)巨耳:巨耳的耳郭上半部尤为巨大,常向前倾,单侧性者可使两耳明显不对称。

手术方法:沿耳轮沟做贯穿切口,用亚甲蓝画出预定切除范围的标志线,并按标志线切除多余的耳郭部分,再切除过剩的耳轮后缝合切口。巨耳伴有招风耳,则先矫治招风耳,后矫治巨耳。

(3)全耳郭重建:用三点定位法(以健耳的耳轮最前点、耳垂最低点及耳轮最高点为准)做共蒂双叶皮瓣(即耳郭皮瓣与耳道皮瓣)外耳再造术;以硅胶假体植入形成耳轮;凡不适合或不愿施行手术矫形者可佩戴义耳。

二、先天性外耳道畸形

先天性外耳道闭锁是第一鳃沟发育障碍所致,单独出现者少,常伴随先天性耳郭畸形及中耳畸形。

先天性外耳道闭锁的群体发病率为 0.05‰~0.1‰,单耳比双耳同时罹患的机会约多4 倍。先天性外耳道闭锁症伴耳郭畸形者比单纯外耳道闭锁者为多见,而且这种病例常伴中耳畸形。

(一)诊断要点

1.临床表现

Ⅰ型:①外耳道呈弓形,于软骨与骨部交界处狭窄,常伴耳郭位置异常或小耳症;②除内侧1/3 以外,其余外耳道阙如,鼓膜处可仅有骨板,锤、砧骨畸形,但砧骨常仍有关节与镫骨头相连。这种病例的耳郭常处于低位。此型较少见。

Ⅱ型:外耳道全阙如,锤骨头与砧骨体融合,砧骨长突纤维化。这种病例的耳郭常有畸形,耳屏常阙如。此型较多见。

Ⅲ型:畸形明显,常合并下颌骨发育不全。若为双侧性,则称家族性颌面骨发育不全综合征。中耳腔常仅有裂隙状的下鼓室。此型较少见。

Ⅳ型:外耳道弧度过大,锤骨头畸形,常与上鼓室壁融合,砧骨畸形明显,镫骨阙如或畸形。此型亦较多见。

2.辅助检查

(1)通过局部检查了解耳郭畸形的程度,了解骨性耳道是否存在。

(2)听力学测试判断听力下降的程度和性质。

(3)颞骨薄层 CT 判断乳突气化程度、鼓窦及鼓室腔大小、听小骨畸形、面神经及内耳畸形状况。

(二)治疗原则

(1)重建传音结构以期提高听力,或在耳道成形术后安装耳道内式助听器以增进听力;同时争取改善外观,以达到生理和心理治疗的目的。

(2)先天性外耳道闭锁需行外耳道及鼓室成形术;伴有外耳畸形者可同时或分别择期行耳郭整形或耳郭成形术。单纯中耳畸形者,常可通过鼓室探查术,根据所发现畸形的特点进行适当处理,以建立正常的气房系统及传音结构。

(3)单侧病例主张在成年后进行手术治疗;双侧病例,宜在学龄前(4~6 岁)治疗。疑有胆脂瘤形成者,手术不受年龄限制。

(4)按耳郭的不同情况选用不同的切口位置:正常的小耳畸形,行常规耳内切口。如耳郭有严重的发育不良,则可在残存的耳郭中部做横切口,或十字形切口。术终将切缘皮片向内翻转并缝合于骨膜上,有利于防止术后发生耳道口狭窄。耳郭全阙如而无耳道迹象者,则可在颞颌关节、颧根和乳突前缘之间做"S"形切口。

(5)耳道成形与鼓室成形术:可根据病情轻重及术者的习惯,选用经耳道进路或经鼓窦进路两种术式。①鼓窦进路:暴露乳突皮质后,找寻可以识别的解剖结构作为进路的标志。颞颌关节后方有时可见骨面粗糙的区域,为原外耳道部位,其下端为乳突尖。偶可在乳突近中央的皮质上见有点状出血区,为筛区,由此向内即可进入鼓窦。否则可从颧根及下颌关节后壁所成的交角处进入。凿开皮质后,在气化较好的乳突中,可沿气房扩大,开放鼓窦,暴露砧骨短突和外半规管隆突,到达中耳腔。此法安全、稳妥,可以减少术后耳道的再次闭塞;②外耳道进路:从外耳道盲端开放中耳腔,可用于部分闭锁或有骨性耳道的软组织闭锁病例,在中、重度病例采用此法易于失败,容易发生面神经及鼓室结构损伤,并破坏中耳外壁的黏骨膜层,采用者少。该方法的优点是不打开乳突气房,可防止术后耳漏,成形的外耳道更符合正常的解剖位置。手术中应始终谨防损伤面神经。

(6)探查和重建:听骨链进入鼓室后,应十分谨慎地探查鼓室内容,锤、砧两骨即使融合亦暂不取出,勿使听骨骨折或分散其联系。在少数病例中,听骨可与狭小的中耳腔腔壁融合,如锤骨头与上鼓室外壁融合,则必须在颞颌关节后方分离锤骨头周围的组织,使其游离。再检查两窗和镫骨活动情况。因中耳腔狭小,检查镫骨较为困难,常不易窥其全貌,可用探针来探查其活动度。

(7)重建鼓膜:尽量保存和利用外耳道闭锁骨板内面菲薄的黏骨膜,除非术中未能保持其完整,或锤、砧两骨失去传音功能的情况下才应除去。对于融合畸形的锤、砧两骨,只有在失去传音作用时才可将其除去,并直接在活动的镫骨头上移植组织来重建鼓膜。

(8)两窗的处理:对于镫骨畸形固定、阙如、前庭窗闭锁,或者面神经水平段畸形下垂遮盖前庭窗影响前庭窗手术者,适宜行内耳开窗术。除鼓室和外耳道有感染者外,一般可一期行内耳开窗术。对蜗窗畸形闭锁者,单行内耳开窗则是徒劳无益的,必须同时除去封闭蜗窗的骨质,才有可能使术后听力改进。

(9)重建外耳道:首先除去闭锁处的疏松骨质,新建的外耳道应比正常者约宽一倍,能容得下拇指为宜,用较厚的中厚(厚约为 0.8 mm)皮片植入足够宽大的新建外耳道内,再将切口周围的皮肤翻转入外耳道与内端黏骨膜缝合固定,可预防狭窄。术腔填塞碘仿纱条,术后第 10 d 开始部分取出,14 d 取完。必要时,新建的外耳道内可佩戴塑料扩张管,或抗生素纱条填塞半年,从而达到预防新建外耳道狭窄的目的。

三、先天性耳前瘘管

(一)概述

先天性耳前瘘管为第一、第二鳃弓的耳郭原基在发育过程中融合不良,或第一鳃裂封闭不全所致,是临床上很常见的一种先天性外耳疾病。我国人群发病率达 1.2％,单侧与双侧发病比例为 4:1,女性多于男性。瘘管的开口很小,多位于耳轮脚前,少数可在耳郭之三角窝或耳甲腔部。瘘管为一狭窄盲管,可穿过耳轮脚或耳郭部软骨,深至耳道软骨部与骨部交界处或乳突骨面,部分有分支。管壁为复层鳞状上皮,皮下结缔组织中有毛囊、汗腺及皮脂腺,管腔内常有脱落上皮等混合而成之鳞屑,有臭味,并常存在慢性炎症所致的纤维化,管腔可膨大成索状,感染时有脓液潴留,形成脓肿,管周有炎性浸润。其病理变化与皮样囊肿相似,但后者无上述皮肤的附件组织。

（二）诊断要点

1.临床表现

（1）耳轮脚与耳屏皮肤间瘘管的外口，挤压时可有白色皮脂样物，微臭。

（2）感染时，局部红肿、疼痛、溢脓液，皮肤可以破溃，形成漏孔。

（3）反复发作，形成瘢痕。

2.鉴别诊断

依据瘘口位置与瘘管走向，可与第一鳃瘘相鉴别。先天性耳前瘘管经反复感染可形成耳前局部脓肿，少数患者还可因感染伸延到外耳道或乳突部而成耳后脓肿，易误诊为乳突炎。急性感染及溃疡不愈时要与一般疖肿或一般淋巴结炎和淋巴结核溃疡相鉴别。

（三）治疗原则

无症状者可不做处理。局部瘙痒、有分泌物溢出者，宜行手术切除。有感染者行局部抗感染治疗，脓肿形成应切开引流，应在炎症消退后行瘘管切除术。对反复感染、用药物治疗难以控制者，也可以在急性期手术，以缩短感染病程，减少反复感染的次数和患者的痛苦。治疗以彻底清除瘘管组织为原则，手术切除为主，务求将瘘管一次性彻底切除，否则感染复发，局部瘢痕增多，使再次手术困难。

手术切除方法：术前用纯头针向瘘管内注入亚甲蓝或甲紫液作为标志。也可在手术显微镜下，直视并分离上皮层，将瘘管彻底切除。在瘘口处做梭形切口，顺耳轮脚方向延长，沿瘘管走行方向分离，直至显露各分支之末端，术中可用探针引导，凡亚甲蓝着色或未着色的管壁及瘢痕组织均予以全部切除。手术野必须清晰，以免瘘管组织残留。若有炎症，肉芽组织可一并切除。皮肤缺损过大，可在刮除肉芽之后植皮或每天换药处理，待创面二期愈合。

四、后天性外耳道狭窄或闭锁

（一）概述

挖耳、器械操作，或锐器、枪伤、电灼、烧伤等可致外耳道损伤，迁延未愈者可致外耳道狭窄或闭锁。

（二）诊断要点

1.临床表现

（1）耳道皮肤肿胀和破损，有渗血或积血。外伤严重者可有外耳道骨折，错位的骨片将外耳道堵塞。

（2）若并发感染，则肉芽组织增生，常发生严重的外耳道炎。

（3）损伤后期，外耳道皮肤结缔组织增生，瘢痕收缩，骨组织增生和新骨形成，造成后天性外耳道狭窄，甚至闭锁。

（4）纯音测听显示传导性聋。

（5）严重时发生外耳道表皮样瘤，压迫甚至破坏鼓膜、中耳及乳突骨质。

2.辅助检查

颞骨薄层 CT 检查有助于评估狭窄状况。

（三）治疗原则

（1）早期治疗是止血，保持外耳道干燥。去除污物及错位的骨块，预防或控制感染。

（2）必要时可用抗生素软膏纱条、龟石脂纱条或碘仿纱条填塞外耳道，防止感染及形成狭窄。

（3）肉芽形成过多者，可刮除肉芽组织，并将外耳道骨部扩大切除，加以植皮，以扩大外耳道。

（4）外耳道软骨部模状狭窄时可行扩张术，亦可将内外皮肤错位切开，去除皮下瘢痕组织，然后将内外皮肤错位缝合。

（5）软骨段有较长的狭窄或闭锁时，可去除瘢痕组织及部分耳甲腔软骨，植入游离皮片，其外侧端与耳甲腔皮肤缝合，填入碘仿纱条，7～10 d 后再将纱条取出。

（6）外耳道骨部瘢痕狭窄时，宜行乳突改良术并植皮。

（贾伊娜）

第四节　外耳其他相关疾病

一、外耳道耵聍栓塞

（一）概述

外耳道软骨部皮肤具有耵聍腺，分泌淡黄色黏稠液体，称耵聍。耵聍具有保护外耳道皮肤和黏附外物（如尘埃、小虫等）的作用，平时借助咀嚼、张口等运动，耵聍多自行排出。若外耳道耵聍积聚过多，形成团块，阻塞于外耳道内，即称耵聍栓塞。

（二）诊断要点

1.临床表现

依耵聍栓塞的程度及所在位置而有不同的症状。

（1）耳道未完全阻塞者，多无症状。

（2）阻塞甚者可使听力减退，但患者自身往往未能察知。

（3）耵聍压迫鼓膜可引起眩晕、耳鸣及听力减退。

（4）耵聍压迫外耳道后壁皮肤，可因刺激迷走神经耳支而引起反射性咳嗽。

（5）遇水膨胀时可致听力骤降。应与特发性聋鉴别。

（6）可诱发外耳道皮肤糜烂、肿胀、肉芽形成。

2.辅助检查

体检见外耳道耵聍栓塞，严重者可见外耳道扩大。颞骨薄层 CT 检查有助于评估中耳受累情况。

（三）治疗原则

（1）取耵聍应细致耐心，避免损伤外耳道皮肤或鼓膜。

1）对可活动、未完全阻塞外耳道的耵聍，可用枪状镊或耵聍钩取出耵聍团块。

2）较软的耵聍可将其与外耳道壁分离后用枪状镊分次取出。

3）较硬者用耵聍钩从外耳道后上壁将耵聍与外耳道分离出缝隙后，将耵聍钩从耵聍团块中间慢慢钩出，尽量完整取出。

（2）首次就诊难以取出者，先滴入 3％碳酸氢钠或 1％～3％酚甘油或 2％碘甘油，每天滴

4～6次,待软化后可用上述器械或用吸引器吸出,也可用外耳道清洗法清除。

(3)已有外耳道炎者,可先控制炎症,再取耵聍。

二、外耳道异物

(一)概述

外耳道异物种类繁多,可分为动物性(如昆虫、水蛭等)、植物性(如豆类、谷类、小果核等)及非生物性(如小玩具、铁屑等)。多见于儿童,因小儿玩耍时喜将小物体塞入耳内。成人亦可发生,多系挖耳或外伤时遗留小物体或昆虫侵入等。

(二)诊断要点

(1)小而无刺激性的异物可长期存留而无任何症状;较大的异物则可引起耳痛、耳鸣、听力下降、反射性咳嗽等。

(2)活昆虫等动物性异物可在耳道内爬行骚动,引起剧烈耳痛和耳鸣;植物性异物遇水膨胀后,可引起植物性炎症和刺激,压迫外耳道,引起胀痛。

(3)异物位置愈深,症状一般愈明显。靠近鼓膜的异物可压迫鼓膜,发生耳鸣、眩晕,甚至引起鼓膜及中耳损伤。

(三)治疗原则

(1)圆形光滑的异物,可用异物钩或小刮匙等器械顺空隙越过异物而将其钩出,切勿用镊子夹取,以防将异物推入深部,嵌在峡部或损伤鼓膜。操作中特别是小儿术中不配合时,取出难度大,应尽量避免损伤外耳道皮肤及鼓膜。异物细小时可用冲洗法排出。

(2)活昆虫等动物性异物,可先滴入甘油或植物油将其淹毙,或用丁卡因、70％乙醇、对皮肤无毒性的杀虫剂等滴入,使其麻醉后用镊子取出或冲出。对飞虫也可试行用亮光诱出。

(3)已泡涨的异物,可先用95％乙醇滴入,使其脱水缩小后再行取出。易碎的异物也可分次取出。不合作的幼年儿童,宜在全身麻醉下取出异物。

(4)外耳道有继发感染者,可先行抗感染治疗,待炎症消退后再取出异物,或取出后积极治疗外耳道炎。

(5)异物取出过程中,如外耳道损伤出血,可用碘仿纱条压迫止血,次日取出,涂以抗生素软膏,预防感染。

三、外耳道胆脂瘤

(一)概述

原发于外耳道、阻塞于外耳道骨段、含有胆固醇结晶的脱落上皮团块称外耳道表皮样瘤或外耳道胆脂瘤,又称外耳道栓塞性角化病。其组织学结构同中耳表皮样瘤,但常混有耵聍碎屑。

(二)诊断要点

1.临床表现

多发生于成年人,男女发病率相等。单侧多见,可侵犯双耳。症状与胆脂瘤大小及是否合并感染有关。

(1)无继发感染的小表皮样瘤可无明显症状。

(2)表皮样瘤较大时,可出现耳内闭塞感、耳鸣、听力下降。

(3)继发感染则有耳痛,可放射至头部,剧烈者夜不能寐,耳内流脓或脓血,具臭味。感染严重者可并发颈侧脓肿和瘘管。

2.辅助检查

耳镜检查见耳道深部为白色或黄色表皮样瘤阻塞,其表面被无数层鳞片状物质包裹。较大的表皮样瘤清除后可见外耳道骨质遭破坏、吸收,骨段明显扩大,软骨段一般无明显改变。

巨大胆脂瘤行颞骨 CT 检查可见破坏外耳道后壁侵犯乳突,广泛破坏乳突骨质,并发表皮样瘤型中耳乳突炎,面神经垂直段、鼓索神经亦可因骨质破坏而直接裸露于病灶下方。

3.鉴别诊断

注意和原发于中耳的表皮样瘤、外耳道癌及坏死性外耳道炎相鉴别。

(三)治疗原则

(1)未合并感染的表皮样瘤较易取出,清除方法同盯聍取出术。可用 3% 硼酸甘油或 5% 碳酸氢钠溶液滴耳(合并感染时避免使用),使其软化后再取。

(2)合并感染时,由于外耳道肿胀,触痛明显,表皮样瘤嵌顿于扩大的外耳道深部,取出较为困难,此时应注意控制感染。但单纯的控制感染很难迅速奏效,只有全部或部分清除表皮样瘤后,方能促使炎症吸收。

(3)感染严重、取出十分困难者,可在全麻及手术显微镜下进行,同时全身应用抗生素控制感染,术后应随诊观察,清除残余或再生的表皮样瘤。水杨酸乙醇(酒精)滴耳或可预防复发。

(4)外耳道表皮样瘤侵入乳突者应按乳突根治术或改良乳突根治术治疗。

四、耳郭假性囊肿

(一)概述

耳郭假性囊肿又称为耳郭浆液性软骨膜炎、耳郭软骨间积液、耳郭非化脓性软骨膜炎等。多发于 30～40 岁中青年男性,常偶然发现。

(二)诊断要点

1.临床表现

耳郭无痛性囊性物,自觉症状少,可有发胀感或局部发痒。检查可见囊性物位于舟状窝或三角窝,有弹性感,无压痛。

2.辅助检查

透光度好,穿刺抽出淡黄色浆液性液体可明确诊断。

(三)治疗原则

治疗方法较多,大致有下列几种。

(1)无菌条件下穿刺抽液,石膏固定,经 7～10 d 拆除石膏。

(2)抽液后注入硬化剂,加压包扎。

(3)囊腔内高渗液注入法:囊腔内注射 15% 高渗盐水或 50% 葡萄糖液。

(4)手术治疗:皮下分离,显露并切除腹侧囊壁样结构,加压包扎。

五、颞颌关节紊乱综合征

(一)概述

颞颌关节紊乱综合征为颞颌关节紊乱病发展的早期阶段,是以咀嚼和张口时关节区酸胀疼痛、运动时弹响以及张口运动障碍等为主要特点的一组综合征。开始发生于一侧,有的可逐渐累及双侧,部分病例迁延反复发作,严重影响咀嚼功能。

(二)诊断要点

1.临床表现

(1)关节区疼痛:局部酸胀、疼痛,张口及咀嚼时明显。

(2)运动时弹响:张口活动时,清脆的单响声或碎裂的连响声。

(3)张口障碍:张口受限多见,也可有张口过大或张口时下颌偏斜。

(4)可有关节区压痛:开口运动时髁状突处明显。

(5)其他:颞部疼痛、头晕、耳鸣。

2.辅助检查

(1)口腔检查可能有牙颌关系紊乱存在。

(2)X线片、关节造影、关节内镜等检查排除器质性疾病。

3.鉴别诊断

(1)颞下颌关节炎:急性化脓性颞下颌关节炎(关节区可见红肿、压痛明显)。类风湿颞下颌关节炎(全身多发关节炎)。

(2)耳源性疾病:外耳道疖、中耳炎。

(3)茎突过长症:开口、咀嚼时可引起关节后区、耳后区和颈部牵涉痛,X线片检查可确诊。

(三)治疗原则

保守治疗为主,去除可能的病因,消除不利的心理因素,适当应用镇静药,避免用力张口,纠正不良咀嚼习惯。

(贾伊娜)

第五节 迷路炎

迷路炎是化脓性中耳乳突炎较常见的并发症。按病变范围及病理变化可分为局限性迷路炎、浆液性迷路炎及化脓性迷路炎3个主要类型。

一、局限性迷路炎

(一)概述

局限性迷路炎亦称迷路瘘管,多因胆脂瘤或慢性骨炎破坏迷路骨壁,以致局部产生瘘管,使中耳与迷路骨内膜或外淋巴隙相通。

(二)诊断要点

1.症状

(1)眩晕:为阵发性眩晕或继发性眩晕,可伴恶心呕吐。如果病变侧的半规管功能仍正常或接近正常,该侧迷路被刺激后,会出现自发性眼震,快相指向病变侧。眩晕多在快速转身、屈体、骑车、耳内操作(如挖耳、洗耳等)、压迫耳屏或擤鼻时发作,持续数分钟至数小时不等。中耳乳突炎急性发作期眩晕症状加重。

(2)听力减退多为慢性中耳炎引起,可伴有耳鸣。

2.体征

瘘管试验阳性。

迷路瘘管患者中只有22%～72%存在瘘管试验阳性。如果迷路瘘管被肉芽等病变阻塞,瘘管试验呈阴性。

3.纯音测听

传导性聋或混合性聋。

4.前庭功能

前庭功能一般正常或亢进。检查时不宜采用冷热水试验(建议采用冷热空气刺激仪)以免感染扩散。

5.颞骨CT

建议使用层厚为1.0 mm以下的薄层CT进行颞骨扫描。随着颞骨CT层厚减小,诊断迷路瘘管的敏感性和特异性会增加。有报道称0.55 mm层厚的颞骨CT诊断迷路瘘管的敏感性和特异性达100%。

(三)治疗原则

1.治疗原则

应在足量抗生素控制下尽早施行鼓室成形术。

2.手术治疗

90%的迷路瘘管位于外半规管,术前颞骨CT可以诊断。术中清除瘘管处的胆脂瘤及肉芽要留到清除中耳病变的最后一步,即在重建听骨链前,注意避免吸引器靠近瘘管口。如果不慎清除病变过程中暴露瘘管,见外淋巴外溢和膜迷路,要立即使用筋膜和骨蜡封闭瘘管。如果骨内膜完整,用颞筋膜加骨粉修复瘘口。瘘口较大时,用筋膜和骨蜡封闭瘘管。

二、浆液性迷路炎

(一)概述

浆液性迷路炎可继发于局限性迷路炎,或为中耳炎的细菌性或病毒性毒素经前庭窗或蜗窗入内耳引起非化脓性炎症。

(二)诊断要点

1.症状

(1)眩晕,可伴有恶心、呕吐。

(2)听力下降,可伴有耳鸣,较重的可有感音神经性聋,但未全聋。听力下降不严重的病例,可有重振、复听等耳蜗病变的表现。

(3)可有耳深部疼痛。

2.体征

眼震为水平、旋转性,早期眼震方向朝患侧,表明患侧前庭功能亢进。晚期朝向健侧,提示病情加重、患侧前庭功能减弱。瘘管试验可为阳性。对该类患者做前庭功能试验时忌用冷热水,应该使用冷热空气。

3.纯音测听

早期传导性聋,晚期混合性聋或重度感音神经性聋。

4. 颞骨 CT

多数可见迷路瘘管。

(三)治疗原则

1. 治疗原则

立即使用足量抗生素及糖皮质激素抗感染治疗;尽早行鼓室成形术;注意水电解质平衡。

2. 具体措施

(1)药物治疗:应给予足量抗生素加适量地塞米松,如生理盐水 100 mL＋头孢曲松 2 g＋地塞米松 10 mg,每日 1 次静脉滴注。抗生素应该选择可以通过血脑屏障的第三代头孢,而且对革兰阳性球菌和革兰阴性杆菌均有效,如头孢曲松。可予以适当的镇静剂如地西泮 10 mg 肌内注射或口服,同时注意水电解质的平衡。

(2)手术治疗:同局限性迷路炎。

三、化脓性迷路炎

(一)概述

化脓菌侵入内耳,引起迷路弥散性化脓病变,称化脓性迷路炎。本病内耳终器被破坏,功能全部丧失。感染可继续向颅内扩散,引起颅内并发症。多因中耳感染扩散,从浆液性迷路炎发展而来;继发于急性化脓性中耳乳突炎者,以肺炎球菌Ⅲ型或溶血性链球菌感染较多见。

(二)诊断要点

(1)眩晕为严重的、持续性眩晕,伴阵发性的剧烈恶心、呕吐,持续 1~4 周。初期因病侧前庭受刺激而眼震向同侧,但不久转为快相向健侧,强度较大。患者躯干向眼震慢相侧倾倒。若眼震快相从健侧转向病侧时,应警惕发生颅内并发症。急性期过后,前庭功能逐渐代偿,眩晕逐渐减轻,但功能不能恢复。

(2)听力迅速下降并丧失,常伴有持续性高频耳鸣。

(3)若有发热、头痛,同时有脑膜刺激征时应考虑有颅内并发症的可能。

(4)因迷路已破坏,故瘘管试验阴性。前庭功能检查可无反应。

(三)治疗原则

同浆液性迷路炎。

(贾伊娜)

第六节　分泌性中耳炎

分泌性中耳炎是中耳黏膜的非化脓性感染性疾病,以鼓室积液及听力下降为主要特征。中耳积液可为浆液性漏出液或渗出液,也可为黏液。由于对本病的病因、发病机制及基本病变等方面的认识观点不同,故对本病的命名也不统一。分泌性中耳炎还称为渗出性中耳炎、卡他性中耳炎、非化脓性中耳炎、中耳积液及胶耳等。

分泌性中耳炎可分为急性和慢性两种,一般认为,分泌性中耳炎病程长达 8 周以上者即为慢性。慢性分泌性中耳炎是因急性期未得到及时的治疗,或由急性分泌性中耳炎反复发作、迁延转化而来。

本病临床常见,成人与小儿均可发病,但小儿的发病率较高,是小儿常见的听力下降原因之一。

一、病因

病因复杂,目前认为主要的病因有咽鼓管功能障碍、感染和免疫反应。

(一)咽鼓管功能障碍

一般认为咽鼓管功能障碍是本病的基本病因。

1.咽鼓管阻塞

(1)机械性阻塞:传统观念认为,咽鼓管咽口的机械性阻塞是本病的主要病因。随着病因学研究的深入,目前认为,咽鼓管的机械性阻塞作为分泌性中耳炎主要病因的可能性很小。①腺样体肥大:与本病的关系密切。过去曾认为此乃因肥大的腺样体堵塞咽鼓管咽口所致。但近年的研究认为,腺样体作为致病菌的潜藏处,即慢性腺样体炎,是引起本病反复发作的原因。②慢性鼻炎及鼻窦炎:以往仅将其归因于脓液堵塞咽口及咽口处的黏膜因脓液的长期刺激而增生,导致咽口狭窄之故。新的研究发现,此类患者鼻咽部 SIgA 活性较低,故细菌容易在此繁殖而致病。③鼻咽癌:鼻咽癌患者在放疗前后均易并发本病。除肿瘤的机械性压迫外,还与腭帆张肌、腭帆提肌、咽鼓管软骨遭肿瘤破坏或放射性损伤致咽口狭窄等因素有关。

(2)非机械性阻塞:小儿肌肉薄弱,司咽鼓管开闭的肌肉收缩无力;小儿咽鼓管的软骨弹性差,中耳易产生负压,而中耳负压的形成,使咽鼓管软骨段更易向腔内塌陷,管腔进一步狭窄,形成了恶性循环。这是小儿本病发病率较高的解剖基础之一。

2.咽鼓管纤毛系统功能障碍

咽鼓管由假复层柱状纤毛上皮覆盖,其黏液纤毛输送系统可不断向鼻咽部排出病原体及分泌物。细菌的外毒素或先天性纤毛运动不良综合征可致纤毛运动瘫痪,致中耳积液。

(二)感染

由于分泌性中耳炎常继发于上呼吸道感染,故认为本病与细菌及病毒感染有关。常见的致病菌为流感嗜血杆菌和肺炎链球菌,其次为 β-溶血性链球菌及金黄色葡萄球菌等。致病菌的内毒素在发病机制中,特别是在病变迁延为慢性的过程中具有一定的作用。随着 PCR 等现代检测技术的应用,在中耳积液中检出了流感病毒,呼吸道合胞病毒及腺病毒等病毒,因此,病毒也可能是本病的致病微生物。

(三)免疫反应

中耳具有独立的免疫防御系统,小儿随着年龄的增长而逐渐发育成熟。由于中耳积液中的细菌检出率较高,并可在积液中检测到细菌的特异性抗体、免疫复合物及补体等,故提示分泌性中耳炎可能是一种由抗体介导的免疫复合物对中耳黏膜的损害,即 I 型变态反应所致。

二、病理

咽鼓管在一般状态下是关闭的,仅在吞咽、打哈欠等时瞬间开放,以调节中耳内的气压,使之与外界的大气压保持平衡。当咽鼓管功能不良时,外界空气不能进入中耳,中耳腔内原有的气体逐渐被黏膜吸收,致腔内形成负压,此时,中耳黏膜水肿,毛细血管通透性增加,漏出的血清聚集于鼓室,可形成中耳积液。如负压不能得到解除,中耳黏膜可发生一系列病理变化,表现为黏膜增厚,上皮化生,杯状细胞增多。如病变未能得到控制,晚期可出现积液机化,最后发展为粘连性中耳炎,胆固醇肉芽肿及鼓室硬化症等。中耳积液为漏出液、渗出液和黏液的混合液体,早期主要为浆液性,后期转变为黏液性。浆液性液体稀薄,如水样,呈深浅不同的黄色。胶耳液体如胶冻状。

三、症状

(1)听力下降:急性分泌性中耳炎多有感冒史,之后出现听力下降,并伴自听增强。当头位变动,如前倾或侧卧位时,听力可暂时改善。慢性起病者的听力下降多于不知不觉中发生,患者常说不清具体的发病时间。小儿多表现为对家长的呼唤不理睬,看电视时要求调大音量,注意力不集中及学习成绩下降等。如为单耳患病,也可长期不被察觉。

(2)耳痛:急性者起病时可有耳痛,慢性者耳痛不明显。

(3)耳内闭塞感或称闷胀感。

(4)耳鸣:一些患者可有耳鸣,多为间歇性、低调的耳鸣。当头部运动及擤鼻时,耳内可有气过水声。

四、检查

1.鼓膜

(1)鼓膜内陷:表现为光锥缩短,变形或消失,锤骨柄向后上移位,锤骨短突明显向外突起。

(2)鼓室积液:鼓膜失去正常光泽,呈淡黄或橙红色,慢性者可呈灰蓝或乳白色;若液体未充满鼓室,可透过鼓膜见到液平面。此液面形如弧形的发丝(名发线);有时透过鼓膜还可见到气泡影,做咽鼓管吹张后气泡可增多。

(3)鼓膜活动受限:积液多时,鼓膜向外膨隆,鼓气耳镜检查示鼓膜活动受限。

2.听力检查

(1)音叉试验:为传导性耳聋。

(2)纯音听阈测试:示传导性耳聋。听力下降的程度不一,重者可达 40 dB。听力损失一般以低频为主。少数患者可合并感音神经性耳聋。

(3)声导抗测试:声导抗图对诊断本病有重要价值。平坦型(B 型)是分泌性中耳炎的典型曲线;负压型(C 型)曲线示咽鼓管功能不良及鼓室有负压,或有少量鼓室积液。

3.纤维鼻咽镜检查

小儿观察是否合并有腺样体肥大;成人应观察鼻咽病变,特别注意排除鼻咽癌。

五、诊断

根据病史、症状、体征(鼓膜变化)及听力学检查结果,可明确诊断。必要时可行诊断性鼓膜穿刺术确诊。

六、鉴别诊断

1.鼻咽癌

因本病可为鼻咽癌患者的早期症状,所以对成人一侧分泌性中耳患者,应仔细询问是否存在鼻咽癌的相关症状,警惕有鼻咽癌的可能。须行纤维鼻咽镜检查,必要时作鼻咽部 CT 扫描或 MRI。

2.脑脊液耳漏

颞骨骨折并发脑脊液漏但鼓膜完整者,脑脊液聚集于鼓室内,可产生类似分泌性中耳炎的临床表现。根据头外伤史,中耳积液的化验检查及颞骨 CT 结果,可帮助鉴别。

3.外淋巴瘘

极少见。多继发于镫骨手术后或有气压损伤史。瘘孔好发于蜗窗及前庭窗,耳聋呈感音神经性或混合性。

4.胆固醇肉芽肿

胆固醇肉芽肿亦称特发性血鼓室。病因不明,可为分泌性中耳炎晚期的并发症。鼓膜呈蓝色或蓝黑色。中耳内有棕褐色液体或棕褐色肉芽,内有含铁血黄素与胆固醇结晶。颞骨 CT 片示鼓室及乳突内有软组织影,少数有骨质破坏。

5.粘连性中耳炎

粘连性中耳炎是慢性分泌性中耳炎的后遗症。鼓膜紧张部与鼓室内壁及听骨链粘连,听力损失较重,声导抗图为"B"型、"C"型或"As"型。咽鼓管吹张治疗无效。

七、预防

加强身体锻炼,预防感冒。进行宣传教育,提高家长及教师对本病的认识,争取早发现、早治疗,防止粘连性中耳炎等后遗症的发生。

八、治疗

治疗原则为,控制感染,清除中耳积液,改善中耳通气及病因治疗。

1.非手术治疗

(1)抗生素:急性分泌性中耳炎可选用青霉素、红霉素及头孢类等抗生素口服或静脉滴注。

(2)糖皮质激素:如口服地塞米松或泼尼松等作短期治疗。

(3)保持鼻腔及咽鼓管通畅:减充血剂如 0.05% 盐酸羟甲唑啉喷鼻;咽鼓管吹张(包括捏鼻鼓气法及波氏球吹张法)。

(4)耳部激光理疗及超短波治疗:可促进积液的吸收。

2.手术治疗

(1)鼓膜穿刺术:用 7 号针头,在无菌操作下从鼓膜的前下方刺入鼓室,以空针抽吸积液。必要时可重复穿刺。亦可于抽液后注入糖皮质激素及氨溴索等类药物行鼓室灌注治疗。

(2)鼓膜切开术:液体较黏稠,鼓膜穿刺无效者应行鼓膜切开术。小儿则直接于全麻下行鼓膜切开术。

(3)鼓膜置管术:凡病情迁延、长期不愈及反复发作者,或估计咽鼓管功能不能于短期内恢复正常者,可先行鼓膜切开将积液吸尽后,于鼓膜切开处留置一通气管,以改善中耳的通气,并利于排出中耳积液,促进咽鼓管功能的恢复。通气管的留置时间长短不一,一般为 6~8 周,最长不超过 3 年。咽鼓管功能恢复后,通气管大多可自行脱出。

(4)针对病因的手术治疗:积极治疗鼻咽或鼻腔疾病,如腺样体切除术、鼻内镜下鼻息肉摘除术、下鼻甲部分切除术等。其中,腺样体切除术在儿童分泌性中耳炎的治疗中应受到足够的重视。

(刘光磊)

第七节　急性化脓性中耳炎

急性化脓性中耳炎是中耳黏膜的急性化脓性炎症。本病多发生于儿童,以冬、春季节多见,多继发于上呼吸道感染。

一、病因

主要致病菌为肺炎链球菌、流感嗜血杆菌、乙型溶血性链球菌、葡萄球菌及绿脓杆菌等,前两者在小儿多见。各种原因引起的身体抵抗力下降,全身慢性疾病以及邻近部位的病灶疾病(如慢性扁桃体炎、慢性鼻窦炎等),腺样体肥大等,是本病的诱因。感染主要通过以下三种途径。

1.咽鼓管途径

(1)急性上呼吸道感染:致病菌经咽鼓管侵入中耳,引起感染。

(2)在不洁的水中游泳或跳水,不适当的擤鼻、咽鼓管吹张、鼻腔治疗,以及鼻咽部填塞等,致病菌循咽鼓管侵入中耳。

(3)急性传染病:如猩红热、麻疹、白喉、百日咳、流感等,原发病的病原体可经咽鼓管侵入中耳,并发本病。

(4)婴幼儿因其咽鼓管的解剖生理特点,更易经此途径引起中耳感染。母亲对婴幼儿的哺乳方法不当,如平卧吮奶,乳汁可经咽鼓管流入中耳。

2.外耳道鼓膜途径

因鼓膜外伤,不正规的鼓膜穿刺或鼓室置管,致病菌可由外耳道侵入中耳。

3.血行感染

极少见。

二、病理

病变常累及包括鼓室、鼓窦及乳突气房的整个中耳黏-骨膜,但以鼓室为主。早期鼓室黏膜充血,水肿,咽鼓管咽口阻塞。由于毛细血管扩张,通透性增加,鼓室内血浆、纤维蛋白、红细胞、多形核白细胞渗出。鼓室黏膜增厚,纤毛脱落,杯状细胞增多。鼓室内炎性渗出物聚集,并逐渐变成脓性。脓液增多后鼓膜受压而缺血,并出现血栓性静脉炎,终致局部溃破,鼓膜穿孔,耳流脓。若治疗得当,炎症可逐渐消退,黏膜恢复正常,鼓膜穿孔可自行修复,或遗留永久性穿孔。病变深达骨质的急性坏死性中耳炎可迁延为慢性。

三、症状

1.耳痛

鼓膜穿孔前搏动性跳痛或刺痛,可向同侧头部或牙放射,耳痛剧烈者夜不成眠。小儿表现为搔耳、摇头、哭闹不安。鼓膜穿孔流脓后耳痛减轻。

2.听力减退及耳鸣

早期感到耳闷,听力逐渐下降,伴耳鸣。鼓膜穿孔后耳聋反而减轻。

3.流脓

鼓膜穿孔后耳内有液体流出,初为血水样,以后变为脓性分泌物。

4. 全身症状

轻重不一。可有畏寒、发热、倦怠,食欲减退。小儿全身症状较重,常伴呕吐、腹泻等消化道症状。鼓膜穿孔后,体温逐渐下降,全身症状明显减轻。

四、检查

1. 耳镜检查

早期,鼓膜松弛部充血,锤骨柄及紧张部周边可见放射状扩张的血管。继之鼓膜弥散性充血、肿胀,向外膨出,其正常标志不易辨识。鼓膜穿孔前,局部先出现一小黄点。穿孔一般开始甚小,不易看清,有时可见穿孔处的鼓膜有搏动亮点,或见分泌物从该处涌出。穿孔扩大后,能见其边界。婴幼儿的鼓膜较厚,富于弹性,不易发生穿孔,即使中耳已蓄脓,鼓膜却无显著红肿等病变,应警惕之。坏死型中耳炎鼓膜迅速融溃,形成大穿孔。

2. 耳部触诊

乳突尖及鼓窦区有轻微压痛。小儿乳突区皮肤可出现轻度红肿。

3. 听力检查

呈传导性听力损失。

4. 血常规

白细胞总数增多,多形核白细胞增加。鼓膜穿孔后血常规渐趋正常。

五、诊断

根据病史和检查,不难对本病做出诊断。应与外耳道炎、疖肿鉴别:主要表现为耳内疼痛、耳郭牵拉痛。外耳道口及外耳道内肿胀,晚期局限成疖肿。

六、治疗

原则是控制感染和通畅引流并去除病因。

1. 全身治疗

(1)及早应用足量抗生素或其他抗菌药物控制感染,务求彻底治愈。一般可选择青霉素类、头孢菌素类等药物。鼓膜穿孔后,取脓液做细菌培养及药敏试验,并参照结果调整用药。

(2)减充血剂喷鼻,如盐酸羟甲唑啉,有利于恢复咽鼓管功能。

(3)注意休息,调节饮食,疏通大便。全身症状较重者注意给予支持疗法。小儿呕吐,腹泻时,应注意补液,纠正电解质紊乱。

2. 局部治疗

(1)鼓膜穿孔前。①用 2%石炭酸甘油滴耳,可消炎止痛。因该药遇脓液后可释放石炭酸,故鼓膜穿孔后应立即停止使用,以免腐蚀鼓室黏膜及鼓膜。②遇下述情况时,应作鼓膜切开术:a. 全身及局部症状较重,鼓膜明显膨出,经一般治疗后效果不明显;b. 鼓膜穿孔太小,引流不畅;c. 疑有并发症可能,但尚无须立即行乳突开放术者。

(2)鼓膜穿孔后。①先用 3%过氧化氢尽量彻底清洗并拭净外耳道脓液或用吸引器将脓液吸净;②局部用抗生素水溶液滴耳,如 0.25%~1% 氯霉素液、0.3% 氧氟沙星滴耳剂、利福平滴耳剂等。不主张使用粉剂,以免与脓液结块,影响引流。③当脓液已减少,炎症逐渐消退时,可用甘油或酒制剂滴耳,如 3%硼酸甘油,3%硼酸酒精等。④炎症完全消退后,穿孔大都可自行愈合。鼓膜穿孔长期不愈合者,可行鼓膜修补术。

3.病因治疗

积极治疗鼻部及咽部慢性疾病,如腺样体肥大、慢性鼻窦炎、慢性扁桃体炎等。

七、预防

(1)锻炼身体,提高身体素质,积极预防和治疗上呼吸道感染。

(2)普及卫生知识、防治呼吸道传染病。

(3)宣传正确的哺乳姿势。哺乳时应将婴儿抱起,使头部竖直。

(4)陈旧性鼓膜穿孔或鼓室置管者不宜游泳。

(刘光磊)

第八节 急性乳突炎

急性乳突炎是乳突气房黏膜及其骨质的急性化脓性炎症。多由急性化脓性中耳炎发展而来。儿童比较多见,2～3岁以下的婴幼儿因乳突尚未发育,仅发生鼓窦炎。

一、病因

急性乳突炎主要是急性化脓性中耳炎的并发症。主要原因有以下几点。

(1)患者体质虚弱、抵抗力差,如麻疹、猩红热等急性传染病或糖尿病、慢性肾炎等全身慢性病患者。

(2)致病菌毒力强,耐药,对常用抗生素不敏感,如肺炎球菌型、乙型溶血性链球菌等。

(3)中耳脓液引流不畅,如鼓膜穿孔太小或穿孔被脓液、异物等堵塞。

二、病理

急性化脓性中耳炎时,以鼓室为中心的化脓性炎症未得到控制而进一步向鼓窦和乳突发展、蔓延,乳突气房的黏-骨膜充血,肿胀,坏死,脱落,骨质脱钙,房隔破溃,气房内积脓。此时,如鼓窦入口被肿胀的黏膜或肉芽等所堵塞,鼓窦和乳突气房引流障碍,乳突气房融合为一个或数个大的空腔,腔内有大量脓液蓄积,称急性融合性乳突炎。由溶血性链球菌或流感嗜血杆菌引起者,乳突气房内充满血性渗出物,称出血性乳突炎。

若乳突气化不良,如板障型乳突,乳突的急性化脓性感染则可表现为乳突骨髓炎。由于抗生素的广泛应用,某些急性乳突炎的全身和局部症状非常轻微,在未发生并发症以前常不易被发现,称隐性乳突炎。急性乳突炎如未被控制,炎症继续发展,可穿破乳突骨壁,引起颅内、外并发症。

三、症状

在急性化脓性中耳炎的恢复期中,一般是在疾病的第3～4周,各种症状不继续减轻,反而加重,出现如下症状。

(1)鼓膜穿孔后耳痛不减轻,或一度减轻后又加重;头痛重新出现,或加重。

(2)听力不提高反而下降。

(3)耳流脓不逐渐减少却逐渐增加(脓液引流受阻时可突然减少)。

(4)全身症状加重,体温再度升高,重者可达 40 ℃以上。儿童可有速脉、嗜睡,甚至惊厥。通常有恶心、呕吐、腹泻等消化道症状。

四、检查

(1)外耳道脓液甚多,拭净后又迅速出现。骨性外耳道后上壁红肿、塌陷。鼓膜充血,松弛部可膨出;鼓膜穿孔一般较小,穿孔处有脓液搏动。

(2)乳突部皮肤肿胀,潮红,耳后沟红肿压痛,耳郭耸向前方。鼓窦区及乳突尖区有明显压痛。

(3)乳突 X 线片早期表现为乳突气房模糊,脓腔形成后房隔不清,融合为一透亮区。

(4)颞骨 CT 扫描可见乳突含气量减少,房隔破坏,并可见液气面。

(5)白细胞增多,多形核白细胞增加。

五、诊断

根据病史、症状和检查,可对本病做出诊断。应与外耳道疖鉴别。后者无急性中耳炎史,全身症状较轻。外耳道疖位于外耳道口后壁时,虽也可有耳后沟肿胀,但无乳突区压痛。检查鼓膜正常,可见到疖肿破溃口。

六、治疗

早期,全身及局部治疗同急性化脓性中耳炎,应参照细菌学检查结果及早应用大剂量抗生素,静脉给药;改善局部引流,可行鼓膜切开术。感染未能得到控制,或出现可疑并发症时,应立即行单纯乳突开放术。

七、预防

与急性化脓性中耳炎相同。对急性化脓性中耳炎要治疗及时、得当,以免发生急性乳突炎。

(刘光磊)

第九节　胆脂瘤中耳炎

胆脂瘤是一种位于中耳内的囊性结构,是由于鼓膜、外耳道的复层鳞状上皮在中耳腔生长而堆积成的团块,而非真性肿瘤。胆脂瘤可继发于慢性化脓性中耳炎,而慢性化脓性中耳炎也可继发于胆脂瘤的细菌感染,故本病又称为伴有胆脂瘤的慢性中耳炎。由于胆脂瘤可破坏周围骨质,故可使炎症向周围扩散,导致一系列严重的颅内、外并发症,重者可危及生命。

一、发病机制

胆脂瘤形成的确切机制目前尚不清楚,主要的学说有以下几种。

1. 袋状内陷学说

由于咽鼓管通气功能不良,鼓室形成负压,中耳黏膜充血肿胀、增厚;此时位于中、上鼓室之间的狭窄通道被肿胀黏膜堵塞,使上鼓室与中鼓室及咽鼓管之间形成两个互不相通的系统。上鼓室高负压使鼓膜松弛部逐渐陷入上鼓室内,内陷的鼓膜形成一囊袋。因囊袋的内壁原为鼓膜的上皮层,此层的鳞状上皮及角化物质在代谢过程中不断脱落,堆积于囊袋中,使囊袋不断扩大,破坏周围骨质,最终形成胆脂瘤。此种类型又称为后天性原发性胆脂瘤。

2.上皮移入学说

伴有鼓膜边缘性穿孔或大穿孔的慢性化脓性中耳炎,其外耳道及鼓膜的上皮沿穿孔处的骨面向鼓室内移行生长,其脱落的上皮及角化物质堆积于鼓室及鼓窦内而不能自洁,聚积成团,形成胆脂瘤。此种类型又称为后天性继发性胆脂瘤。

二、病理

胆脂瘤:是一种囊性结构,囊的内壁为复层鳞状上皮,囊内充满脱落坏死的上皮,角化物质及胆固醇结晶,故称为胆脂瘤。它可破坏周围的骨质,并向四周不断扩大。这种骨质遭破坏的确切机制尚不清楚,可能是胆脂瘤对其周围骨质的直接压迫所致或其基质及其下方的炎性肉芽组织产生的多种酶(蛋白酶、胶原酶等),致使周围骨质脱钙,骨壁破坏所致。

三、症状

1.耳溢液

耳内长期流脓,脓液可含白色豆渣样物,有奇臭。

2.听力下降

位于鼓膜松弛部的胆脂瘤早期可不引起听力下降;而位于紧张部的胆脂瘤早期即可引起听力下降。一般为传导性耳聋,晚期可为混合性耳聋。

3.耳鸣

可有高音调或低音调耳鸣。

四、检查

1.耳镜检查

鼓膜松弛部穿孔或紧张部后上方边缘性穿孔或大穿孔。穿孔处可见有灰白色鳞片状或豆渣样无定形物质,奇臭。

松弛部穿孔可被痂皮覆盖,如不除痂观察,常导致漏诊。大的胆脂瘤可致上外耳道后上骨壁破坏,检查见外耳道后上壁塌陷。

2.纯音测听

听力损失可轻可重,可为传导性或混合性耳聋。

3.颞骨高分辨率CT

检查示上鼓室、鼓窦或乳突有密度增浓影及骨质破坏区,其边缘多浓密、整齐。

五、诊断及鉴别诊断

根据症状、体征及辅助检查结果,不难诊断。

但应与不伴胆脂瘤的慢性化脓性中耳炎相鉴别。

六、治疗

应尽早手术治疗,清除病灶,预防并发症。

1.手术治疗的目的

①彻底清除病变组织：包括鼓室、鼓窦和乳突腔内的胆脂瘤、肉芽及病变骨质等，应完全彻底地加以清除；②重建听骨链：在彻底清除病变组织的基础上，应尽可能保留与中耳传音功能有关的健康组织，如听小骨、残余鼓膜、咽鼓管黏膜、鼓室黏膜等，并在此基础上一期或二期重建听骨链；③力求干耳；④预防颅内外并发症。

2.手术术式

①乳突根治术：是通过开放乳突，切除外耳道后上骨壁骨质，使鼓室、鼓窦、乳突腔和外耳道形成一永久向外开放的术腔，并取出锤骨及砧骨，以彻底清除病变组织。该术式可使听力遭到严重的损害，故仅适用于破坏范围极广合并感音神经聋或伴有颅内外并发症的胆脂瘤中耳炎。②乳突病变切除及鼓室成形术：是一种对传统乳突根治术的改良术式，术中既要彻底清除中耳各部的所有病灶，同时又应尽可能保留中耳的传声结构，并在此基础上做鼓室成形术。适用于具备鼓室成形术条件的胆脂瘤中耳炎。

（刘光磊）

第十节　外耳道异物

外耳道异物是指异物不慎进入外耳道所致损伤性疾病。

一、病因及分类

（一）病因

外耳道异物多见于儿童，因小儿玩耍时往往喜欢将小物体塞入耳内；成人亦可发生，多为挖耳时将火柴头或木棒断入耳内；在外伤或作业时异物侵入；治疗外耳道或中耳疾病时不注意将纱条、棉花等遗留于外耳道内；夏季野外作业或露宿时昆虫可飞入或爬入耳道内。

（二）分类

异物种类可分为动物性（如昆虫、水蛭等）、植物性（如豆类、谷粒、麦粒、小果核等）及非生物类（如石子、小玩具、铁屑、玻璃珠、纱条等）。

二、诊断要点

临床表现根据异物的大小、位置、种类不同而不同。

（1）小而无刺激性的非生物性异物一般不引起症状，而异物越大、越接近鼓膜，出现的耳痛、耳鸣、听力下降、反射性咳嗽等症状才越明显。

（2）活昆虫等动物性异物爬行于耳道内可引起剧烈耳痛、噪声，使患者情绪躁动，甚至损伤鼓膜；豆类等植物性异物遇水膨胀后，阻塞外耳道可引起耳闷、耳痛及听力减退；锐利坚硬的异物可损伤鼓膜。

（3）异物位置越深，症状一般越明显，而靠近鼓膜的异物还可压迫鼓膜，发生耳鸣、眩晕，甚至引起鼓膜及中耳损伤。

（4）外耳道异物一般用耳镜检查多能发现，但有时因异物刺激，患者本人或家长自己试图取异物时损伤外耳道,致外耳道肿胀,看不清异物。如有明显异物史,应仔细检查。

(5)另外,在外耳道底壁和鼓膜下缘的交接处比较深陷隐蔽,细小的异物可在此存留并被隆起的外耳道底壁遮挡,因此检查时要格外小心。

三、鉴别要点

1. 外耳道炎症

异物停留时间过长可并发外耳道炎症,可待炎症消退后再取出异物;或取出后按外耳道炎症处理。

2. 外耳道耵聍

异物被耵聍包裹后,与耵聍类似,应根据有异物侵入外耳道的病史予以鉴别。

四、规范化治疗

1. 圆形光滑的异物

未越过外耳道峡部、未嵌顿于外耳道,可用耵聍钩或小刮匙直接钩出。异物细小者可用冲洗法冲出。操作中小儿不配合时,应避免损伤耳道皮肤及鼓膜。

2. 活动性虫类异物

可先用 75% 酒精或甘油、香油等滴耳,待虫类麻醉或杀死后用镊子取出或冲洗排除。

3. 被水疱胀的豆类异物

先用 95% 酒精滴耳,使其脱水收缩后,再行取出。

4. 不合作的幼儿患者

应在短暂全麻下取出异物,以免因术中不合作造成损伤或将异物推向深处。异物过大或嵌顿较紧、难以取出或同时有中耳异物时,可做耳内或耳后切口,以利于取出异物。

5. 如外耳道异物

伴有急性炎症时,应根据异物的种类确定取异物的时机,如金属或石头等对外耳道刺激性小的异物,可先消炎后再取出;但有些异物直接刺激外耳道引起炎症,只有取出异物炎症才能消散;有些植物性异物,局部越滴用水剂,其越膨胀,取出就越困难。异物取出后,如有外耳道炎症,局部需用抗感染药物。

6. 异物取出后

如外耳道损伤出血,可用碘仿纱条或抗生素纱条压迫止血,次日取出,并预防感染。

五、转院标准

(1)外耳道异物过大或嵌顿较紧者。
(2)不合作的患儿哭闹剧烈者。
(3)外耳道伴有急性炎症异物取出困难者。
(4)靠近鼓膜锐利坚硬的异物。
具有上述任何一项即可考虑转院。

(周春雷)

第十一节 外耳湿疹

湿疹是指由多种内外因素引起的变态反应性多形性皮炎。发生在外耳道内称外耳道湿疹。若不仅发生在外耳道,还包括耳郭和耳周皮肤,则为外耳湿疹。

一、病因及分类

(一)病因

湿疹的病因和发病机制尚不清楚,多认为与变态反应有关,还可能和精神因素、神经功能障碍、内分泌功能失调、代谢障碍、消化不良等因素有关。引起变态反应的因素可为食物(如牛奶、鱼虾、海鲜等)、吸入物(如花粉、动物的皮毛、油漆、化学气体等)、接触物(如漆树、药物、化妆品、织物、肥皂、助听器外壳的化学物质等)及其他内在因素等。潮湿和高温常是该病的诱因。化脓性中耳炎脓性分泌物对外耳道皮肤的刺激、外伤后细菌或病毒感染等也可引起外耳道湿疹。

(二)分类

1.病程分类

急性湿疹、亚急性湿疹和慢性湿疹。

2.有无外因分类

有外因者称为湿疹样皮炎,无外因者称为湿疹。湿疹样皮炎又分为传染性和非传染性湿疹,而湿疹则分为异位性皮炎(异位性湿疹)和脂溢性皮炎。

外耳的传染性湿疹多由中耳炎的脓液持续刺激引起,也可以是头颈和面部皮炎的蔓延。非传染性湿疹一般是物体(如助听器的塑料外壳、眼镜架、化学物质、药物、化妆品等)直接刺激皮肤引起的,反应性皮炎,又称接触性皮炎。异位性皮炎是一种遗传性疾病,常见于婴儿,又称遗传性过敏性皮炎或婴儿湿疹。

二、诊断要点

1.急性湿疹

患处奇痒,多伴烧灼感,挖耳后流出黄色水样分泌物,凝固后形成黄痂,有时分泌物流到相应部位即可引起相应部位的病变。

2.亚急性湿疹

亚急性湿疹多由急性湿疹未经治疗、治疗不当或久治不愈迁延所致,局部仍瘙痒,渗液比急性湿疹少,但有结痂和脱屑。

3.慢性湿疹

急性和亚急性湿疹反复发作或久治不愈,就成为慢性湿疹,外耳道内剧痒,皮肤增厚,有脱屑。

4.辅助检查

(1)急性湿疹:患处红肿、散在红斑、粟粒状丘疹、小水疱;这些丘疹水疱破裂后,有淡黄色分泌物流出,皮肤为红色糜烂面,或有黄色结痂。

(2)亚急性湿疹:患处皮肤红肿较轻,渗液少而较稠,有鳞屑和结痂。

（3）慢性湿疹：患处皮肤增厚、粗糙、皲裂，苔藓样变，有脱屑和色素沉着。

三、规范化治疗

1.病因治疗

尽可能找出病因，去除过敏原。病因不明者，停食辛辣、刺激性或有较强变应的原性食物。嘱咐患者不要抓挠外耳道，不要随便用水清洗。如怀疑局部用药引起者，应停用这些药物；如由中耳脓液刺激引起者，应用有效药物治疗中耳炎。同时，要兼顾外耳道炎的治疗。

2.全身治疗

口服抗过敏药物，如苯海拉明、氯雷他定、西替利嗪、特非那定、非索非那定等。如继发感染，全身和局部加用抗生素。

3.局部治疗

（1）急性湿疹渗液较多者，用炉甘石洗剂清洗渗液和痂皮后，用硼酸溶液或醋酸铝溶液湿敷，待干燥后用氧化锌糊剂或硼酸氧化锌糊剂涂搽。局部紫外线照射等物理治疗也有帮助。

（2）亚急性湿疹渗液不多时，局部涂搽 2％甲紫溶液，待干燥后用氧化锌糊剂或硼酸氧化锌糊剂涂搽。

（3）慢性湿疹，局部干燥者，局部涂搽氧化锌糊剂或硼酸氧化锌糊剂、10％的氧化锌软膏、白降汞软膏、抗生素激素软膏或糖酸莫米松软膏等；干痂较多者，应先用过氧化氢溶液清洗局部后，再上述膏剂；皮肤增厚者，可用 3％的水杨酸软膏。

四、转院标准

内科保守治疗无效者可转院行手术治疗。

（周春雷）

第十二节　前庭神经炎

前庭神经炎又称为流行性眩晕，现认为是由病毒感染所致的前庭神经疾病。以突发性单侧前庭功能减退或前庭功能丧失为特征。因病理发现该病主要表现为前庭神经病变，故应称为前庭神经炎。

一、病因

发病原因不清，目前认为与以下因素有关。

1.病毒感染

多数患者在发病前有局部或全身病毒感染史，以上呼吸道感染较多。亦有学者认为，本病与疱疹病毒感染有关。

2.前庭系统供血障碍

本病局限于外周前庭系统，耳蜗不受累及，有人认为可能与前庭小动脉供血不足有关。

二、诊断要点

前庭神经炎尚无特异性的诊断标准或方法，结合鉴别要点，以下内容可作为诊断依据。

1.病史

前驱性上呼吸道感染病史。

2.症状

突然发生的旋转性眩晕、自发性眼震及平衡障碍,伴恶心、呕吐等自主神经症状。眩晕常持续数日,一般经 3～5 d 逐渐减轻。发病 1～6 周,大多数患者感觉眩晕症状基本消失。极少数患者在发病后数年内有复发现象,但眩晕程度减轻。无主观听觉障碍或中枢神经病变表现。

3.辅助检查

①自发性眼震,呈水平旋转性,快相向健侧;②平衡障碍,Romberg 试验向患侧倾倒;③冷热试验患侧前庭功能明显减退或丧失;④无耳蜗功能障碍,无其他神经系统病变表现;⑤血清疱疹病毒抗体滴度增加有助于本病的诊断。

三、鉴别要点

1.梅尼埃病

虽有突发性眩晕和自发性眼球震颤,但常伴有耳鸣、且反复眩晕发作后可有听力减退。眩晕持续时间更短,常在数小时至数日内缓解。

2.良性位置性眩晕

良性位置性眩晕为内耳耳石病变所致。短暂的突发性眩晕和眼球震颤仅在某种头位时出现(有一定的潜伏期),持续数秒至数十秒;重复该头位时,眩晕又复发。听力无障碍,耳石功能检查可有异常。任何不能用周围前庭病变解释的位置性眩晕和眼震,均应考虑中枢性病变,应建议患者做后颅凹的 MRI 检查。

四、规范化治疗

1.一般治疗

卧床休息,避免头、颈部活动和声光刺激。

2.激素治疗

泼尼松 20～30 mg,每日 1 次,口服,同时加用钾盐。

3.对症处理

对于前庭损害而产生的眩晕症状,应给予镇静、安定剂治疗,眩晕、呕吐剧烈者可肌内注射异丙嗪 12.5～25 mg 或地西泮 10～20 mg,每 4～6 h 1 次。症状缓解不明显者,可酌情重复上述治疗。眩晕减轻后,可继续选用异丙嗪 12.5～25 mg、地西泮 2.5～5 mg,每日 3 次,口服;氟桂利嗪 5～10 mg,每日 1～2 次,连服数日,以巩固疗效;同时可口服维生素 B_1、维生素 B_6 10～20 mg、烟酸(菸酸)50～100 mg 或山莨菪碱 5～10 mg,每日 3 次;维生素 B_{12} 100～500 μg,每日 1 次,肌内注射。

五、转院标准

对药物治疗无效或出现并发症者,应转院做进一步治疗。

(周春雷)

第十三节 鼓膜疾病

一、急性鼓膜炎

（一）概述

鼓膜为 0.1 mm 厚的半透明薄膜，介于外耳道与中耳之间，常可因外耳道或中耳感染而被累及，直接感染而原发的不多。急性鼓膜炎是鼓膜的普通急性炎症。病因多为外耳道炎或中耳炎波及，外耳道异物、耵聍栓塞、刺激性药液、气压急剧变化及挖耳，均可引起鼓膜损伤而并发本病，致病菌同外耳道炎或同中耳炎。

（二）治疗

1.单纯急性鼓膜炎

单纯急性鼓膜炎仅有鼓膜病变，可全身给予有效抗生素。如耳内疼痛者，给予镇痛剂。早期锤骨柄、鼓膜周边及松弛部的血管扩张，最后全鼓膜充血肿胀标志不清时，耳道内应滴用 2%～3% 酚甘油等可消炎止痛。近年用泰利必妥滴耳液，每次滴入 6～10 滴，于耳道内及鼓膜表面泡浴 15～20 min，每天 2 次，疗效很好。最后可见鼓膜表面原上皮脱落、新上皮增生，鼓膜完整无穿孔。

2.并发于异物、耵聍或药液刺激者

首先清除上述诱因，然后视耳道及鼓膜表面情况如上述处理。如鼓膜表面糜烂，可用氯霉素地塞米松等抗菌消炎粉剂喷入，一般很快恢复正常。

3.继发于弥散性外耳道炎者

外耳道鼓膜表面红肿，少量黏稠渗液，很少鼓膜穿孔，治疗方法同原发病。

4.继发于急性中耳炎者

耳痛、头痛、发烧等全身症状明显，早期鼓膜轻度充血，继而全鼓膜鲜红肿胀，此时应给予全身有效抗生素、镇痛剂，耳道内滴入 2%～3%酚甘油或泰利必妥滴耳液，以求治愈。待鼓室化脓，鼓膜红肿、标志不清时，2%～3% 酚甘油滴入有促进鼓膜破溃作用，或行鼓膜切开引流，鼓室脓液引流后全身症状及耳痛、头痛消失，鼓膜充血消退，此时应按化脓性中耳炎治疗。一般流脓停止后 3～5 d，穿孔或鼓膜切口愈合。

二、大疱性鼓膜炎

（一）概述

大疱性鼓膜炎又称出血性疱性鼓膜炎，好发于儿童或 30 岁以下青少年。多伴随流行性感冒或急性上呼吸道感染而出现。故认为由流感病毒所致，亦可发生于其他病毒感染。少数病例可由药物、物理性、化学性刺激或过敏反应等引起。半数患者则常无明显的病因可查。病理变化为鼓膜及其邻近的外耳道皮肤之上皮下、出现充满血液或血浆的疱疹，其发生可能是局部组织对病毒的一种变态反应。

（二）临床表现

1.病史

典型病例均有流感或上感史，烧退后数日突然出现耳深部剧烈疼痛。

2.症状

①耳道剧烈疼痛;②听力下降,轻度传导性耳聋;③耳溢液,大疱破裂后可流出血性稀薄分泌物,随之耳痛减轻;④可有耳鸣或眩晕。

3.检查

早期耳镜检查,可见鼓膜及外耳道皮肤充血,其表面有一个或数个大小形状不同的疱疹,含浆液者呈黄色半透明,若含新鲜血液呈红色、陈旧性积血呈蓝紫色,疱疹外的鼓膜正常。多为单侧发生。

(三)诊断和鉴别诊断

①近期有感冒史;②检查可见:外耳道深部和鼓膜充血,有单个或多个大小不等的淡黄色、红色或紫红色水疱,溃破后鼓膜无穿孔;③无典型检查所见时应注意与急性中耳炎和颈静脉球相鉴别。

(四)治疗

本病有自限性,轻者几天内,疱内液体被吸收而遗留干痂,症状自行消退;较重者,疱疹破溃后流出浆液或血性液体,耳痛缓解,局部形成浅表溃疡、瘀血斑或血痂,溃疡面很快愈合后完全不留瘢痕,故治疗原则主要是缓解疼痛,防止继发感染。

(1)由于流感或上感后,患者机体抵抗力差,全身应给予抗生素治疗,以防止继发感染。耳痛剧烈时,必须给予镇痛剂及镇静剂。

(2)用 75%酒精清洁外耳道皮肤,减少污染。外耳道内滴用 2%～3%酚甘油,每天 3～4 次,每次 2～3 滴,有利于消炎镇痛。有分泌物流出时,可用 3%～4%硼酸酒精擦净外耳道。耳道内滴入泰利必妥。

(3)亦可用耳部热敷或透热疗法。促进吸收,加速血疱消退。

(4)血疱不大,可待其自行吸收或自行破溃。若疱大且耳痛剧烈难于忍受,可用鼓膜切开刀或消毒针头等将大疱切开使疱液流出,常可收到缓解疼痛的效果。切开大疱时应注意勿切透鼓膜,以免引起中耳鼓室感染。如果疱破溃后出现浅溃疡面,可喷地塞米松氯霉素粉剂或滴入泰利必妥滴耳液耳浴,以防继发感染及促进上皮愈合。

三、慢性肉芽性鼓膜炎

(一)概述

慢性肉芽性鼓膜炎又称慢性特发性鼓膜炎,是鼓膜鳞状上皮层的炎症,由于临床病例少,确切病因未明,可能与下列因素有关:①外耳道长期慢性炎症刺激或机械性刺激,如慢性外耳道炎、异物、耵聍或挖耳损伤等;②外耳道深部湿度过高,致使上皮抵抗力下降而脱落;③亦见于真菌感染者,从而引起鼓膜的慢性感染,浅表溃疡、肉芽组织增生,但其病变仅局限于鼓膜鳞状上皮层或波及纤维层,不侵犯粘膜层或邻近外耳道骨膜层。由于起病缓慢,可长期无症状,或仅有轻度耳痒、听力微降、少许分泌物。因病例少,认识不多,检查容易疏忽,应注意鼓膜上的肉芽。一般气压耳镜检查可见鼓膜活动良好,无穿孔。

(二)治疗

治疗得当,愈后良好,否则经久不愈而溢脓,亦有继发成化脓性中耳炎者。

(1)病变轻者,可用高渗生理盐水冲洗,清洗外耳道后,滴入 3%～4%的硼酸酒精或新霉素可的松滴液,新近常用泰利必妥滴耳液。以上药物都可滴入耳道浸浴,每次 10～15 min,每天 2～3 次,以控制炎症的发展,清除肉芽。

(2)病变较重者,增生的肉芽可局限一处,肉芽色泽红润,其余处鼓膜色泽与标志都正常,可用 10%～20% 硝酸银或 50% 三氯醋酸直接烧灼肉芽,使其逐渐消失,鼓膜重新上皮化,治愈。

(3)病变重者,增生的肉芽可遍布整个鼓膜及外耳道深部。长期未治疗者,有的肉芽被鳞状上皮覆盖,可在鼓膜纤维层和外耳道皮肤间形成几毫米的瘢痕,使外耳道狭窄。治疗必须在局部麻醉下、手术显微镜下切除肉芽组织,吸净积血。清洁鼓膜纤维层并植上替尔皮片,如同鼓膜修补外植皮片样,耳道内填塞碘仿纱条固定,以求一期愈合。术中应注意防止鼓膜穿孔,取下肉芽应做病理检查,以除外恶性病变。

(周春雷)

第四章 鼻部疾病

第一节 鼻出血

鼻出血又称鼻衄，是临床常见症状之一，多因鼻腔病变引起，也可由全身疾病所引起，偶有因鼻腔邻近病变出血经鼻腔流出者。鼻出血多为单侧，亦可为双侧；可间歇反复出血，亦可持续出血；出血量多少不一，轻者仅鼻涕中带血，重者可引起失血性休克；反复出血则可导致贫血。

多数鼻出血可自止。

一、病因和发病机制

（一）局部因素

1.外伤

鼻及鼻窦外伤或手术、颅前窝及颅中窝底骨折。

2.气压性损伤

鼻腔和鼻窦内气压突然变化，可致窦内黏膜血管扩张或破裂出血。

3.鼻中隔偏曲

多发生在嵴或矩状突附近或偏曲的凸面，因该处黏膜较薄，易受气流影响，故黏膜干燥、糜烂、破裂出血。鼻中隔穿孔也常有鼻出血症状。

4.炎症

干燥性鼻炎、萎缩性鼻炎、急性鼻炎、急性上颌窦炎等，常为鼻出血的原因。

5.肿瘤

鼻咽纤维血管瘤，鼻腔、鼻窦血管瘤及恶性肿瘤等，可致长期间断性鼻出血。

6.其他

鼻腔异物、鼻腔水蛭，可引起反复出血。在高原地区，因相对湿度过低、而多患干燥性鼻炎，为地区性鼻出血的重要原因。

（二）全身因素

1.血液疾病

血小板减少性紫癜、白血病、再生障碍性贫血等均可有鼻出血表现。

2.急性传染病

急性传染病如流感、鼻白喉、麻疹、疟疾、猩红热、伤寒及传染性肝炎等。

3.心血管疾病

如高血压、动脉硬化症、肾炎、伴有高血压的子痫等。

4.维生素缺乏

维生素 C、维生素 K、维生素 P 及微量元素钙等缺乏时，均易发生鼻出血。

5.化学药品及药物中毒

磷、汞、砷、苯等中毒,可破坏造血系统的功能引起鼻出血。

6.内分泌失调

代偿性月经、先兆性鼻出血常发生于青春发育期,多因血中雌激素含量减少,鼻黏膜血管扩张所致。

7.其他

遗传性出血性毛细血管扩张症,肝、肾慢性疾病以及风湿热等,也可伴发鼻出血。

二、临床表现

出血可发生在鼻腔的任何部位,但以鼻中隔前下区最为多见,有时可见喷射性或搏动性小动脉出血。鼻腔后部出血常迅速流入咽部,从口吐出。

鼻出血多发生于单侧,如发现两鼻孔皆有血液,常为一侧鼻腔的血液向后流,由后鼻孔反流到对侧。若出血较剧,应立即采取止血措施,并迅速判断是否有出血性休克,同时要注意:①休克时,鼻出血可因血压下降而自行停止,不可误认为已经止血;②高血压鼻出血患者,可能因出血过多,血压下降,不可误认为血压正常,应注意患者有无休克前期症状如脉搏快而细弱、烦躁不安、面色苍白、口渴、出冷汗及胸闷等;③要重视患者所诉出血量,不能片面依赖实验室检查。因在急性大出血后,其血红蛋白测定在短时间内仍可保持正常。有时大量血液被咽下,不可误认为出血量不多,以后可呕出多量咖啡色胃内容物。

三、治疗

(一)一般原则

(1)医师遇出血患者时应沉着冷静,对患者应多方安慰。

(2)严重鼻出血可使大脑皮质供血不足,患者常出现烦躁不安,可注射镇静药。

(3)已出现休克症状者,应注意呼吸道情况,对合并有呼吸道阻塞者,应首先予以解除,同时进行有效的抗休克治疗。

(二)局部止血方法

1.指压法

指压法作为临时急救措施,用手指压紧出血侧鼻翼 10～15 min,然后再进一步处理。

2.收敛法

收敛法用浸以 1%～2% 麻黄碱液或 0.1% 肾上腺素液的棉片填入鼻腔内止血,然后寻找出血点。

3.烧灼法

烧灼法适用于反复少量出血并有明确出血点者。在出血处进行表面麻醉后,用 30%～50% 硝酸银或三氯醋酸烧灼出血点至出现腐蚀性白膜为止。

4.冷冻止血法

冷冻止血法对鼻腔前部出血较为适宜。

5.翼腭管注射法(腭大孔注射法)

翼腭管注射法对鼻腔后部出血有效。方法为将注射器针头在第三磨牙内侧刺入腭大孔内,注入含少量肾上腺素的 1% 利多卡因 3 mL。

6.激光治疗

激光治疗主要用 Nd-YAG 激光,可使治疗部位血管收缩、卷曲、微血栓形成和血液凝固达到止血目的。

7.填塞法

此法是利用填塞物填塞鼻腔,压迫出血部位,使破裂的血管形成血栓而达到止血目的。

(1)鼻腔填塞法:常用凡士林纱条经前鼻孔填塞鼻腔。填塞时,纱条远端固定,逐渐由后向前,由上向下,折叠填塞可避免纱条坠入鼻咽部或堵在鼻前庭;也可用膨胀海绵、明胶海绵、止血纱布等填塞或医用生物胶黏合。

(2)后鼻孔填塞法:先将凡士林纱条或消毒纱布卷做成块形或圆锥形,长约为 3.5 cm,直径约为 2.5 cm,用粗线缝紧,两端各有约 25 cm 长的双线,消毒备用。填塞时先收缩和表麻鼻腔黏膜,咽部亦喷有表面麻醉药。用圆头硅胶(橡胶)管由前鼻孔沿鼻腔底部插入直达咽部,用镊子将导管从口腔拉出,圆头硅胶(橡胶管)尾端则留于前鼻孔外,再将填塞物上的双线系于圆头硅胶(橡胶管),此时将填塞物由口腔送入鼻咽部,填塞于后鼻孔。在前鼻孔处用一纱布球,将双线系于其上,以做固定,口腔端的线头可剪短留在口咽部,便于以后取出填塞物时做牵拉之用。后鼻孔填塞后,一般都需加行鼻腔填塞。鼻腔填塞物应于 48 h 左右取出或更换,以防引起鼻窦及中耳感染等并发症。

(三)全身治疗

(1)半坐位休息。注意营养,给予高热量易消化饮食。对老年或出血较多者,注意有无失血性贫血、休克、心脏损害等情况,并及时处理。失血严重者,须予输血、输液。

(2)寻找出血病因,进行病因治疗。

(3)给予适量的镇静药。

(4)适当应用止血药,如巴曲酶(立止血)、氨甲环酸(抗血纤溶芳酸)、氨基己酸(6-氨基己酸)、酚磺乙胺(止血敏)或云南白药等。

(5)反复鼻腔填塞时间较长者,应加用抗生素预防感染。

(四)手术疗法

手术治疗可酌情采用。可施行颈外动脉结扎术、筛前动脉结扎术、筛后动脉结扎术或选择性动脉栓塞等。对反复发生鼻出血、鼻腔填塞及保守疗法效果欠佳者,进行鼻内镜下鼻腔探查术,找寻出血点并进行相应处理,已成为有条件医院鼻科医师的常用方法。

鼻出血治疗的基本原则是迅速查找鼻出血部位和快速、有效地终止鼻内出血,即借助鼻内镜可准确地探明鼻内出血的部位和局部情况,同时在直视下通过微填塞、激光、微波、高频电凝器等手段完成止血的治疗。运用鼻内镜技术治疗鼻出血同样要了解出血的部位及造成鼻出血的常见原因。

1.鼻内镜下止血方法

鼻内镜直视下终止鼻出血方法适于鼻腔各部位依出现频率分别为鼻中隔利特尔区、下鼻道后顶部(嗅裂)。

具体止血方法如下。

(1)鼻内镜下鼻腔微填塞:利用鼻内镜可直视观察、照明清晰和定位准确的特点,在明确出血部位之后,用凡士林油纱条、止血纱布、止血纤维及膨胀海绵等进行局部的微填塞,效率高,同时又可维持鼻腔通气,患者痛苦明显减少,尤其是鼻腔后部的出血,尽量避免不必要的后鼻孔填塞。

（2）鼻内镜下高频电凝止血：明确出血部位后，尤其是小血管的残端，利用高频电极端与组织之间形成的电弧在出血局部产生的点状高温和碳化作用，封闭血管残端，达到止血目的。

（3）鼻内镜下激光辅助止血：鼻内镜下激光碳化和封闭鼻腔出血部位。临床使用的激光装置包括 Nd-YAG 激光、CO_2 激光、KTP/532 激光、半导体激光及钬激光等。其中，应用较多的是 Nd-YAG 激光和 KTP/532 激光。

（4）鼻内镜下微波凝固止血：微波是一种高频电磁波，微波探头可直接接触出血部位，使组织在瞬间达到高温，产生变性凝固，达到迅速止血目的。

2.内镜下鼻出血治疗操作中有关注意事项

（1）使用肾上腺素棉片：出血剧烈的情况下难以找到出血部位以及在出血时无法实施电凝、激光或微波等止血措施。可在充分麻醉同时，应用肾上腺素棉片收缩控制活动性出血，并清理鼻腔内积血，根据出血方式和常见出血部位寻找出血部位。应用肾上腺素后无活动出血时，动脉出血部位局部仅表现为黏膜略隆起，用吸引器触之可诱发出血，借此确认出血部位。

（2）激光输出功率选择要适当：采用激光或微波等手段的治疗时，应选择适当的输出功率。Nd-YAG 激光及 KTP/532 激光的输出功率约为 30 W，距离出血部位 3～5 mm；微波输出功率 40～60 W。凝固时应分多次进行，无论激光、微波，都应注意深层烧伤问题，尤其是用于鼻中隔的出血，否则可导致鼻中隔的穿孔。

3.鼻内镜观察下止鼻出血的优势

（1）易于明确鼻腔各部位活动出血点，尤其是鼻腔后部出血点。

（2）直视观察下精确操作，简便易行，止血准确和迅速，止血效果好。

（3）损伤和痛苦小，可避免不必要的前鼻孔或后鼻孔填塞，故该技术尤其适用于合并高血压、血管疾病及血液病等患者鼻出血的治疗。

（李　菁）

第二节　鼻腔异物

鼻腔异物是鼻腔内外来的物质。多发生于儿童。主要有 3 种类型：①非生物类，如包糖纸、塑料玩具、纽扣、项链珠、玻璃珠、小石头等；②植物类，如豆类、花生、瓜子、果核等；③动物类，如昆虫、蛔虫、蛆虫、水蛭等。

一、病因

异物可由前鼻孔、后鼻孔或外伤穿破鼻腔各壁进入鼻腔。

（1）儿童好奇，误将玩具零件或食物塞入鼻孔而进入鼻腔，不敢告诉家长，日久忘记，至发生感染和出血，始被注意。

（2）呕吐、喷嚏时，可使食物、蛔虫经后鼻孔进入鼻腔。

（3）外伤战伤或工伤时异物进入鼻腔，常合并鼻窦和眼眶异物。

（4）鼻腔内手术时，手术者不慎将纱条或油纱条填入鼻腔而忘记取出，称医源性异物。

二、临床表现

视异物的大小、形状、类型、性质而异,主要症状为患侧鼻塞,脓性鼻涕,带有臭气和血性,有时因慢性鼻出血,可引起贫血症状,如面色苍白、周身乏力、易疲劳、多汗等。少数病例以异物为核心形成鼻石。

三、诊断

详细询问病史。吸出鼻前庭和鼻腔内分泌物,用血管收缩剂收敛红肿的鼻腔黏膜,仔细用前鼻镜或纤维鼻咽镜观察,必要时可用钝头探针触摸异物的大小、性质和所在部位。X线检查仅对金属性和矿物性异物有诊断价值。

四、治疗

根据异物的性质、大小而治疗方法各异。

(1)对鼻腔前部的圆形光滑异物不可用鼻镊夹取,以免将物推至鼻腔深部,甚至坠入喉内或气管中,而发生窒息危险。需用弯钩或曲别针,自前鼻孔伸入,经异物上方达异物后面,然后向前钩出。对小儿患者需将全身固定,以防挣扎乱动,必要时可用全身麻醉。

(2)对不能钩出的较大异物,可用粗型鼻钳夹碎,然后分次取出。

(3)对过大的金属性或矿物性异物,可行唇龈沟切开经梨状孔取出,对一些在上颌窦或额窦的异物,需行上颌窦或额筛窦凿开术取出。

(4)对有生命的动物性鼻腔异物,需先用乙醛或氯仿棉球塞入鼻腔内,使之失去活动能力,然后用鼻钳取出。

(李　菁)

第三节　慢性鼻炎

慢性鼻炎是鼻黏膜和黏膜下层的慢性炎症。临床表现以黏膜肿胀、分泌物增多、无明确致病微生物感染、病程持续 4 周以上或反复发作为特征,是耳鼻咽喉科的常见病、多发病,也可为全身疾病的局部表现。按照现代观点,慢性炎症反应是体液和细胞介导的免疫机制的表达,依其病理和功能紊乱程度,可分为慢性单纯性鼻炎和慢性肥厚性鼻炎,二者病因相同,且后者多由前者发展而来,病理组织学上没有绝对的界限,常有过渡型存在。

一、病因

慢性鼻炎病因不明,常与下列因素有关。

1. 全身因素

(1)慢性鼻炎常为一些全身疾病的局部表现,如贫血、结核、糖尿病、风湿病以及慢性心、肝、肾疾病等,均可引起鼻黏膜长期淤血或反射性充血。

(2)营养不良:维生素 A、维生素 C 缺乏,烟酒过度等,可使鼻黏膜血管舒缩功能发生障碍或黏膜肥厚,腺体萎缩。

(3)内分泌失调:如甲状腺功能低下可引起鼻黏膜黏液性水肿;月经前期和妊娠期鼻黏膜可发生充血、肿胀,少数可引起鼻黏膜肥厚。同等的条件下,青年女性慢性鼻炎的发病率高于男性,考虑可能与机体内性激素水平尤其是雌激素水平增高有关。

2.局部因素

(1)急性鼻炎的反复发作或治疗不彻底,演变为慢性鼻炎。

(2)鼻腔或鼻窦慢性炎症可使鼻黏膜长期受到脓性分泌物的刺激,促使慢性鼻炎发生。

(3)慢性扁桃体炎及增生体肥大,邻近感染病灶的影响。

(4)鼻中隔偏曲或棘突时,鼻腔狭窄妨碍鼻腔通气引流,以致易反复发生炎症。

(5)局部应用药物:长期滴用血管收缩剂,引起黏膜舒缩功能障碍,血管扩张,黏膜肿胀。丁卡因、利多卡因等局部麻药,可损害鼻黏膜纤毛的传输功能。

3.职业及环境因素

由于职业或生活环境中长期接触各种粉尘(如煤、岩石、水泥、面粉、石灰等),各种化学物质及刺激性气体(如二氧化硫、甲醛及酒精等),均可引起慢性鼻炎。环境温度和湿度的急剧变化也可导致本病。

4.其他

(1)免疫功能异常:慢性鼻炎患者存在着局部免疫功能异常,鼻塞可妨碍局部抗体的产生,从而减弱上呼吸道抗感染的能力。此外,全身免疫功能低下,鼻炎容易反复发作。

(2)不良习惯:烟酒嗜好容易损伤黏膜的纤毛功能。

(3)过敏因素:与儿童慢性鼻炎关系密切,随年龄增长,过敏因素对慢性鼻炎的影响逐渐降低。

二、临床表现

1.鼻塞

鼻塞是慢性鼻炎的主要症状。单纯性鼻炎引起的鼻塞呈间歇性和交替性,平卧时较重,侧卧时下侧较重。平卧时鼻黏膜肿胀似与颈内静脉压力有关,斜坡位与水平位呈 20°时,静脉压几乎等于 0,<20°时静脉压相应增加,静脉压增加对健康的鼻黏膜无太大影响,但患有鼻炎者则可引起明显的鼻塞症状。侧卧时下侧的鼻腔与同侧邻近的肩臂的自主神经系统有反射性联系。安静时鼻塞加重,劳动时减轻,是因为劳动时交感神经兴奋、鼻黏膜收缩所致。此外,慢性鼻炎患者鼻黏膜较正常鼻黏膜敏感,轻微的刺激使可引起明显的反应而出现鼻塞症状。肥厚性鼻炎的主要症状也为鼻塞,但程度较重,呈持续性,轻重不一,单侧阻塞或两侧阻塞均可发生。鼻黏膜肥厚、增生,呈暗红色,表面不平。呈结节状或桑葚样,有时鼻甲骨也肥大、增生,舒缩度较小,故两侧交替性鼻塞并不常见,严重时,患者张口呼吸,严重影响患者的睡眠。

2.嗅觉障碍

慢性鼻炎对嗅觉的影响较小,鼻黏膜肿胀严重阻塞嗅裂时或中下鼻甲肿大使鼻腔呼吸气流减少可以引起呼吸性嗅觉减退或缺失;若长期阻塞嗅区,嗅区黏膜挤压致嗅区黏膜上皮退化或合并嗅神经炎时,则成为感觉性嗅觉减退或缺失。

3.鼻涕

单纯性鼻炎鼻涕相对较多,多为黏液性,继发感染时可为黏脓性或脓性。肥厚性鼻炎鼻涕相对较少,为黏液性或黏脓性。

4.头痛

鼻黏膜肿胀堵塞窦口可以引起负压性头痛；鼻黏膜发炎时鼻黏膜的痛阈降低，如挤压鼻黏膜常可引起反射性头痛。此外，若中鼻甲肥大挤压鼻中隔，由于接触处的后方吸气时负压较高，使其黏膜水肿及形成淤斑。这些局部改变对于敏感的人则可引起血管扩张性头痛。

5.闭塞性鼻音

由于慢性鼻炎鼻黏膜弥散性肿胀，鼻腔的有效横截面积明显减少，患者发音时呈现闭塞性鼻音。

6.其他

(1)影响鼻窦的引流功能，继发鼻窦炎：慢性鼻炎时鼻黏膜弥散性肿胀，特别是中下鼻甲肥大对鼻窦的通气引流功能具有重要影响。中鼻甲是窦口鼻道复合体中重要的组成部分，首先中鼻甲位于鼻腔的正中位、窦口鼻道复合体的前部，像一个天然屏障保护着中鼻道及各个窦口，鼻腔呼吸的气流首先冲击中鼻甲。此外，中鼻甲存在丰富的腺体，是鼻腔分泌型抗体的主要来源，因此中鼻甲病变影响窦口的通气引流，继发鼻窦炎。此外，下鼻甲肥大不仅影响鼻腔的通气，而且可以造成中鼻道的狭窄，影响鼻窦的通气引流，继发鼻窦炎。

(2)继发周围炎症：鼻涕流向鼻咽部可继发咽喉炎；若鼻涕从前鼻孔流出，可造成鼻前庭炎。若下鼻甲前端肥大明显可阻塞鼻额管，造成溢泪及泪囊炎；若后端肥大明显，突向鼻咽部影响咽鼓管咽口，则可造成中耳炎。

7.检查

慢性单纯性鼻炎双侧下鼻甲肿胀，呈暗红色，表面光滑、湿润，探针触诊下鼻甲黏膜柔软而富有弹性，轻压时有凹陷，探针移去后立即恢复；鼻黏膜对血管收缩剂敏感，滴用后下鼻甲肿胀即消退；鼻底、下鼻道或总鼻道内有黏稠的黏液性鼻涕聚集，总鼻道内常有黏液丝牵挂。而慢性肥厚性鼻炎鼻黏膜增生、肥厚，呈暗红色和淡紫红色，下鼻甲肿大，阻塞鼻腔，黏膜肥厚，表面不平，呈结节状或桑葚状，触诊有硬实感，不易出现凹陷，或虽有凹陷，但不立即恢复，黏膜对1%麻黄碱棉片收缩反应差。

三、诊断与鉴别诊断

依据症状、鼻镜检查及鼻黏膜对麻黄碱等药物的反应，诊断并不困难，但应注意与结构性鼻炎伴慢性鼻炎者相鉴别。鼻内镜检查及鼻窦CT能全面了解鼻腔鼻窦的结构及有无解剖变异和鼻窦炎。全面衡量结构、功能与症状的关系，正确判断病因及病变的部位，治疗才能取得较好的效果。

四、治疗

慢性鼻炎的治疗应以根除病因、改善鼻腔通气功能为原则。首先应该积极消除全身与局部可能致病的因素，改善工作生活环境条件，矫正鼻腔畸形，避免长期应用血管收缩剂。其次是加强局部治疗，抗感染，消除鼻黏膜肿胀，使鼻腔和鼻窦恢复通气及引流，尽量恢复纤毛和浆液黏液腺的功能。慢性鼻炎并发感染的，可用适合的抗生素溶液滴鼻。为了消除鼻黏膜肿胀，使鼻腔及鼻窦恢复通气和引流，可用血管收缩剂如麻黄碱滴鼻液滴鼻，但儿童尽量不用，即使应用，也不宜大于1周，防止多用、滥用血管收缩剂。采取正确的擤鼻涕方法清除鼻腔过多的分泌物，有助于鼻黏膜生理功能的恢复，避免继发中耳炎。慢性单纯性鼻炎的组织病理改变属可逆性，局部治疗应避免损害鼻黏膜的生理功能。肥厚性鼻炎同单纯性鼻炎的治疗一样，首先要消除或控制其致病因素,然后才考虑局部治疗,但局部治疗的目的随各阶段的病理改变而异,在鼻黏膜肥厚、但无明显增生的阶段,宜力求恢复鼻黏膜的正常生理功能。如已有明显增生,则应以减轻鼻部症状和恢复肺功能为主。局部治疗的方法如下。

(一)局部保守治疗

局部保守治疗适合于慢性单纯性鼻炎及慢性肥厚性鼻炎局部应用血管收缩剂尚能缩小者。

1. 单纯性鼻炎

单纯性鼻炎的治疗以促进局部黏膜恢复为主,可利用 0.25%~0.5% 普鲁卡因在迎香穴和鼻通穴做封闭,或做鼻匠或双侧下鼻甲前端黏膜下注射,给以温和的刺激,改善局部血液循环,每次 1~1.5 mL,隔日 1 次,5 次为一疗程。此外,可以配合三磷腺苷、复方丹参、654-2、转移因子、干扰素、皮质类固醇激素等进一步加强局部的防御能力,以利于黏膜的恢复,但应防止视网膜中央动脉栓塞。预防措施:不提倡以乳剂或油剂做下鼻甲注射。下鼻甲注射前应常规做鼻甲黏膜收缩,乳剂或油剂中可加入 1:1 的 50% 葡萄糖液稀释,注射过程中应边注边退。避开下鼻甲近内侧面与上面交界处进针。高新生在表面麻醉下用冻干脾转移因子粉剂加生理盐水 2 mL 溶解后于每侧下鼻甲内注射 1 mL,每周 1 次,4 次为一疗程,其机制为转移因子是一种新的免疫调节与促进剂,可增强人体的细胞免疫功能,提高人体的防御能力,从而使鼻黏膜逐渐恢复其正常的生理功能。

2. 慢性肥厚性鼻炎

慢性肥厚性鼻炎的治疗以促进黏膜瘢痕化,从而改善鼻塞症状为主,可行下鼻甲硬化剂注射。常用的硬化剂有 80% 甘油、5% 石炭酸甘油、5% 鱼肝油酸钠、50% 葡萄糖、消痔灵、磺胺嘧啶钠等。周全明等报告消痔灵治疗慢性鼻炎 300 例,治愈 291 例,有效 9 例。其方法:消痔灵注射液 1 mL 加 1% 利多卡因 1 mL 混合后行下鼻甲注射,每侧 0.5~1 mL,7~10 d 1 次,3 次为一疗程,间隔 2 周后可行下一疗程。刘来生等利用磺胺嘧啶钠下鼻甲注射治疗慢性肥厚性鼻炎也取得了良好的效果,其机制为局部产生化学性反应,引起下鼻甲肥厚的黏膜组织萎缩从而改善鼻塞症状。

近年来,随着激光、微波、电离子治疗仪的普及,这方面治疗慢性肥厚性鼻炎的报道愈来愈多。已形成相当成熟的经验。Nd-YAG 激光是利用瞬间高热效应使肥厚的黏膜凝固或气化,造成下鼻甲回缩而改善鼻腔通气,不仅可以直接凝固、气化肥厚的黏膜,而且可以插入黏膜下进行照射,效果可靠。但是,由于 Nd-YAG 激光水吸收性较低,破坏深度不易控制,而且该激光辐射能 30%~40% 被反向散射,术中可造成周围正常黏膜较大面积的损伤。此外,导光纤维前端易被污染,容易折断在黏膜下,术后反应重。微波不仅可以表面凝固黏膜,而且可以将探头直接插入黏膜下,利用微波的生物热效应而凝固黏膜下组织,具有可保持黏膜的完整性、不影响鼻黏膜的生理功能、恢复快、无痂皮形成等优点。另外,无探头折断在黏膜下之忧,是治疗慢性肥厚性鼻炎较为理想的方法。电离子治疗仪利用其良好的切割性可以对重度慢性肥厚性鼻炎的肥厚黏膜进行切割而达到改善鼻腔通气的效果,而且术中不易出血,术后反应也轻;术中利用短火火焰凝固、汽化、切割组织,长火火焰凝固止血,但术中应充分收敛鼻黏膜,以防止伤及正常的鼻中隔黏膜。射频利用发射频率 100~300 kHz、波长 0.3 km 的低频电磁波作用于病变的组织细胞,致组织细胞内外离子和细胞中的极性分子强烈运动而产生特殊的内生热效应,温度可达 65 ℃~80 ℃,使组织蛋白变形、凝固,病变区出现无菌性炎症反应,血管内皮细胞肿胀,血栓形成而阻塞血管,组织血供减少,黏膜逐渐纤维化而萎缩,从而达到治疗增生性病变的目的,并且具有无散射热效应、无火花、不损伤正常组织、深浅容易控制的优点。国内学者辛朝风利用射频治疗慢性肥厚性鼻炎 56 例取得了良好的治疗效果,认为慢性鼻炎的病理基础是鼻甲黏膜下组织增生伴血管扩张,是射频治疗的最好适应证。国外学者认为射频是在黏膜下形成热损伤而不破坏表面黏膜,可以避免术后出血、结痂、出现恶臭味、疼痛、嗅觉减退和鼻腔粘连的缺点,是治疗鼻甲肥大的一种安全而有效的方法。

(二)手术治疗

1.中鼻甲手术

中鼻甲手术包括传统的常规手术(中鼻甲部分切除术及中鼻甲全切除术)和中鼻甲成形术。传统的中鼻甲切除术虽然能解除鼻塞症状,但中鼻甲功能受损,并失去了再次手术的解剖标志,同时常规中鼻甲手术后中鼻甲周围的正常黏膜可以出现代偿性增生,导致症状的复发,同时也说明中鼻甲在保持鼻腔的生理功能方面具有重要的作用。目前常用的中鼻甲成形术则在解除症状的同时又避免了传统常规中鼻甲手术所造成的缺陷。

2.下鼻甲手术

下鼻甲手术包括传统的下鼻甲部分切除术、下鼻甲黏骨膜下切除术,下鼻甲骨折外移术和下鼻甲成形术。最近许多学者对传统的下鼻甲手术进行了改进,并且利用先进的手术器械,对慢性鼻炎的治疗取得了良好的临床效果。下鼻甲黏膜血供丰富,术中极易出血。采用翼腭管注射法可以减少出血,又提高麻醉效果。下鼻甲的大小与鼻腔的阻力关系密切,尤其是下鼻甲的前端,故行下鼻甲手术时应正确估计切除的范围,以便获得满意的临床效果。

近年来,国外有学者报道仅做下鼻甲黏骨膜下分离,破坏黏膜下的血管网,肥厚的下鼻甲黏膜呈瘢痕化收缩,而达到改善鼻塞的效果。此方法仅适用于病变程度较轻者。由于引起鼻塞的因素很多,单一手段治疗效果较差,采用阶梯疗法综合治疗方可取得满意的效果,但也不能作为固定模式,可根据具体情况灵活掌握,可考虑优先采用操作简便、患者痛苦小、费用低、疗效好的方法。

只有这样才能正确地选择合适的术式,从而达到满意的效果,避免多次手术。总之,慢性鼻炎的手术趋向应以解除患者的症状、创伤小、能保持鼻甲的生理功能为目的。此外,由于慢性鼻炎的病因解除后,肥大的下鼻甲可以转归,故尽量减少下鼻甲手术,特别是防止下鼻甲切除过多造成空鼻综合征。

(贾伊娜)

第四节　萎缩性鼻炎

萎缩性鼻炎是一种发展缓慢的鼻腔慢性炎性疾病,又称臭鼻症、慢性臭性鼻炎、硬化性鼻炎。其主要表现是鼻腔黏膜、骨膜、鼻甲骨(以下鼻甲骨为主)萎缩。鼻腔异常宽大,鼻腔内有大量的黄绿色脓性分泌物积存,形成脓性痂皮,常有臭味,发生恶臭者,称为臭鼻症,患者有明显的嗅觉障碍。鼻腔的萎缩性病变可以发展到鼻咽、口咽、喉腔等处。提示本病可能是全身性疾病的局部表现。

一、病因

萎缩性鼻炎分为原发性萎缩性鼻炎和继发性萎缩性鼻炎两大类。

1. 原发性萎缩性鼻炎

原发性萎缩性鼻炎可以发生于幼年,多因全身因素(如营养不良、维生素缺乏、内分泌功能紊乱、遗传因素、免疫功能紊乱、细菌感染、神经功能障碍等)所致。

2. 继发性萎缩性鼻炎

继发性萎缩性鼻炎多由于外界高浓度工业粉尘、有害气体的长期刺激,鼻腔鼻窦慢性脓性分泌物的刺激,或慢性过度增生性炎症的继发病变、鼻部特殊性的感染、鼻中隔的过度偏曲、鼻腔手术时过多损坏鼻腔组织等所致。

二、临床表现

1. 鼻及鼻咽干燥感

在吸入冷空气时,症状更加明显,而且有寒冷感。

2. 鼻塞

鼻塞与鼻内脓痂堆滞堵塞有关;没有脓痂,则与神经感觉迟钝有关,有空气通过而不能感觉到。

3. 头痛

头痛部位常常在前额、颞侧或枕部,或头昏,多因为大量冷空气的刺激反射造成,或者伴发鼻窦炎之故。

4. 鼻内痛或鼻出血

鼻内痛或鼻出血多因鼻黏膜干燥破裂所致。

5. 嗅觉减退或者丧失

嗅觉减退或者丧失因为含气味的气味分子不能到达嗅区或者嗅区黏膜萎缩所致。

6. 呼气恶臭

因为臭鼻杆菌在鼻腔脓痂下繁殖生长,脓痂内的蛋白质腐败分解,而产生恶臭气味。也有人认为是因为炎性细胞以及腺细胞脂肪发生变性,脂肪转变为脂酸,易于干燥,乃产生臭味。妇女月经期臭味加重,绝经期则开始好转,但鼻腔黏膜没有好转。

7. 其他

鼻腔黏膜萎缩涉及鼻咽部,可能影响咽鼓管咽口,发生耳鸣和耳聋。涉及咽喉部则发生咽喉部干燥、刺激性咳嗽、声音嘶哑等症状。

三、诊断与鉴别诊断

根据患者的症状、体征,结合临床检查所见。主要根据鼻黏膜萎缩、脓痂形成情况以及可能具有的特殊气味等特点,诊断不难。但是应该与鼻部特殊的传染病,如结核、狼疮、硬结病,或者鼻石、晚期梅毒、麻风等病症相鉴别。

少部分萎缩性鼻炎患者具有特殊的鼻部外形,如鼻梁宽而平,鼻尖上方轻度凹陷,鼻前孔扁圆,鼻翼掀起,如果儿童时期发病,可以影响鼻部的发育而成鞍鼻畸形。鼻腔内的检查,可以见到鼻腔宽敞,从鼻前孔可以直接看到鼻咽部。鼻甲缩小,有时下鼻甲几乎看不到或者不能辨认,如果因为慢性化脓性鼻窦炎而引起,则虽然下鼻甲看不到或不能辨认,但是中鼻甲却常常肿胀或肥大,甚至息肉样变。鼻腔黏膜常常覆盖一层灰绿色脓痂,可以闻及特殊恶臭。除去脓痂后下边常常有少许脓液,黏膜色红或苍白,干燥,或者糜烂,可有渗血。鼻咽部、咽部黏膜或有以上黏膜的改变,或有脓痂附着,严重者喉部也可以有此改变。轻症的萎缩性鼻炎,多只是在下鼻甲和中鼻甲的前端或嗅裂处可以见到少许痂皮,黏膜少许萎缩。

鼻腔的分泌物或者脓痂取出做细菌培养,可以检测到臭鼻杆菌、臭鼻球杆菌、类白喉杆菌或者白喉杆菌,但是后两者均无内毒素。

四、治疗

1.鼻腔黏软骨膜下填塞术

Fanons 和 Shehata 应用硅橡胶行鼻腔黏骨膜下填塞术,在上唇龈沟做切口,分别分离鼻底和鼻中隔的黏软骨膜,然后填入硅橡胶模条至鼻底或鼻中隔隆起,使鼻腔缩小,分别治疗10 例和 30 例萎缩性鼻炎患者,前者 7 例症状明显改善,后者 90%有效。硅橡胶作为缩窄鼻腔的植入物,优点是性能稳定,具有排水性,光滑软硬适度,容易造型,耐高压,无抗原性,不被组织吸收,不致癌,手术操作简单,疗效较好,根据病情可分别植入鼻中隔、鼻底、下鼻甲等处。部分病例有排斥现象,与填塞太多、张力过大、黏膜破裂有关。

Sinha 应用丙稀酸酯在鼻中隔和鼻底黏骨膜下植入 60 例,切口同 Fanous 和 Shehata 的操作,36 例近期愈合,14 例好转,经 2 年的观察,由于植入物的脱出和鼻中隔穿孔,约 80%的患者症状复原,2 例脱出者症状长期缓解,可能与植入物的稳定性有关,经临床比较效果逊于硅橡胶。

徐鹤荣、韩乃刚、虞竟等分别报道应用同种异体骨或同种异体鼻中隔软骨行鼻腔黏骨膜下填塞治疗萎缩性鼻炎,效果良好,未发现有软骨或骨组织吸收、术腔重新扩大的情况,认为同种异体骨或软骨是比较好的植入材料,但术后必须防止感染,虞竟报道有 4 例因感染、切口裂开而失败。

Sinha 报道应用自体股前皮下脂肪植入鼻腔黏骨膜下 4 例,2 例有效,2 例无效,可能与脂肪较易吸收有关。还有报道应用自体髂骨、自体肋软骨、自体鼻中隔软骨等行鼻腔黏骨膜下填塞,效果优于自体脂肪组织填塞,但均需另做切口,增加了损伤及患者的痛苦。

刘永义等采用碳纤维行下鼻甲、鼻中隔面黏骨膜下充填成型术,部分病例同时补以鼻旁软组织瓣或鼻中隔含血管的黏软骨膜瓣,总有效率达 90%,鼻黏膜由灰白色变为暗红色,干痂减少或消失,黏膜由干燥变为湿润。此手术方案可使下鼻甲、鼻中隔隆起,缩小鼻腔,并能改善局部血液循环,增加组织营养,促进腺体分泌,可从根本上达到治疗目的。

喻继康报道应用羟基磷灰石微粒人工骨种植治疗萎缩性鼻炎 10 例,效果满意。羟基磷灰石是骨组织的重要成分,为致密不吸收的圆柱形微粒,其生物相容性良好,无排斥反应,可诱导新骨生成,与骨组织直接形成骨性结合,细胞毒性为 0 级,溶血指数为 1.38%,是一种发展前景较好的填充物。

2.鼻腔外侧壁内移术

鼻腔外侧壁内移术亦称 Lautenslager 氏手术。这种手术有一定的疗效,能起到缩窄鼻腔的作用,但组织损伤多,患者反应大,有时内移之外侧壁又有复位。采用白合金有机玻璃片为固定物,克服了固定上的缺点,可使鼻腔外侧壁内移 5～8 mm,严重者虽可在鼻腔黏膜下加填塞物,但术前鼻腔宽度>9 mm 者,效果较差。上颌窦窦腔小、内壁面积小或缺损者不宜行此手术。术前的上颌窦影像学检查可预知手术效果,而且十分必要。

3.前鼻孔封闭术(Young 氏手术)

采用整形手术封闭一侧或两侧鼻孔,获得了优于鼻腔缩窄术的效果。手术方法为在鼻内孔处做环行切口,在鼻前庭做成皮瓣,然后缝合皮瓣封闭鼻孔,阻断鼻腔的气流。封闭 1 年以上再打开前鼻孔,可发现鼻腔干净,黏膜正常。封闭两侧前鼻孔时,患者需经口呼吸,有些患者不愿接受。林尚泽、罗耀俊等经过临床手术观察,<3 mm 的鼻前孔部分封闭,不仅可以保留患者经鼻呼吸的功能,而且长期效果不亚于全部封闭者,但如前鼻孔保留缝隙>3 mm,则成功率下降。

4.鼻前庭手术

鼻前庭手术系将呼吸气流导向鼻中隔,减少气流对鼻甲的直接冲击。这种手术一期完成,不需再次手术,患者容易接受。

5.腮腺导管移植手术

将腮腺导管移植于鼻腔或上颌窦内,唾液可使窦腔、鼻腔的萎缩黏膜上皮得以湿润,经过一段时间的随访观察,效果良好。手术方法几经改进,最后将腮腺导管开口处做成方形黏膜瓣,以延长导管长度,在上颌窦的前外壁造口后引入上颌窦腔。此手术方法的缺点是进食时鼻腔流液且易发生腮腺炎。

6.中鼻甲游离移植手术

对有中鼻甲肥大而下鼻甲萎缩者,将中鼻甲予以切除,将切除的中鼻甲游离移植于纵形切开的下鼻甲内,使下鼻甲体积增大重新隆起。

7.上颌窦黏膜游离移植术

先行唇龈沟切口,将上颌窦前壁凿开,剥离上颌窦黏膜并形成游离块,然后将下鼻甲黏膜上皮刮除。将上颌窦游离黏膜块移植于下鼻甲表面。

8.带蒂上颌窦骨膜-骨瓣移植术

应用上唇龈沟切口,在上颌窦前壁凿开一适宜的上颌窦前壁骨膜-骨瓣,将带骨膜蒂移植于预制好的鼻腔外侧壁黏膜下术腔,使鼻腔外侧壁隆起,以缩小鼻腔,但在分离鼻腔外侧壁黏膜时,应注意防止黏膜破裂。

9.带蒂唇龈沟黏膜瓣下鼻甲成形术

先在上唇龈沟做带眶下动脉血管蒂的唇龈沟黏膜及黏膜下组织瓣,长为 2～5 cm,宽为 1 cm,黏膜瓣的大小要根据鼻腔萎缩的程度来定。因为蒂在上方,所以黏膜瓣为 2 个断端,内侧端稍短,外侧端稍长,蒂长约为 2 cm,宽约为 1 cm,蒂的内侧要紧靠梨状孔,在鼻阈处做成隧道,隧道内侧端在下鼻甲前端,然后在下鼻甲表面做约为 2 cm 的纵行切口,稍做分离,使之成"V"形,将预制好的带蒂黏膜瓣穿经鼻阈处隧道,移植于做好的下鼻甲的"V"形创面上,使下鼻甲前端隆起,鼻腔缩小。这种手术方法,不仅缩小了鼻腔,还增加了鼻腔的血液循环,使鼻腔血流明显增加,萎缩黏膜营养增加,明显改善了临床症状。

10.交感神经切断术

切断交感神经纤维或切除神经节以改善鼻腔黏膜血液循环。有人主张切断颈动脉外膜之交感神经纤维、切除蝶腭神经节,亦有提倡切除星状交感神经节者。这些手术操作复杂,效果亦不满意,故临床很少采用。

(贾伊娜)

第五节 真菌性鼻-鼻窦炎

真菌性鼻-鼻窦炎(FRS)是临床常见的一种特异性感染性疾病。传统观点认为,FRS主要发生在长期使用抗生素、糖皮质激素、免疫抑制剂、放射治疗后和某些慢性消耗性疾病(如糖尿病、大面积烧伤)的患者。近10年发现,在健康个体体检中亦发现FRS,表明这些真菌也可以在机体抵御侵袭能力下降的某一局部致病。近年FRS发病率有上升趋势,可能与抗生素的广泛使用、环境污染有关,国民健康意识提高、体检普及和影像学进步等则提高了FRS的发现率。FRS临床表现有不同的类型,因此诊断、治疗及治疗效果亦有各自的特点。最常见的致病菌是曲霉菌属,毛霉菌致病虽较少见,但鼻脑型者病情凶险,发展迅速,病死率高。

一、病因

较常见的致病真菌是曲霉菌,其他有念珠菌、Seeber鼻孢子菌、毛霉菌和申克孢子丝菌等。曲霉菌特点如下所述。

(1)曲霉菌是子囊菌类真菌,在自然界广泛分布。

(2)曲霉菌是条件致病菌,只在机体抵抗力下降或某一部位(如鼻窦)抵御侵袭能力降低时致病。

(3)曲霉菌种类:致病的曲霉菌主要有烟色曲霉菌和黑色曲霉菌,以前者最常见。可单种曲霉菌感染,亦可两种或两种以上曲霉菌合并感染。曲霉菌感染与职业有关,较多见于鸟鸽饲养员、粮仓管理员、农民、酿造业工人。

二、临床类型及病理

FRS临床类型是依据病理学分为两大类型:侵袭型真菌性鼻-鼻窦炎(IFRS)和非侵袭型真菌性鼻-鼻窦炎(NIFRS)。侵袭型分为急性侵袭性真菌性鼻-鼻窦炎(AIFRS)和慢性侵袭性真菌性鼻-鼻窦炎(CIFRS);非侵袭型又依据其不同病理改变分为真菌球(FB)和变应性真菌性鼻-鼻窦炎(AFRS)。

1.侵袭性真菌性鼻-鼻窦炎(IFRS)

真菌感染同时侵犯鼻窦黏膜和骨壁,并向鼻窦外周围结构和组织侵犯,如眼眶、颅底和翼腭窝等。鼻窦内病变大体特征表现为坏死样组织、干酪样物或肉芽样物,并有大量黏稠分泌物或血性分泌物。光镜下特征是见大量真菌,鼻窦黏膜和骨质可见真菌侵犯血管,引起血管炎、血管栓塞、骨质破坏和组织坏死等。按发病缓急、临床特征分为以下两种临床类型。

(1)急性侵袭性真菌性鼻-鼻窦炎(AIFRS):真菌感染向周围结构和组织侵犯十分迅速。数天内即波及鼻腔外侧壁,甚至上颌窦前壁、上壁和下壁累及面部、眼眶和硬腭。继续发展即破坏鼻腔顶壁、筛窦顶壁或蝶窦壁,侵犯颅内,并经血液循环侵犯肝、脾、肺等脏器。

(2)慢性侵袭性真菌性鼻-鼻窦炎(CIFRS):其特点是真菌感染向周围结构和组织侵犯缓慢,病程至少一个月以上。早期真菌侵犯多限制在一个鼻窦腔内的黏膜和骨壁。逐渐向邻近鼻窦和鼻腔侵犯。后期侵犯周围结构和组织如眼眶和颅底。此型又依据其鼻窦内病变的大体特征可分为肉芽肿型和非肉芽肿型。

2.非侵袭性真菌性鼻-鼻窦炎(NIFRS)

真菌感染局限在鼻窦内,无窦黏膜和骨壁侵犯。分为以下2种临床类型。

（1）真菌球（FB）：真菌在鼻窦内，大体形态如肉芽肿样、干酪样或坏死样物，呈暗褐或灰黑色团块状。鼻窦内病变不断增大可压迫窦壁骨质，使其变薄或吸收。镜下窦内病变组织内可见大量真菌菌丝、孢子、退变的白细胞和上皮细胞。鼻窦黏膜水肿或增生，但无真菌侵犯。

（2）变应性真菌性鼻-鼻窦炎（AFRS）：是真菌引起的、IgE 介导的 I 型变态反应性疾病。鼻窦内病变大体特征为质地坚硬、易碎或黏稠如湿泥状物，黄绿色或棕色。镜下特征（HE 染色）：无定形淡嗜酸性或嗜碱性变应性黏蛋白，以及在其中分布着大量的嗜酸细胞及夏-莱结晶，病变组织 Gomori 染色（六胺银染色）可见大量真菌菌丝或单个或成簇状分布。鼻窦黏膜为水肿或增生，亦无真菌。

三、临床表现及诊断

真菌性鼻-鼻窦炎常为单窦起病，以上颌窦发病率最高，其次为蝶窦、筛窦，额窦罕见。病变进一步发展可累及多窦。本病的临床表现视不同临床类型而异。

（一）侵袭性真菌性鼻-鼻窦炎（IFRS）

1.急性侵袭性真菌性鼻-鼻窦炎

（1）起病急骤，病变进展迅速：可在 7～10 d 累及眼眶、颅内和面部、口腔等邻近器官和组织。病情凶险，若不及时诊治，可在 8～25 d 死亡。

（2）发热、眶周及面颊部肿胀、疼痛（侵犯眶下神经）；常高热，呈稽留热或弛张热，鼻腔结构破坏、坏死、大量脓性结痂。

（3）鼻临近组织受累症状：眼部症状——眼球突出、结膜充血、眼肌麻痹、视力减退及眶后疼痛或眶尖综合征；腭部缺损；颅内受侵——颅内高压剧烈头痛、癫痫、意识模糊或偏瘫等；海绵窦血栓性静脉炎等。

（4）多发生于免疫功能低下或缺陷者：常见于糖尿病酮症酸中毒、器官移植、长期应用糖皮质激素或抗肿瘤药物或广谱抗生素、放疗及 HIV 患者。

（5）致病菌主要为曲霉菌和毛霉菌。

（6）鼻窦 CT：累及鼻腔和多个鼻窦，广泛的骨壁破坏，侵犯面部、眼眶、颅底或翼腭窝，不难做出诊断。

依据起病急骤、病程短、进展快、免疫功能低下或缺陷病史以及上述临床表现，结合鼻窦 CT 显示累及鼻腔和多个鼻窦，广泛的骨壁破坏，侵犯面部、眼眶、颅底或翼腭窝，不难做出诊断。

2.慢性侵袭性真菌性鼻-鼻窦炎

本型的临床特征是起病隐匿，进展缓慢。常见的致病菌为曲霉菌，但常同时检出毛霉菌、链格孢菌属和念珠菌属等。

（1）早期：病变局限在鼻窦，临床表现与 NIFRS 相似，可有血性涕或较严重头痛，CT 表现多窦受累、骨质破坏，术中观察窦内病变为泥石样物并伴多量稠脓、窦黏膜表现为剧烈肿胀、暗红色、质脆易出血和表面颗粒样改变或黏膜呈黑色、坏死样改变者，应怀疑本型。

（2）后期：出现周围器官和组织侵犯。侵犯不同部位引起相应症状，临床症状和 CT 特征与 NIFRS 相似，可能合并糖尿病和白血病，或有长期全身应用糖皮质激素的经历。若能早期诊断，多数可获得治愈而极少复发。后期治疗较困难，易复发，且预后不良。

本型早期阶段病变限于单个鼻窦（多见是上颌窦）和仅向邻近鼻腔和鼻窦（筛窦）侵犯时，

在病程、可能被误诊为 NIFRS,而延误病情。

(二)非侵袭型真菌性鼻-鼻窦炎

1.真菌球

(1)单窦发病,以上颌窦发病率最高,其次为蝶窦、筛窦,额窦罕见;女性多于男性,患者通常免疫功能正常。

(2)临床表现似慢性鼻窦炎,如单侧鼻塞、流脓涕或有恶臭等。亦可不表现任何症状,仅在鼻窦影像学检查时发现。真菌球发展较大者,鼻窦内病变可压迫窦壁骨质,使其变薄或吸收,可有面部隆起和疼痛(压迫眶下神经),少有脓血涕和周围结构如眼眶受累症状,一般无全身症状。

(3)大体形态:如肉芽肿样、干酪样或坏死样物,呈暗褐或灰黑色团块状。光镜下窦内病变组织内可见大量真菌菌丝、孢子、退变。

(4)鼻窦 CT:单窦不均匀密度增高,70%可见高密度钙化斑或点,可有窦壁膨隆或吸收,骨质破坏。鼻窦 CT 检查是术前重要诊断参考。

2.变应性真菌性鼻-鼻窦炎

(1)常发生在有免疫能力的成人和青年人,患者多有特应性体质、长期反复发作的全鼻窦炎或鼻息肉史或合并哮喘病、经历一次或多次鼻窦炎和鼻息肉手术史。

(2)本病发病隐袭,进展缓慢,多累及一侧多窦。

(3)临床表现:与慢性鼻窦炎/鼻息肉相似;少数患者也可以鼻窦"肿物"形式起病,表现为眶侧或颌面部缓慢进展的隆起,隆起无痛、固定、质硬和呈不规则形,酷似鼻窦黏液囊肿、黏液脓囊肿和恶性肿瘤。隆起不断增大压迫眼眶则引起眼球突出、移位,进而眼球活动受限、复视、视力减退、上睑下垂等。

(4)鼻窦影像学检查:鼻窦 CT 示病变中央高密度的变应性黏蛋白影(较均匀的毛玻璃状或极不规则的线状,有星状分布的钙化点),鼻窦 MRI 显示病变中央低信号、周边强信号。

(5)病理学特征。光镜下(HE 染色):无定形淡嗜酸性或淡嗜碱性变应性黏蛋白,大量散布的嗜酸性粒细胞及夏-莱结晶。Gomori 染色(六胺银染色)可见大量真菌菌丝,窦黏膜仅表现水肿或增生,但无真菌侵犯。

诊断主要依据:①多见于青年人,常有特应性体质或哮喘病史,伴多发性息肉或手术史;②变应原皮试或血清学检查证实为 I 型变态反应;③典型鼻窦 CT 或 MRI;④典型组织病理学;⑤Gomori 染色(六胺银染色)可见病变组织中有真菌菌丝,但鼻窦黏膜和骨质中无真菌侵犯或真菌培养结果阳性。

真菌性鼻-鼻窦炎最终诊断是依据组织病理学检查。证实真菌仅存在于窦内病变组织者为非侵袭型,证实真菌侵犯鼻窦黏膜、骨质者为侵袭型。

五、治疗

首选手术治疗,配合抗真菌等药物治疗和其他治疗。

1.手术治疗

(1)非侵袭型真菌性鼻-鼻窦炎行窦内病变清除术,建立鼻窦宽敞的通气和引流,保留鼻窦黏膜和骨壁。

(2)侵袭型真菌性鼻-鼻窦炎则应行鼻窦清创术,除彻底清除鼻腔和鼻窦内病变组织外,还要根据病变范围广泛切除受累的鼻窦黏膜和骨壁。手术方式可根据病变范围选择传统术式或鼻内镜手术。

2.药物治疗

（1）真菌球术后不需配合抗真菌药物治疗。

（2）变应性真菌性鼻-鼻窦炎术后必须用糖皮质激素控制病情,目前多采用口服泼尼松或鼻内用人工合成长效糖皮质激素喷雾。

（3）侵袭型真菌性鼻-鼻窦炎术后必须用抗真菌药物,较常用的是伊曲康唑和两性霉素 B,伊曲康唑对曲霉菌敏感,副作用小。两性霉素 B 为广谱杀真菌药物,对隐球菌属、曲霉菌属、毛霉菌属和一些念珠菌属等均敏感,对急性侵袭型真菌性鼻-鼻窦炎者尤能获得良好的控制,但副作用较大。

3.其他治疗

（1）抗真菌药物灌洗术腔:①侵袭型真菌性鼻-鼻窦炎术后常应用;②变应性真菌性鼻-鼻窦炎术后术腔内抗真菌药物冲洗的意义尚不明确。

（2）间断吸氧:一些学者建议对后期慢性和急性侵袭型真菌性鼻-鼻窦炎给予间断吸氧,在治疗期间应停用抗生素和免疫抑制剂,并注意改善全身状况。

真菌球经手术后多数可获得治愈,变应性真菌性鼻窦炎(或非 IgE 介导的嗜酸性粒细胞性炎症合并真菌感染)较难治愈。急性侵袭型真菌性鼻-鼻窦炎病死率高达 90％以上。

（刘光磊）

第六节　急性鼻-鼻窦炎

一、病因

在上呼吸道感染的基础上伴发的鼻窦黏膜感染,多为细菌直接造成的感染性炎症。

1.细菌感染

引发上呼吸道感染的致病菌均可以导致鼻窦炎发生,最常见的致病菌有肺炎链球菌、金黄色葡萄球菌、流感嗜血杆菌,约占 80％。厌氧菌亦不少见;混合性感染远多于单一细菌感染。

2.邻近器官感染

上列第 2 双尖牙和第 1、2 磨牙与上颌窦底壁毗邻,常因根尖感染或拔牙时损伤导致牙源性上颌窦炎症。另外,腺样体肥大、腺样体炎及扁桃体炎等均可波及而继发鼻窦炎。

3.外界感染

外伤,如骨折、黏膜下血肿、黏膜挫裂及异物残留等;鼻内阻塞,如填塞物放置过久、鼻石或肿瘤等;游泳感染、鼻窦气压伤等均可以直接或间接地诱发鼻窦急性炎症发生。

二、病理

鼻窦炎的病理学变化与致病菌的种类、毒力强弱、抗生素耐药性有密切关系,如肺炎链球菌多引起卡他性炎症、不易化脓、不侵及骨壁、较易治疗。而葡萄球菌引起的鼻窦炎多引起化脓性炎症,治疗比较困难。Batcher 的研究表明,急性鼻窦炎发病机制中,炎性细胞及上皮细胞通过 NF-KB 活化,上调炎性细胞因子的表达,以中性粒细胞趋化为主要致炎途径。参与的炎性物质和细胞因子主要为肿瘤坏死因子、IL-1、IL-6、IL-8。

三、临床表现

全身症状与局部症状持续存在 12 周以内。

1.全身症状

急性鼻窦炎者可伴有烦躁不适、畏寒、发热、头痛、精神萎靡及嗜睡等症状。

2.局部症状

(1)鼻塞:最常见症状之一,主要因为黏膜急性充血、肿胀,分泌物积蓄于鼻腔而引起,清除分泌物后,通气状况可改善。

(2)流脓涕:鼻分泌物的量及性质多视病变轻重而定,分泌物多呈脓性从中鼻道向前后鼻孔引流,牙源性上颌窦炎时,脓涕多带腐臭味。

(3)嗅觉障碍:多为暂时性,主要原因是脓性分泌物积蓄于嗅裂或刺激作用导致嗅区黏膜炎症性水肿或嗅区因黏膜肿胀气流不能到达引起。

(4)局部痛或头痛:多少感到局部沉重、痛感,多在低头、咳嗽、用力等使头部静脉压增高时,或情绪激动时症状加重。急性鼻窦炎时各窦引起的疼痛各有特点:①急性上颌窦炎:疼痛多位于上颌窦前壁—尖牙窝处,且可反射至额部及牙槽处疼痛;疼痛具有规律性,多晨起时不明显,后逐渐加重,至午后最明显;②急性额窦炎:表现为前额部疼痛,具有明显的周期性,即晨起后明显,渐加重,中午最明显,午后渐减轻,夜间可完全缓解;③急性筛窦炎:可觉内眦或鼻根处疼痛,程度较轻,晨起明显,午后减轻;④急性蝶窦炎:疼痛定位较深,多不准确,多是眼球后或枕后钝痛,但有时可引起广泛的反射性痛,如牵扯三叉神经,常可引起恶心症状。疼痛也多晨起轻,午后重。

鼻窦炎头痛常有下列特点:①伴随鼻塞、流脓涕和嗅觉减退等症状;②多有时间性或固定部位,多为白天重、夜间轻,且常为一侧,如为双侧者必有一侧较重;前组鼻窦炎者多在前额部痛,后组鼻窦炎者多在枕部痛;③休息、滴鼻药、蒸汽吸入或引流改善、鼻腔通气后头痛减轻。咳嗽、低头位或用力时因头部静脉压升高而使头痛加重。吸烟、饮酒和情绪激动时头痛亦加重。

四、检查与诊断

详细询问与分析病史,上述症状出现于急性鼻炎后症状加重,应考虑本病,并作如下检查。

1.局部红肿压痛

急性上颌窦炎尖牙窝、下眼睑红肿和压痛;急性额窦炎则额部红肿,眶内上角压痛和额窦前壁叩痛;急性筛窦炎在鼻根和内眦处偶有红肿和压痛。

2.前后鼻镜检查

鼻黏膜充血、肿胀,尤以中鼻甲和中鼻道黏膜为甚。鼻腔内有大量黏脓或液脓性鼻涕。前组鼻窦炎可见中鼻道有黏脓或液脓性鼻涕;后组鼻窦炎则见于嗅裂。若检查前擤过鼻涕,鼻道脓液可暂时消失,应作体位引流后再作检查。单侧鼻腔脓液恶臭,在成人应考虑牙源性、上颌窦炎,儿童应考虑鼻腔异物。

3.鼻内镜检查

用盐酸羟甲唑啉或 1% 麻黄碱的 1% 丁卡因棉片作鼻黏膜收缩麻醉后,用不同视角的鼻内镜检查鼻腔各部,注意鼻道和窦口及其附近黏膜的病理改变,脓液来源等。

4.影像学检查

通常主张鼻窦 CT 扫描,可清楚显示鼻窦黏膜增厚,脓液积蓄,窦口鼻道复合体的病变情况,各鼻窦内的炎症性改变,受累鼻窦范围等。鼻窦 X 线片示鼻窦黏膜增厚、窦腔密度增高、上颌窦可见液平面。

5.上颌窦穿刺冲洗

上颌窦穿刺冲洗即为诊断性穿刺。须在患者无发热和抗生素控制下施行。观察有无脓液冲出,若有应作细菌培养和药敏试验,以利进一步治疗。

五、治疗

1.药物治疗

除非发生眶、颅并发症的时候会适时采用手术治疗,急性鼻窦炎主要采用药物治疗。主要使用以下几种类型的药物。

(1)抗生素:针对上呼吸道常见致病细菌,美国疾病控制中心推荐的首选药物为全身使用阿莫西林＋克拉维酸钾,二代头孢类抗生素,使用时间为 2 周左右。局部使用抗生素冲洗没有治疗作用。

(2)局部糖皮质激素:最重要的局部抗炎药物。近年研究表明,无论是控制整体症状还是鼻局部症状,单独使用局部糖皮质激素的效果均优于单独使用阿莫西林。二者联合使用可以提高疗效、缩短病程。使用时间为 12 周以内。

(3)黏液促排剂:有稀化黏液、促进纤毛活动的作用,使用时间为 12 周以内。

2.体位引流

用 1% 麻黄碱收缩鼻腔,使窦口开放,然后更换体位,促进引流,减少症状。

3.物理治疗

局部热敷,短波透热,红外线照射等,以促进炎症消退,减轻症状。

4.鼻腔冲洗

用注射器或专用鼻腔冲洗器。冲洗液可选择:生理盐水、生理盐水＋庆大霉素＋地塞米松、生理盐水＋甲硝唑＋地塞米松。每日 1～2 次,有助于清除鼻内脓液。

5.上颌窦穿刺

冲洗于全身症状消退及局部炎症基本控制后进行,每周冲洗 1 次,直至无脓冲出为止。每次冲洗后可向窦腔注入抗生素替硝唑或甲硝唑溶液,有的冲洗一次即愈。

6.额窦环钻引流

急性额窦炎保守治疗无效且病情加重,为避免额骨骨髓炎和颅内并发症而行此手术。

(刘光磊)

第七节　慢性鼻-鼻窦炎

按照 CPOS-2007 的分类方法,慢性鼻窦炎分为不伴有鼻息肉的慢性鼻窦炎和伴有鼻息肉的慢性鼻窦炎两种。前者是以一种非感染性、非变应性的炎症过程形式存在,后者则多与变应性因素有关。

一、病因

1.急性鼻窦炎

多因对急性鼻窦炎治疗不当,或对其未予彻底治疗以致反复发作,迁延不愈,使之转为慢性。此为本病之首要病因。

2.阻塞性病因

鼻腔内的阻塞性疾病,如鼻息肉、鼻甲肥大、鼻腔结石、鼻中隔偏曲、鼻腔肿瘤、鼻腔填塞等阻碍鼻腔鼻窦通气引流,是本病的重要病因。

3.致病菌毒力强

某些毒力较强的致病菌,如患猩红热时的乙型溶血性链球菌,其所致的急性鼻窦炎,极易转为慢性。

4.牙源性感染

因上列磨牙的牙根与上颌窦底部毗邻,若牙疾未获根治,易成为牙源性慢性上颌窦炎。

5.外伤和异物

如外伤骨折、异物存留或血块感染等,导致慢性鼻窦炎。

6.鼻窦解剖因素

由于各个鼻窦特殊的或异常的解剖构造,不利于通气引流,亦为不可忽略的自身因素。

7.全身性因素

全身性因素包括各种慢性疾病、营养不良、疲劳过度而导致的机体抵抗力低下。同时,还有各种变应性因素及支气管扩张所诱发的病因。

二、发病机制

慢性鼻窦炎常与慢性鼻炎同时存在并称为鼻-鼻窦炎。鼻-鼻窦炎是涉及鼻腔和一个或以上鼻窦黏膜的炎性病变。鼻和鼻窦的黏膜是连续的,鼻窦黏膜的炎症经常是由鼻腔黏膜的炎症引起的。

病因可能是黏液纤毛系统受损、(细菌)感染、过敏,其他原因引起的黏膜肿胀,只有很少是由鼻腔或鼻窦形态学/解剖学变异导致的物理阻塞所引起的。窦口鼻道复合体是由上颌窦口、前组筛窦及其开口、筛漏斗、半月裂和中鼻道组成的功能性结构,在鼻-鼻窦炎发病机理中占主要地位。最基本的要素就是保持最佳的鼻腔通气和清洁。窦口的开放能有效地影响黏液的合成和分泌;而且,它使黏液纤毛系统容易清除微粒和细菌。

如果相对于黏液的量来说窦口太小,黏液分泌增加(如上呼吸道感染),或者纤毛功能受损,则分泌物淤滞,细菌排出停止,会引起或加剧黏膜的炎症反应;同时黏膜的通气减少,导致纤毛功能障碍。这些恶性循环很难停止,而且情况持续下去,将导致慢性鼻-鼻窦炎。

三、临床表现及检查

(一)症状

1.全身症状

轻重不等,多不明显或很轻,可有精神不振、头痛头昏、易倦、精神抑郁、记忆力减退、注意力不集中等现象。

2.局部症状

(1)鼻塞:是慢性鼻窦炎的主要症状之一,但不及急性鼻窦炎者明显。多是由于黏膜肿胀、鼻甲肿大、鼻内分泌物过多和(或)伴有息肉形成阻塞通气所致。擤除分泌物后可暂时缓解症状。

(2)流脓涕:是慢性鼻窦炎的另一主要症状。来自前组鼻窦的分泌物多可从前鼻孔擤出;后组鼻窦产生的分泌物多向后流,从后鼻孔流入鼻咽部,主述"涕倒流"或"痰多"。慢性鼻窦炎者分泌物较黏稠,色黄或灰白色,可呈团块状,偶有腥臭味。牙源性上颌窦炎时,脓涕多带腐臭味。

(3)嗅觉障碍:常表现为嗅觉减退或嗅觉缺失,多为暂时性,但嗅区黏膜长期炎性变,部分患者可导致退行性变,造成永久性失嗅。嗅觉障碍的主要原因是嗅区黏膜炎性变,或形成息肉,或脓性分泌物蓄积于嗅裂等。

(4)头痛:一般情况下慢性鼻窦炎者此症状并不明显,仅有局部钝痛及闷胀感,疼痛时间及部位多较固定。主要是因细菌毒素吸收所致的脓毒性头痛,或因窦口阻塞、窦内空气被吸收而引起的真空性头痛。慢性鼻窦炎头痛常有下列特点。①多有时间性或固定部位,多为白天重、夜间轻,且常为一侧,如为双侧者必有一侧较重;前组鼻窦炎者多在前额部痛,后组鼻窦炎者多在枕部痛。②休息、滴鼻药、蒸气吸入或引流改善、鼻腔通气后头痛减轻;咳嗽、低头位或用力时因头部静脉压升高而使头痛加重;吸烟、饮酒和情绪激动时头痛亦加重。

(5)视觉障碍:是本病的眼内并发症之一,病变多存在于筛窦或蝶窦,炎症累及眶内、眶尖及管段视神经时症状较明显。主要表现为视力减退或失明(球后视神经炎所致),也有表现其他视功能障碍如眼球移位、复视和眶尖综合征等。孤立性蝶窦炎,特别是蝶窦真菌感染导致视力损伤的机会最多。

(二)体格检查

1.前鼻镜检查

①可见鼻黏膜充血、肿胀或肥厚,钩突肥大、泡状中甲、中鼻甲反向弯曲、鼻中隔高位重度弯曲压迫中鼻甲;②中鼻道或者嗅裂有黏膜息肉样变性或者鼻阻塞;③中鼻道或者嗅裂可见分泌物积聚,色黄或白色,黏性、黏脓性或脓性,量不等。

若中鼻道见脓性分泌物,多提示为前组鼻窦炎;后组鼻窦炎脓液多位于嗅裂,或积蓄于鼻腔后段,流入鼻咽部。若怀疑鼻窦炎但检查未见鼻道有分泌物者,可用1‰麻黄素收缩鼻黏膜并作体位引流后,重复上述检查,可助诊断。

2.鼻内镜检查

除可清楚准确判断上述各种病变及其部位,还可发现经前鼻镜不能窥视的其他病变,如窦口及其附近区域的微小病变和上鼻道、蝶窦口的病变。

3.口腔和咽部检查

牙源性上颌窦炎者同侧上列第2双尖牙或第1、第2磨牙可能存在病变,后组鼻窦炎者咽后壁可见脓液或干痂附着。

(三)辅助检查

1.X线片

可见窦腔形态变化及窦内黏膜不同程度的增厚、窦腔密度增高,或息肉影,如窦内积聚脓性分泌物,则可见液平面。但由于其伪影过多,现多不提倡使用。

2.CT 检查

CT 检查是诊断鼻窦炎最直接和准确的方法之一，可以显示病变鼻窦的位置、范围、解剖学致病因素、鼻腔鼻窦黏膜病变程度。

3.MRI 检查

虽能准确地观察鼻窦内软组织占位性病变的范围、程度及与周围肌肉、血管等组织的解剖关系，但不能准确显示解剖学骨性标志和变异，因此，在鼻窦炎诊断和指导手术治疗中应用价值不大，临床上仅仅用于鉴别是否伴有鼻腔和鼻窦肿瘤时使用。

四、诊断

根据 EPOS-2007 和 CPOS-2008 的建议，诊断慢性鼻窦炎包括症状、体征和辅助影像学检查三个方面。

1.持续超过 12 周的四种症状

主要症状：鼻塞，黏脓性鼻涕。次要症状：嗅觉减退，头面部闷胀沉重感。四种症状中必须有两种以上，其中主要症状必具其一。

2.体征

使用前鼻镜或鼻内镜检查可见中鼻道或嗅裂有黏脓性分泌物。

3.影像学检查

一般情况下可以采用鼻窦 X 线检查，X 线片可见窦腔形态变化及窦内黏膜不同程度的增厚、窦腔密度增高，或息肉影；如窦内积聚脓性分泌物，则可见液平。持续治疗 3 个月以上症状不改善，或者准备手术治疗的时候，才采用鼻窦 CT 扫描检查，为此 CT 扫描不作为诊断的必备条件。CT 检查是诊断鼻窦炎最直接和准确的方法，可以显示病变鼻窦的位置、范围、解剖学致病因素、鼻腔鼻窦黏膜病变程度；还可根据某些 CT 特征对鼻窦炎性质进行确定。例如，在密度增高的窦腔内出现钙化斑就是真菌性鼻窦炎的特征。MRI 检查虽能准确地观察鼻窦内软组织占位性病变的范围、程度及与周围肌肉、血管等组织的解剖关系，但不能准确显示解剖学骨性标志和变异，因此，在鼻窦炎诊断和指导手术治疗中的应用价值不高。

五、鉴别诊断

1.急性鼻炎及鼻窦炎

病程较慢性鼻窦炎短，头痛、鼻塞等症状更明显、严重，并常伴有其他上呼吸道急性感染症状及体征，如四肢酸痛、周身不适、发热、咽痛、扁桃体肿大、咽后壁充血及大量滤泡等。

2.慢性鼻炎

鼻腔内的分泌物较慢性鼻窦炎少，以黏液性分泌物为主，且中鼻道未见黏液、脓性分泌物，未见中鼻道黏膜水肿和息肉样变性。

3.变应性鼻炎

常有明显的过敏病史和(或)家族史，以鼻痒、阵发性喷嚏、水样分泌物等症状为主，鼻黏膜水肿，苍白，中鼻道一般无分泌物和黏膜水肿。但若需确诊，还应进一步行变态反应相关的检查，如变应原皮肤试验、特异性 IgE 测定等。

4.真菌性鼻-鼻窦炎

可出现于长期使用抗生素、糖皮质激素、免疫抑制剂或接受放疗等患者，或出现于患有慢性消耗性疾病如糖尿病及其他可致机体免疫力下降的疾病的患者，也可见于正常人。鼻窦

CT 大多表现为单窦发病,窦壁骨质增生,窦内密度不均匀钙化斑。组织病理学、真菌培养等可以鉴别。

六、治疗

(一)治疗原则

(1)控制感染和变态反应因素导致的鼻腔鼻窦黏膜炎症。

(2)改善鼻腔鼻窦的通气、引流。

(3)病变轻者及不伴有解剖畸形者,可采用药物治疗(包括全身和局部药物治疗);如果药物治疗无效,或者伴有导致窦口鼻道复合体和嗅裂阻塞的明显的解剖异常以及鼻道息肉,则应采用综合治疗的手段,包括内科和外科措施。

(二)全身用药

1.抗生素

对于明确感染性病因,或合并有感染因素的慢性鼻窦炎,应使用足量、足疗程的抗生素;选用抗生素,最好的原则是依据鼻内分泌物细菌培养和药敏试验结果而定;而在未得到确切的检验依据前,可选用针对化脓性球菌或杆菌有效的抗生素,如头孢类、抗耐药的青霉素或喹诺酮类药物,也可适当加用抗厌氧菌类药物。最终根据鼻腔分泌物的量、色泽来确定疗程。一般认为在脓性分泌物消退后再用药一周较为合适,慢性鼻窦炎的抗生素使用疗程不超过 3 周。

欧洲鼻-鼻窦炎鼻息肉诊疗意见书 2007(EP3OS2007)认为,长期、低剂量口服大环内酯抗生素,在治疗对于手术和药物治疗不敏感的患者,症状缓解率为 60%～80%。CPOS(中国慢性鼻窦炎诊断和治疗指南 2009)把这一治疗方法推荐为一线治疗方法,其主要理论依据是通过对 NF-κB、IL-1、IL-6、IL-8 等细胞因子的干扰,达到抗炎目的,而非抗感染。推荐剂量为正常剂量的 1/2,使用时间为 12 W 以上,需要注意药物的副作用,主要为肝功能、肠道菌群紊乱。

2.口服糖皮质激素

口服糖皮质激素不作为常规用药,可辅助控制鼻腔鼻窦黏膜炎症,其主要作用是抗炎、抗水肿。如必须使用,应充分了解禁忌证,如精神性疾患、胃溃疡、活动性肺结核、青光眼等,应根据病情及时调整其用量。一般使用方法为 0.5 mg/(kg·d),清晨空腹一次性口服,推荐使用短效糖皮质激素,如泼尼松,使用期限一般不超过 14 d,防止并发症。

3.黏液稀释及改善黏膜纤毛活性药

常规辅助用药,可稀释脓性分泌物,同时恢复黏膜纤毛的活性,有利于分泌物的排出和鼻腔黏膜环境的改善。

4.抗组胺类药物

对于合并变应性因素者可适当加用该药,以减轻鼻腔黏膜的水肿程度。

5.中药制剂

虽缺乏严格、高级别的循证医学依据,可考虑使用。

(三)局部用药

1.局部糖皮质激素

局部糖皮质激素是目前治疗慢性鼻窦炎最重要的一线用药。局部糖皮质激素具有强大的抗炎、抗水肿效应,无论病因是感染性还是变态反应性,病变程度及范围大小,是否伴有鼻息肉,术前还是术后,局部糖皮质激素都可作为主要用药。常规应用糖皮质激素喷雾治疗,以控制鼻-鼻窦黏膜的炎症及水肿,最终达到改善鼻腔通气和引流的目的。局部激素与抗生素联合使用可缩短病程和延长再发时间。使用时间在 3 个月以上,FESS 术后使用时间在鼻窦黏膜上皮化后,或者患者症状消失后继续使用 1～2 个月。

对于局部激素的选择,要注意药物的受体亲和力、生物利用度、局部副作用等。一般说来,目前在国内使用的糠酸莫米松、布地奈德、丙酸氟替卡松等喷鼻剂,就目前的文献资料显示,长期使用均比较安全、有效,局部和全身副作用较小。

2. 减充血剂的应用

长期使用鼻腔减充血剂会对黏膜纤毛系统的形态与功能造成破坏,尤其是盐酸萘唑啉、麻黄碱类药物。因此,应根据不同的病情酌情使用,应选择低浓度、副作用少的减充血剂,如盐酸羟甲唑啉。慢性鼻窦炎的鼻腔鼻窦黏膜及黏膜下组织以组织间质水肿、增生为主,而非单纯血管扩张所致,减充血剂作用不大,除伴有急性感染发作、鼻塞症状非常明显时,一般很少使用。慢性鼻窦炎手术治疗后,由于鼻腔、鼻窦引流通气问题已经解决,可不再使用减充血剂。

3. 生理盐水冲洗

生理盐水冲洗是当代非常流行的治疗和鼻腔保健护理方法,有两种冲洗方法。①用 35 ℃～40 ℃无菌温生理盐水经特制的器皿,直接进行鼻腔冲洗,可以达到清洗鼻腔、改善黏膜环境的目的。也有文献资料显示,使用 2.8%高渗盐水冲洗鼻腔可减轻黏膜水肿。②用特制的导管伸入窦口冲洗,适用于上颌窦、额窦及蝶窦的一般炎症。冲洗时使导管经窦口进入窦腔,用微温的无菌生理盐水冲洗,以清除窦内积脓。但此种方法操作较难、盲目,且容易损伤窦口黏膜,现已很少使用。

(四)局部治疗

1. 上颌窦穿刺冲洗

在急性上颌窦炎无并发症、全身症状消退、局部炎症基本控制且化脓性病变已局限化时,可行上颌窦穿刺冲洗法。根据症状确定冲洗次数,一般每周 1～2 次,冲洗至再无脓液冲出。每次用温无菌生理盐水冲洗后,可向窦内适当注入抗生素,或抗厌氧菌类药,达到局部消炎的效果,目前并不推荐使用上颌窦冲洗术治疗 CRS。

2. 鼻窦置换治疗

目的是促进鼻窦引流,并将药物通过负压置换入窦腔内,起到排脓抗炎的作用。可用于慢性额窦炎、筛窦炎和全鼻窦炎者。鼻窦急性炎症者或慢性鼻窦炎急性发作时,或单一鼻窦炎者,应禁用此法,主要是防止炎症扩散到正常鼻窦,而且病窦黏膜充血,易诱发菌血症。由于该方法疗效缺乏循证医学依据,EP3OS2007 不推荐使用局部抗生素,这一治疗方法值得商榷。

3. 鼻内镜下吸引

在鼻内镜的直视下,能更清楚地观察到脓性分泌物的来源、色泽及黏稠度等,用吸管吸除鼻道内的分泌物,观察窦口是否有阻塞、黏膜是否水肿及窦内黏膜的病变程度。特别适合FESS 术后鼻窦处理。

(五)手术治疗

慢性鼻窦炎且药物治疗无效时,就是手术治疗的时机。当然如果患者有明确的鼻息肉和解剖学异常而且影响到鼻窦的通畅引流,也可以不经过药物治疗直接手术。手术以解除鼻腔鼻窦解剖学异常造成的机械性阻塞、结构重建、通畅鼻窦的通气和引流、黏膜保留为主要原则。

1. 传统的鼻窦手术

传统的鼻窦手术包括经典的柯-陆氏手术（上颌窦根治术）、鼻内筛窦切除术、经上颌窦的筛窦手术、额窦环钻术等都是以往比较常用的手术，最早的已有 120 年历史。这类手术普遍存在视野狭窄、照明不清、一定程度上盲目操作以及病变切除不彻底、创伤较大或面部留有瘢痕等缺点。用现代的观点来看，这一类手术治疗慢性鼻窦炎已经成为历史。

2. 鼻内镜鼻窦手术

鼻内镜鼻窦手术也称为功能性鼻内镜鼻窦手术（FESS），在鼻内镜和电视监视下，纠正鼻腔解剖学异常、清除不可逆的病变，尽可能保留鼻-鼻窦的黏膜，重建鼻腔鼻窦通气引流（尤其是窦口鼻道复合体区域的通畅与引流），为鼻腔鼻窦黏膜炎症的良性转归创造生理性局部环境，最终达到鼻-鼻窦黏膜形态与自身功能的恢复。FESS 手术创伤小，视角开阔、术野清晰、操作精确。这种手术已经成为当代慢性鼻窦炎外科治疗的主体手术方式。

（刘光磊）

第五章　喉部疾病

第一节　急性会厌炎

急性会厌炎是一种以会厌为中心的声门上型喉炎。起病突然,发展迅速,容易造成上呼吸道梗阻,治疗不及时可危及生命。成人多见,男性多于女性。

一、病因

(1)感染为最常见的原因,常见的致病菌为 B 型嗜血流感杆菌、金黄色葡萄球菌、链球菌、肺炎双球菌等,也可以与呼吸道病毒混合感染。各种致病菌多由呼吸道吸入。

(2)异物、外伤、吸入有害气体、喉肿瘤术后放疗均可引起急性会厌炎。

(3)邻近组织的炎症蔓延急性扁桃体炎、咽炎、鼻炎、牙龈炎等。

二、临床表现

(1)起病急骤,多发生于夜间,病史多为半小时至 6 h,患者常于睡眠中因喉痛或呼吸困难憋醒,自觉比以往咽痛严重而就诊。

(2)喉痛,吞咽困难。患者不能明确指出,为舌根后方疼痛,不敢吞咽,口涎外流,拒食。

(3)呼吸困难。会厌肿胀可阻塞喉入口,语言含糊,同时杓状软骨,杓状会厌襞等处黏膜水肿,加重呼吸困难,可在 4~6 h 内因咽部黏痰阻塞而发生窒息。

(4)昏厥、休克。患者如未能得到及时诊治,可在短时间内出现昏厥、休克,表现为精神萎靡,呼吸困难,四肢发冷,面色苍白,脉细弱,血压下降等。一旦出现此种情况,立即抗休克治疗。

三、检查

1.咽部检查

无充血或轻度充血。小儿由于咽短,会厌位置较高,按压舌体时可见红肿的会厌。压舌根注意按压舌体前 2/3,避免引起恶心,加重呼吸困难或引起窒息。

2.间接喉镜检查

见会厌呈高度水肿或弥散充血肿胀,以舌面为重。如有脓肿形成,常于会厌舌面的一侧肿胀发红,表面有脓点,声带、声门视不清。

3.纤维喉镜

除非有必要给患者留客观材料,一般不需要。

四、诊断

对于急性喉痛、吞咽困难、口咽部检查病变轻微者,必须做间接喉镜检查,做到早诊断早治疗。如果出现呼吸困难、喘鸣、声嘶、流涎,则是发展为重症的表现。

五、鉴别诊断

1.急性喉气管支气管炎

急性喉气管支气管炎以咳嗽、哮吼性干咳、喘鸣为主要症状,伴有声音嘶哑,严重者有吸气性呼吸困难,检查见喉以上黏膜、双声带、声门下及气管黏膜充血肿胀,会厌及杓状软骨正常。

2.喉白喉

儿童多见,全身症状重,进行性呼吸困难,声嘶或失声,可致上皮坏死,形成灰白色白膜,伴有颈部淋巴结肿大,重者呈"牛颈"状,咽部拭子涂片及培养可找到白喉杆菌。

3.会厌囊肿

会厌囊肿多见于会厌舌面,可有咽喉异物感,发展缓慢,检查见局限性光滑半球形隆起,会厌无充血、水肿,合并感染则形成脓囊肿,应切开排脓。

六、治疗

急性会厌炎起病急,发展快,可迅速发生致命的呼吸道梗阻,必须引起患者和医护人员高度重视。治疗以抗感染及保持呼吸道通畅为原则。医生依据会厌红肿程度和呼吸困难程度做相应处理。重者急诊收入院,备置气管切开包。

1.足量抗生素和糖皮质激素

因常见的致病菌为 B 型嗜血流感杆菌和球菌,故首选头孢类抗生素。地塞米松静脉滴注或肌内注射,可给予 0.3~0.5 mg/kg。

2.会厌切开

会厌切开适用于高度水肿型或会厌舌面脓肿形成者,在备有氧气,吸引器及喉插管或气管切开包的情况下,成人用表面麻醉,坐位以会厌切开刀划破高度水肿的会厌舌面黏膜或刺破脓腔。局麻患者多能自行咯出水肿液或脓液,否则可用吸引器吸出。

3.保持呼吸道通畅

急性会厌炎经保守治疗。病情不能有效控制,出现Ⅲ 度、Ⅳ 度吸气性呼吸困难者须紧急建立人工气道:环甲膜切开、气管切开术或气管插管。

如果在气管切开前患者已出现呼吸停止,可紧急在颈前气管环插入 18 号粗针头缓解缺氧症状,或气管插管或行环甲膜切开,但环甲膜切开易致出血过多,应及时以吸引器吸除血液以免流入肺内。呼吸困难暂时缓解再行常规气管切开术。

4.综合治疗

勿进过热及辛辣饮食,保持水电解质平衡。

(刘光磊)

第二节 急性喉炎

急性喉炎指以声门区为主的喉黏膜急性弥散性充血渗出性炎症,是成人常见的急性呼吸道感染性疾病之一,可单独发病,亦可继发于急性鼻炎、急性咽炎或急性传染病,冬、春季多发。

一、病因

(1)感染为主要病因,在机体抵抗力下降、劳累、过量烟酒后容易发病,多为病毒合并细菌感染。细菌多为金黄色葡萄球菌、肺炎双球菌、溶血性链球菌、卡他莫拉菌、流感杆菌等。

(2)有害气体刺激工作中吸入过量有害气体如氯气、硫酸、硝酸、二氧化硫、一氧化氮等,吸入过量工业粉尘或空气污染,过多汽车尾气排放均可引起急性喉炎。

(3)喉外伤或声带疲劳如喉挫伤,异物刺伤,用嗓过度的教师、歌唱演员、售货员、推销员发病率较高。

二、病理

喉黏膜急性充血水肿,伴有白细胞及淋巴细胞浸润,继而黏膜表面黏液脓性分泌物附着,病变持续,圆形细胞浸润,形成纤维变性发展成慢性喉炎,病变深入,沿气管蔓延,则演变成喉气管炎。

三、临床表现

(1)声音嘶哑是急性喉炎特征性表现,轻者声音低沉,重者嘶哑或完全失声。

(2)喉痛、分泌物多:病初喉部干痛不适,异物感,进而干咳无痰,后期有少许黏性或黏脓性分泌物咳出,咳出后声音嘶哑略缓解。

(3)急性鼻炎、咽炎症状:如果急性喉炎继发于急性鼻炎或咽炎,则常有鼻部、咽部的相应症状。

(4)全身症状成人较轻,重者畏寒发热,食欲缺乏,疲乏无力。

四、检查

间接喉镜检查:病变初期双侧声带对称性充血,呈淡红色,进一步发展,双侧呈暗红色肿胀,向上发展至室带,向下累及声门下腔,双侧声带运动良好,闭合欠佳,病变后期双侧声带表面可见黏液或黏脓性分泌物附着。

五、鉴别诊断

1.喉结核

喉结核早期表现与急性喉炎类似,声音嘶哑,喉部干燥、灼热,刺激性咳嗽,随着病变进展,声音嘶哑加重,伴有明显喉痛,吞咽时加重。间接喉镜或纤维喉镜下病变主要位于杓状软骨处,渐及声带、室带、会厌等处,暗红色不一致肿胀,表面分泌物污秽。

2.麻疹

喉炎是麻疹的症状之一,麻疹已不常见。其病情发展与麻疹病情相符,出疹高峰期声音嘶哑、咳嗽明显,如果继发感染可引起喉阻塞,随着皮疹消退,声音嘶哑迅速好转,治疗同急性喉炎。

六、治疗

(1)噤声休息。

(2)给予足量抗生素,根据声带红肿程度及患者年龄及身体基本情况给予适量糖皮质激素。

（3）雾化吸入、口服金宏声等。

（4）一般治疗，多饮水，保持室内适当温度、湿度，忌烟酒。

七、预后

预后一般良好，积极治疗防止其转为慢性，有呼吸困难者密切观察呼吸情况，达到Ⅲ度经药物治疗呼吸困难无减轻者，考虑气管切开。

（刘光磊）

第三节　慢性喉炎

慢性喉炎是指喉部黏膜的慢性非特异性炎症，病程超过 3 个月，可波及黏膜下层及喉内肌。慢性喉炎是造成声嘶的常见原因。根据患者的声音嘶哑、喉部分泌物增加、喉部不适感 3 个月以上的病史，结合间接喉镜、直接喉镜、纤维喉镜或者电子喉镜下见声带慢性充血肿胀、黏膜增厚或黏膜萎缩附有痂皮，可初步诊断为慢性喉炎。

一、病因

确切病因尚未明了，多认为与喉部受到长期持续性的刺激有关。

（1）急性喉炎反复发作或未经充分声带休息，病情迁延不愈，逐渐演变成慢性喉炎。

（2）用声过度、发声不当、慢性咳嗽使喉内肌慢性疲劳，声韧带胶原纤维断裂，黏膜下血管充血、出血、液体渗出增加，形成喉部慢性炎症，常见于教师、演员、歌唱家及强噪声环境下工作者等。长期持续高声讲话，过高、过长时间的演唱，均可导致本病。

（3）邻近器官的感染，刺激喉部黏膜形成慢性喉炎。鼻、鼻窦、咽部、气管、支气管、肺等器官的感染是产生慢性喉炎的重要原因之一。

（4）外源性刺激性因素引起，周围温度过高的环境、空气中的粉尘、环境中的有害气体、烟酒过度引起慢性喉炎。

（5）作为敏感器官，喉对身体内环境的改变极为敏感。性激素水平的改变、甲状腺功能低下及某些全身性疾病（如心、肾疾病，糖尿病，风湿病等）使血管舒缩功能发生紊乱，喉部长期淤血，可继发慢性喉炎。

（6）胃食管反流或喉咽反流：胃液由于胃食道反流直接损伤喉部黏膜或通过神经反射引起喉部黏膜及黏膜下的慢性炎症。

（7）过敏：特定的食物、气体或药物可引起特异性体质患者喉腔长期慢性黏膜水肿，造成慢性喉炎。

二、病理

病变初期主要表现为喉黏膜毛细血管扩张、淤血，腺体分泌增加和淋巴细胞浸润。继之，则纤维组织增生和玻璃样变性，伴有组织结构的增厚，腺体萎缩，黏膜柱状上皮变为复层鳞状上皮。少数患者喉黏膜纤维变性，血管减少致腺体萎缩，黏膜干燥、萎缩，甚至引起喉内肌萎缩。

三、症状

声音嘶哑是其主要的症状,初起为间歇性,一般表现为讲话多后声嘶加重,声带休息后好转,日久则声嘶变为持续性。喉部分泌物增加,多黏痰,讲话时须咳出后才感轻松。喉部常有不适感,如异物感、干燥感、干痛、烧灼感等,患者常借干咳以减轻喉部不适感。

四、检查

喉镜检查可见如下表现。

1.慢性单纯性喉炎

喉黏膜弥散性充血,声带呈粉红色,边缘变钝,黏膜表面可见黏痰附着。

2.慢性肥厚性喉炎

喉黏膜肥厚,室带常增厚遮盖部分声带。声带肥厚,边缘变钝,发声时声门闭合不良,严重时两侧声带前部相互靠拢,以致声门不能完全打开。

3.慢性萎缩性喉炎

喉黏膜干燥、变薄、发亮,严重者可见黑褐色痂皮,声带变薄,声门闭合时有梭形裂隙。

五、诊断

根据患者长期声嘶和喉部不适病史,结合喉镜检查可作出诊断。对声嘶持续时间较长者,应与早期喉癌和喉结核相鉴别,必要时进行电视纤维喉镜检查或活检。

六、鉴别诊断

1.声带良性病变

各种声带良性病变如声带小结、声带息肉、声带黏膜下囊肿、黏膜下血肿、接触性溃疡及肉芽肿、血管瘤、神经纤维瘤、淀粉样变、脂肪瘤、软骨瘤等。上述声带良性病变也可临床表现为声嘶,伴有用声后声嘶加重、喉部不适感及喉痛,声嘶病史较长,病程通常超过 3 个月,行间接喉镜、纤维喉镜或电子喉镜检查可见相应的声带病变,结合病理检查,可明确诊断。

2.喉癌前病变

喉癌前病变是指一类比正常喉黏膜更易发生癌变(但非必然)的疾病,包括喉白斑病、成人喉乳头状瘤、喉角化症、喉厚皮病及部分慢性喉炎伴上皮不典型增生者等。喉癌前病变通常病程较长,症状可逐渐加重,间接喉镜、直接喉镜或纤维喉镜检查可见相应喉部病变,结合病理检查,可明确诊断。

3.喉部恶性肿瘤

喉部恶性肿瘤包括喉鳞状细胞癌、腺癌、基底细胞癌、低分化癌、淋巴瘤等,其中以喉鳞状细胞癌(喉癌)最为常见,约占 90%。喉恶性肿瘤在发病初期也表现为声嘶、喉部不适感,查体可见喉部新生物,还应行病理学检查进一步明确诊断。

4.声带运动障碍

正常状态下,包括声带在内的喉部肌肉由喉部神经支配,声带可根据不同的喉生理需要而处于不同的位置。当出现支配声带的运动神经发生麻痹、喉肌病变、环杓关节炎或环杓关节脱位时,声带运动能力将不同程度受限,声带将同时发生变位,表现为声嘶。单侧声带麻痹时,间接喉镜、纤维喉镜或电子喉镜检查可见发生病变的声带运动障碍,吸气时声带不能外展,而健侧声带外展正常,发声时声门仍能闭合;双侧声带麻痹时双侧声带运动受限,出现严重呼吸困难。根据患者的病史及查体表现可初步明确诊断。

七、治疗

1.去除致病因素

去除病因为治疗慢性喉炎的关键。应积极治疗鼻腔、鼻窦、口腔、咽腔病灶,全身性疾病须予治疗;清除职业性致病因子,加强劳动保护;尽量避免接触导致慢性过敏性咽炎的致敏原;戒除不良嗜好(如烟酒过度),养成良好的卫生习惯;进行适当体育锻炼、增强体质,保持健康和有规律的作息、保持良好的心态,从而提高自身整体免疫力。

2.避免长期过度用声

发声休息为重要治疗方法,绝对休息不语最好。若系发声不当引起者,炎症控制后须进行正确的发声方法训练。

3.药物治疗

对萎缩性喉炎患者,可应用有轻微的刺激腺体分泌增多作用的含碘喉片和口服维生素类药物。

4.局部含片、雾化吸入

局部含片、雾化吸入可以缓解喉部不适症状。

5.嗓音治疗

系统、科学的发声训练方法,纠正不正确的发声习惯和方法,减少发音时双侧声带之间的摩擦来达到逐渐改善甚至治愈慢性喉炎的目的。

6.手术治疗

对于慢性喉炎伴黏膜的不典型增生、喉厚皮病等癌前病变者,具有恶变倾向,如果病因治疗无效,可以考虑采用手术治疗。

对声带水肿和过度肥厚者,可在手术显微镜或内镜下用冷刀、激光或等离子切除病变黏膜。声带双侧病变应予以分期切除,可防止出现喉粘连。

(刘光磊)

第四节　声带小结

一、概述

声带小结又称为歌唱者小结,是临床上引起声音嘶哑的又一常见疾病。此病多见于职业用声或用声过度的人,如歌唱演员、教师以及喜欢喊叫的职业人和儿童,故目前认为长期用声过度或用声不当是本病的重要原因。

典型的声带小结为双侧声带前、中 1/3 交界处对称性结节状隆起。其病理改变主要发生在上皮层,黏膜上皮局限性棘细胞增生,上皮表层角化过度或不完全角化。可先行保守治疗,发音训练无效时方考虑手术治疗。

二、诊断要点

1.临床表现

声嘶为主要症状,早期程度较轻,为声音稍"粗"或基本正常,发音易疲劳,呈间歇性。病情发展时,由间歇性发展为持续性。

2.辅助检查

喉镜检查见双侧声带前中 1/3 交界处有对称性结节状隆起,病程短的早期小结呈粉红色息肉状;病程长者,则呈灰白色结节状小隆起,表面光滑,一般呈双侧对称,也有一侧较大而对侧较小,或仅单侧者。发声时两侧小结相互靠在一起,使声门不能完全闭合。

3.鉴别诊断

主要与造成声嘶的疾病进行鉴别。

(1)声带息肉:患者亦可有过度用声史,声音嘶哑为主要表现,喉镜可见声带前中隆起半透明新生物,表面光滑,可发生于单侧声带或双侧声带,双声带运动正常,病理可确诊。

(2)慢性喉炎:患者多有反复咽喉疼痛、不适病史,亦可以声嘶为主要表现,喉镜可见声带慢性充血,甚至肥厚,发声时声门闭合不佳。

(3)声带肉芽肿:患者多有全麻气管插管病史,肉芽肿多位于声带突或声带后端。

(4)声带白斑:患者多有声嘶病史,喉镜可见声带隆起白色新生物,表面欠光滑。

(5)喉乳头状瘤:好发于声门,患者多以声嘶就诊,当肿瘤较大堵塞声门时可出现呼吸困难,喉镜可见声门处乳头状新生物,病理可确诊。

(6)声门型喉癌:患者亦有声嘶病史,喉镜可见声带隆起新生物,表面粗糙,晚期时可出现声带固定,病理可确诊。

三、治疗原则

以发声休息、改善发声方式、进行发声训练及药物等保守治疗为主,如无效,方考虑手术。

1.发声休息

早期通过禁声,让声带充分休息,声带小结可自行减小甚至消失。较大的小结即使不能消失,声音亦可改善。儿童声带小结常不需手术切除,嘱患儿避免大声哭闹,多可自愈,至青春期可以自然消失。

2.发声训练

声带小结大多是由于发声方式不正确造成的,因此,通过语言疾病治疗师指导发声训练一段时间后,改变错误的发音习惯,声带小结常可减小或消失。

3.药物治疗

患者如合并一定的炎症反应,需给予抗炎等药物治疗。可同时予消肿散结的中药治疗,如金嗓散结丸等。

4.手术治疗

对于较大的或保守治疗无效的声带小结,可考虑手术切除,经局麻电子喉镜或全麻支撑喉镜下将小结切除。术后应禁声 3 d,并用抗生素及糖皮质激素雾化吸入消肿治疗。

5.其他治疗

应忌吸烟、饮酒和吃辛辣刺激食物等。

(李　菁)

第五节　声带息肉

一、概述

声带息肉是引起声音嘶哑的最常见疾病之一。多由于长期发声过度、局部慢性炎症以及激素水平变化等因素所导致。本病多见于职业用声或过度用声者。声带息肉主要发生于声带固有层浅层，表现为局限性水肿、血管扩张或出血、纤维蛋白渗出等息肉组织学改变，表面覆盖正常的上皮。多需要手术治疗。

二、诊断要点

1.临床表现

（1）声嘶：为最常见的就诊原因，轻者为间歇性声嘶，发声易疲劳，音色粗糙，重者沙哑，甚至失声。声嘶程度因息肉大小、形态及部位不同而不同，通常息肉大者声嘶重，反之声嘶小；息肉长在声带游离缘处声嘶明显，长在声带表面对发声的影响小，广基的大息肉可引起失声。

（2）喉部不适：如异物感、咽喉干痒等。

（3）呼吸困难：声带息肉巨大者可以堵塞声门，引起吸气性喉喘鸣和呼吸困难。

2.辅助检查

间接喉镜暴露欠佳者可行电子喉镜或动态喉镜检查，可清晰显示喉腔。一般可见声带前中 1/3 交界处有半透明、暗红色或粉红色的肿物，表面光滑。可带蒂，也可广基，带蒂的息肉有时随呼吸上下运动，可呈单一隆起，也可呈分叶状隆起；多发生于一侧声带，也可发生在双侧声带。有的单侧声带息肉者对侧声带可见声带小结，为机械摩擦引起。少数患者可出现整个声带弥散性息肉样变。声带运动正常。

3.鉴别诊断

（1）声带小结：患者亦有过度用声史，声音嘶哑为主要表现，喉镜可见双侧声带前中 1/3 对称性小结节样隆起，双声带运动正常。病理可见声带小结发生于声带上皮层的增生性病变而非任克间隙的病变。

（2）慢性喉炎：患者多有反复咽喉疼痛、不适病史，亦可以声嘶为主要表现，喉镜可见声带慢性充血，甚至肥厚，发声时声门闭合不佳。

（3）声带肉芽肿：患者多有全麻气管插管病史，肉芽肿多位于声带突或声带后端，病理可确诊。

（4）声带白斑：患者喉镜可见声带隆起白色新生物，表面欠光滑，病理可确诊。

（5）喉乳头状瘤：好发于声门，患者多以声嘶就诊，当肿瘤较大堵塞声门时可出现呼吸困难，喉镜可见声门处乳头状新生物，病理可确诊。

（6）声门型喉癌：患者亦有声嘶病史，喉镜可见声带隆起新生物，表面粗糙，晚期可出现声带固定，病理可确诊。

三、治疗原则

1.治疗原则

该病治疗原则以去除病因为基础，采用手术和药物联合治疗。

2.具体处理措施

(1)病因治疗及嗓音治疗：首先去除致病因素，如过度发声、发声不当、感染等；提倡发声休息及发音训练。

(2)药物治疗：如患者喉部除了声带息肉以外存在急性炎症表现，那么，首先行抗生素抗炎、普米克令舒雾化治疗，减轻局部炎症及水肿。对于病史短且声带息肉小者可考虑先行保守治疗，予药物治疗和发声休息，一部分患者可获得良好效果。

(3)手术治疗：如药物等保守治疗无效，喉部无急性炎症表现时，则行手术切除息肉。手术方法视息肉大小、部位等具体情况而定。如息肉较小，可行局麻电子喉镜下声带息肉切除术；若声带息肉较大或局麻患者不配合者，可考虑行全麻支撑喉镜显微镜下切除声带息肉。另外，间接喉镜下声带息肉切除术或直接喉镜下切除术已少用。无论采取何种手术方式，术中避免损伤声韧带、声带肌，尽量避免正常黏膜的损伤，若双侧声带息肉样变，尤其是近前联合病变，宜先做一侧，不要两侧同时手术，以防粘连。多数患者需手术治疗才能改善发声，但手术只是治疗的一部分，术后需禁声2周，同时药物辅助治疗。

(4)中医中药治疗：可采用活血化瘀、消肿散结的中成药辅助治疗。

（李　菁）

第六章　口腔内科疾病

第一节　龋　病

龋病是在以细菌为主的多种因素影响下,牙体硬组织发生慢性进行性破坏的一种疾病。

龋病的临床特征是牙体硬组织,包括釉质、牙本质和牙骨质在颜色、形态和质地等方面均发生变化。初期表现为牙体硬组织脱矿,釉质呈白垩色。继之病变部位色素沉着,局部呈黄褐色或棕褐色。随着无机成分脱矿和有机成分破坏分解的不断进行,牙体组织疏松软化,最终发生缺损,形成龋洞。牙体组织因缺乏自身修复能力,一旦形成龋洞,则不能自行恢复。

龋病是人类的常见病、多发病之一,由于病程进展缓慢,一般情况下不危及患者生命,因此,不易受到人们的重视。实际上,龋病给人类造成的危害甚大,特别是病变向牙体深部发展后,可引起牙髓、根尖周病等一系列并发症,严重影响全身健康。此外,龋病及其并发症还可作为病灶,引起远隔脏器疾病。

一、病因

龋病是一种多因素疾病,有四种相互作用的因素在疾病发生过程中起主要作用,包括:①口腔致龋菌群;②蔗糖等适宜的细菌底物;③敏感的宿主;④在口腔滞留足够的时间。此即龋病病因的四联因素理论。

1.细菌

口腔中的主要致龋菌是变形链球菌,其次为某些乳杆菌和放线菌。这些细菌的致龋特征主要基于其对牙面的附着能力、利用蔗糖产酸的能力以及耐酸能力。在牙菌斑存在的条件下,细菌作用于牙体组织,导致龋病发生。

2.食物

蔗糖等糖类食物在口腔中可作为细菌代谢的底物。

3.宿主

宿主对龋病的易感程度主要受牙和唾液的影响。

4.时间

龋病发病的每个过程均需一定时间。

二、临床表现

根据龋病的临床表现,可按其进展速度、解剖部位及病变深度进行分类。

(一)按进展速度分类

(1)急性龋又称湿性龋,多见于儿童或青年人。龋损呈浅棕色,质地湿软,病变进展较快。

猖獗龋(曾称猛性龋)又称放射性龋,是急性龋的一种特殊类型,常见于颌面及颈部接受放射治疗的患者,多数牙在短期内同时患龋,病程进展很快。口干综合征或有严重全身疾病的患者,由于唾液分泌量减少或未注意口腔卫生,亦可能发生猖獗龋。

(2)慢性龋又称干性龋,临床多见。龋损呈黑褐色,质地较干硬,病变进展较慢。

静止龋是一种慢性龋,在龋病发展过程中,由于病变环境改变,牙体隐蔽部位外露或开放,原有致病条件发生变化,龋损不再继续发展而维持原状。如邻面龋,由于相邻牙被拔除后,龋损表面容易清洁,龋病进程自行停止。

(3)继发龋:龋病治疗后,由于充填物边缘或窝洞周围牙体组织破裂,形成菌斑滞留区,或修复材料与牙体组织不密合,形成微渗漏,或因治疗时未将病变组织除净而再次发生的龋病。因位置隐蔽,不易被查出。

(二)按解剖部位分类

1.殆面(窝沟)龋和平滑面龋

窝沟龋指发生于磨牙或前磨牙咬合面、磨牙颊面沟、上前牙舌面的龋损。窝沟龋损呈锥形,底部朝向牙本质,尖向釉质表面。有些龋损的釉质表面无明显破坏,具有这类临床特征的龋损又称潜行性龋。

平滑面龋可分为两个亚类:发生于牙近、远中触点处的损害称邻面龋;发生于颊面或舌面,靠近釉质牙骨质界处为颈部龋。釉质平滑面龋损呈三角形,其底部朝向釉质表面,尖向牙本质。当龋损到达釉质牙本质界时,可沿釉质牙本质界向侧方扩散,在正常的釉质下方发生潜掘性破坏。

2.根面龋

在根部牙骨质发生的龋损称为根面龋,多发生于牙龈退缩,根面外露的老年人牙列。

3.线形釉质龋

线形釉质龋为非典型性龋损,常见于拉丁美洲和亚洲的儿童乳牙列。发生于上颌前牙唇面的新生线处,龋损呈新月形。

4.隐匿性龋

在看似完整的釉质下方形成的龋洞,好发于磨牙沟裂下方和邻面,临床常漏诊。

(三)按病变深度分类

根据病变深度可分为浅龋、中龋和深龋。

三、诊断

浅龋分为窝沟龋和平滑面龋。窝沟龋的龋损部位色泽变黑,用探针检查时有粗糙感或能钩住探针尖端。平滑面龋一般呈白垩色、黄褐色或褐色斑点。患者一般无自觉症状,对冷、热、酸、甜刺激亦无明显反应。X线片检查有利于发现隐蔽部位的龋损,荧光显示法或氩离子激光透射法可辅助诊断。

中龋的龋坏已到达牙本质浅层,龋洞形成,洞内牙本质软化呈黄褐或深褐色。患者对酸甜刺激敏感,过冷过热饮食也能产生酸痛感觉,冷刺激尤为显著,但刺激去除后症状立即消失。颈部牙本质龋的症状较为明显。

深龋的龋洞深大,达牙本质深层。位于邻面的深龋,外观略有色泽改变,洞口较小而病损破坏很深。深龋无自发痛,但当食物嵌塞入洞中或患牙遇冷、热、化学刺激时,可出现疼痛,去除刺激后症状立即消失。

四、治疗

（一）化学疗法

化学疗法是用化学药物处理龋损,终止或消除病变的方法。主要适用于恒牙早期釉质龋,乳前牙邻面及乳磨牙殆面广泛性浅龋,静止龋。常用药物为75％氟化钠甘油糊剂或10％硝酸银和氨硝酸银。

（二）再矿化治疗

再矿化治疗是采用人工方法使已脱矿、变软的釉质或牙骨质发生再矿化,恢复硬度,终止或消除早期龋损的方法。

再矿化液含不同比例的钙,磷和氟。将浸有再矿化液的棉球置于患处,每次放置数分钟,反复3～4次。亦可配成漱口液,每日含漱。

（三）预防性树脂充填

预防性树脂充填是指采用窝沟封闭剂防治窝沟龋的有效方法。适用于窝沟内微小浅龋及可疑龋。

窝沟封闭剂由树脂、稀释剂、引发剂及一些辅助成分,如填料、氟化物、染料等组成。临床操作步骤包括清洁牙面、隔湿、酸蚀、涂布及固化封闭剂。

（四）修复性治疗

用手术的方法去除龋坏组织,制成一定洞形,选用适宜的修复材料修复的缺损部分,恢复患牙的形态和功能。根据患牙部位和龋损类型,可选择不同的修复材料和方法。

1.窝洞预备

简称备洞,用牙体外科手术的方法将龋坏组织去净,并按要求制备成具有一定形状的窝洞,以容纳和支持修复材料。

(1)窝洞的分类。G. V. Black 分类如下。

1)Ⅰ类洞:为发生于所有牙面发育点隙裂沟的龋损所备成的窝洞。包括磨牙和前磨牙的殆面洞、上前牙腭面洞、下磨牙颊面殆 2/3 的颊面洞和颊殆面洞,上磨牙腭面殆 2/3 的腭面洞和腭殆面洞。

2)Ⅱ类洞:为发生于后牙邻面的龋损所备成的窝洞。包括磨牙和前磨牙的邻面洞。邻殆面洞、邻颊面洞、邻舌面洞和邻殆邻洞。

3)Ⅲ类洞:为前牙邻面未累及切角的龋损所备成的窝洞。包括切牙和尖牙的邻面洞,邻舌面洞和邻唇面洞。

4)Ⅳ类洞:为前牙邻面累及切角的龋损所备成的窝洞。包括切牙和尖牙的殆切洞。

5)Ⅴ类洞:为所有牙的颊(唇)舌面颈 1/3 处的龋损所备成的窝洞。包括前牙和后牙颊舌面的颈 1/3 洞。

后有学者提出Ⅵ类洞,即发生于前牙切嵴或后牙牙尖等自洁区的龋损所备成的窝洞。此类洞较少见,见于有发育缺陷的牙。

按窝洞涉及的牙面数分类:根据窝洞涉及的牙面数将窝洞分为单面洞、双面洞和复杂洞。

(2)窝洞的命名:窝洞的名称以其所在的牙面命名,如位于殆面的窝洞称为殆面洞。为了便于临床记录,常以各牙面英文单词第一个字母的大写形式表示,如切缘以 I 表示。

(3)窝洞的结构:窝洞均由洞壁、洞角和洞缘组成,洞壁分为侧壁和髓壁。

1)侧壁:与牙面垂直的洞壁、侧壁以所在牙面命名。

2)髓壁:与侧壁垂直、位于洞底覆盖牙髓的洞壁称髓壁。与牙长轴平行的髓壁又称为轴壁。

3)洞角:洞壁相交形成洞角,分为线角和点角。两壁相交构成线角,三壁相交构成点角。

4)洞缘:窝洞侧壁与牙面相交构成洞的边缘,即洞缘。

(4)窝洞预备的基本原则:去净龋坏组织,保护牙髓,尽量保留健康牙体组织,预备抗力形和固位形。

抗力形是使修复体和余留牙结构获得足够抗力,在承受正常咬合力时不折裂的形状。

固位形是防止修复体在侧向或垂直方向力量作用下移位、脱落的形状。

2.术区隔离

为防止唾液进入窝洞,避免唾液中的细菌污染洞壁、唾液中的水分和蛋白等影响充填材料的性能和与洞壁的密合,需将准备修复的患牙与口腔潮湿环境隔离。

(1)棉卷隔离:用消毒棉卷阻挡唾液,隔离患牙。

(2)吸唾器:利用水流和抽气产生的负压、吸出口腔内的唾液,常与棉卷隔离配合使用。

(3)橡皮障隔离法:用一块橡皮膜,经打孔后套在牙上,利用橡皮的弹性紧箍患牙颈部,使其隔离,是目前国际上术区隔离最有效的方法。

3.窝洞封闭、衬洞及垫底

为隔绝外界和修复材料的刺激,保护牙髓,并垫平洞底,形成充填洞形,充填前应根据窝洞的深度和修复材料的性质对窝洞做适当处理。

(1)窝洞封闭:在窝洞洞壁涂一层封闭剂,以封闭牙本质小管,阻止细菌侵入,隔绝来自修复材料的化学刺激,增加修复材料与洞壁的密合性,减小微渗漏,避免银汞合金中的金属离子渗入牙本质小管造成的牙变色。常用的窝洞封闭剂有洞漆和树脂黏结剂。

(2)衬洞:在洞底衬一层能隔绝化学和温度刺激。且有治疗作用的洞衬剂,其厚度一般小于 0.5 mm。

常用的衬洞剂有氢氧化钙及其制剂、玻璃离子粘固剂和氧化锌丁香油酚粘固剂。

(3)垫底:在洞底(髓壁和轴壁)垫一层足够厚度(>0.5 mm)的材料,隔绝外界和修复材料的温度、化学、电流及机械刺激,同时垫平洞底、形成充填洞形。承受充填压力和咀嚼力。常用的垫底材料有氧化锌丁香油酚粘固剂、磷酸锌粘固剂、聚羧酸锌粘固剂及玻璃离子粘固剂。

4.充填

选用适当的修复材料,填入预备好的窝洞,恢复患牙的外形和功能。

(林　牧)

第二节　牙本质敏感症

牙本质敏感症又称牙齿感觉过敏,在牙本质暴露部分或者机体抵抗力下降,牙齿遇到通常在生理范围内不致产生反应的外界刺激,如机械(刷牙、摩擦、咀嚼)、温度(冷、热)、化学(酸、甜、辣)或渗透压变化等,牙齿出现异常酸软不适、疼痛的感觉。牙本质敏感症最典型的特点为发作迅速、疼痛尖锐、时间短暂。

一、病因

凡能使牙本质暴露的各种疾病,如磨耗、楔状缺损、牙折、龋病以及牙周萎缩致牙颈部暴露等均可发生牙本质过敏症。不是所有牙本质暴露的牙都出现症状,通常与牙本质暴露的时间、修复性牙本质形成的快慢有关。

(一)全身因素

全身因素包括妇女经期、孕期、分娩与绝经期的生理性变化,全身健康状况下降,如感冒、过敏疲劳或久病不愈,神经衰弱、精神紧张;胃肠疾患,如重度溃疡与胃次全切除术后,营养代谢障碍,如钙、磷代谢变化、血磷明显偏低,与维生素 C 严重缺乏有关;高血压患者当血压突然增加或头颈部放疗。

(二)局部因素

凡能使牙釉质完整性受到破坏,牙本质暴露的各种牙体疾病和牙龈退缩致牙颈部暴露等发生牙本质过敏症。临床上常见牙齿磨损、楔状缺损、牙折致牙体硬组织出现整体断裂,牙质外露而出现牙本质过敏。牙隐裂牙冠表面出现非生理性细小裂纹常渗入到牙本质结构,也可引起牙本质敏感症。酸蚀症最初症状就是牙齿感觉过敏,以后逐渐产生实质缺损。牙龈缘向釉牙骨质界的根方退缩致使牙根暴露,严重的牙龈退缩会发生牙齿敏感症。

牙本质敏感症的发病机制尚不十分清楚,酸软性疼痛感觉的产生与牙本质小管内牙髓感觉神经有密切相关。研究证明,神经存在于牙本质内侧 1/3 紧邻成本质细胞的部位。凡造成牙本质小管暴露,就会引起牙本质敏感症。

二、临床表现和诊断

牙本质敏感症的主要临床表现是激发痛,即在冷热、酸甜、机械及渗透压变化等刺激时,有酸痛感觉;用尖头探针检查釉牙本质交界处痛感最明显,去除刺激后,疼痛消失,酸痛的强弱还与个体、牙部位、年龄和牙本质暴露的时间、修复性牙本质形成与否有关。

咀嚼时牙齿酸软乏力,严重者往往咬合、漱口、饮食均感困难。患者一般均能定位,指出过敏牙齿,敏感区常局限于合面与对颌牙尖相应部位所成凹陷,在外露的釉牙本质界处。

诊断时首先要排除可能引起牙齿过敏症状的其他因素,如隐裂、邻面龋、不良修复体等,以免因漏诊而贻误治疗。探诊是临床上检查牙本质过敏症最常用的方法之一。最简单可靠的探诊方法是用尖探针轻轻划过牙的敏感部位。探诊测试结合温度测试,达到相辅相成的效果。在诊断过程中需要注意的是,牙本质敏感症可能只对一种刺激敏感,也可能对各种刺激敏感。

三、治疗

对牙体组织缺损导致牙齿过敏的有效治疗是必须封闭牙本质小管,以减少或避免牙本质内的液体流动。

(一)药物脱敏

1. 氟化物

氟化物脱敏的机制在于所形成的氟磷灰石可堵塞牙本质小管,同时可增加牙本质硬度和抗酸、抗溶性,从而减少液压传导,如 0.76% 单氟磷酸钠凝胶、2% 氟化钠、浓度为 1% 的氟化亚锡甘油或其甲基纤维素制剂、38% 氟化氨银效果都很好。

2.锶

锶是一种可以增强牙齿组织抗酸力的微量元素,可渗入牙本质,并在牙本质小管内形成沉淀物。临床常用的锶脱敏剂为氯化锶牙膏,氯化锶为中性盐,高度水溶性,毒性很低,放入牙膏内使用,方便安全。

3.硝酸银

硝酸银是一种蛋白质沉淀剂,还原后可形成蛋白银与还原银,沉积于牙本质小管中堵塞小管。常用的还原剂为丁香油,以棉卷隔离患牙,将蘸有硝酸银的小棉球置于过敏部位涂擦5~10 s,温气吹干,重复2~3次后以小棉球蘸还原剂涂擦,吹干。重复脱敏疗效更佳。因还原后生成黑色且可灼伤牙龈,故不宜用于前牙及牙颈部。

4.氢氧化钙制剂

氢氧化钙制剂包括水糊剂和甲基纤维素糊剂。适应于牙颈部过敏者。先用凡士林保护牙龈,然后将氢氧化钙脱敏糊剂敷于敏感区,加力涂擦3~5 min,用温水冲洗,若探查敏感,可重复一次。

5.钾盐脱敏

5%硝酸钾液、30%草酸钾液皆可用于牙本质过敏的治疗。

(二)黏结剂脱敏

随着黏结修复技术的发展,临床上多用牙釉质或牙本质黏结剂进行牙脱敏治疗,牙黏结剂可进入牙本质小管形成树脂突,部分或全部堵塞小管,从而阻断传导,取得较好的脱敏效果。

(三)修复脱敏

合面敏感区局限于小凹陷经反复脱敏无效者,可考虑用小倒锥钻备洞或银汞合金充填,可取得良好,持久的脱敏疗效。

(四)冠修复

对反复进行药物脱敏无效,充填脱敏失败者,可考虑全冠修复。个别磨损严重而近牙髓者,必要时,可考虑行牙髓治疗后再以冠修复。

牙本质过敏的治疗方法较多,需获得有效的治疗效果必须封闭牙本质小管,以减少或避免牙本质内的液体流动,有时需要几种方法联合使用,反复进行脱敏。

(林 牧)

第三节 牙急性损伤

一、牙齿震荡

牙震荡是牙周膜的轻度损伤,通常不伴牙体组织的缺损。

(一)病因病理

由于较轻外力引起,如在进食时骤然咀嚼硬物所致。

(二)临床变现

伤后患牙有伸长不适感,轻微松动和叩痛,龈缘还可有少量出血,说明牙周膜有损伤。若做牙髓活力测试,其反应不一。

(三)诊断

①有外伤或创伤史;②牙体无缺损或折断;③患牙咀嚼痛,有伸长感,龈缘还可有少量出血;④牙髓活力测试时可能出现反应迟钝或敏感。

(四)治疗原则

X线片检查除外根折或牙槽突骨折。症状轻者可不做处理。适当调和,以减轻咀嚼压力。消炎止痛治疗。患牙松动Ⅱ度以上应做固定。定期复查牙髓活力,如发现牙髓坏死,及时做根管治疗。

(五)治疗

1~2周内应使患牙休息。必要时降低咬合以减轻患牙的胎力负担。松动的患牙应固定。受伤后1、3、6、12个月应定期复查。观察1年后,若牙冠不变色,牙髓活力测试正常,可不进行处理,若有牙髓坏死迹象时,应进一步做根管治疗术。年轻恒牙,其活力可在受伤1年后才丧失。

二、牙折

牙折是指牙齿受到急剧的机械外力作用造成的牙齿折断。多见于上前牙,常伴有牙髓和牙周组织的损伤,严重者常伴有牙槽突骨折。临床上常根据其折断的位置而分为冠折、根折、冠根折。

(一)病因病理

外力直接撞击,是牙折的常见原因。也可因咀嚼时咬到砂石、碎骨等硬物而发生。

(二)临床表现

牙折按部位可分为冠折、根折和冠根联合折3型。就其损伤与牙髓的关系而言,牙折又可分为露髓和未露髓两大类。

冠折:前牙可分为横折和斜折,后牙可分为斜折和纵折。

根折:外伤性根折多见于牙根完全形成的成人恒牙,根折按其部位分为颈侧1/3根中1/3和根尖1/3,最常见者为根尖1/3。其折裂线与牙长轴垂直或有一定斜度,外伤性纵折很少见。

一些患者就诊时,牙髓活力测试无反应,但6~8周后可出现反应。可能是牙髓在外伤时血管和神经受损伤所引起的"休克"所致,随其"休克"的逐渐恢复而再出现活力反应。

根折恒牙的牙髓坏死率为20%~24%,而无根折外伤恒牙的牙髓坏死率为38%~59%。根折后是否发生牙髓坏死,主要取决于所受创伤的严重程度、断端的错位情况和冠侧段的动度等因素。根折时可有牙松动、叩痛,如冠侧断端移位可有酿沟出血、根部骰膜触痛等。冠根联合折摇占牙外伤总数的一小部分,以斜行冠根折多见,牙髓常暴露。

(三)治疗

1.冠折

缺损少,牙本质未暴露的冠折,可将锐缘磨光。牙本质已暴露,并有轻度敏感者,可行脱敏治疗。敏感较重者,用临时塑料冠,内衬氧化锌丁香油酚粘固剂粘固,待有足够修复性牙本质形成后(6~8周),再用复合树脂修复牙冠形态,此时须用氢氧化钙制剂垫底,以免对牙髓产生刺激。牙髓已暴露的前牙,对牙根发育完成者应用牙髓摘除术;对年轻恒牙应根据牙髓暴露多少和污染程度作活髓切断术,以利于牙根的继续发育。当根端发育完成后,有人主张还应行根管治疗术,因为钙化过程将持续进行并堵塞根管,而在以后作桩核冠修复需要作根管治疗时,却难以进行根管预备和桩的置入,导致难以完成桩核冠修复。牙冠的缺损,可用复合树脂修复或用烤瓷冠修复。

应该特别指出,凡仍有活力的牙髓,应在治疗后 6 个月及以后几年中,每半年复查 1 次,以判明牙髓的活力状况。牙的永久性修复都应在受伤后 6~8 周进行。

2. 根折

根折的治疗首先应是促进其自然愈合,即使牙似乎很稳固,也应尽早用夹板固定,以防活动。除非牙外伤后已数周才就诊,而松动度又较小就不必固定。

一般认为根折越靠近根尖其预后越好。当根折限于牙槽内时,对预后是很有利的,但折裂累及龈沟或发生龈下折时,常使治疗复杂而且预后亦差。

对根尖 1/3 折断,在许多情况下只上夹板固定,无须牙髓治疗,就可能出现修复并维持牙髓活力,那种认为根折牙应进行预防性牙髓治疗的观点是不正确的。因为根折后立即进行根管治疗常常有可能把根管糊剂压入断端之间,反而影响其修复。但当牙髓有坏死时,则应迅速进行根管治疗术。

对根中 1/3 折断可用夹板固定,如牙冠端有错位时,在固定前应复位。复位固定后,每月应复查 1 次,检查夹板是否松脱,必要时可更换夹板。复查时,若牙髓有炎症或坏死趋势,则应作根管治疗术。根管不用牙胶尖充填而用玻璃离子粘固剂将钛合金或钴铬合金桩粘固于根管中,将断端固定在一起,以利根面的牙骨质沉积。当因治疗需要将根尖部断块用手术方法去除后,因冠侧段过短而支持不足时,常需插入钛合金根管骨内种植以恢复牙原来的长度,同时牙冠部用夹板固定。这样骨组织会在金属"根"周围生长而将病理动度消除。

颈侧 1/3 折断并与龈沟相交通时,将不会出现自行修复。如折断线在龈下 1~4 mm,断根不短于同名牙的冠长,牙周情况良好者可选用:①切龈术,使埋藏于软组织内的牙根相对延长;②正畸牵引术;③牙槽内牙根移位术。常规根管预备和充填,根管口用磷酸锌粘固剂暂封。局部黏膜下浸润麻醉。唇侧弧形切口,翻开黏骨膜瓣,用骨凿去除根尖骨壁,暴露根尖,牙挺挺松牙根,再用牙钳将牙根断端拉出至龈缘,将敲下的唇侧牙槽骨骨板置入根尖部间隙,以维持牙根的理想位置,缝合黏骨膜瓣,置牙周塞治剂固定牙根,术后 2 周去除敷料。术后 3 个月,行桩冠修复。

黏着夹板技术是固定根折最简便的方法,其步骤如下。

将患牙复位,拭净唇面,并用 95% 乙醇擦拭、吹干、隔湿。以同法处理两侧健康牙(至少每侧 1 个牙)。

取 0.4 mm 直径不锈钢丝,其长度相当于患牙牙冠宽度加上两侧至少各 1 个正常牙的宽度,将其弯成弓形,使它与这些牙的唇面外形相一致。

将牙唇面中 1/3 处酸蚀 1~2 min(根据不同产品而定),用蒸馏水洗净拭干,用黏结剂和复合树脂将夹板固定两侧健康牙上,凝固后,再以同法将患牙固定在钢丝上,此时应保证患牙位于固有的位置。最后拍 X 线片检查根折断端对位是否良好。在下颌前牙,应将弓形夹板放在牙舌面,以免妨碍咬合。固定经 3~4 个月应重新进行临床检查,摄 X 线片和活力测验,以后应每隔 6 个月复查 1 次,共 2~3 次。根折愈合后,用金刚砂石磨除复合树脂,并拆除钢丝,磨光牙面。

根折(指根尖及根中 1/3)的转归有 4 种形式。①两断端由钙化组织联合,与骨损伤的愈合很相似。硬组织是由中胚叶组织分化出的成牙骨质细胞所形成的。在活髓牙的髓腔侧则有不规则牙本质形成。②结缔组织将各段分开,断面上有牙骨质生长,但不出现联合。③未联合的各段由结缔组织和骨桥分开。④断端由慢性炎症组织分开,根端多为活髓,冠侧段牙髓常坏死。这种形式实际上不是修复和愈合的表现。

第 1 种形式的愈合主要见于没有错位和早期就进行了固定的患牙。根折牙未做固定或未作咬合调整时则可出现第 2 和第 3 种形式的愈合。与这 3 种组织学修复形式相应,X 线片也可观察到 3 种修复形式,即看不到或几乎看不到折线;断端间有狭窄的透射区;断端边缘变圆钝,断端之间可见到骨桥等。根折牙常常发生髓腔钙化。因外伤而髓腔变小的牙髓以胶原成分增加为特征,同时伴有细胞数目减少。

3.冠根联合折

凡可做根管治疗,又具备桩核冠修复适应证的后牙冠根折,均应尽力保留。对前牙的冠根折,可参考与口腔相通的牙颈部根折的治疗原则处理。

三、牙脱位

牙受外力作用而脱离牙槽窝者称为牙脱位。由于外力的大小和方向不同,牙脱位的表现和程度不一,轻者偏离移位,称为不全脱位,重者可完全离体,称为全脱位。部分脱位的牙可向外脱出,也可向内嵌入骨中,表现为松动、倾斜伸长或牙冠变短,妨碍咬合;完全脱位的牙是指牙已完全脱离牙槽窝,或仅有软组织粘连。牙脱位时,局部牙龈可能有撕裂、出血和肿胀,甚至伴有牙槽骨骨折。

(一)病因病理

牙脱位为较大的暴力撞击,在外力作用下,离开牙槽窝内原有位置。在个别情况下,由于器械使用不当,拔牙时亦可发生邻牙脱位。

(二)临床表现

根据外力方向,可有牙脱出、向根尖方向嵌入或唇(舌)向移位等情况。牙部分脱位常有疼痛、松动和移位表现,同时因患牙伸长而出现咬合障碍。X 线片示牙根尖与牙槽窝的间隙明显增宽。牙向深部嵌入者,则临床牙冠变短,其𬌗面或切缘低于正常。牙完全脱位者,则可见牙完全离体或仅有少许软组织相连,牙槽窝内空虚。牙脱位不论是部分还是完全性者,均常伴有牙龈撕裂和牙槽突骨折。

牙脱位后,可以发生以下并发症。

(1)牙髓坏死:其发生率占牙脱位的 52%,占嵌入性脱位的 96%。

(2)牙髓腔变窄或消失:发生率占牙脱位的 20%～25%。牙髓腔内钙化组织加速形成,是轻度牙脱位的反应,严重的牙脱位常导致牙髓坏死。

(3)牙根外吸收:有人认为坏死牙髓的存在能促使牙根的吸收。牙根吸收最早是在受伤 2 个月后发生。此外,约有 2%病例并发牙内吸收。

(4)边缘性牙槽突吸收:嵌入性和𬌗向性脱位牙特别易丧失边缘牙槽突。

(三)治疗

牙脱位的治疗以尽力保存牙为原则,如为部分脱位,无论是移位、半脱位或嵌入深部,均应使牙恢复原位,准确复位后固定,尽量保留伤牙。将伤牙固定 2～3 周。复位时可用拔牙钳夹住牙冠,将患牙放回原有位置。如伴牙槽骨骨折,应予手法复位后,牙弓夹板固定4周。固定完毕后调整咬合,降低咬合,使伤牙得到充分休息。如为完全脱位牙或已离体的牙,只要时间不太长,可将脱位的牙经充分清洗和用抗生素溶液浸泡后,重新植入牙槽窝中。牙脱位的固定方法常用牙弓夹板固定法、金属丝结扎法或尼龙丝结扎黏接法等。有报道称完全脱位的牙,在半小时内植入,可保持伤牙牙髓活力,在2 h内植入,牙髓仍有成活的希望。2 h后再植,牙髓将肯定坏死,宜做预防性牙髓治疗后再植入。

1.部分脱位牙

应在局麻下复位,再结扎固定4周。术后3、6和12个月进行复查。若发现牙髓已坏死,应及时作根管治疗。

2.嵌入性的牙脱位

在复位后2周应作根管治疗术,因为这些牙通常伴有牙髓坏死,而且容易发生牙根吸收。对嵌入性脱位牙的年轻恒牙,不可强行拉出复位,以免造成更大的创伤,诱发牙根和边缘牙槽突的吸收。因此,对症处理,继续观察,任其自然萌出是最可取的处理方法,一般在半年内患牙能萌出到原来的位置。

3.完全脱位牙

在半小时内进行再植,可避免90%患牙的牙根吸收。因此,牙脱位后,应立即将牙放入原位,如牙已落地污染,应就地用生理盐水或自来水冲洗,然后放入原位,如果不能即刻复位,可将患牙置于患者的舌下或口腔前庭处,也可放在盛有牛奶、生理盐水或自来水的杯子内,切忌干藏,并尽快到医院就诊。

对完全脱位牙,还应根据患者的年龄、离体时间的久暂,做出具体的处理方案。

(1)根尖发育完成的脱位牙:若就诊迅速或复位及时,应在术后3~4周再作根管治疗术。因为这类牙再植后,牙髓不可能重建血循环,势必坏死,进而引起炎症性的牙根吸收或根尖周病变。如果再植前作根管治疗术,延长了体外时间,将导致牙根吸收。一般人牙再植后3~4周,松动度减少,而炎症性吸收又正好于此时开始。所以再植后3~4周作根管治疗是最佳时期。如果脱位在2 h后再就诊者,牙髓和牙周膜内细胞已坏死,不可能期望牙周膜重建,因而只能在体外完成根管治疗术,并经根面和牙槽窝刮治后,将患牙植入固定。

(2)年轻恒牙完全脱位:若就诊迅速或自行复位及时者,牙髓常能继续生存,不要贸然拔髓,一般疗效是良好的。动物实验证明:再植3个月后,93%的牙髓全部被造影液充盈,仅有7%的牙髓坏死。牙髓血管的再生主要由新形成的血管从宽阔的根端长入髓腔,也有与原来的血管发生吻合,说明这类牙再植后,有相当强的修复力。

当然,若就诊不及时或拖延复位时间,则只能在体外完成根管治疗术,搔刮根面和牙槽窝后再植,预后是欠佳的。

4.牙再植后的愈合方式

(1)牙周膜愈合:即牙与牙槽之间形成正常牙周膜愈合。这种机会极少,仅限于牙脱位离体时间较短,牙周膜尚存活,而且又无感染者。

(2)骨性粘连:牙根的牙骨质和牙本质被吸收并由骨质所代替,发生置换性吸收,从而使牙根与牙槽骨紧密相连。临床表现为牙松动度减少,X线片示无牙周间隙。这种置换性吸收发生在受伤后6~8周,可以是暂时性,能自然停止,也可以呈进行性,直至牙脱落。这个过程可持续数年或数十年。

(3)炎症性吸收:在被吸收的牙根面与牙槽骨之间有炎症性肉芽组织,其中有淋巴细胞、浆细胞和分叶粒细胞。再植前牙干燥或坏死牙髓的存在,都是炎症性吸收的原因。炎症性吸收在受伤后 1~4 个月即可由 X 线片显示,表现为广泛的骨透射区和牙根面吸收。如系牙髓坏死引起,及时采取根管治疗术,常能使吸收停止。

(林　牧)

第四节　氟牙症

氟牙症是地区性慢性氟中毒的一个突出的症状。地区性慢性氟中毒是一种地方病,主要累及骨骼和发育期的牙齿。出现骨病变的严重慢性氟中毒,被称为"氟骨症";而仅出现牙齿病变的慢性氟中毒,则被称作"氟牙症"。因氟牙症患牙在临床上主要表现为釉质上出现着色的斑块和缺损,所以,又称作"氟斑牙"或"斑釉症"。

一、病因病理

1931 年 Churchill 首先肯定水中氟含量过高是本症的病因。同年 Smith 用氟化物作大鼠试验,证明氟含量过高可产生此症。一般认为水中含氟量以 1 mg/L(1 ppm)为宜,该浓度能有效防龋,又不致发生氟牙症。但个体因素及其他生活条件,对氟的感受性也有一定差异。饮用水是摄入氟的一个最大来源,水氟摄入是按:①人的年龄;②气候条件;③饮食习惯而综合决定的。水氟的最适浓度主要又取决于当地的年平均最高气温,美国为 0.7~1.2 mg/L;广州约为 0.7 mg/L。我国地域辽阔,南北气温相差甚大,因此不能只有一个适宜浓度,故我国现行水质标准氟浓度为 0.5~1 mg/L 应是适宜的。

食物中氟化物的吸收,取决于食物中无机氟化物的溶解度,以及钙的含量。如果加入钙的化合物,则氟的吸收就显著减少。动物实验证实:充分的维生素 A、D 和适量的钙、磷,可减轻氟对机体的损害。这说明水氟含量过高,并不是造成氟牙症的唯一原因,因为水中含氟量稍高的地区,也不是人人皆罹患此症。

另外,能否发生氟牙症还取决于过多氟进入人体的时机。氟主要损害釉质发育期牙胚的成釉细胞,因此,过多的氟只有在牙齿发育矿化期进入机体,才能发生氟牙症。

若在六七岁之前,长期居住在饮水中含水氟量高的流行区,即使日后迁往他处,也不能避免以后萌出的恒牙受累,反之,如 7 岁后才迁入高氟区者,则不出现氟牙症。

二、临床表现

(一)发生部位

氟牙症多发生在恒牙,对称性发生;乳牙较轻且很少见。受氟损害严重程度的牙位依次为第二恒磨牙、上颌切牙、尖牙、前磨牙、第一恒磨牙和下颌切牙。

(二)患牙牙数

患氟牙症牙数的多少取决于牙发育矿化时期在高氟区生活时间的长短,出生后长期居住在高氟区,可使全口牙受侵害;如 2 岁前生活在高氟区,以后迁移至非高氟区,在恒牙氟牙症可能表现在前牙和第一恒磨牙;如果生活在低氟区的儿童,6~7岁以后再迁入高氟区,一般不会出现氟牙症。

(三)牙面表现

牙釉质可出现白色斑纹,甚至整个牙为白垩样牙釉质:有些牙出现黄褐色色染;严重者出现牙实质性缺损,以至牙失去整体外形。牙釉质和牙本质变脆,耐磨性差,但对酸蚀的抵抗力有所增强。

三、诊断与鉴别诊断

氟牙症的诊断主要靠临床特点,如牙齿表面失去光泽呈白色条纹或斑块或白垩色,常为对称性和多对牙或全口牙齿受累,询问病史时常在恒牙萌出时发现。当地居民有部分人的牙齿受累,调查饮用水含氟量可帮助确诊。在饮水不高的地区,注意有无环境污染,食物氟是否高和有无特殊的生活习惯等。必要时做其他检查,如总摄氟量、尿氟、食物氟、空气氟等。值得注意的是如何将氟牙症与非氟牙症的牙釉质缺陷加以鉴别。

(一)牙釉质发育不全

牙釉质发育不全是在牙齿发育期间,由于严重的全身性疾病、营养障碍或感染等原因,使牙釉质发育受到影响而遗留下不可逆的缺陷,患牙在牙齿的不同时期,对称性地受到不同程度和不同时期的障碍而造成牙釉质发育不全。

牙釉质发育不全的牙面有实质性的缺损,即在牙釉质表面出现带状或窝状棕色的缺陷,牙面常为棕褐色蜂窝状缺损,甚至无牙釉质覆盖。带状凹陷是由于在同一时期发生的牙釉质全面地受到障碍而形成的。带的宽窄可反映出受障碍的时间长短。如果障碍反复发生,牙面会出现数条并排的带状缺陷。窝状凹陷的形成是因部分成釉细胞受损所致。在同一牙上除了病损区外,其他部位的牙釉质是正常的。在同一牙列上,除了患牙以外,其余的牙是正常的。重症牙釉质发育不全患者的前牙切缘常常变薄,呈刀削状;后牙的牙尖常向咬合面中央聚合或牙尖消失,表面粗糙,牙釉质呈不规则的结节状凹陷,如桑葚状。牙釉质发育的牙容易磨损,也易发生龋病,并且进展较快,从而造成患牙的过早丧失。而前牙釉质发育不全影响美观。

氟牙症的牙釉质缺损表现为坑凹状缺损,大小、深浅不一,呈鸟啄状或蜂窝状。在同一个牙上,除病损比较明显的区域以外,其余的釉面也有不同程度的氟牙症表现,而缺损的分布与牙釉质形成无明显的年代关系。

牙釉质发育不全白垩色斑的周界比较明确,且其纹线与牙釉质的生长发育线相平等吻合。氟牙症的斑块是散在的云雾状,周界不明确,与生长发育线不相吻合。

牙釉质发育不全可发生在单个牙或一组牙;而氟牙症发生在多数牙,以上前牙多见。氟牙症患者有在高氟区的生活史。

(二)四环素牙

四环素牙是在牙齿钙化期间服用四环素族药物引起的。这类药物容易与牙齿硬组织形成一种稳固的四环素-钙复合物,沉积在牙本质中,主要特征是牙齿着色。着色可以是浅黄或黄色、浅灰或灰色、浅褐或褐色。变色从牙齿表面见是发暗、比较均匀一致,因为颜色是从牙本质里面透出来的。在荧光显微镜下观察或拍片,可以在牙本质和釉牙本质交界处见到有四环素特征的黄色荧光带。四环素类药物对正在形成中的牙齿,不但会引起变色,而且随着药物剂量的增大或使用时间的延长,还可以影响牙齿硬组织的钙化和发育。所以,在重症患者的病例中,同一时期形成的牙齿,可表现为带状牙釉质缺损,这种损害多见于中切牙、侧切牙和第一恒磨牙牙冠的同一水平上。四环素牙的这种带状缺损不同于氟牙症的坑凹状缺损,而多呈散在、不规则分布。四环素牙中毒比较轻的患牙仅有颜色的改变,而釉质仍是半透明、有光泽的,牙冠外形正常。四环素类药物对乳牙和恒牙均能产生影响,慢性氟中毒则以损害恒牙为主,乳牙的损害较轻。

四环素牙釉质表面有光泽,由于是牙本质着色,整个牙变暗,呈黄褐色,带状缺损多呈散在、不规则分布、有四环素接触史。

(三)非氟斑

非氟斑也叫原发性釉斑,主要同轻型氟牙症相鉴别。原因是感染、营养代谢等全身障碍对恒牙胚的影响,或者乳牙外伤或根尖周围感染对恒牙胚的局部影响,使牙釉质矿化不良,多见于1个或少数几个牙齿,常在前牙的唇面或后牙的牙尖,以上中切牙为最多见,很少对称。表现为孤立的,常常是均匀的白色、米黄色或橘黄色斑块,特别不透明,呈圆形或卵圆形,边界清楚,在强光下垂直视线观察时更为明显。轻型氟牙症在牙列上常左右对称,发生在多个牙上,常沿着釉质生长线分布。

(四)牙面着色

牙面着色与氟牙症的变色牙相鉴别,它是牙冠萌出后沉积上去的污物或色素,包括软白污物、牙菌斑、牙结石和色渍等。表现为白、黄、褐、绿等多种颜色,仔细观察可以见是黏附在牙面上的,能被擦去或刮去,其下方的釉质是正常的。氟牙症的变色则是牙釉质本身着色。

(五)脱矿性斑

主要与极轻型氟牙症相鉴别,它是在牙菌斑产生的酸作用下其下层牙釉质表面使之轻度脱矿所引起的,在清除牙菌斑以后可以见到。它发生在牙菌斑容易堆积的部位,如靠近牙颈部处,与牙菌斑的形状相一致。白色的深浅度与牙菌斑的厚薄相一致。当清除牙菌斑以后,它能再矿化而消失。表现常常是不对称的。

四、治疗

氟牙症作为一种萌出后才表现的疾病,如果没有大面积的缺损,对牙齿的功能影响不大,主要影响美观,特别是对着色严重或有中重度釉质缺损的,影响更为明显。20世纪90年代,世界各国的口腔医务工作者对氟牙症的预防、治疗进行了大量研究,已把氟牙症列为公共卫生课题,以解决公众最关心的牙齿美观问题。

(一)治疗原则

对无实质性缺损的氟牙症,前牙可采用脱色法(磨除加酸蚀法);后牙可不予处理;有实质性缺损的氟牙症,前牙适合用可见光复合树脂修复,重者可用瓷贴面、烤瓷冠修复;后牙氟牙症影响咀嚼功能的,可采取金属全冠修复。

(二)治疗方法

1. 漂白法

国外最早的漂白技术是1877年Chapel将草酸,以及不同浓度的盐酸用于牙齿漂白;1980年曾报道采用较弱的漂白液但延长漂白剂在牙面的存留时间来强化漂白的方法,即将漂白剂放入套冠样的牙模中,患者夜晚佩戴,视病情轻重,持续3～6周,以达到较为满意的漂白效果,常用的漂白剂为10%的过氧化氢。1989年Havwood等首次报道了对活髓牙的夜间漂白技术,也称套冠样模型漂白或家庭漂白。这是对诊室内漂白技术的发展,患者对牙齿的治疗有了更多的主动权。这种指导患者在家中进行的漂白方法省时又方便。

适用于矿化程度较高的患牙,即外观未见组织缺损、表面平整、有光泽、透明度较高者。此类患牙不论着色是浅黄色或深棕色,也不论着色范围的大小,着色都只在牙釉质的表层,用脱色法均可取得良好的效果。

2.修复法

用修复材料将氟牙症患牙的唇面加以修复,遮住着色,修复牙釉质发育不全的缺损。适用于重度氟牙症,特别是牙釉质发育不全并伴有缺损者;牙面无光泽的患牙和经脱色无效的病例。一般多用光固化复合树脂,也可用塑料贴面或烤瓷贴面以及烤瓷冠修复。

3.微量磨除法

牙面有白色或白垩色斑点,或不均匀分布的着色者,可使用微量磨除法。

五、氟牙症的预防

人体氟的主要来源是饮水、食物和空气,但是随着含氟的防龋制品(如牙膏、漱口液等)、氟的食品添加剂等的广泛使用,以及由于饮水氟化地区所生产的饮料和食品等的市场供给等,人体氟的其他来源途径增加而更加复杂,人体氟的摄入量也明显增加。故严格控制氟的摄入量,强调安全预防措施,是氟牙症预防的关键。

(一)预防原则

限制摄入过多的氟,如选择新的含氟量适宜的水源,应用活性矾土或活性骨炭去除水源中过量的氟;治理环境、控制氟污染、严格控制儿童防龋氟化物的使用剂量,消除其他致高摄氟量的影响因素。

(二)预防措施

寻找合适的水源和采取饮水除氟措施区,改灶、通风,改变烘烤粮食的方法等的氟污染。选用适宜氟浓度的饮水。改变饮食习惯及烹食方法,减少氟化物在食物中的聚集,控制长期摄入高含氟食物。严格控制儿童防龋过程中,使用含氟制剂的剂量及正确方法,强调安全用氟的重要性。

(林　牧)

第五节　四环素牙

四环素是由金霉素催化脱卤生物合成的抗生素,早在 1948 年即开始用于临床。四环素牙是一种在牙齿发育期中对四环素族药物使用不当所致的内源性永久性着色。包括四环素金霉素、地美环素(去甲金霉素)和土霉素(地霉素),尤以四环素为明显。由于是广谱抗生素,因而应用甚广,影响也大。1950 年,国外报道四环素族药物引起牙着色,其后又报道四环素沉积于牙、骨骼以至指甲等,而且能引起釉质发育不全。早在 1963 年,美国食品与药品管理局已对四环素在 8 岁前儿童牙形成期中可能产生的影响发出警告,但仍有许多人受累。在这方面,国内直至 70 年代中期才引起注意。

一、病因病理

四环素类药物属于广谱抗生素,包括四环素、金霉素、地美环素和土霉素。该类药物对机体的钙化组织如牙齿、骨骼有很强的亲和力,与钙结合形成稳定的螯合物沉积于钙化组织中。自1956年四环素应用于临床以来,引起牙齿变色已有陆续报道。在牙齿发育过程中,患者服用四环素类药物通过血液循环到达牙齿硬组织,与钙离子螯合,形成四环素正磷酸钙盐复合物,沉积于牙体组织尤其是牙本质中,导致牙齿颜色改变。

在牙的发育矿化期,服用的四环素族药物,可被结合到牙组织内,使牙着色。初呈黄色,在阳光照射下则呈现明亮的黄色荧光,以后逐渐由黄色变成棕褐色或深灰色。

这种转变是缓慢的,并能为阳光促进,所以切牙的唇面最先变色。一般说来,前牙比后牙着色明显;乳牙着色又比恒牙明显,因为乳牙的釉质较薄、较透明,不易遮盖牙本质中四环素结合物的颜色。牙着色程度与四环素的种类、剂量和给药次数有关。一般认为,缩水四环素、地美环素、盐酸四环素引起的着色比土霉素、金霉素明显。在恒牙,四环素的疗程数与着色程度呈正比关系,但是短期内的大剂量服用比长期给服相等的总剂量作用更大。

四环素牙引起牙着色和釉质发育不全,都只在牙齿发育期才能显现出来。一般说来,在6～7岁再给药,则不致引起令人注目的牙着色。

二、临床表现

在牙的发育矿化期,服用的四环素族药物,可被结合到牙组织内,使牙着色。初呈黄色,在阳光照射下呈现明亮的黄色荧光,以后逐渐由黄色变成棕褐色或深灰色。一般说来,前牙比后牙着色明显;乳牙着色又比恒牙明显,因为乳牙的釉质较薄、较透明,不易遮盖牙本质中四环素结合物的颜色。牙着色程度与四环素的种类、剂量和给药次数有关。一般认为,缩水四环素、去甲金霉素、盐酸四环素引起的着色比土霉素、金霉素明显。在恒牙,四环素的疗程长短与着色程度呈正比关系,但是短期内的大剂量服用比长期给服相等的总剂量作用更大。

四环素对牙的主要影响是着色,有时也合并釉质发育不全。

四环素对牙着色和釉质发育不全的影响程度,与下列因素有关:①四环素族药物本身的颜色,如去甲金霉素呈锅黄、土霉素呈柠檬黄色;②降解四环素而呈的色泽,因为四环素对光敏感,可以在紫外线或日光下变色;③四环素在牙本质内,因结合部位的深浅而使牙本质着色的程度有所不同,当着色带越靠近釉牙本质界时,越易着色,因而在婴儿早期,形成外层牙本质时,用药影响最大;④与釉质本身的结构有关,在严重釉质发育不全、釉质完全丧失时,则着色的牙本质明显外露;如果轻度釉质发育不全,釉质丧失透明度而呈白奎色时,可遮盖着色的牙本质,反而使牙色接近正常。四环素引起牙着色和釉质发育不全,都只在牙发育期才能显现出来。一般说来,在6～7岁后再给药,则不致引起令人注目的牙着色。

三、诊断与鉴别

(一)诊断方法

四环素牙的诊断一般通过口腔视诊检查即可诊断。

降解四环素而呈的色泽,因为四环素对光敏感,可以在紫外线或日光下变色。四环素在牙本质内,因结合部位的深浅而使牙本质着色的程度有所不同,当着色带越靠近釉牙本质界时,越易着色,因而在婴儿早期,形成外层牙本质时,用药影响最大。

与釉质本身的结构有关,在严重釉质发育不全,釉质完全丧失时,则着色的牙本质明显外露;如果轻度釉质发育不全,釉质丧失透明度而呈白垩色时,可遮盖着色的牙本质,反而使牙色接近正常。

(二)四环素牙与遗传性乳光牙本质鉴别

遗传性乳光牙牙冠呈半透明乳光色,可为浅黄色,也可为棕黄色。釉质很易折失,特别是切牙切缘和磨牙的合面极易发生釉质折失,牙本质暴露。牙本质暴露后极易被磨损,表现为重度磨耗后的牙本质平面的出现。

四环素引起牙着色和釉质发育不全,都只在牙齿发育期给药才能显现出来。一般说来,在6~7岁后再给药,则不致引起令人注目的牙变色。

牙齿呈黄色,在阳光照射下则呈现明亮的黄色荧光,以后逐渐由黄色变成棕褐色或深灰色。这种转变是缓慢的,并能为阳光促进,所以,切牙的唇面最先变色。前牙比后牙着色明显;乳牙着色又比恒牙明显,因为乳牙的釉质较薄、较透明,不易遮盖牙本质中四环素结合物的颜色。

牙着色程度与四环素的种类、剂量和给药次数有关。一般认为,缩水四环素、去甲、金霉素盐酸四环素引起的着色比土霉素、金霉素明显。在恒牙,四环素牙的疗程数与着色程度呈正比关系,但是一个短期内的大剂量服用比长期给服相等的总剂量作用更大。

四环素牙一般呈黄色,去甲基金霉素引起者呈灰棕色。但临床上变色的色质和程度,可有种种变化,可呈淡的灰色、黄色或黄褐色,直至更深的灰色、黄色或棕色。一般说来,恒牙较乳牙着色轻而弥散。若在紫外线下观察这些牙齿,很多牙能显出特有的荧光。原为黄色而逐渐变为棕色或灰棕色的四环素牙,通常无显示荧光的能力。这可能是由于四环素分解所致。暴露在阳光下可加速这种分解。

四、治疗

处理方法有3种:可见光复合树脂修复、修复以及高浓度过氧化氢液脱色治疗。

(一)复合树脂修复法

可参照氟牙症的处理,但只能磨去唇侧釉质0.1 mm或不磨牙,因为四环素着色主要在牙本质。若磨去过多釉质层,或甚至牙本质外露,不仅加重底色,且严重影响黏接牢固性。对于四环素着色严重的牙,由于遮色效果差,用该法也难以令人满意。

(二)烤瓷冠修复

烤瓷冠修复适用于牙体着色较深者。因为牙体着色较深者的脱色效果不是很好,一般来说烤瓷冠是唯一可以选择的方法。它可分为铸瓷冠、贵金属(全合金)烤瓷冠、钛合金烤瓷冠和镍铬合金烤瓷冠四种。

(三)脱色法

可试用于不伴有釉质缺损者,分外脱色法和内脱色法2种。

1.外脱色法

清洁牙面,用凡士林涂龈缘,将浸过30%氧化氢液的吸药纸片贴敷于前牙唇面,与龈缘应留有少许距离,红外线或白炽灯照射10 min;一个疗程共5~8次。实验证明:外脱色法不能使牙本质上已着色的荧光带减弱,但肉眼观察牙色却有所改善,一般经0.5~1年牙色又可复原。由于高浓度过氧化氢液,可使釉质酸蚀脱矿,呈白垩色,降低了釉质原有的透明度,使已着色的牙本质反映度降低,随着时间的推移,釉质再矿化,透明度增加,色泽又复原,此即所谓色泽反跳的重要原因。也可采用好白净(Opales-cence)凝胶漂白:首先,用比色板比色,记录治疗前牙色,再取全口模型,制作特殊托盘,可给患者 6~12 支注射型漂白凝胶,嘱患者先在托盘的一唇侧放置半支量的漂白凝胶,然后放入口中,每天咬 4~6 h。咬合前后均需用清水漱口,2 周为 1 个疗程,此法由患者自己进行。2 周后复查,再用比色板检查疗效,如效果不明显,可增加 1 个疗程。如果漂白过程中个别牙出现酸痛等症状,可暂停使用,待症状消失后再继续治疗。好白净的主要成分是 10% 过氧化脲,它大致相当于 3.3% 过氧化氢。过氧化脲中活性成分是过氧化氢,所以它的漂白与氧化剂有关。氧化剂渗入牙组织后释放氧,产生净化作用所致。实验证明:将牙浸入标记的 H_2O_2 中,可见其渗透度明显增加,如同时加温,可促进渗透度,增强漂白效果,缩短漂白时间。

2.内脱色法

即为脱色目的而行牙髓摘除术,按常规行牙髓摘除术后,将根管充填物降至颈下 2~3 mm,脱色时在髓室中封入 30% 过氧化氢液或 30% 过氧化氢液与硼酸钠调成的糊剂。每 3 d 换药 1 次,共 4~6 次,当色泽满意时,用复合树脂充填窝洞。此法能有效地去除或改变原来结合在牙本质中的四环素含量,荧光水平明显降低,临床效果非常理想。对因职业关系,迫切要求美观而又不伴有釉质缺陷者,可试用此法。它的缺点是使活髓牙成为无髓牙。同时过氧化氢液扩散至颈部牙周膜,引起局部炎症反应,导致牙颈部外吸收。该方法近期疗效虽可靠,其远期疗效尚待观察。

五、预防与处理

四环素牙主要是由于儿童期服用四环素后,使得牙本质内着色形成。如果同时伴有釉质发育不全,就形成了重度四环素牙。目前,对于轻度四环素牙(即牙色显黄褐色),可以用漂白的方法治疗。即先到医院咬一个牙模,做一个软牙托,回家后每天晚上把漂白材料挤到牙托内,戴上牙托睡觉。第二天取出后保存好。约 2 周一个疗程。

对于中度的四环素牙(牙色为灰褐色),可以用复合树脂贴面,可以遮盖四环素色。但这种方法有一定局限性,树脂在数年后可能变色。另外,如使用不当,可能引起树脂脱落。对于重度的四环素牙,如果同时伴有釉质缺损,只能考虑用烤瓷冠的方法修复了。但是,这种方法需要处理牙髓(牙神经),同时价格也比较贵,但这种方法修复效果最好。

从胚胎 4 个月到儿童 7~8 岁换牙期前,禁用四环素类药。1982 年卫生部发出《关于淘汰 127 种药品的补充通知》中规定,儿童换牙期前禁用四环素、土霉素制剂。但换牙后不在此限。妊娠期和授乳期的妇女,也不宜使用。

(林 牧)

第六节 先天性梅毒牙

梅毒是由梅毒螺旋体引起的具有传染性的疾病。先天性梅毒是胎儿在妊娠期由感染的母体直接传播,但因胎盘的屏障作用仍有幸存者。被感染的儿童常伴有牙齿形态发育异常和间质性角膜炎甚至失明,还可伴中耳炎、耳聋等。由于梅毒对组织的损害在新生儿期很严重,因此,感染常累及发育中的中切牙和第一磨牙。先天性梅毒牙包括半月形切牙、桑葚状磨牙等。主要见于恒牙,乳牙极少受累。10％～30％的先天性梅毒患者有牙表征。

一、病因病理

梅毒螺旋体对组织损害最严重的时期,是在胚胎末期及生后第 1 个月。此时恰好是处于发育的时期。

在牙胚形态分化期,梅毒螺旋体使牙胚内及其周围发生炎症,炎症细胞浸润致使造釉器受损,部分釉质的沉积停止。又由于牙本质的矿化障碍,前期牙本质明显增多,因而牙本质塌陷,釉质明显缺少或完全缺如,造成形态异常。

二、临床表现

10％～30％的先天性梅毒患者有牙齿表征,包括半月形切牙、桑葚状磨牙和蕾状磨牙等。主要见于恒牙,乳牙极少受累。

1. 主要侵犯

这些牙齿的发育恰好处于胚胎发育后期及出生后第一个月。

2. 出现梅毒牙

(1)半月形切牙亦称哈钦森牙(Hutchinson tooth)。1856 年 Hutchinson 发现先天性梅毒患者有三个特征:①间质性角膜炎;②中耳炎或耳聋;③半月形切牙。

这种切牙的切缘比牙颈部狭窄,两切角圆钝,切缘中央有半月形切迹,如新月形。切牙之间有较大空隙。

(2)桑葚状磨牙:Fournier(1884)发现先天性梅毒患者第一恒磨牙的形态特征:牙冠短小,面缩小,牙尖皱缩,向中央聚拢,牙齿横径最大处是在牙颈部;釉质表面粗糙,呈多数不规则的小结节和坑窝凹陷,故有桑葚状之称。X 线片示:牙根较短。

蕾状磨牙:Pfiger 等认为第一磨牙虽不似桑葚状,但牙尖向中央凑拢,致使面收缩,有如花蕾,因而得名。Moon 则称此类牙为圆屋顶式牙,这也是先天性梅毒牙特征之一。

3. 血清学检查

康瓦氏反应阳性。

4. 临床意义

有发现及推断先天梅毒的可能性。

三、治疗

治疗先天梅毒牙可采用光固化复合树脂或全冠修复恢复牙冠形态,改善美观,恢复咀嚼功能。

四、防治原则

母亲妊娠期及婴儿出生后,抗梅治疗。对已经出现畸形的梅毒牙,可行修复(树脂贴面或冠修复)。

(林 牧)

第七节 牙内陷

牙内陷为牙齿发育时期,成釉器过度卷叠或局部过度增生,深入到牙乳头中所致。牙萌出后,在牙面可出现一囊状深陷的窝洞。常见于上颌侧切牙,偶也可发生于上颌中切牙或尖牙。根据牙内陷的深浅程度及其形态变异,临床上可分为:畸形舌侧窝,畸形根面沟,畸形舌侧尖和牙中牙。

一、病因病理

牙内陷为牙齿发育时期,成釉器过度卷叠或局部过度增生,深入到牙乳头中所致。

二、临床表现及意义

上颌侧切牙多见。根据牙内陷的深浅及形态,临床上可分为畸形舌侧窝、畸形舌侧沟、畸形舌侧尖、牙中牙。

(1)畸形舌侧窝是牙畸形最轻的一种。上颌侧切牙舌侧窝呈深浅不等的囊状凹陷,似口袋样,与口腔相通,窝壁釉质发育不良或无釉质存在,仅有薄层的牙本质,所以,窝内容易滞留食物残渣,有利于细菌生长形成菌斑。

意义:窝内不易清洁,易发生龋坏,常引起牙髓的感染、坏死及根尖周炎。

(2)畸形舌侧沟:牙齿舌侧窝釉质呈沟状内卷,舌侧沟越过舌隆突向根方延伸,有时可深达根尖部,甚至将牙根分裂为二。

意义:畸形舌侧沟处的牙周组织结构薄弱,为假性上皮附着,易形成牙周袋,造成牙周炎或牙周牙髓联合症。

(3)畸形舌侧尖:除舌侧窝内陷外,还伴有舌隆突呈圆锥形突起,形成另一牙尖,又称指状舌尖。突起中有细而高的髓角突入。

意义:患牙萌出建𬌗后,与对牙接触,畸形舌侧尖易遭磨损、折断而引起牙髓感染及根尖周组织病变。

(4)牙中牙:舌侧窝向内卷叠较深,是牙内陷最严重的一种。牙齿呈圆锥状,X 线片表现为:一个小牙包在一个大牙之中,髓腔和根管影像不清。其实内卷部分的中央不是牙髓,而是含有残余造釉器的空腔。

意义:牙髓、牙周均易感染患病。一旦牙髓感染,不易进行有效的牙髓治疗。有时需行手术,甚至拔除患牙。

三、治疗

对牙内陷的治疗,应视其牙髓是否遭受感染而定。早期应按深龋处理,将空腔内软化组织去净,形成洞形,按间接盖髓术处理。若去腐质时露髓,应将内陷处钻开,然后根据牙髓状态和牙根发育情况,选择进一步处理方法。凡导致牙髓、牙周同时发病者,应同时行根管治疗术及牙周病手术治疗。若牙外形异常或裂沟已达根尖部,牙周组织广泛破坏,必要时可拔除患牙再修复。

四、防治原则

浅窝、短沟无症状者,可不必处理或预防性充填。

畸形舌侧窝较深或已并发龋坏者,可间接盖髓后充填治疗。

已继发牙髓根尖周病者,需行根管治疗。若因根管畸形无法行 RCT 者,可行手术治疗。

引起牙周炎者,需同时行牙周治疗。并发严重牙周牙髓联合症者,预后较差,可考虑拔除患牙。

(林　牧)

第八节　牙齿形态异常

牙齿形态异常受遗传因素的影响,但环境因素也起一定的作用。临床常见的牙齿形态异常有牙内陷、畸形牙尖、畸形牙窝、牙过小、牙过大、双牙畸形、弯曲牙和牙髓腔异常等。

一、牙内陷

(一)概述

牙内陷为牙发育期成釉器过度卷叠或局部过度增生,深入到牙乳头中所致。临床根据牙内陷深浅程度及其形态变异,分为畸形舌侧尖、畸形舌侧窝、畸形根面沟和牙中牙。诊断要点如下。

1.畸形舌侧尖

可发生于恒牙,也可发生于乳牙,恒牙多见于上颌侧切牙,偶发于上颌中切牙或尖牙。乳牙多见乳中切牙,其次为乳侧切牙。牙中牙只发生于恒牙。畸形舌侧尖除舌侧窝内陷外,舌隆突呈圆锥形突起,有时突起成一牙尖。

2.畸形舌侧窝

畸形舌侧窝是牙内陷最轻的一种,牙齿形态无明显变异,只是舌窝较深,呈囊状深陷。

3.畸形根面沟

可与畸形舌侧窝同时出现。为一条纵形裂沟,向舌侧可越过舌隆突,并向根方延伸,严重者可达根尖部,甚至将根一分为二,形成一个额外根。

4.牙中牙

牙中牙是牙内陷最严重的一种。牙呈圆锥状,且较其固有形态稍大,X 线片显示其深入凹陷部好似包含在牙中的一个小牙,陷入部分的中央不是牙髓,而是含有残余成釉器的空腔。

(二)治疗

1.畸形舌侧窝

早期进行窝沟封闭或预防性充填,以预防龋病的发生。若已形成龋坏,需及时充填治疗。对于露髓者,应根据牙髓状态和牙根发育情况,选择进一步处理的方法。

2.畸形舌侧尖

(1)畸形舌侧尖较圆钝不妨碍咬合:可以不处理。

(2)舌侧尖较高妨碍咬合:可采用分次磨除法,早期可在局麻下去除舌侧尖,做间接盖髓术或直接盖髓术。

(3)乳牙畸形舌侧尖已折断:根据牙髓感染程度,选择冠髓切断术或根管治疗。年轻恒牙的畸形舌侧尖,若牙髓感染坏死,需选择根尖诱导成形术。

3.畸形根面沟

(1)牙髓活力正常,腭侧有牙周袋:先做翻瓣术,暴露牙患侧根面,沟浅可磨除,修整外形;沟深制备固位,常规玻璃离子黏结剂或复合树脂黏接修复,生理盐水清洗创面,缝合,上牙周塞治剂,7天后拆线。

(2)牙髓无活力,腭侧有牙周袋:根管治疗术后即刻行翻瓣术兼裂沟处理。

(3)裂沟达根尖部,牙周组织广泛破坏:则预后不佳,应拔除。

(4)牙外形有异常:在进行上述治疗后酌情进行冠修复,以恢复牙齿正常的形态和美观。

二、畸形中央尖

(一)概述

畸形中央尖是指在前磨牙的中央窝处,或接近中央窝的颊尖三角嵴上,突起一个圆锥形的牙尖。最多出现于下颌第二前磨牙,其次为下颌第一前磨牙、上颌第二前磨牙、上颌第一前磨牙,常对称性发生。畸形中央尖又称东方人或蒙古人前磨牙,发生率为 1‰ ~ 5‰,女性高于男性。

1.病因

为常染色体显性遗传。一般认为发生此种畸形是由于牙发育期,牙乳头组织向成釉器突起,在此基础上形成釉质和牙本质。

2.诊断要点

(1)部位与形态:一般位于咬合面中央窝,为圆锥形、圆柱形或半球形。高度为 1~3 mm。半数的中央尖有髓角伸入。

(2)髓角:当中央尖折断或磨损后,表现为圆形或椭圆形黑环,中央有浅黄色或褐色的牙本质轴,在轴的中央为黑色小点,即髓角,但使用极细的探针也不能探入。

(3)折断痕迹:一般无临床症状,当中央尖折断并发牙髓和根尖周炎症时表现出相应的临床症状。仔细检查,可找到折断痕迹。

(二)治疗

1.低而圆钝的中央尖

可不做处理,让其自行磨损。

2.尖而长的中央尖

为防止中央尖折断和并发症发生,可采用分次磨除法或充填法。分次磨除法每次磨除厚度不超过 0.5 mm,磨去后涂以 75% 氟化钠甘油,间隔 4~6 周一次,直到完全磨去。髓角高的中央尖则有露髓的危险,不宜采用此法。充填法是在局部麻醉下一次磨除中央尖,制备洞形,行间接盖髓术或直接盖髓术。

3.中央尖折断并出现轻度牙髓炎症时

中央尖折断并出现轻度牙髓炎症时,可行活髓切断术。

4.牙根尚未发育完成而牙髓已经感染坏死或伴有根尖周病变者

牙根尚未发育完成而牙髓已经感染坏死或伴有根尖周病变者,则应进行根尖诱导成形术。

5.牙根过短且根尖周病变范围过大的患牙

牙根过短且根尖周病变范围过大的患牙,可予以拔除。

三、过大牙、过小牙及锥形牙

(一)过大牙

1.概述

过大牙是指大于正常牙的牙齿,又称为牙过大。过大牙有个别牙过大和普遍性牙过大。

(1)病因:①个别牙过大的病因尚不清楚;②普遍性牙过大多见于巨人症;③环境与遗传因素共同决定牙的大小。

(2)临床表现:①过大牙的形态与正常牙相似,但体积较正常牙显著过大;②个别牙过大多见于上颌中切牙和下颌第三磨牙;③普遍性牙过大表现为全口所有牙齿都较正常的牙齿大。

2.治疗

个别牙过大对身体健康无影响可不做处理,或可进行适当调磨;调磨应以不引起牙髓敏感症状为原则。

(二)过小牙

1.概述

过小牙是指小于正常牙的牙齿,又称为牙过小,过小牙的形态常呈圆锥形,又称锥形牙。过小牙或锥形牙统称牙过小畸形。过小牙有个别牙过小和普遍性牙过小。

(1)病因。①遗传:多与遗传有关;②其他:普遍性牙过小多见于侏儒症、外胚层发育不良、Down综合征。

(2)临床表现。①过小牙的体积较正常牙显著过小,与邻牙之间有间隙,但钙化正常。②多发部位:多见于上颌侧切牙、上颌第三磨牙、多生牙;③综合征表现:若为综合征的一种表现,除某些牙齿过小之外,还有口腔或全身的其他相应的异常现象。

2.治疗

(1)前牙区的过小牙:常会影响美观,可以用复合树脂或冠修复,以改善美观;也可不做处理。

(2)过大牙冠而牙根小者:导致菌斑的积聚和牙周疾病的发生,加上又有碍美观,可考虑拔牙后修复。

四、双牙畸形

双牙畸形是指牙齿在发育时期,由于机械压力因素的影响,使2个正在发育的牙胚融合或结合为一体的牙齿形态异常。根据形态和来源,可分为融合牙、结合牙和双生牙。

(一)融合牙

1.概述

融合牙是由2个正常牙胚的牙釉质或牙本质融合在一起而成。

(1)病因。①牙齿发育受压力因素影响:如外伤、牙列拥挤;②遗传:有报道,亲代有融合牙,子代也会出现融合牙。

(2)临床表现:根据融合时间的早晚,可以形成冠根完全融合,也可以形成冠部融合而根部分离,或冠部分离而根部融合,根管可为1个或2个。

乳、恒牙均可出现融合:①乳牙列比恒牙列多见;②可乳牙与乳牙融合,也可恒牙与恒牙融合;③乳牙多见于下颌乳中切牙与乳侧切牙,或乳侧切牙与乳尖牙融合;④恒牙多见于多生牙和正常牙融合,也见有恒侧切牙与恒尖牙融合,双侧下颌额外牙与恒前牙融合较少见;⑤乳牙的融合多发生于单侧,也可在双侧对称出现;⑥融合牙一般均为 2 个牙的融合。

乳牙融合牙常伴继承恒牙先天缺牙:其先天缺失率为 61.74%,缺失的均为侧切牙。

2.治疗

(1)对牙列无任何影响:可不做处理。

(2)做窝沟封闭或光固化树脂修复:由于形态异常,或融合处呈沟状、嵴状,或在切缘处有不同程度的局限性分离,有碍美观,并容易患龋,应早做窝沟封闭或光固化树脂修复。

(3)拔除:乳前牙区的融合牙可能影响后继恒牙萌出,应定期观察。参考 X 线片,已达到后继恒牙萌出时间,但融合牙仍滞留,可考虑拔除。

(二)结合牙

1.概述

结合牙是 2 个或 2 个以上基本发育完成的牙齿,由于牙齿拥挤或创伤,使 2 个牙根靠拢,由增生的牙骨质将其结合在一起而成。

可发生在牙齿萌出前或萌出后。

(1)病因:结合的原因是由于创伤或牙拥挤,以致牙间骨吸收,使两邻牙靠拢,以后增生的牙骨质将两牙黏连在一起。

(2)诊断要点:①结合牙的牙本质是完全分开的,与融合牙不同;②偶见于上颌第二磨牙和第三磨牙区。

2.治疗

易造成菌斑滞留,引起龋病或牙周组织炎症,必要时可以考虑切割分离并且拔除非功能牙。

(三)双生牙

1.概述

双生牙是牙胚在发育期间,成釉器内陷将牙胚分开而形成的畸形牙,表现为牙冠的完全或不完全分开,但有一个共同牙根和根管。

双生牙与融合牙,尤其是与牙列中正常牙和额外牙之间形成的融合牙难以区分,有的分类已取消双生牙。

诊断要点:①牙冠完全或不完全分开,有一个共同牙根和根管;②乳牙列和恒牙列均可发生,双生乳牙常伴继承恒牙缺失。

2.治疗

(1)乳牙列的双生牙有时可延缓牙根的生理性吸收,从而阻碍其继承恒牙的萌出。因此,若已确定有继承恒牙,应定期观察,及时拔除。

(2)发生在上颌前牙区的恒牙双生牙由于牙大且在联合处有深沟,影响美观,可用复合树脂处理。还可适当调磨,使牙略微变小,以改进美观。

(3)引起功能障碍时可做根管治疗并切除非功能牙。

(王艳红)

第九节 牙齿萌出异常

牙齿的萌出异常一般多见于恒牙,临床上常见的萌出异常有牙齿萌出过早、牙齿萌出过迟、牙齿异位萌出和低位乳牙、乳牙滞留等。

一、牙齿萌出过早

牙齿萌出过早又称牙齿早萌,是指牙齿萌出的时间超前于正常萌出的时间,而且萌出牙齿的牙根发育尚不足根长的1/3。

(一)乳牙早萌

1.概述

乳牙早萌较少见,有以下2种早萌现象,一种称为诞生牙,另一种称为新生牙。诞生牙是指婴儿出生时口腔内已有的牙齿;新生牙是指出生后不久萌出的牙齿,一般是生后30天内。

(1)病因:乳牙早萌的原因不明,可能有2种原因:①由于牙胚距口腔黏膜很近,而过早萌出;②与种族特性有关,如美国黑人比白人的婴儿乳牙早萌的发生率高。

(2)临床表现:①多见于下颌中切牙,偶见于上颌切牙和第一乳磨牙;②诞生牙多数是正常牙,少数是多生牙;③早萌的乳牙牙冠形态基本正常,但釉质、牙本质薄并钙化不良,牙根尚未发育或牙根发育很少,且只与黏骨膜联结而无牙槽骨支持,松动或极度松动;④早萌牙常影响吸吮;⑤舌系带摩擦下切牙可形成创伤性溃疡;⑥极松的早萌牙自行脱落容易误吸入气管。

(3)鉴别诊断。与上皮珠鉴别:①上皮珠是新生儿牙槽黏膜上出现的角质珠,白色或灰白色的突起,米粒大小;②上皮珠并非早萌牙,不是真正的牙齿,是牙板上皮剩余所形成的角化物;③上皮珠常常多发,可出现一个、数个至数十个;④出生几周后自行脱落,不需处理。

2.治疗

(1)极度松动的早萌牙:应及时拔除。

(2)松动不明显的早萌牙:应尽量保留。

(3)形成创伤性溃疡:可暂停哺乳改用匙喂,溃疡处涂药。

(二)恒牙早萌

1.概述

(1)病因:主要与先行的乳磨牙根尖周病变或过早脱落有关。

(2)临床表现:①前磨牙多见,下颌多于上颌;②早萌牙松动,多伴有釉质发育不全;③牙根形成不足根长的1/3,根呈开阔状。

2.治疗

(1)控制炎症:控制乳磨牙根尖周炎症是防止恒牙早萌的重要治疗环节。控制早萌牙周围的严重感染,促使早萌牙继续发育。

(2)必要时做阻萌器:如早萌牙松动不明显,则可不阻萌。

(3)预防龋病:对早萌牙局部涂氟,预防龋病的发生。

二、牙齿萌出过迟

牙齿萌出过迟又称牙齿迟萌,是牙齿萌出期显著晚于正常萌出期。全部乳、恒牙或个别牙均可发生。

（一）乳牙萌出过迟

1. 概述

婴儿出生后超过 1 周岁后仍未见第一颗乳牙萌出，超过 3 周岁乳牙尚未全部萌出为乳牙迟萌。个别乳牙萌出过迟较少见。全口或多数乳牙萌出过迟或萌出困难多与下列因素有关：①无牙畸形；②某些全身因素如佝偻病、甲状腺功能低下、营养缺乏、良性脆骨症等。

2. 治疗

查明原因，而后针对全身性疾病进行治疗，以促进乳牙萌出。

（二）恒牙萌出过迟

1. 概述

(1)局部因素：①乳牙病变、早失、滞留，最常见上颌中切牙萌出迟缓；②多生牙、牙瘤和囊肿的阻碍；③恒牙发育异常，牙根弯曲；④乳磨牙、乳尖牙早失等各种原因造成间隙缩窄造成恒牙萌出困难而迟萌。

(2)全身因素：如颅骨锁骨发育不全、先天性甲状腺分泌减少症等。

2. 治疗

首先拍牙片确定有无恒牙及恒牙的情况。

(1)开窗助萌术：乳切牙早失，牙龈肥厚阻碍恒切牙萌出过迟者，可在局部麻醉下，施行开窗助萌术。

(2)开展间隙：乳尖牙或乳磨牙早失，间隙缩窄造成恒牙萌出困难而迟萌应开展间隙。

(3)开窗牵引：如恒牙萌出道异常应去除萌出阻力，开窗牵引。

(4)保持间隙观察：恒牙牙胚发育异常应保持间隙观察。

(5)摘除牙瘤：由于牙瘤、额外牙或囊肿等阻碍牙齿萌出者，须拔除多生牙，摘除牙瘤。

(6)针对全身性疾病进行治疗：与全身性疾病有关者，应查明原因，针对全身性疾病进行治疗。

三、牙齿异位萌出

牙齿异位萌出是指恒牙在萌出过程中未在牙列的正常位置萌出。牙齿异位萌出多发生在上颌尖牙和上颌第一恒磨牙，其次是下颌侧切牙和第一恒磨牙。

（一）第一恒磨牙异位萌出

1. 概述

第一恒磨牙异位萌出是指第一恒磨牙萌出时近中阻生，同时伴随第二乳磨牙牙根吸收和间隙丧失。

(1)病因：①第一恒磨牙和第二乳磨牙牙体均较大，儿童颌骨较小，特别是上颌结节发育不足；②恒牙萌出角度异常，特别是近中萌出角度增加。

(2)临床表现：一般是在 8 岁以后，第一恒磨牙仍未萌出受阻部位，即可判断为不可逆性异位萌出。

第一恒磨牙异位萌出的发生率为 2%～6%，其中 2/3 发生在上颌，可发生在单侧或双侧。有 60% 以上的异位萌出的第一恒磨牙，可自行调整其位置而正常萌出，故称为可逆性异位萌出。仍有 1/3 不能萌出，称为不可逆性异位萌出。

临床上可见,第一恒磨牙的近中边缘嵴阻生于第一乳磨牙的远中颈部之下,而其远中边缘嵴萌出,并使牙冠倾斜。

X线片显示:第二乳磨牙远中根面有小的吸收区或有非典型性弧形根吸收,第一恒磨牙近中边缘嵴嵌入吸收区,第二乳磨牙间隙开始缩小。

2.治疗

(1)早期:早期发现可以不处理,追踪观察。

(2)治疗措施:如果 8 岁后仍不能萌出到正常位置,应采用如下治疗措施。①钢丝分离法用 0.5~0.7 mm 的钢丝,在上颌的第一恒磨牙和第二乳磨牙间进行结扎分离;②截冠修复法当下颌第二乳磨牙的远中根被完全吸收、而近中根完好时,在近中根做根管充填后,截除远中部分牙冠,并用金属冠修复剩余牙冠。当第二乳磨牙牙根吸收严重时,拔除第二乳磨牙,并做导萌器,引导恒牙萌出到正常位置。

(二)低位乳牙

1.概述

低位乳牙又称乳牙下沉或乳牙黏连,常常指乳牙牙根一度发生吸收,而后吸收间歇中沉积的牙骨质又和牙槽骨黏连,形成骨性愈合,使该乳牙高度不能达到咬合平面所致。

(1)病因。①牙根吸收中的修复活动过于活跃:在乳牙牙根吸收过程中又可沉积新的牙骨质和牙槽骨,如果这种修复过程过于活跃,产生过多的牙槽骨就有可能使牙根和骨质愈合,结果使乳牙黏连下沉而长期不脱;②其他:还有外伤、邻牙邻接面形态异常、邻牙丧失、缺失等。

(2)临床表现:①低位乳牙好发于下颌第二乳磨牙;②患牙无自觉症状,正常的生理动度消失,叩诊呈高调音;③患牙平面低于邻牙平面1~4mm,严重时在邻牙牙颈部以下;④X线片显示,患牙牙周膜间隙消失,牙根面和牙槽骨融为一体。

2.治疗

①定期观察,如导致继承恒牙萌出受阻或异位萌出,应及时拔除该低位乳牙;②恢复咬合面高度;③拔除患牙,保持间隙。

四、乳牙滞留

(一)概述

乳牙滞留是指继承恒牙已萌出,未能按时脱落的乳牙,或恒牙未萌出,保留在恒牙列中的乳牙。

1.病因

①先天缺失恒牙、埋伏阻生;②乳牙根尖病变破坏牙槽骨使恒牙早萌,而乳牙也可滞留不脱落;③继承恒牙萌出方向异常;④继承恒牙萌出无力;⑤全身因素及遗传因素,如佝偻病、侏儒症、外胚叶发育异常等;⑥多数或全部乳牙滞留,原因不清。

2.临床表现

(1)乳牙滞留。常见于 1 个乳牙,其次是 2 个乳牙。2 个乳牙滞留往往是对称性的。多发性乳牙滞留较少见。

(2)混合牙列时期。最常见的是下颌乳中切牙滞留,后继恒中切牙于舌侧萌出,乳牙滞留于唇侧,呈双排牙现象。其次是第一乳磨牙的残根和残冠滞留于萌出的第一前磨牙颊侧或舌侧。第二乳磨牙滞留多是后继恒牙牙胚的先天缺失或埋伏阻生。

3.诊断要点

已到达替换时期尚未替换的乳牙,而且该乳牙根部或唇、颊、舌侧又有继承恒牙萌出。也有因无后继恒牙而致先行乳牙很久滞留于牙列中,乃至呈现在恒牙列中。

(二)治疗

当恒牙异位萌出,滞留的乳牙应尽早拔除。虽已过替换期,但 X 线片显示无继承恒牙牙胚,则不予处理。

(王艳红)

第十节 牙周病的临床分类

牙周病是一种常见的口腔疾病,其发病率高,严重危害人类的健康,由于牙周病所致的牙齿丧失远较龋病为多(青少年失牙仍以龋病为多),是成年人失牙的主要原因。目前,已被世界卫生组织列为重点防治的口腔疾病之一。

牙周病是指发生在牙齿周围组织的以炎症为特征的疾病。那些发生于牙周组织的肿瘤等,不属于牙周病的范畴。牙周组织包括牙龈、牙周膜、牙槽骨和牙骨质。虽然根尖周病也是发生于根周的牙周膜、牙槽骨和牙骨质,但因其具有独特的病因、病理、感染途径和临床表现,故不属于牙周病的范畴。

一、慢性牙周炎

慢性牙周炎原名成人牙周炎或慢性成人牙周炎,是最为常见的一类牙周炎,约占牙周炎患者的 95%。

1.临床特点和诊断依据

慢性牙周炎最常见于成年人,但也可发生于儿童和青少年。常有持续存在的局部刺激因素,如不良修复体、食物嵌塞、牙列不齐、解剖形态异常等。导致慢性牙周炎的微生物种类有牙龈卟啉单胞菌、福塞斯拟杆菌、螺旋体、具核梭杆菌、中间普菌等都是其可疑致病菌。

慢性牙周炎的病程呈缓慢加重,但也可出现间歇性的活动期。活动期的出现是由于各种刺激因素,如食物嵌塞、糖尿病、吸烟等,影响正常的宿主-细菌的相互作用,从而引起疾病的快速进展,在临床上主要表现为牙龈的炎症、牙周袋形成、附着丧失、牙槽骨吸收、牙齿松动、脱落。慢性牙周炎根据其累积的牙位数可进一步分为局限型和广泛型。全口牙中有附着丧失和牙槽骨吸收的位点≤30%者为位局限型,若大于 30% 的位点受累,则为广泛型。根据附着丧失的程度,结合上述临床表现的轻重,可将慢性牙周炎分为轻、中、重 3 度(轻度:附着丧失1~2 mm;中度:附着丧失 3~4 mm;重度:附着丧失≥5 mm)。

2.治疗原则

慢性牙周炎的治疗目标是彻底清除病原刺激物,消除牙龈炎症,使牙周袋变浅或消失,争取适当的牙周组织再生,并使这些疗效能长期稳定地维持。故慢性牙周炎的治疗可分为三部分。

（1）局部治疗：包括控制菌斑、彻底清除牙石、根面平整、局部药物处理，必要时可调整咬合，行牙周手术、拔除无保留价值的患牙。

（2）全身治疗：在牙周病的急性期可用抗生素全身给药；对患有系统疾病，如糖尿病、心血管疾病的慢性牙周炎患者，应积极治疗并控制全身病；帮助患者改正不良生活习惯，如戒烟等。

（3）维护期的牙周支持疗法：预防慢性牙周炎的复发有赖于患者日常持之以恒的菌斑控制，以及定期的复查、检测和必要的治疗，故在基础治疗一结束时，即进入维护期。

二、侵袭性牙周炎

侵袭性牙周炎是一组在临床表现和实验室检查均与慢性牙周炎有显著区别的牙周炎，它包括了旧分类中的青少年牙周炎、快速进展性牙周炎和青春前期牙周炎。临床上，侵袭性牙周炎主要表现为病程发展迅猛，出现快速的附着丧失和牙槽骨破坏；常发生于全身健康的个体；牙周组织破坏与局部微生物的量不成比例，患者口腔卫生状况尚可，并无菌斑和牙石的大量堆积，有家族聚集性。

实验室检查出现病变区伴放线菌、嗜血菌的检出率较高。大量研究表明，该菌是侵袭性牙周炎的主要致病菌，巨噬细胞功能异常，巨噬细胞反应性增高，产生 PGE_2 和 $IL-1\beta$ 的量增多。在某些病例中，原有的自限性疾病加重。侵袭性牙周炎可进一步分为局限型和广泛型。这两种类型除了具有上述侵袭性牙周炎的共同特点外，还各具特征。

1. 局限型侵袭性牙周炎

局限型侵袭性牙周炎患者一般年龄较小，常在青春期前后发病。好发牙位局限于第一恒磨牙或切牙的邻面有附着丧失，至少波及两个恒牙，其中 1 个为第一磨牙。其他患牙（非第一磨牙和切牙）不超过 2 个。

2. 广泛型侵袭性牙周炎的特点

广泛型侵袭性牙周炎患者年龄在 30 岁以下，也可见于年龄更大者。病变累及除切牙和第一磨牙以外的至少 3 颗非第一磨牙和切牙。牙周破坏呈明显的阵发性特点。对感染抗原的血清抗体水平明显低于局限型者。

3. 侵袭性牙周炎的治疗原则

（1）早期治疗，防止复发：本病强调早期、彻底的治疗和定期复查，以彻底消除感染。抗菌药物的使用，全身服用抗生素可作为洁刮治术的辅助疗法；而局部使用抗菌药物则可减少龈下菌斑的重新定植，以减少疾病的复发。

（2）调整机体的防御功能：宿主的防御反应在侵袭性牙周炎的发生、发展中起重要作用，故用调节机体的免疫反应过程来治疗牙周炎有良好的前景。

三、牙周炎的伴发病变

牙周-牙髓联合病变是最常见的牙周炎伴发病变。当牙周炎发展到重度，病变涉及某些特殊部位时，会使牙周病变的临床表现和治疗方法都发生相应的改变，这些病变被称为牙周炎的伴发病变。主要有：牙周-牙髓联合病变、根分叉病变、深牙周袋的急慢性脓肿、牙龈退缩、牙根敏感、根面龋等。

1. 牙周-牙髓联合病变的分类

牙周病和牙髓根尖周病是两类不同的疾病，但由于解剖上的联系，牙周和牙髓的感染和病变可相互影响及扩散，导致牙周-牙髓联合病变的发生。牙周组织和牙髓组织可通过侧支根管、牙本质小管、根尖孔途径相联系。根据病变来源，牙周牙髓联合病变分为以下三类。

（1）牙周病引起牙髓病变牙周病：通过牙颈部或牙根面暴露的牙本质小管，近根尖区或根分叉区的侧支根管和根尖孔等。细菌及毒素可影响牙髓，先引起根尖区的牙髓充血和发炎。长期局限的慢性牙髓炎也可急性发作，表现为典型的急性牙髓炎，称为逆行性牙髓炎。检查时可见患牙有深达根尖区的牙周袋，牙齿松动。牙周病引起的牙髓病变也可呈长期的慢性炎症，变性和逐渐坏死，不出现急性牙髓炎的症状，临床表现为牙髓活力下降，甚至无活力。牙周病时，牙髓病的发生率与牙周病变的严重程度呈正相关。

（2）牙髓病引起牙周病：牙髓病时，通过侧支根管或牙本质小管，可引起牙周的病变。髓腔内放置刺激性药物也可通过侧支根管或根尖孔外溢创伤牙周组织，引起破坏。最常见的是在急性根尖周炎时，感染通过阻力较小的部位排除，牙周组织常成为根尖脓肿的排脓通道，造成对牙周组织的损害。此型联合病损的临床特点是形成窄而深的牙周袋，牙髓多无活力。

（3）牙周病变与牙髓病变并存：指同时存在着牙周病、牙髓病两种原发性病损，其特点是既有牙周病的症状，如深的牙周袋，又有深龋等引起牙髓病变的损害，两种病变同时存在。

2.牙周-牙髓联合病变的治疗原则

牙周-牙髓联合病变，如能积极地处理牙周牙髓两方面的病损，彻底清除感染源，则疗效大多良好。

（1）牙周病引起的牙髓病的治疗：患牙能否保留主要取决于患牙情况。牙周病变的程度和治疗预后。应同时进行牙周及牙髓的治疗，可采用洁刮治、调牙𬌗、牙周手术等治疗牙周病，同时对患牙进行根管治疗。一般牙周手术应在完成根管充填后进行。

（2）牙髓病引起牙周病：主要对患牙进行彻底的根管治疗，一般情况下，在彻底去除牙髓的感染后，牙周组织即可修复。若病程长久，牙周袋已存在多时，则应在进行牙髓治疗的同时，进行常规的牙周治疗，消除袋内的感染，促使牙周组织的愈合。牙周牙髓病变并存时，应同时进行根管治疗和牙周治疗。

四、根分叉病变

根分叉病变是指牙周病变累及多根牙的根分叉区组织，可发生于任何一型牙周炎，以下颌第一磨牙的患病率最高。

1.根分叉病变的病因

根分叉病变是牙周炎发展的一种特殊的临床表现，可以发生于任何一型牙周炎。菌斑细菌仍是主要的病因，只是由于根分叉区的解剖特点，一旦根分叉暴露，该处的菌斑控制和牙石的清除十分困难，使病变加速、加重的发展。

牙𬌗创伤是根分叉病变的一个加重因素，一旦牙龈的炎症进入根分叉区，组织的破坏会加速发展。多根牙的牙颈部常有牙釉质突起，有的可伸入根分叉区，使上皮附着不良，易形成牙周袋。磨牙的髓室底常有副根管，使牙髓的感染易于到达根分叉，引起根分叉病变。

2.根分叉病变的临床特点及分度

根据根分叉区受累的程度，根分叉病变分为4度。Ⅰ度：牙周袋深度到达根分叉区，探针可探到多根牙的根分叉，但根分叉区的牙槽骨尚未破坏，X线片亦无牙槽骨吸收。Ⅱ度：根分叉区的骨吸收仅局限于颊侧或舌侧，探针只能从一侧插入根分叉区，而另一侧则不能。X线片显示，根分区骨质密度略为减低。Ⅲ度：病变波及全部根分叉区，根间牙槽骨全部吸收，探针能完全通过根分叉区,但牙龈组织仍覆盖根分叉区,X线片见该区骨质成程度不一,形态各异的吸收。Ⅳ度:病变完全波及根分叉,根间隔完全破坏,牙龈亦发生退缩而使根分叉完全开放而不能直视。

3.根分叉病变的治疗原则

根分叉病变的治疗原则与单根牙的牙周病治疗原则基本一致,均为去除菌斑、牙石等一切局部刺激因素,恢复正常的生理外形,消除或改善因病变所造成的缺陷,形成一个有利于患者控制菌斑和长期保持疗效的局部环境,对根分叉区病变根据情况不同可分别采取龈下刮治术、翻瓣术和其他牙周手术治疗。

(王　玮)

第十一节　牙周病的临床治疗

牙周病有个体特异性和牙位特性,故对牙周病的治疗计划应是多样化、个性化、全局化的。同时,多数牙周病都是一个慢性过程,故治疗应注重长期疗效。目前,对牙周病的治疗主要有基础治疗、药物治疗和手术治疗。

一、牙周病的基础治疗

牙周病基础治疗是针对每位牙周病患者的最基本的治疗手段,其目的是消除牙周致病因素,减轻局部炎症,并为进一步的牙周治疗做好准备。牙周基础治疗主要包括以下内容。

(一)口腔卫生宣教

1.牙周基础治疗的术前谈话

针对每位牙周病患者的术前谈话是向患者解释清楚牙周治疗的目的以及整个牙周治疗的过程,使患者在理解的基础上接受治疗。在谈话过程中,需要向患者阐述以下几个方面的内容。

(1)首先向患者介绍牙周病的致病因素、发病过程,让患者明白通过治疗和长期保健可以达到什么效果;不经治疗则会导致口臭、牙龈出血、牙龈病理改变(牙龈色泽鲜红或暗红、质地松软脆弱、牙龈形态肿胀、与牙面不再紧贴)、牙周袋形成、牙槽骨吸收,以及牙齿松动和移位等后果,最严重的后果就是牙齿脱落。

(2)告之患者控制牙周病应该满足的三个条件:保持良好的口腔卫生、接受正规的治疗、长期复查。三者缺一不可,让患者明白自己在控制牙周病上应起的作用和对自己应负的责任。

(3)具体分析导致患者发病的原因:全身因素,如抽烟、糖尿病、妊娠等;局部细菌因素,如软垢、牙石、食物嵌塞等。

(4)告之患者近期的术后反应,如牙龈红肿消退后,牙间隙变大,必须使用牙缝刷,术后短期内可能对冷热刺激敏感,松动牙短期内会觉得更松。

(5)告之患者远期预后,牙槽骨不可能生长到正常水平,松动牙不可能完全不松,但是炎症的破坏可以通过治疗和维护来阻断或延缓,牙周的健康和功能将因此而恢复。

(6)患者接受上述观点并要求治疗后,即开始详细地介绍控制菌斑的方法。

2.教会患者识别菌斑的控制标准

目前,牙菌斑生物膜的新概念认为:牙菌斑是一种细菌性生物膜,为基质包裹的相互黏附或黏附于牙面、牙间或修复体表面的软化而未矿化的细菌性群体,不能被水冲去或漱掉;牙石是一种沉积于牙面或修复体表面的钙化或正在钙化的菌斑及软垢,由唾液或龈沟液中的钙盐逐渐沉积而成,形成后不易除去。菌斑矿化为牙石,而表面粗糙的牙石又为菌斑的继续积聚提供环境。菌斑是牙周病发生的始动因子,菌斑细菌通过毒性产物进入或细菌本身侵入牙周组织,直接破坏牙周组织;或通过抑制宿主的防御功能而引发变态反应等,间接地损害牙周组织。牙石的致病作用主要是由于它表面能形成未矿化的菌斑,可刺激牙龈造成炎症,加之牙石本身坚硬粗糙,对牙龈有机械刺激;牙石的多孔结构也容易吸附大量的细菌毒素,同时牙石也妨碍正常的刷牙。因此,菌斑和牙石都能致病,其中菌斑比牙石更为重要,如无牙石,单纯菌斑就可造成牙龈炎或牙周炎。预防菌斑的形成和矿化,就能预防牙石的形成。

在患者每一次来复查时,医生首先要检查的就是患者菌斑控制的程度,请注意,这点十分重要,因为医生对口腔卫生的重视程度,决定了患者对口腔卫生的重视程度。患者坐下来,医生应该第一时间检查患者菌斑控制的程度,第一时间向患者询问正确刷牙的掌握情况和有无执行中的难题。由于每一位患者口腔内的具体情况千差万别,如牙齿排列整齐与否、牙面光滑与否、舌体大小、下后牙有无舌倾、有无充填物悬突、牙间隙大小程度等,都会导致每位患者的清洁难易不一。针对每一位患者的具体问题,医生都应该仔细分析并给予有针对性的指导,为患者提出具体的难点和需要改进的地方,而不能笼统地、机械地在模型上示范。在每一次复查中,医生都将菌斑控制的问题放在首位,多次以后,就会给患者留下深刻的印象,对患者有潜移默化的影响,令患者更加重视保持口腔卫生。对口腔卫生保持得好的患者,医生要及时鼓励,增强患者治疗的主动性和长期坚持的信心。

最直接有效的判断菌斑多少和分布部位的方法,是使用菌斑显示片。患者在家将片剂嚼碎,通过镜子即可观察到着色的菌斑部位。没有菌斑显示片的,可以直接教患者观察软垢。软垢常在菌斑的表面形成,它们的主要致病成分都是细菌及其产物,故近年来不再严格区分软垢和菌斑。软垢通常沉积在牙面的颈 1/3 区域,或在邻面及错位牙不易清洁的区域,不需涂布菌斑显示剂,肉眼便直接可见。教育患者辨认附着在牙面上黏糊糊的软垢,对比清洁做得比较好的牙面或用超声波洁牙机替患者清洁掉软垢的光洁牙面,两者的强烈对比,可令患者掌握这两个词:牙面"黏糊糊的"和"光洁的",这就是口腔卫生好和不好的标准。

3.菌斑控制的方法

刷牙是自我清洁菌斑的主要手段。应向患者强调刷牙的清洁效率而不是次数,饭后刷牙尤为重要。有不少患者提出他已经很认真地每天刷 3 次牙,效果仍不理想,表现出对长期控制菌斑缺乏耐心和信心。这时医生应仔细询问患者具体刷牙的习惯和方法,工具的挑选,结合患者口内情况给出具体的改善方案。如果是未经治疗的患者提出这样的问题,这就是一个让患者接受治疗的最好时机。因为在龈上和龈下牙石还未经治疗去除,牙龈红肿、出血指数还很高的情况下,是根本不可能通过刷牙达到一个很好的清洁作用的。患者明白了这点,就会很积极地接受治疗,同时享受治疗后清洁口腔的乐趣。

牙刷应挑选头部较小的,利于在口腔内转动,刷毛应偏软,排列成高低锯齿状,便于伸展到各个缝隙内,达到更有效的清洁。电动牙刷相对手动牙刷成本更高,但是启动后刷毛束能自动颤动,清洁效率相对会高。对于经过多次教育仍然不能提高清洁效率的患者,若经济条件许可,可以建议使用电动牙刷。刷牙的方法主要有水平颤动法(bass 法)和竖转动法(roling 法)。为了达到较高效率地清除龈沟附近和邻间隙的菌斑,而又不至于容易损伤到牙龈或造成颈部楔状缺损,两种方法应该综合运用。在向患者介绍刷牙方法时,医生可以用一个上下牙颌的模型来演示。具体步骤如下:①将刷头放于牙颈部,刷毛与牙面成45°角,轻轻加压,使刷毛充分伸展到龈缘颌及邻面,并在原位轻轻颤动,颤动的位移不能超过 1 mm;②转动牙刷,使刷毛由龈缘刷向殆面方向,即刷上牙时刷毛顺着牙间隙向下刷,刷下牙时刷毛顺着牙间隙向上刷。每个部位转刷 5~6 次,然后移动牙刷的位置,每次移动牙刷的位置时,应有适当的重叠,以免遗漏牙面。

对于牙周病的患者,单纯依靠普通牙刷是远远达不到控制菌斑的要求的,必须辅以牙线及牙间隙刷等,才能彻底清除菌斑。牙线适用于牙间乳头无明显退缩的牙间隙,即健康人群也应该将牙线列入日常清洁的常用工具。目前,越来越多的人知道牙线的存在并使用,很多商家也常规销售各个品牌的牙线。但是,对于大部分牙周病患者来说,牙龈退缩引起牙间隙不同程度增大,只有使用牙缝刷,才能有效地清除邻间隙的菌斑。牙缝刷操作简便,便于掌握,且有不同的型号,适用于不同大小的牙间隙,可以大大提高牙周病患者的清洁效率,节省时间,对比牙线,清洁效率更高,更容易长期坚持。可惜的是,目前市面上卖牙间隙刷的商家很少,刷头的型号也不全,特别是牙间隙相对较小的患者,很难买到适合自己型号的牙缝刷。医生在开展牙周治疗前,要考虑到这个问题,如果患者根本没有可能买到牙间隙刷,那么清除菌斑的效率和长期保持良好口腔卫生的习惯可能会大打折扣。建议医生可以联系一些有牙间隙刷的厂家或代理,告诉他们牙周病患者这个巨大的、潜在的购买人群,鼓励他们进入医院周围的市场,为开展长期的、正规的牙周病治疗创造客观条件。

牙线的使用方法:①取一段长 15~20 mm 的牙线,两端打结形成一个圈,或两端分别缠在手指上;②用双手的拇指和无名指将线绷紧,做颊舌向拉锯式,轻轻从殆面通过接触点;③将牙线紧贴一侧的牙颈部,成 C 形包绕牙面,由龈沟向切殆方向移动,以"刮除"牙邻面的菌斑,每个邻面重复 3~4 次;④重复③步骤,清洁另一侧的牙面,如此类推,将全口牙齿的邻面菌斑彻底清除,包括最后一个磨牙的远中面。每清除完一个区域的菌斑,要用清水漱口。

牙缝刷的使用:牙间隙刷的刷头与刷柄成差不多 90°,非常有利于进入邻间隙,操作简单,易于掌握和长期坚持。特别要向患者强调,牙缝刷的使用,必须是分别从唇颊侧和舌腭侧两个方向进入邻间隙使用。邻间隙,表现为三角形,底边为牙龈,相邻两牙的邻面构成侧边。①使用牙间隙刷时,先从唇颊侧方向进入,刷头紧靠牙龈构成的三角形底边,向切殆方向来回移动,仔细清理三角形的两个侧边,目的是将相邻两牙邻面的菌斑清除干净;②取出牙间隙刷,观察刷头上有无白色的软垢附着,如果有,证明还没清除干净,用清水冲洗掉软垢,再从相同方向重复,直到刷头取出后,上面没有附着软垢为止;③从舌腭侧进入,重复刚才的步骤。

(二)龈上洁治术

龈上洁治术是用洁治器械去除龈上牙石、菌斑和色迹,并磨光牙面,以延迟菌斑和牙石再沉积。洁治术是去除龈上牙石和龈上菌斑最有效的方法,是治疗牙龈炎的方法,更是牙周炎治疗最基础的一步,也是牙周维护治疗的主要内容。

洁治器械分手用洁治器械和超声波洁治器,超声波洁治器由于高效、省时省力,目前临床上较多使用。

超声波洁治术,其原理是通过工作头的高频震荡来除去牙石。在使用中,应该特别注意以下两点。第一，注意根据牙石的厚薄大小和硬度来选择工作强度，以免在釉质上造成不必要的刻痕。工作时，以握笔式握持，将工作头的前端部分轻轻与牙面平行或＜15°角在牙石的下方来回移动，利用超声振动击碎并震落牙石。工作尖只能在牙石或烟斑上来回震击，不能直接在釉质或牙骨质表面反复操作，否则会在牙面上留下扫描电镜下可见的刻痕。第二，由于洁治后牙面较粗糙且或多或少会有刻痕，洁治后必须要抛光。牙龈红肿的牙周病患者，可暂时不抛光，在龈下刮治疗程结束后抛光。抛光用低速手机，装上抛光杯轮，工作时蘸上抛光膏作为介质，稍施压力，使抛光杯的橡皮片边缘深入邻面和龈缘下。经过抛光，牙面光洁，同时细小的色素可以去掉，更美观，最重要的是菌斑和牙石不易再堆积。不少患者因为缺乏医学知识，会拒绝抛光，认为没有必要。此时医生有义务将抛光的益处和必要性向患者讲明。

（三）龈下刮治术和根面平整术

牙周治疗的历史，可追溯到古代。我国唐代和中世纪的阿拉伯医书中，就有用器械刮除牙石的描述。18世纪，被誉为牙科之父的法国牙医Fauchard于1728年出版了《外科牙医学》，奠定了牙科作为一门临床学科的基础。现代牙周病学经过多个时期的发展，不断地修整和更新，牙周治疗的目标，也从口腔局部扩大到全身。2007年在第七届亚太牙周病学协会学术会议暨全国第八次牙周病学学术会议上，与会代表取得了基本共识——牙周炎作为慢性感染所致的炎症反应已成为全身多种疾病的危险因素。

龈下刮治术是牙周基础治疗期间最核心的治疗手段，目前和根面平整术的概念不再区分开来。它指用比较精细的龈下刮治器刮除位于牙周袋内根面上的牙石和菌斑。牙周病患者，只有经过龈下刮治术，才能明显消除牙龈炎症，减少牙周袋深度和附着丧失水平。经过大多数学者的研究和临床医生的实践表明，经过龈下刮治术后，龈下菌群的结构发生很大的变化，细菌的数量明显减少。临床上可见牙龈炎症消退，探诊出血减少或消失，深牙周袋变浅的效果尤为显著。而只经过龈上洁治、未经龈下刮治或刮治不彻底，炎症虽有一定程度的减轻，但牙周袋深部的炎症仍得不到控制，各项临床指标改善不明显，组织破坏仍在继续进行。

1. 龈下刮治和根面平整术的要点

龈下刮治术和根面平整术的要点总结起来，可以用以下六点来概括。①一个法宝：牙周探针；②两个系统：手用器械和超声器械交替进行，各司其职，互补不足；③三手准备：全身状况、局部炎症程度，心理接受方面；④四把器械：Gracey刮治器5/6♯、7/8♯、11/12♯、13/14♯；⑤五个指标：PD、BI、松动度、FI、龈缘-CEJ（釉牙骨质界）距离；⑥六个位点：唇颊侧（近中、中央、远中）、舌腭侧（近中、中央、远中）。

（1）一个法宝：牙周探针。是开展牙周基础治疗必不可少的一种器械，无论是在检查中还是治疗期，抑或维护期，都发挥了很重要的作用。可以说，没有牙周探针，就根本不可能开展牙周基础治疗，绝对不能用普通的牙科探针来取代。牙周探诊需要用牙周探针来完成，牙周探针为钝头，尖端逐渐变细，利于插入牙周袋而不对组织造成创伤，探针上的刻度，有利于牙周炎的快速诊断和了解患牙的各个位点探诊深度和附着丧失水平。用牙周探针进行快速诊断：对于初诊的患者，经龈上洁治一周后，用牙周探针初步测量，对患者的牙周病水平做一个快速的评估，只要发现存在大于4 mm的牙周袋，即表明患者应该接受龈下刮治，可转入下一个阶段——拍X-ray了解牙槽骨水平及全口牙周详细探诊，记录各临床指标。

与牙周探针有关的临床指标：除了探诊深度PD外，还有出血指数BI、根分叉病变分度FI、龈缘-CEJ（釉牙骨质界）距离，均可用牙周探针探查和测量得到，甚至松动度，也可以用牙周探针的手柄部分测得,而不需更换器械。牙周探针在探诊时的使用技巧:在探诊时,支点要稳,力度以 20~25 g 的探诊压力为宜,既探测到实际深度,又不致使患者疼痛或损伤。在龈下刮治的过程中,用牙周探针来探查龈下牙石的分布和大小、数量,探查刮治后牙石是否刮干净,根面是否平整。在维护期,用牙周探针检查牙周炎控制的程度,若有探诊深度大于 5 mm 且探诊出血,则需进一步治疗,如再刮治、手术等。

(2)两个系统:手用器械和超声器械交替进行,各司其职,互补不足。众所周知,手用刮治器在龈下刮治的过程中起着非常重要的作用,它的工作端比较精细,对不同的位点有不同的对应型号,可以进入深牙周袋内,是刮除龈下牙石的主要力量。但是,仅仅刮除牙石是不够的,事实上也不可能在肉眼不能直视的情况下将所有的牙石刮除干净,不可能达到根面的完全光滑坚硬,故此需要借助超声波器械对牙周袋的空化清洗作用,破坏龈下菌斑的生物膜和龈下细菌生存的微环境,使袋内的细菌数量明显减少,阻止细菌继续对牙周组织的破坏,促进修复。因此在龈下刮治术的过程中,手用刮治器和超声波工作头要反复交替使用,将超声波工作头深入牙周袋内反复进行冲洗震荡,不但可将手用器械刮除的牙石碎片、肉芽组织碎屑清理出来,更重要的是,我们肉眼看不到的效果——破坏龈下菌斑的生物膜。近年来,学者们对超声器械和手用器械进行龈下刮治的临床疗效进行了大量研究。大多数学者的研究结果表明,超声器械在根分叉区的刮治上,比手用器械有优势;而在非根分叉区,两者的疗效无显著性差异,但是超声器械可以相对缩短刮治的时间,并且它的超声空化作用,在牙周袋深部可以破坏生物膜的生长环境。

目前,一些国外的品牌已经生产出了专用的龈下超声波治疗仪,它们的工作头和我们平时使用的龈上洁治器的工作头有很大的不同,可以更紧贴根面,减小创伤。使用龈下超声波治疗仪当然可以相对省时省力,但是工作头磨耗较快,要保持一定的工作效率,必须经常购买新的工作头,这样投入的成本就比较大。故此,超声波龈下治疗仪还不能完全取代手用器械,建议两者联合使用,提高工作效率的同时保证治疗效果。

(3)三手准备:全身状况、局部炎症程度、心理接受方面。在局部的龈下刮治术开始之前,要做好三手准备:全身情况是否允许开始局部治疗? ①吸烟者是否已经开始着手戒烟或控制吸烟量? ②糖尿病患者餐后血糖能否比较稳定控制在 8 mmol/L 以下? ③心血管疾病患者是否经心血管专科医生确定能够耐受龈下刮治术? ④有慢性肝炎者,肝功能是否正常?凝血功能是否受到影响? ⑤除了上述全身因素,有无其他全身疾病影响不能耐受龈下刮治术? ⑥龈下刮治术需要在局部麻醉下完成,患者有否不能接受局部麻醉的因素? 如空腹,高血压未经控制,麻醉药过敏等;⑦女性患者建议避开月经期,特别是牙龈特别红肿,估计术中出血较多的女性患者。局部炎症程度是否控制到一定程度,达到开始进行龈下刮治的要求? ①是否已经完成全口龈上洁治术? 除非特殊情况,否则一般建议全口龈上洁治术一周后,开始龈下刮治术。龈上洁治一周后,是开始龈下刮治的最好时机,此时牙龈的炎症可以部分地减轻,红肿的牙龈一定程度地消退,使牙周袋略变浅,根面的部分龈下牙石将会暴露,有利于进一步检查和刮治,且出血也会减少,为完成彻底的龈下刮治创造条件,患者的术后不适感也会较小;②是否经过初步的口腔卫生宣教,初步掌握菌斑控制的方法? 特别是对于初诊时口腔卫生特别差,软垢覆盖牙面的患者,假如经过口腔卫生宣教和全口龈上洁治,菌斑控制仍无改善的话,开始龈下刮治是毫无意义的,不用说长期疗效,就是短期的术后疗效也肯定不会好;③牙周脓肿是否得到控制? 全口龈上洁治后,牙周袋口收紧,在没有进行龈下刮治之前,容易形成牙周脓肿;或者有的患者本身就是长期反复发作牙周脓肿的。在开始龈下刮治之前,要检查口内有无牙周脓肿。假如牙周袋里只是探诊后才有少量脓液从龈沟溢出,则属于Ⅰ度溢脓的范围,无肿胀无自觉症状,不影响龈下刮治术的进行。如果已经发生牙周脓肿,就需要先控制急性炎症,待下次复诊脓肿消退后,再开始该患牙所在象限的龈下刮治术。毕竟龈下刮治术是有创伤的,有的患者术后会有一过性的菌血症,故此不应该在急性炎症期进行,以免加重局部和全身的术后反应。心理接受方面:经过术前谈话和口腔卫生宣教,患者是否已经理解并主动要求治疗,有主观意愿努力加强自己的口腔卫生?患者有没有做好长期复查的准备?或者患者不能接受牙龈消肿后露出的牙间隙,或是不愿意负担长期复查的费用和时间。在牙周病的长期疗效上,患者的努力起很大的作用,编者在临床上见过不到一年的时间,病情就复发得和治疗前一样,沉积大量牙石,牙龈红肿深袋溢脓的患者,依从性这样差的患者,其实并不应纳入牙周治疗的适应症当中。

(4)四把器械:Gracey刮治器5/6♯,7/8♯,11/12♯,13/14♯。目前国际上使用得最普遍的手用龈下刮治器是Gracey刮治器,它为不同的牙齿、不同的牙面形状,设计成不同的型号,一般以下四种型号即可满足全口各区域的需要:5/6♯,适用于前牙和尖牙的各个面;7/8♯,适用于前磨牙和磨牙的颊舌面;11/12♯,适用于前磨牙和磨牙的近中面;13/14♯适用于前磨牙和磨牙的远中面。操作要点:①认清工作刃,长而凸的外侧切刃缘是工作刃缘。可用右手持刮治器,将工作端最末端垂直于左手无名指被的水平面,可观察到倾斜向下(向无名指指被)的一侧即是工作刃缘。②由于操作在牙周袋内进行,肉眼不能直视,故操作前应该用牙周探针仔细探查牙周袋,探明牙周袋的形态、深度、龈下牙石的分布和数量。做到心中有数才开始刮治,这样才能提高效率,减小创伤。③用改良握笔式握持刮治器,使用稳妥的支点,支点不能选择在松动的患牙上或湿滑的软组织上。④刮治的时候,工作端的最下一段,要与牙长轴平行。刮的幅度要小,紧贴牙石下部,避免在牙石表面滑动,这样将厚的牙石刮成薄的牙石后,就很难再将其刮下来。每刮一下要与前一下有所重叠,以免遗漏。⑤在刮治完成一侧及全部完成后,均要用牙周探针仔细探查牙石有无刮干净,根面是否平整,再按探查的结果重复上述刮治过程。⑥整个龈下刮治术期间,要反复地用超声波工作头深入牙周袋内进行冲洗、震荡。其起的重要作用前面已经讨论过,这里不再重复。⑦刮治完成后,用双氧水冲洗牙周袋,可冲出肉芽组织的碎片,杀灭厌氧菌。轻压袋壁使贴复牙根面,根据牙周袋的深度和炎症程度,可选择给牙周袋上碘甘油或抗生素缓释软膏。⑧术后可视情况给予漱口水及口服抗生素预防术后感染和减轻术后反应,隔一周再进行下一个区域或对侧半口的龈下刮治。

(5)五项指标:PD、BI、松动度、FI、龈缘-CEJ(釉牙骨质界)距离。临床检查和复查时,以下这五项指标最重要,要仔细观察并记录。PD,探诊深度,即用牙周探针测量龈缘到袋底的深度。研究表明,轻柔的探诊压力也会使探针穿透部分结合上皮,使探诊深度略大于组织学的真正深度。BI,指主要根据牙龈的色、形和用牙周探针探诊后牙龈的反应来分度,区分牙龈的炎症水平。可在测量探诊深度后记录。BI以0~5级记分,记分标准如下:0=龈缘和龈乳头外形健康,轻探龈沟后不出血。1=龈缘和龈乳头呈轻度炎症,轻探龈沟后不出血;2=牙龈呈轻度炎症,有颜色改变,探诊后点状出血;3=牙龈呈轻度炎症,有颜色改变和轻度水肿,探诊后出血,血在龈沟内扩延,即线状出血;4=牙龈呈中度炎症,探诊后出血,血溢出龈沟;5=牙龈有色的改变,明显肿胀,有时有溃疡,探诊后出血或有自发性出血。松动度,可用牙周探针的手柄端来记录,Ⅰ度为颊舌方向松动,Ⅱ度为颊舌方向和近远中方向松动,Ⅲ度为颊舌方向、近远中方向和垂直方向均松动。FI,根分叉病变,指牙周炎的病变波及多根牙的根分叉区,可发生于任何类型的牙周炎。根分叉病变主要根据探诊和 X-ray 影像来判断病变的程度。临床上常用 Glickman 分类法,此法有利于指导治疗和判断预后。Ⅰ度病变属于早期病变,从牙周袋内已能探到根分叉的外形,但尚不能水平探入根分叉内,牙周袋属于骨上袋。通常 X-ray 看不到改变。Ⅱ度病变在多根牙的 1 个或 1 个以上的根分叉区有骨吸收,但彼此尚未相通,用牙周探针可从水平方向不同深度进入根分叉区。由于投照角度、组织影像重叠以及骨质破坏形态复杂,故 X-ray 通常只显示根分叉区的牙周膜增宽,或骨质密度有小范围的降低,可伴垂直型骨吸收。Ⅲ度病变根分叉区的牙槽骨全部吸收,形成贯通性病变,牙周探针能水平通过根分叉区,但它仍被牙周袋软组织覆盖而未直接暴露于口腔。下颌磨牙的Ⅲ度根分叉病变 X-ray 上可见完全的透影区,但有时会因牙根靠近外斜线或与外斜线重叠而使病变不明显,可伴垂直型骨吸收。Ⅳ度病变根间骨骼完全破坏,牙龈退缩使病变的根分叉区完全开放而能直视。X-ray 所见与Ⅲ度病变相似。龈缘-CEJ(釉牙骨质界)距离,测量龈缘-CEJ 距离目的是为了与探诊深度结合,计算附着丧失(AL),AL 能较客观地反映牙周组织的破坏程度。PD 减去龈缘-CEJ 距离,即得出 AL。若 AL＝0,则说明无附着丧失;若牙龈退缩,使龈缘位于釉牙骨质界的根方,则 PD 加上龈缘-CEJ 距离,即得出 AL。

在进行全口龈下刮治前,详细记录每个患牙的这五项指标,由医生测量,助手记录,从右上后牙开始,按一定顺序记录,完成Ⅰ区后,再依次完成Ⅱ区、Ⅲ区、Ⅳ区。详细的记录可作为判断炎症水平的依据、制订治疗计划的参考、进行龈下刮治时的指导和日后复查时的对照。基础治疗完成 1 个月后,复查,再次记录这五项指标,可以判断牙周炎控制的情况,确定复查的间隔期和作为复治的参考指标。复查时在龈上菌斑控制较好的前提下,若探诊深度仍大于 5 mm,且探诊出血,则需进一步治疗,如再刮治、手术或使用药物等。如果患者龈上菌斑控制不佳,进行任何再治疗都是无意义的,而应先教育患者继续改善口腔卫生,直到达到良好的龈上菌斑控制,才能考虑再刮治、手术等治疗。

(6)6 个位点:唇颊侧(近中、中央、远中),舌腭侧(近中、中央、远中)。记录探诊深度时,每个牙要记录 6 个位点的探诊深度,才能反映出牙周袋在牙面的位置及形态。测量时,牙周探针针尖应紧贴牙面,探针应与牙的长轴平行,但在邻面,邻面袋最深处常在龈谷处,为了避开邻面接触区的阻挡,可允许探针紧靠接触点并向邻面中央略微倾斜,这样才能探到邻面袋的最深处。

2.龈下刮治和根面平整术的步骤

(1)局部消毒:1% 双氧水含漱一分钟,安尔碘消毒液消毒术区。

(2)局部麻醉:推荐使用含肾上腺素的盐酸阿替卡因和专用的注射器,达到无痛治疗。可根据病情需要选择一次做一个区或两个区的龈下刮治。

(3)用超声波工作头清除较浅的大块龈下牙石。

(4)用牙周探针探查牙周袋内龈下牙石的分布、数量,同时参考之前记录的五项指标,做到开始每个牙的刮治前都心中有数,刮治时有的放矢。

(5)按顺序依次使用各型号的 Gracey 刮治器,刮除龈下牙石。

(6)反复用超声波工作头在牙周袋内清洗、震荡,冲洗出肉芽、牙石碎片,清除龈下菌斑的生物膜。

(7)双氧水冲洗,牙周袋局部上碘甘油或抗生素缓释软膏。

(8)轻压袋壁使贴复牙根面,必要时缝合龈乳头或上牙周塞治剂。

（9）糖尿病的患者，一般常规给口服抗生素和漱口水。普通患者，第一次刮治时可给予口服抗生素和漱口水，复诊刮治视情况给予口服抗生素和漱口水或只给予漱口水。

（四）牙周基础治疗的维护

研究表明，控制龈上菌斑对获得近期和长期疗效，防止复发具有极其重要的作用。因此，基础治疗结束后，维护期应立即开始。根据患者余留牙的病情和菌斑控制的好坏，确定复查的间隔时间。治疗刚结束时，1～2 个月复查一次，慢慢延长至 3～6 个月复查一次，终身复查。复查时根据发现的问题，制订并实施复治的计划，还要针对患者在口腔卫生保健中存在的问题给予指导。

二、牙周病的药物治疗

牙周病是多因素疾病，菌斑中的微生物是牙周病的始动因子。现有的研究已表明，用机械的方法清除菌斑是治疗牙周病最重要、最有效的方法。然而，在口腔中，还存在着一些器械不易到达的部位，口腔中定植于舌背、黏膜、扁桃体等处的病原体，容易在牙周袋内再定植，这时，就需要使用抗菌药物作为洁治术和刮治术的辅助治疗手段；在牙周组织的急性感染，或某些全身疾病的患者，则需在常规治疗前或同时使用抗菌药物，以缓解炎症，控制感染；在牙周病的发生是病原微生物与宿主的免疫防御机制之间相互作用的结果，故通过药物的使用，调节宿主的防御功能，阻断疾病的发展，达到治疗牙周病的目的，也是当前治疗牙周病的研究热点之一。牙周病的药物治疗，是牙周基础治疗的重要辅助治疗手段。

牙周病药物治疗过程中，应遵循以下原则：①牙龈炎和轻、中度的慢性牙周炎不应该使用抗菌药；②用药前或用药的同时，必须清除菌斑牙石，或"扰乱"菌斑生物膜的结构，使药物能作用于残余的细菌，起辅助治疗作用；③用药前应该做细菌学检查和药敏实验，针对性地选择窄谱抗菌药，有计划地用药，用药者必须坚持日常的菌斑控制，才能保持良好的效果；④避免使用对全身严重感染十分必需和有效的药物来治疗牙周炎，以免产生耐药菌株；尽量使用局部给药途径。牙周病的药物治疗主要可分为全身药物治疗和局部药物治疗。

（一）牙周炎的全身药物治疗

早在 20 世纪 70 年代，学者们就根据"全身给药后药物在龈沟液中的浓度与各种细菌 MIC 的比较"这一方法，筛选出了一批用于牙周炎治疗的抗菌类药物。

1. 抗生素类

较常用的抗菌药物包括青霉素类、四环素类、硝基咪唑类、大环内酯类等。青霉素类药物是一种广谱抗生素，它通过其抗菌活性成分 β-内酰胺的作用，阻断细菌细胞壁的合成，直接导致菌细胞死亡，为繁殖期杀菌药。牙周炎治疗中常用的青霉素类药物为口服青霉素类，如阿莫西林、氨苄西林等。

四环素类药物是第一个通过科学评估从而应用于牙周病治疗的药物。口服给药后龈沟液中药物浓度为血药浓度的 2～10 倍，可以抑制大多数牙周致病菌的生长。四环素类药物可显著减少和抑制感染位点的 H.a，故其对于局限性侵袭性牙周炎患者更有效。牙周炎治疗中常用的四环素族药物有四环素、多西环素和米诺环素。

四环素类药物应用注意事项：①不能与青霉素类药物同时服用，四环素类药物抑制了细菌的分裂，而青霉素类只能作用于分裂期细菌；②不宜与钙盐、铁盐或铝盐等同时服用，四环素类药物易受二价、三价金属阳离子的影响；③孕妇、哺乳期妇女及 8 岁以下的儿童禁用。长期应用可造成二重感染。

2. 大环内酯类药物

这一类药物的代表药物为阿奇霉素和乙酰螺旋霉素。其在组织和血液中半衰期长、不良反应少,越来越受到关注。阿奇霉素和乙酰螺旋霉素在龈沟液中的浓度为血液中的 $7\sim10$ 倍,可在龈沟中维持有效药物成分 10 d 左右。口服多次给药后,乙酰螺旋霉素还可在唾液腺和骨中贮存 $3\sim4$ 周,缓慢释放,有利于牙周病的治疗。应用时应注意,阿奇霉素可以透过胎盘屏障、渗入乳汁中,因此,孕妇和哺乳期妇女禁用。

3. 硝基咪唑类药物

此类药物主要包括:甲硝唑及第二、第三代产品——替硝唑、奥硝唑。大量的研究证实:系统性应用甲硝唑,可以有效地清除螺旋体和其他革兰阴性厌氧菌,包括 P.g、P.i、T.f 等,但对 H.a 作用不明显。甲硝唑的不良反应:①胃肠道刺激;②皮疹过敏反应;③戒酒硫样反应:心动过速、潮红、头痛、肠痉挛、恶心、呕吐、腹泻等症状;④致畸作用:孕妇及哺乳期妇女禁用。

4. 喹诺酮类药物

代表药物为第三代氟喹诺酮类药物环丙沙星。其作用机制是作用于细菌 DNA 螺旋酶的 A 亚单位,抑制 DNA 的合成而导致细菌死亡。该药耐药性极少,广泛作用于革兰阴性兼性和专性厌氧菌、肠道杆菌、假单胞菌,但对革兰阴性需氧菌无效。因其抗菌谱广、杀菌作用强、起效迅速且不良反应少而越来越受到重视。

5. 抗菌药物的联合应用

由于牙周病是多细菌的混合感染,故临床上可采用多种抗菌药物的联合使用。现常用的联合药物有:①甲硝唑＋阿奇红霉素/乙酰螺旋霉素,常用于慢性牙周炎;②甲硝唑＋阿莫西林/Augmentin ,用于慢性牙周炎和侵袭性牙周炎;③甲硝唑＋多西环素/米诺环素,用于侵袭性牙周炎;④甲硝唑＋环丙沙星,用于混合性厌氧菌及肠道杆菌,假单胞菌感染。

6. 宿主免疫调节类药物

如何调节过度的宿主免疫反应以减少局部牙周组织的炎症性破坏是牙周病治疗的一个重要方面。20 世纪 70 年代,Wiliams 和 Goldhaber 首次应用"环氧化酶阻断剂调节宿主免疫反应来治疗牙周炎"这一研究,开启了利用免疫调节类药物治疗牙周炎的探索之路。

近年来,各种调节宿主防御功能的治疗方法,主要集中在:对宿主免疫和炎症反应的调节;对过度产生的基质金属蛋白酶的调节;对花生四烯酸代谢产物的调节和对骨代谢的调节。主要有以下几类药物。

(1)非甾体类抗感染药物:药物作用机制可能是通过抑制环氧化酶-2 的作用,从而阻断花生四烯酸代谢产物:前列腺素和白三烯两种前炎症因子的产生。或者减少其他前炎症细胞因子的产生(IL-1、TNF-α 等)。对氧自由基的产生及核因子通道 NF-κB 的信号转导有抑制作用。

用于治疗牙周炎的非甾体类抗感染药主要有风平、吲哚美辛、布洛芬、芬必得等。尽管非甾体类抗感染药被认为是一种具有潜力的宿主调节药,但在治疗牙周炎、调节宿主免疫反应的应用中,还应进行大样本的临床研究,确切评估其疗效和不良反应。

(2)多西环素(DOXY)和化学修饰性四环素(cmTs):DOXY 是一种半合成四环素。cmTs 是四环素脱去 A 环 C4 位置上的二甲氨基形成的一类无抗菌活性但保留抗胶原酶活性的化学衍生四环素,目前已衍生出 cmT$_{1\sim10}$。近年来的研究表明,当低于其抗菌浓度小剂量(每次

20 mg,一天两次)应用时,DOXY 和 cmTs 均能有效地降低牙周炎症过程中的宿主反应,降低基质金属蛋白酶的产生。

(3)双磷酸盐类药物(BPs):双磷酸盐类药物是一类预防骨质疏松的药物。双磷酸盐(BP)为焦磷酸盐中 P-O-P 键更换为 P-C-P 形成的类似物。它保留了焦磷酸盐的 Ca^{2+} 螯合作用,同时增加了酶的稳定性。主要有阿仑磷酸盐、依屈磷酸盐、替鲁磷酸盐、瑞屈磷酸盐、依卡磷酸盐、帕米磷酸盐等。目前,Bps 应用于牙周炎患者的治疗还停留在研究阶段,如何选择最佳药物、给药剂量及给药方式等问题都还不明确,因此尚有待于进一步研究。

(二)牙周炎的局部药物治疗

1.含漱药物

理想的含漱剂能减少口腔内细菌的数量,消除或减少牙面、舌背、扁桃体等处的微生物,抑制龈上菌斑的堆积,防止牙龈炎症的复发。但含漱药物对牙周袋内的菌群没有直接影响。常用的含漱药物有 0.12%～0.2%的氯己定液、1%过氧化氢液等。

2.涂布药物

在对炎症很重的牙周炎患者进行洁刮治术后,可适当在牙周袋内涂布消炎收敛药物,以有利于炎症的控制。常用的药物有碘附、碘甘油、碘酚等。

3.冲洗用药物

用抗菌药物冲洗牙龈缘或牙周袋,在清洁牙周、改善局部微生物环境的同时,还具有一定的机械清洁的作用。可分为龈上冲洗和龈下冲洗。常用的冲洗药物有 3%过氧化氢液0.12%～0.2%的氯己定液、聚维酮碘等。

4.缓释控释抗菌药物

药物缓释系统指活性药物能缓慢、有控制地从剂型中释放出来,直接作用于病变组织、使病变局部能较长时间维持有效药物浓度的特定剂型。药物控制释放系统则是一种通过物理、化学等方法改变制剂的结构,使药物在预定时间内自动按一定速度从剂型中恒速释放于作用器官或特定的靶组织,使药物浓度较长时间内恒定地维持在有效浓度范围内的新型药物类型。

牙周局部缓释和控释药物的优点:不存在多次服药所出现的药物浓度高峰,故出现毒副作用的危险明显减少,一旦出现不良反应,还可以迅速去除;局部应用药物控制释放系统,可以避免肝脏的"首过效应";药物控制释放系统减少患者的用药次数,增加患者的方便和安全感。临床上使用的牙周局部缓释和控释药物有棒型、纤维型、膜型和凝胶型等。它的主要成分为有效药物和缓释剂。

三、牙周病的手术治疗

当牙周炎发展到较严重阶段时,单纯的基础治疗并不能解决全部问题,这时需要通过手术的方法对牙周组织进行处理,才能获得良好的效果,从而维持牙周组织的健康。牙周病的手术治疗是牙周病治疗的重要组成部分。

牙周病的手术治疗始于 19 世界末 20 世界初,随着学者对牙周病认识的不断发展,牙周手术也经历了切除性手术、重建性手术、再生性手术 3 个发展阶段。

(一)引导组织再生术的产生

早在 1957 年,Muray 等人在狗髂骨的缺损上覆盖塑料网架,缺损内形成了大量的新生骨;1962 年,Melcher 等在鼠下颌骨孔上覆盖醋酸纤维素膜,形成了类似的结果,从此在医学领域有了一项新的技术,当时被称为屏障膜技术(BMT)。1982年,Nyman等第一次把屏障膜技术用于牙周病的治疗获得成功,并提出了引导组织再生(GTR)的概念,其机制是利用膜的机械屏障作用,将GTR膜置于龈瓣与根面之间,在牙周骨丧失部位形成隔绝牙龈上皮及周围结缔组织,并有利于牙周韧带细胞自由迁移分化、增殖的相对的空间,引导具有形成新附着能力的牙周韧带细胞在愈合过程中沿根面生长,重新形成牙骨质、牙槽骨以及附着于二者之间的牙周韧带,建立新附着。GTR技术的目的是恢复在牙周病期间损伤的牙周组织,随着GTR技术的不断成熟和发展,目前已得到了学者们的普遍认同,成为牙周病治疗的一项常用手段,1996年牙周病世界专题研讨会正式确定:GTR技术是根据不同的组织反应,利用屏障膜阻止上皮及牙龈真皮层与牙根接触,使丧失的牙周组织再生,即牙齿支持组织,包括牙槽骨、牙周韧带和牙骨质的再生。

(二)引导组织再生术的生物学基础

牙周治疗后组织的愈合情况取决于首先附着到根面的细胞类型,传统的牙周治疗后,生长最快的是牙龈结合上皮细胞,其阻止了牙周膜细胞对根面的附着,不利于牙周组织重建。只有来源于牙周膜的牙周前体细胞才具有形成牙骨质、牙槽骨和牙周膜的能力。因此,引导组织再生技术的生物学基础就在于:利用牙周创伤愈合过程中的竞争性抑制原理,在组织瓣和牙根面之间放置屏障膜,一方面保护和引导具有再生潜力的牙周膜细胞冠向增殖、分化,在根面重建功能性牙周附着结构;另一方面又抑制生长较快的结合上皮进入根面。

放置屏障膜的作用在于:①屏障膜能够保护组织创面及其血凝块,保持血肿作为再生的结构基础;②保持骨组织再生空间,对抗表面软组织压力;③阻隔上皮和结缔组织长入创面;④膜设计微孔状,有利于营养供给而隔绝与再生无关的细胞介入;⑤诱导创面成骨活动的进行,增加骨祖细胞密度及BMP等成骨因子浓度;⑥产生平板效应促进表面组织的愈合,从而诱导和促进早期愈合。

(三)引导组织再生术的适应证

引导牙周组织再生术的适应证包括以下几个方面。①窄而深的骨内袋:三壁骨袋因牙周膜韧带细胞来源丰富,且有供牙周韧带细胞生长的空间,故手术效果最好。窄而深的二壁骨袋手术效果次之。②Ⅱ度根分叉病变,强调要有足够的牙龈高度完全覆盖术区。临床疗效观察,下颌磨牙的Ⅱ度根分叉病变手术效果最好。③仅涉及唇面的牙龈退缩,邻面无牙槽骨吸收且龈乳头完好。Naoshi Sato将GTR的适应证总结为一句话:为了GTR能取得最好的效果,所选择的病例应该是牙龈退缩最少、牙间龈乳头丧失最少的垂直性骨缺损,以及根分叉暴露最少的根分叉病变。吸烟的患者会影响预后,手术效果差,对于将吸烟的患者纳入手术范围应该慎重考虑。

(四)引导组织再生术的手术步骤

(1)局部麻醉,消毒:局部麻醉时注意龈缘和龈乳头处不要过度浸润,以减轻边缘组织的局部缺血。患者口内安尔碘含漱1 min后,口内和口周常规消毒。

(2)切口,包括沟内切口和连接沟内切口的邻面切口,要尽可能多地保留牙龈组织。

(3)翻瓣:翻起粘骨膜瓣,以充分暴露骨缺损和邻近骨质3~4 mm为宜。

(4)根面和骨面的处理:彻底刮除骨缺损区所有的肉芽组织;彻底刮除根面牙石,根面抛光,用盐酸四环素处理根面5 min;用球转穿透骨皮质表面,直达松质骨,以促进骨面血凝块的形成。

(5)膜的选择和放置:根据骨缺损的形态选择合适形状的膜,裁剪至适宜的大小,膜应覆盖全部骨缺损,并超过骨缺损边缘最少 2 mm。膜应与缺损周围组织紧密贴合,并注意防止膜向缺损区塌陷,以给新生组织预留生长空间。膜的边缘不能有锐角,以免穿通龈瓣。

(6)瓣的复位和缝合:瓣要将膜全部覆盖,必要时在瓣的根方做骨膜松弛切口,将瓣冠向移位。缝合时首先在龈乳头处做纵向褥式缝合或改良褥式缝合,以保证邻面颊舌侧瓣的闭合。注意,不能将瓣和膜缝在一起。使用不可吸收膜时,应将膜用悬吊缝合固定在牙齿上。

(7)牙周塞治剂:因为有将膜压入骨缺损区的风险,所以应慎用牙周塞治剂。

(8)使用不可吸收膜,第一次手术后 4～8 周,应做二次手术。二次手术时,切口的范围仅包括治疗牙,做部分厚切口,剪断膜的线结,小心去除膜,注意勿损伤新生组织。要检验是否膜完全去除,残留的膜可能会导致脓肿的发生。龈瓣需完全覆盖新生组织,缝合,上牙周塞治剂。

(9)术后护理:术后一周全身使用抗生素预防感染,漱口水含漱。8 周内患者每周复诊,清除菌斑。术后一周可用软毛牙刷刷牙和牙间隙刷等牙间清洁措施。

(五)引导组织再生术的临床评价及其影响因素

自从 20 世纪 80 年代初,Nyman 及 Gotlow 等提出了引导性组织再生(GTR)的概念,并将GTR 术应用于牙周病的治疗以来,这项技术已被广泛地应用于牙周病的治疗中。它通过在翻瓣术中暴露的牙根面和牙槽骨面上覆盖生物性屏障膜,机械性阻隔牙龈上皮细胞和结缔组织细胞长入,为具有产生新附着功能的牙周膜细胞附着于牙根面创造条件。目前常用的 GTR术后临床评价指标包括探诊深度的改善、附着水平的增加、骨再生量(深度)、骨吸收量(深度)等,能较好地反映 GTR 术后牙周组织(包括牙骨质、牙周膜和牙槽骨)的再生情况。

GTR 术的远期疗效确切,是目前国内、外治疗牙周炎实现牙周组织再生的重要方法。大量研究证实,GTR 能够促进被牙周病破坏的牙周组织的再生,可使患牙术后获得牙周附着的增加和显著的骨质再生,组织学观察到新生牙周韧带纤维插入到新沉积的牙骨质中,同时也可伴有轻微的牙龈退缩。引导牙周组织再生术的目的就是使被牙周病破坏的牙周韧带、牙骨质和牙槽骨得以最大限度地再生。

一系列的临床研究表明,GTR 术后的疗效与多种因素有关,一般认为,牙周新生组织的量和附着的增加取决于牙周韧带细胞的数量及活性,同时也与牙周骨缺损的骨壁数量、骨内缺损的宽度、骨内缺损的深度、膜的良好覆盖以及牙周感染的有效控制等因素明显相关。Cortelini等的研究揭示了牙周新生组织量与牙周骨缺损形态之间的关系,其研究结果指出:三壁骨缺损的患牙实施 GTR 术后,可获得 95％的骨质再生;二壁骨缺损的患牙实施 GTR 术后,可获得82％的骨质再生;一壁骨缺损的患牙实施 GTR 术后,则仅获得 39％的骨质再生。牙龈组织瓣的厚度与术后膜的良好覆盖有关,Kramer 与 Naoshi 等的研究认为:覆盖膜的组织瓣厚度对维持组织瓣的血供、防止组织瓣坏死及术后膜的暴露、减少术后牙龈退缩有着密切关系,为了获得良好的 GTR 术后疗效,术中制备的组织瓣厚度应在 1.5 mm 以上。Weigel 与 Cortelini 等的研究表明:患者的口腔卫生状况对 GTR 术后附着增加的影响重大,接受 GTR 手术的患者需经过牙周基础治疗包括口腔卫生指导、洁治、龈下刮治等,将牙周感染控制后,才能进入GTR 手术实施阶段,并且在 GTR 术后需要更完善的牙周维护,增加复查的频度,以确保牙龈炎症的控制,使得通过 GTR 术后获得的附着增加能够长期维持。

（王 玮）

第十二节　牙龈病的临床分类

牙龈病是指一组发生于牙龈组织而不侵犯其他牙周组织的病变,包括牙龈组织的炎症及全身疾病在牙龈的表现。由于牙龈是唯一直接暴露在口腔中的牙周组织,不断受到来自外界和口腔内环境的各种刺激,同时牙龈也受机体的生理、代谢、免疫系统和疾病状态的影响,某些全身情况或疾病可以在牙龈上表现,也可影响或改变牙龈对局部刺激的反应方式和程度。一般临床将牙龈病分为菌斑引起的牙龈病(如龈缘炎、青春期龈炎、妊娠期龈炎、药物性牙龈肥大等)和非菌斑引起的牙龈病(如病毒、真菌等引起的牙龈病及全身疾病在牙龈的表现,遗传性病变等)。

一、龈缘炎

慢性龈缘炎是菌斑性牙龈病中最常见的疾病,又称为边缘性龈炎和单纯性龈炎,牙龈的炎症主要位于游离龈和龈乳头,是最常见的牙龈病。慢性龈缘炎的患病率高,涉及的人群广,各年龄段的人都可以发生,几乎每个人在其一生中的某个时间段都可发生不同程度和范围的慢性龈缘炎。该病的诊断和治疗并不复杂,但因其患病率高,治愈后仍可复发,且一部分慢性龈缘炎的患者可发展成为牙周炎。

二、增生性龈炎

增生性龈炎指牙龈组织在慢性炎症的基础上受到某些局部因素刺激而发生的炎症性增生,主要表现为牙龈组织炎性肿胀,同时伴有细胞和胶原纤维的增生。本病多发生于青少年,可能是因为青少年时期组织生长能力旺盛,对局部刺激容易发生增殖性反应,加之青春期不够重视口腔卫生以及内分泌改变等诸多因素,使牙龈组织对局部刺激的敏感性增加。

三、妊娠期龈炎

妊娠期龈炎指妇女在妊娠期间,由于女性激素水平升高,原有的牙龈慢性炎症加重,使牙龈肿胀或形成龈瘤样的改变,分娩后病损可自行减轻或消退。妊娠期龈炎的发生率报道不一,达30%～100%。有文献报道,孕期妇女的龈炎发生率及程度均高于产后妇女。患者一般在妊娠前即有不同程度的龈缘炎,妊娠期加重,且与血中孕酮水平相一致。分娩后约2个月时,龈炎可减轻至妊娠前水平。

四、青春期龈炎

青春期龈炎是受内分泌影响的牙龈炎之一。青春期男女均可患病,但女性患者稍多于男性。

青春期龈炎好发于前牙唇侧的牙间乳头和龈缘,舌侧牙龈较少发生。唇侧牙龈肿胀较明显,龈乳头常呈球状突起,颜色暗红或鲜红,光亮,质地软,探诊出血明显。龈沟可加深形成龈袋,但附着水平无变化,亦无牙槽骨吸收。患者的主诉症状常为刷牙或咬硬物时出血、口臭等。

患者的年龄处于青春期,且牙龈的炎症反应超过了局部刺激物所能引起的程度,即牙龈组织的炎症反应较强。据此,诊断并不困难。

五、急性龈乳头炎

急性龈乳头炎是指病损局限于个别牙间乳头的急性非特异性炎症,是一种较为常见的牙龈急性病损。龈乳头受到机械或化学的刺激,是引起急性龈乳头炎的直接原因。食物嵌塞造成牙龈乳头的压迫及食物发酵产物的刺激可引起龈乳头的急性炎症。不恰当地使用牙签或其他器具剔牙,过硬、过锐的食物的刺伤,邻面龋尖锐边缘的刺激也可引起急性龈乳头炎。充填体的悬突,不良修复体的边缘,义齿的卡环尖以及不良的松牙固定等均可刺激龈乳头,发生牙龈乳头的急性炎症。临床表现为牙间乳头发红肿胀,探触和吸吮时容易出血,有自发性的胀痛和中等度的冷热刺激痛,易与牙髓炎混淆。女性患者常因在月经期而疼痛感加重。龈乳头鲜红肿胀,探触痛明显,容易出血,有时局部可查到刺激物,牙可有轻度叩痛,这是因为龈乳头下方的牙周膜也有炎症和水肿。

六、急性坏死性溃疡性龈炎

急性坏死性溃疡性龈炎(ANUG)是指发生于龈缘和龈乳头的急性坏死性炎症。1898 年,由 Vincent 首次报道此病,故又称为 Vincent(奋森)龈炎。因在患处发现大量的梭形杆菌和螺旋体,故又被称为"梭杆菌螺旋体性龈炎"。第一次世界大战期间,在前线的战士中流行此病,故又名为"战壕口"。目前,在经济发达的国家中,此病已不多见;在我国也已逐渐减少。

七、药物性牙龈增生

药物性牙龈增生是指长期服用某些药物而引起牙龈的纤维性增生和体积增大,但临床上这种患者常伴有牙龈的慢性炎症。主要由于长期服用抗癫痫药苯妥英钠(大仑丁)引起。据报告,服此药者有40%~50% 发生牙龈纤维性增生,年轻人多于老年人。近年来,有不少报告指出其他药物,如环孢菌素、硝苯地平(心痛定)也可引起药物性牙龈增生。环孢菌素为免疫抑制剂,常用于器官移植或某些自身免疫病的患者。据报道,约有 30% 的用药者可发生牙龈增生,发病率与患者血液中该药的浓度有关。硝苯吡啶为钙通道拮抗剂,对冠心病、高血压患者具有扩张周围血管和冠状动脉的作用。这两种药引起牙龈增生的机制尚不甚明了。

八、妊娠期龈瘤

患者一般在妊娠前即有程度不一的龈缘炎,从妊娠 2~3 个月就开始出现明显症状,至 8 个月时达到高峰。妊娠期龈瘤发生于单个牙的牙间乳头,以下前牙唇侧乳头较多见,也可在颊、舌侧乳头同时发生。据报告,在孕妇中发生率为 1.8%~5%。通常开始于妊娠第 3 个月。并迅速增大。牙龈颜色鲜红光亮或暗紫色,质地松软或略带韧性,表面上皮薄而呈半透明状,极易出血。牙间乳头常呈扁圆形肥大,向两侧扩延,可有蒂或无蒂,一般不痛。有的病例在肥大的龈缘呈小分叶状或出现溃疡。严重病例可因巨大的妊娠瘤而妨碍进食。分娩后,妊娠瘤能逐渐自行缩小,但必须除去局部刺激物才能使病变完全消失。妊娠期龈瘤应与化脓性肉芽肿鉴别。后者发生于非妊娠期的妇女,临床表现与妊娠期龈瘤十分相似,也可出现个别牙龈乳头的无痛性突起,有蒂或无蒂,牙龈颜色鲜红或暗红,质地柔软极易出血。多数病变表面有溃疡和脓性渗出物,一般多可找到局部创伤或刺激物。病理变化为血管瘤样的肉芽性病变。大量内皮细胞增殖和新生的毛细血管为其主要特征。上皮可萎缩或增厚,表面常有溃疡。

(王 玮)

第十三节　牙龈炎的临床治疗

一、治疗原则

牙龈炎的治疗主要是通过消除致病因素而建立健康牙龈,如消除菌斑、牙石,以及其他菌斑滞留因素,一般不需要全身用药。积极开展口腔卫生宣教工作,指导并教会患者控制菌斑的方法,推广正确的刷牙方法和正确使用牙线、牙签等工具,持之以恒地保持良好的口腔卫生状况,并定期(每 6~12 个月 1 次)进行复查和预防性洁治,巩固疗效,防止复发。

1. 牙龈自发性出血治疗原则

针对病因消炎止血。自发性出血患者首先查血,找出出血原因,如由血液系统疾病引起,局部仅做冲洗,牙周塞治止血,避免用锐利器械刺激牙龈造成出血不止,转诊血液科诊治。如由急性炎症引起,先控制炎症,待急性期过后,再彻底去除病因,尽快消除急性体征和症状。

2. 牙龈急性炎症或脓肿的治疗原则

(1)首先控制炎症,全身使用足够的抗生素及止痛药,如羟氨苄青霉素与甲硝唑联合使用,螺旋霉素、螺红霉素、替硝唑等。必要时使用非甾体类抗感染药,以抑制牙槽骨的吸收。常用的药物有芬必得、布洛芬等。

(2)脓肿切开引流,可在脓肿的波动区切开,即在脓肿的最突处做垂直切口,用血管钳扩张排脓。也可通过牙周袋建立引流:用匙刮或超声波洁治器去除龈下牙石及袋内肉芽,使袋口扩大。

(3)局部牙周袋用 3% 过氧化氢溶液和 0.25% 洗必泰冲洗后局部置药,并使其缓慢释放。通常用对牙周优势菌最敏感的药物,如甲硝唑、氯已定、四环素,制成的棒条、药膜、糊剂等放入牙周袋内。

(4)降低咬合:对松动、伸长而不能咬合的患牙,用砂轮快速磨改患牙的工作尖。

二、治疗方法

(一)边缘性龈炎的治疗

(1)清洁牙面,去除龈上及龈下菌斑和牙石。

(2)局部用药:使用抗微生物及抗菌斑制剂或工具,如用 3% 过氧化氢液和 0.1%~0.2% 氯已定液冲洗龈沟,并在袋内涂布消炎收敛药物碘甘油、复方碘甘油等,以增强口腔卫生措施的效果,适用于传统机械方法清除菌斑不能完全有效的患者。

(3)对患者的健康教育及针对个人的口腔卫生指导。

(4)改正菌斑滞留的因素,如冠的外形过突、修复体悬突或边缘不密合、邻牙无接触、不良的义齿、龋及牙错位。

(5)在某些病例,可用手术改正牙龈外形的缺陷,因这些不良外形影响患者进行充分的菌斑控制。

(二)增生性龈炎

(1)增生性龈炎的治疗,主要是去除一切局部刺激因素,保持良好的口腔卫生,施行洁治术,并教会患者控制菌斑。口呼吸患者应针对原因进行治疗,如治疗鼻部疾患,上唇过短者可行唇肌训练,或夜间戴前庭盾,或在前牙唇侧牙龈涂凡士林以减少牙龈干燥。纠正错殆和食物嵌塞,改正不良修复体等。

(2)局部药物治疗:龈袋内可用 3% 过氧化氢液冲洗,放碘制剂,或用含漱剂如氯己定以保持口腔清洁。

(3)手术治疗:大多数以炎性肥大为主的病例,在去除病因后炎症消退,牙龈形态接近正常,但纤维增生的部分不易消退,影响美观且有碍菌斑控制。对此可施行牙龈成形术,以恢复生理外形。

(4)口腔卫生指导:应教会并督促患者控制菌斑,以防止复发,定期到医院复查,酌情再做洁治或其他治疗。

(三)妊娠期龈炎及龈瘤

治疗原则与慢性龈缘炎相似。但应注意,尽量避免使用抗生素等全身药物治疗,以免影响胎儿发育。

(1)必要时咨询妇产科医生,在妊娠最初的 3 个月内考虑推迟牙周治疗。在妊娠的任何时候均可做牙周的急诊处理,仔细去除一切局部刺激因素,对于较严重的患者,如牙龈炎症肥大明显、龈袋有溢脓时,用 1% 过氧化氢溶液和 0.9% 氯化钠注射液冲洗,加强漱口。

(2)慎用抗生素和其他药物。

(3)严格细致的口腔卫生教育,按需要进行牙周维护治疗,在去除局部刺激物后,患者一定要认真地做好菌斑控制。

(4)手术治疗:考虑将牙周手术延至分娩后,如一些体积较大的妊娠龈瘤,已妨碍进食,可选择在妊娠期 4～6 个月内手术切除,以免引起流产或早产。手术宜选用局部麻醉而不用全麻或分离麻醉(短时丧失意识的镇静药)。手术中应避免流血过多,术后应严格控制菌斑,防止复发。

(四)青春期龈炎

青春期龈炎反映了性激素对牙龈炎症的暂时性增强,青春期过后,牙龈炎症可有部分消退,但原有的龈缘炎不会自然消退。因此,去除局部刺激因素仍是青春期龈炎治疗的关键。通过洁治术去除菌斑、牙石,必要时可配合局部药物的治疗,如龈袋冲洗、局部上药及含漱等。多数患者经基础治疗后可痊愈。对于个别病程长且牙龈过度肥大增生的患者,常需手术切除增生的牙龈。完成治疗后应定期复查,必须教会患者正确刷牙和控制菌斑的方法,养成良好的口腔卫生习惯,以防止复发。对于准备接受正畸治疗的青少年,应先治愈原有的龈缘炎,并教会他们正确的控制菌斑的方法。

在正畸治疗过程中,定期做牙周检查和预防性的洁治。正畸矫治器的设计和制作应有利于菌斑控制,避免造成对牙周组织的损伤和刺激。

(五)急性龈乳头炎

急性龈乳头炎一般无须全身用药。

(1)局部首先去除邻面的牙石、菌斑、食物残渣以及其他刺激因素。

(2)用 1%～3% 过氧化氢溶液和 0.1%～0.2% 氯己定溶液冲洗牙间隙,然后敷以消炎药或碘制剂。

(3)急性炎症消退后,彻底去除病因,包括龈上洁治和彻底的龈下刮治,消除食物嵌塞的原因,治疗邻面龋和修改不良的修复体等。

(六)急性坏死性溃疡性龈炎

1.局部治疗

(1)及时去除牙间乳头和龈缘的坏死组织,初步刮除大块的龈上牙石。

(2)用1%～3%过氧化氢溶液拭洗,其作用除了机械冲洗外,主要是药物与组织中的过氧化氢酶接触,释放新生态氧,有清创、止血、灭菌、除臭等作用,并可改变局部厌氧环境,杀灭或抑制厌氧菌。

(3)清洗后的局部将25%甲硝唑凝胶或2%盐酸米诺环素糊剂等放置于龈沟或龈袋内。盐酸米诺环素即盐酸二甲胺四环素是一种缓释药,1周上1次药,可持续发挥药效1周左右,并能长时间保持有效浓度,可明显改善牙龈疼痛、出血等炎症症状。

(4)给予1%过氧化氢液、0.02%过锰酸钾溶液、口泰(主要成分为氯己定,又名洗必泰)或艾力克(主要成分为聚维酮碘,又名碘复)含漱。洗必泰是双胍类的高效、广谱杀菌剂,可以迅速吸附于细菌表面,改变细胞膜结构,使渗透平衡被打破,胞浆沉淀,从而杀菌。聚维酮碘是一类碘与表面活性剂的结合物,对各种细菌、病毒、真菌、螺旋体有杀灭作用。其杀菌机制为聚维酮碘的表面活性剂可穿透细胞膜进入菌体,释放出双原子的游离碘,使胞内物质被氧化而失去活性,从而瞬间杀死细菌。

(5)及时进行口腔卫生指导,更换牙刷,保持口腔清洁,建立良好的口腔卫生习惯,急性期过后,做彻底的洁治刮治,以防复发。

2.全身治疗

(1)口服青霉素、甲硝唑或替硝唑2～3 d,抑制厌氧菌生长。羟氨苄青霉素500 mg每天3次,甲硝唑口服每次200 mg,每天3～4次,7～10 d为1个疗程,替硝唑口服500 mg,每天1次,首次服用加量即2 g,连服3～4 d。

(2)补充大量维生素C、蛋白质等支持疗法。

(3)有系统性疾病者及时给予治疗。

(七)药物性牙龈增生

通过消除致病因素而建立牙龈的健康,如消除菌斑、牙石,以及其他菌斑滞留因素。

(1)必要时咨询内科医生。

(2)存在牙龈增生及其他药物不良反应时,应与内科医生协商修正用药方案,考虑更换药物或与其他药物交替使用,以减轻不良反应。

(3)去除一切局部刺激因素,保持良好的口腔卫生,施行洁治刮治术。

(4)龈袋内用3%过氧化氢溶液或碘氧液冲洗,用0.12%～0.2%氯己定、口泰等漱口。

(5)必要时手术切除增生的牙龈,应先告知患者,如不改变用药方案或菌斑控制不佳,牙龈增生会复发。

(6)教会并监督患者控制菌斑的方法,定期复查。

(7)一般不需全身用药。

(八)牙龈瘤

牙龈瘤的主要治疗方法是手术切除。

(1)基础治疗。

(2)切除必须彻底,否则易复发。手术时,应在肿块基底部周围的正常组织上做切口,将瘤体组织连同骨膜完全切除,并凿去基底部位的牙槽骨,刮除相应部位的牙周膜,以防止复发。

创面可用牙周塞治剂保护。

(3)如龈瘤所在的牙已松动，则应将牙同时拔除，并去除病变波及的牙周膜与邻近的骨组织。

(4)复发后一般仍可按上述方法切除，若复发次数多，即使病变波及的牙无松动，也应将牙拔除，防止再复发。

（王　玮）

第十四节　牙龈瘤

牙龈瘤为牙龈上生长的局限性反应性增生物，是较常见的瘤样病损（具有肿瘤样外形，但不具备肿瘤的生物学特性）。肉芽肿性牙龈瘤又称化脓性肉芽肿。

一、病因

一般认为由残根、牙石、不良修复体等局部因素引起，与机械性刺激和慢性炎症有关。有人认为其细胞来源于牙周膜或牙龈的结缔组织。

二、组织病理学

牙龈瘤根据病理变化可分为三型。①肉芽肿性：似炎性肉芽组织，有许多新生的毛细血管及成纤维细胞，有许多的炎症细胞浸润，主要是淋巴细胞和浆细胞，纤维成分少，龈黏膜上皮往往呈假上皮瘤样增生。②纤维性：肉芽组织发生纤维化，细胞及血管成分减少，而纤维组织增多。粗大的胶原纤维束间有少量的慢性炎症细胞浸润。纤维束内可有钙化或骨化发生。③血管性：血管多，似血管瘤。血管间的纤维组织可有水肿及黏液性变，并有炎症细胞浸润。

三、临床表现和诊断

牙龈瘤多见于中、青年，病变发展缓慢。多发生于前磨牙区牙间乳头的颊侧，舌、腭侧较少。牙龈瘤好发于龈乳头。通常呈圆形、椭圆形，有时呈分叶状。大小不一，从数毫米甚至1～2 cm。有的有蒂，如息肉状，有的无蒂，基底宽广。血管性和肉芽肿性龈瘤质软、色红；纤维性龈瘤质地较硬而韧，色粉红，一般无痛，肿物表面发生溃疡时可感觉疼痛。长期存在的较大牙龈瘤可压迫牙槽骨使之吸收，X线片示局部牙周膜增宽。

四、鉴别诊断

(1)牙龈瘤应特别注意与牙龈鳞癌鉴别。这两种病损临床上有时不易区别，尤其当牙龈鳞癌呈结节状生长，或牙龈瘤表面有溃疡时，常易混淆。鳞癌大多表现为菜花状、结节状或溃疡状。溃疡表面凹凸不平，边缘外翻似肉芽，可有恶臭。牙松动或脱落，或已拔除。X线片表现可见牙槽骨破坏。局部淋巴结肿大。鳞癌好发于后牙区，龈瘤好发于前牙及前磨牙区。

(2)周缘性巨细胞肉芽肿发生于牙间乳头或龈缘，体积一般较大可覆盖数个牙，表面光滑或呈多叶状，有时松软呈暗红色，但也可呈粉红坚实。确切诊断根据组织学检查，可见牙龈结缔组织内有大量多核巨细胞呈灶性聚集，有散在慢性炎症。

(3)妊娠瘤在妇女怀孕期间易发生(第 4 个月到第 9 个月),分娩后可退缩。

五、治疗

去除刺激因素,如菌斑、牙石和不良修复体,在消除继发的炎症后,手术切除。切口应在瘤体及蒂周围,凿去瘤体相应处的少量牙槽骨,并刮除该处的牙周膜,以免复发。由于其术后易复发的特点,一般主张将患牙拔除。复发率约为 15%。

(王艳红)

第十五节　牙龈退缩(牙龈萎缩)

长期以来习惯于把牙龈缘位置退向根方而使牙根暴露的情况,称为牙龈萎缩。近年来普遍认为应称为"牙龈退缩"。因为它指的是牙龈缘位置的改变,而非牙龈本身的状态。退缩的牙龈组织可以有炎症,也可以健康而无炎症,只是位置退向根方,并不一定出现牙龈的上皮或结缔组织的萎缩性改变。

一、病因

牙龈退缩的发生率随年龄增大而升高,在儿童约为 8%,而 50 岁之后约为 100%。过去认为是一种生理性的增龄变化,但从未得到过证实。老年人中普遍发生的轻度牙龈退缩可能是长期积累的对牙龈的轻度刺激或创伤所致。

常见的引起牙龈退缩的因素有以下几个方面。①不正确的刷牙方法(大幅度横刷法)及使用过硬的牙刷。②患有牙周炎的牙齿,由于牙周袋的形成,上皮附着位置已迁移至根方,但由于袋壁的炎症、肿胀,使龈缘的位置仍较高。经过牙周治疗或患者改善了口腔卫生,使用药物牙奔等情况下,牙周袋壁的炎症消退,即可发生龈缘位置的退缩,牙根直接暴露于口腔中。③牙齿位置异常,如偏向颊或舌侧,则该侧牙槽骨板较薄,甚至缺如,其表面的牙龈极易因食物摩擦等机械性因素而发生退缩。④唇、颊系带附着位置过于靠近龈缘,或唇、颊肌肉的牵拉作用,可对牙龈发生"剥离"作用,引起退缩。⑤𬌗创伤及过度或不恰当的正畸力使受力一侧的骨质发生吸收,也可出现牙龈退缩。⑥曾有人报告一些有精神障碍者,常用指甲、小刀等器物自伤牙龈,造成个别牙的牙龈形状奇特而不规则的退缩或缺损,甚至骨质暴露。

二、临床表现

牙龈退缩可发生在个别牙齿或全口牙龈。唇、颊侧多于舌、腭侧。但上颌磨牙的腭根面也较易发生严重的牙龈退缩,可能因牙根倾斜度较大,𬌗面的重度磨耗使牙冠倾向颊侧,腭根更倾向腭侧,而使腭侧骨质吸收所致。

Stillman 曾报告在创伤时可引起牙龈缘中央部位窄的退缩,而其余部分仍完好或略有肥厚,称之为"Stillman 龈裂"。McCall 曾报告创伤可引起龈缘如救生圈状的肥厚,称为"缘突"。这种特殊的牙龈形态改变多见于唇颊侧,但它们与𬌗创伤的关系并未得到科学的证实。

牙龈退缩如不合并炎症,除了造成临床牙冠较长、影响美观外,本身并不构成疾病。但暴露的根面容易发生龋齿;根面上较薄的牙骨质被机械地磨去后,易发生楔状缺损或牙本质敏感,甚至因长期刺激而引起牙髓充血和变性;牙间乳头的退缩使邻间隙增大,易造成食物嵌塞和菌斑堆积;龈裂和肥厚的龈缘也会妨碍菌斑的清除,继发更重的炎症和增生。

三、治疗

已经退缩的牙龈,一般难以再生。少数发生于儿童萌牙期(由于牙位不正)或正畸治疗过程中的个别牙龈退缩,在建立正常良好的殆关系后,可有一定程度的恢复。对已发生的牙龈退缩,主要是寻找其原因并改正之;并存的龈炎,也应积极治疗,以制止退缩的继续加重。前牙个别的牙龈严重退缩,影响美观者,可用手术方法进行侧向龈瓣转移或游离龈片移植术。对于伴发的症状,如牙本质敏感、根面龋、楔状缺损等,也应进行相应的治疗。

(王艳红)

第十六节　遗传性龈纤维瘤病

本病又名先天性家族性龈纤维瘤病或特发性龈纤维瘤病,是一种比较罕见的,以全口牙龈广泛性、渐进性增生为特征的良性病变。属于经典的孟德尔单基因遗传性疾病,也可能与某些罕见的综合征和其他疾病相伴随。国外文献报告患病率为1/750 000,国内尚无确切的报告。

一、病因和病理

本病有明显的遗传倾向,通常为常染色体显性遗传,也可有常染色体隐性遗传,但也有非家族性的病例,称为特发性龈纤维瘤病。有关常染色体显性遗传性牙龈纤维瘤病的基因定位与克隆已有研究报告,目前国内外的研究主要定位在2p21-p22区域。

组织学所见为龈上皮增生,表面角化或不全角化,钉突明显。牙龈固有层的结缔组织显著增生,胶原纤维增生明显呈束状、排列紧密,血管相对少见,偶有幼稚的成纤维细胞。纤维束间炎症细胞少。

二、临床表现

一般在恒牙萌出后,牙龈即普遍地逐渐增大,可波及全口牙龈的附着龈直达膜龈联合处。也有少数患儿在乳牙期即发病。唇舌侧牙龈均可发生增生,严重者常覆盖牙面2/3以上,以至影响咀嚼,妨碍恒牙萌出。增生龈表面呈结节状、球状、颗粒状,龈色粉红,质地坚韧,无明显刺激因素。在增生的基础上若有大量菌斑堆积,也可伴有牙龈的炎症。增生的牙龈组织在牙脱落后可缩小或消退。患者发育和智力无异常。

本病可作为巨颌症、眶距增宽症、多发性毛细血管扩张、多毛综合征等全身性综合征的一个表征,但临床病例大多表现为单纯牙龈增生的非综合征型。

三、诊断与鉴别诊断

(1)发生于萌牙以后,可波及全口牙龈。多见于儿童,但也可见于成人。

(2)龈颜色正常,坚实,表面光滑或结节状,点彩明显(结缔组织中充满粗大的胶原纤维束和大量的成纤维细胞)。

(3)替牙期儿童可有萌牙困难。

(4)可有家族史。本病应与药物性龈增生、青春期或妊娠期有关的龈增生鉴别。无家族史的龈纤维瘤病需排除上述病变后方可诊断为特发性龈纤维瘤病。增生性龈炎大多发生于前牙部,炎症明显,一般有明显的局部刺激因素,增生程度相对较轻,无长期服药史和家族史。药物性龈增生有长期服药史,主要累及牙间乳头及龈缘,增生程度相对居中。龈纤维瘤病,多毛综合征的特征除牙龈进行性过长外,伴明显的多毛,患者智力减退、颅变形,偶有男子出现女性型乳房。

四、治疗

(1)控制菌斑,消除炎症。

(2)手术切除肥大的牙龈。可采用内斜切口式的翻瓣术兼作牙龈切除,以保留附着龈,并缩短愈合过程。若龈增生过厚过大可先作水平龈切除再采用内斜切口。本病手术后易复发,复发率与口腔卫生的好坏有关。本病为良性增生,复发后仍可手术治疗,故一般不考虑拔牙。一部分患者在青春期后可缓解,故手术最好在青春期后进行。

(王艳红)

第十七节 口腔扁平苔藓

口腔扁平苔藓(oral lichen planus,OLP)是一种常见口腔黏膜慢性炎性疾病,是口腔黏膜病中仅次于复发性阿弗他溃疡的常见疾病,患病率为 0.1%～0.4%。该病好发于成年人,女性多于男性,多数患者有口腔黏膜疼痛、粗糙不适等症状。皮肤与黏膜可单独或同时发病,虽然两者在临床表现上不同,但其病理改变非常相似。因口腔扁平苔藓长期糜烂病损可恶变,恶变率为 0.4%～2.0%,WHO 将其列为癌前状态。

一、病因

OLP 的病因和发病机制尚未明确,可能与多种致病因素有关,其中细胞介导的局部免疫应答紊乱在 OLP 的发生发展中具有重要作用。

(一)免疫因素

OLP 上皮固有层内大量淋巴细胞呈带状浸润是其典型病理表现之一,可见 OLP 与免疫因素相关。浸润的淋巴细胞以 T 淋巴细胞为主,提示 OLP 可能是一种由 T 细胞介导的免疫反应性疾病。临床上使用免疫抑制药治疗有效,也证明本病与免疫因素有关。

(二)内分泌因素

女性 OLP 患者月经期或绝经期血浆雌二醇(estradiol,E_2)及睾酮含量低于对照组,而男性患者血浆中已下降,同时在 OLP 组织切片中雌激素受体表达也显著低于对照组。对某些患者采用性激素治疗取得一定疗效。

(三)感染因素

病毒感染可能是致病因素之一。病损内可发现包涵体存在,但也有学者报道未发现任何病毒感染的迹象。国内有学者提出,OLP发病与幽门螺杆菌感染有关。有学者发现,OLP患者外周血中丙型肝炎RNA较对照组显著增高。

(四)心理因素

50%左右的OLP患者有精神创伤史等,以致患者机体功能紊乱,促使OLP发病或病情加重。对这类患者进行心理辅导,病情常可缓解,甚或痊愈。

(五)微循环障碍因素

OLP患者微血管形态改变明显,其扩张、淤血者显著高于正常组;其微血管血流的流速也较正常组明显减慢。患者的红细胞电泳时间、全血比黏度、还原黏度、红细胞聚集指数均高于正常组。提示微循环障碍及高黏血症与OLP有关。

(六)遗传因素

有些患者有家族史。一些学者发现,OLP的HLA抗原的A_3、B_5、B_8位点有异常,频度增高。但也有学者持相反意见。

(七)其他

有学者认为,高血压、糖尿病、消化道功能紊乱、肝炎与OLP发病有关。也有报道称镁、锌、碘等微量元素的异常可能与OLP发病有关。

二、病理

OLP的典型病理表现为上皮过度不全角化、基底层液化变性以及固有层见密集的淋巴细胞呈带状浸润。颗粒层明显,棘层肥厚者居多;上皮钉突不规则延长。基底细胞排列紊乱,基底膜界限不清,基底细胞液化变性明显者可形成上皮下疱。棘层、基底层或固有层内可见嗜酸性红染的胶样小体。

三、临床表现

(一)口腔黏膜病损

OLP病损大都左右对称,可发生在口腔黏膜任何部位,以颊部最常见(87.5%)。病损为小丘疹连成的线状白色或灰白色花纹,类似皮肤损害的威肯姆线。花纹可呈网状、树枝状、环状或半环状等,也可表现为斑块状。多样病损可交互共存,可伴充血、糜烂、溃疡、萎缩和水疱等。愈后可留色素沉着。OLP患者自觉黏膜粗糙、木涩感、烧灼感,口干,偶有虫爬、痒感。遇辛辣、热、酸、咸味食物刺激时症状加重。

1.分型

根据病损局部黏膜状况分型。

(1)非糜烂型:黏膜上白色、灰白色线状花纹,无充血、糜烂。患者多无症状,或偶有刺激痛。①网状:花纹稍隆起于黏膜表面,交织成网,多见于双颊、前庭沟、咽旁等部位;②环状:微小丘疹组成细条纹,稍隆起,呈环形、半环形,可发生于唇红、双颊、舌缘、舌腹等部位;③斑块:多发生在舌背,大小不一,形状不规则,为略显淡蓝色的白色斑块,微凹下,舌乳头萎缩致病损表面光滑;④水疱:上皮与下方的结缔组织分离,导致水疱形成。疱为透明或半透明状,周围有斑纹或丘疹,疱破溃后形成糜烂面。可发生在颊、唇、前庭沟及翼下颌韧带处。

(2)糜烂型:白色病损伴有充血、糜烂、溃疡。患者有自发痛、刺激痛。常发生于唇、颊、前庭沟、磨牙后区、舌腹等部位。

2.口腔黏膜不同部位 OLP 病损的表现特征

(1)唇部:下唇唇红多见,多为网状或环状白色条纹,伴有秕糠状鳞屑。唇部 OLP 病损通常不会超出唇红缘而累及皮肤,该特征是与慢性盘状红斑狼疮的鉴别要点。唇红黏膜乳头层接近上皮表浅部分,基底层炎症水肿常导致水疱发生,黏膜糜烂、结痂。

(2)舌部:多发生在舌前 2/3 区域。常表现为萎缩型、斑块型损害。舌背丝状及菌状乳头萎缩,上皮变薄,红亮光滑,常伴有糜烂。糜烂愈合后,形成缺乏乳头的平滑表面。舌背病损也可呈灰白色透蓝的丘疹斑点状,或圆形或椭圆形灰白色斑块状,常与舌背白斑难以区别。舌缘及腹部充血糜烂病损并伴有自发痛者,应注意观察并进行活体组织检查。

(3)牙龈:萎缩、糜烂型多见,龈乳头及附着龈充血,周边可见白色花纹,牙龈表面常发生糜烂,似上皮缺失,四周的白色细花纹可与良性黏膜类天疱疮相鉴别。

(4)腭部:较为少见,病损常位于硬腭龈缘附近,多由龈缘或缺牙区黏膜蔓延而来。中央萎缩发红,边缘色白隆起。软腭病损呈灰白色网状花纹,多局限于部分黏膜,也可波及整个软腭,多无糜烂。

(二)皮肤病损

典型的皮损为紫红色多角形扁平丘疹,表面有细薄鳞屑,有光泽,0.5~2 cm 大小,微高出皮肤表面,边界清楚。单个散布或排列成环状、线状和斑块状。四周皮肤可有色素减退、色素沉着或呈正常肤色。有的小丘疹可见点或浅的网状白色条纹,即为 Wickham 纹。

病损多左右对称,以四肢伸侧多见。患者感瘙痒,皮肤上可见抓痕。溃疡性损害可伴疼痛。发生在头皮时,破坏毛囊可致脱发。皮损痊愈后可有褐色色素沉着或淡白色斑点。

(三)指(趾)甲病损

指(趾)甲病损常呈对称性,多见于拇指。甲体变薄、表面出现细鳞、纵沟、点隙、切削面,严重者形成纵裂。一般无自觉症状,继发感染时可引起疼痛,严重时可发生溃疡、坏死、脱落。

四、诊断

一般根据病史及典型的口腔黏膜白色损害即可做出临床诊断。典型的皮肤或指(趾)甲损害可作为诊断依据之一。建议结合组织活检,必要时辅以免疫病理等实验室检查进行确诊。

五、鉴别诊断

(一)盘状红斑狼疮

OLP 唇红部病损不会超出唇红缘,不累及唇周皮肤。

(二)口腔白斑病

斑块型 OLP 与白斑有时很难鉴别,特别是舌背部病损。舌背部 OLP 病损灰白而透蓝色,舌乳头萎缩或部分舌乳头呈灰白色小斑块状突起,触之柔软。而舌白斑为白色或白垩状斑块,粗糙稍硬。病理检查对鉴别有重要意义。

(三)黏膜天疱疮、类天疱疮、剥脱性龈炎

OLP 表现为糜烂溃疡或水疱时,缺少明显的白色条纹,易与天疱疮、类天疱疮、剥脱性龈炎相混淆。天疱疮临床检查尼氏征阳性,镜下可见棘层松解,上皮内疱形成,脱落细胞检查可

见天疱疮细胞。

类天疱疮上皮完整，棘层无松解，上皮下疱形成。剥脱性龈炎牙龈充血水肿，上皮剥脱形成糜烂出血，轻微触之疼痛明显，上皮下有散在炎细胞浸润，而非密集的带状。OLP 的牙龈病损充血，四周有白色细网纹，触之疼痛较轻。

（四）口腔红斑病

间杂型红斑有时与 OLP 易混淆。其表现为在红斑的基础上有散在白色斑点，常需依靠组织病理检查确诊。

（五）多形性红斑

疱型 OLP 有时与多形性红斑相类似，但依据多形性红斑的唇部厚血痂、皮肤"虹膜"或"靶环"红斑等可做鉴别。

（六）苔藓样反应

某些患者服用甲基多巴、米帕林、氯喹等药物后，或进行口腔治疗后，与充填材料、修复体材料相对应的口腔黏膜出现呈放射状白色条纹或白色斑块，类似 OLP 样病损。有时皮肤上也伴有丘疹、脱屑及湿疹等苔藓样皮疹，发病机制尚不清楚。停用可疑药物，或去除引起病变处的充填物后，苔藓样病变明显减轻或消失。临床上为确诊应作"斑贴试验"，停止使用可疑药物或更换充填物进行试验性治疗。

（七）迷脂症

迷脂症为异位的皮脂腺，呈淡黄色颗粒，可丛集或散在。表浅光滑，无自觉症状。多位于颊部及唇红部。组织病理表现为上皮固有层内可见小的、成熟的正常皮脂腺，腺体小叶包绕着自腺体中央一直伸向黏膜表面的皮脂腺导管。

六、治疗

（一）心理治疗

加强医患沟通，帮助患者调楚心理状态。对病损区无充血、糜烂，患者无明显自觉症状者，可在身心调节的情况下观察，一些患者可自愈。同时注意调节全身状况。

（二）局部治疗

1.去除局部刺激因素

消除感染性炎症。

2.维 A 酸类药物

0.1% 维 A 酸软膏对于病损角化程度高的患者适用。

3.肾上腺皮质激素

0.05% 氟轻松醋酸酯、0.05% 氯倍他索凝胶局部应用安全性高、疗效好。病损区基底部注射对糜烂溃疡型有较好疗效。

4.抗真菌药物

对迁延不愈的 OLP 应考虑有白念珠菌感染可能，可使用制霉菌素含漱液或碳酸氢钠含漱液、氯己定漱口液。

5.环孢素、他克莫司等免疫抑制药

他克莫司具有与环孢素相似的作用特点，但其作用强度是环孢素的 10~100 倍。可使用他克莫司含漱液或复方环孢素含漱液。

（三）全身治疗

1. 免疫抑制药

①口服肾上腺皮质激素。对急性大面积或多灶糜烂型 OLP，可慎重考虑采用小剂量、短疗程方案。成人可每日口服泼尼松 20～30 mg，服用 1～3 周。②雷公藤与昆明山海棠。雷公藤总苷片的剂量和疗程为 0.5～1 mg/(kg·d)，2 个月为 1 个疗程。昆明山海棠片不良反应小，可较长期服用，每次 0.5 g，每日 3 次。③羟氯喹（氯喹）。羟氯喹较氯喹的不良反应小。羟氯喹每次 100～200 mg，每日 2 次。孕妇忌用。在用药期间，每 3～6 个月应做眼科检查 1 次。氯喹的剂量为每次 125 mg，每日 2 次。治疗过程中注意血常规变化。④硫唑嘌呤或环磷酰胺。用于个别对糖皮质激素不敏感的顽固病例。

2. 免疫调节药

可根据患者自身的免疫状况适当选用口服免疫调节药。如胸腺素肠溶片、左旋咪唑、转移因子和多抗甲素等。

3. 中医中药治疗

①阴虚有热型，予以养阴清热佐以祛风利湿之品；②脾虚夹湿型，则清热利湿，健脾和胃；③血淤型，则理气疏肝，活血化瘀。

4. 其他

灰黄霉素对疱型扁平苔藓效果较好。也可口服维 A 酸。

（王艳红）

第十八节 口腔白色角化症

口腔白色角化症又称为口腔白角化病、良性角化病、前白斑。为长期机械性或化学性刺激所造成的口腔黏膜局部白色角化斑块或斑片。

一、病因

白色角化症是由长期的机械性或化学性刺激所引起，以残根、残冠、不良修复体或吸烟等刺激因素最为常见。刺激因素去除后，病损可逐渐变薄或消退。

二、临床表现

白色角化症可发生在口腔黏膜的任何部位，以颊、唇、舌部多见。为灰白色、浅白或乳白色的边界不清的斑块或斑片，不高出或略高于黏膜表面，表面平滑、基底柔软无结节。

发生在硬腭黏膜及其牙龈，呈弥散性分布的伴有散在红色点状的灰白色或浅白色病损，多是由于长期吸烟所造成的，因而又称为烟碱性（尼古丁性）白色角化病或烟碱性（尼古丁性）口炎，其上的红色点状物为腭腺开口。患者可有干涩、粗糙等自觉症状。

三、病理

上皮过度角化或部分不全角化，上皮层轻度增厚，上皮钉伸长，基底层细胞正常，基底膜清晰完整，固有层无炎细胞浸润或少量浆细胞和淋巴细胞浸润。

四、诊断

口腔黏膜局部白色或灰白色斑块、斑片，患者有长期吸烟史或相对应的区域发现不良修复体、残根、残冠、龋齿或牙折后的锐利边缘、过陡牙尖等，即可诊断。通常去除刺激经 2～4 周，白色损害颜色变浅，范围缩小，甚至消失。对可疑者进行组织活检，病理检查明确诊断。

五、鉴别诊断

(一)白色水肿

白色水肿好发于双颊黏膜咬合线附近，为灰白色或乳白色半透明斑膜，扪之柔软。有时出现皱褶，拉展黏膜，斑膜可暂时性消失。患者无自觉症状。本病为良性损害，原因不明。组织病理检查，上皮增厚，上皮细胞内水肿，空泡性变，胞核固缩或消失。

(二)颊白线

颊白线位于双颊部与双侧后牙咬合线相对应的黏膜上，为水平状纵向延伸的白色或灰白色线条，与牙列外形相吻合。多因咀嚼时牙齿持续刺激所引起，患者无自觉症状。组织病理为上皮正角化。

(三)灼伤

为急性创伤，有明确的创伤史。病损为灰白色假膜，去除假膜后可见出血糜烂面。多因不慎接触腐蚀性药物造成黏膜灼伤。

六、治疗

去除刺激因素，观察；角化严重者可局部使用维 A 酸制药。

（王艳红）

第十九节　　口腔白斑病

口腔白斑病是发生于口腔黏膜上以白色为主的损害，不能擦去，也不能以临床和组织病理学的方法诊断为其他可定义的损害，属于癌前病变或潜在恶性疾病（potentially malignant disorders，PMD），不包括吸烟、摩擦等局部因素去除后可以消退的单纯性角化病。白斑癌变率为 3%～5%。

一、病因

口腔白斑病的发病与局部因素的长期刺激以及某些全身因素有关。目前仍有相当数量的白斑未能查及明显的病因。

(一)烟草等理化刺激因素

烟草是口腔白斑病发病的重要因素。喜饮烈酒、食过烫或酸辣食物、嚼槟榔等局部理化刺激也与口腔白斑病的发生有关。

(二)念珠菌感染

除白念珠菌外，星形念珠菌和热带念珠菌可能与口腔白斑病的发生也有密切关系。

(三)人乳头瘤病毒感染

多数学者发现口腔白斑组织中人类乳头瘤病毒(human papilloma virus,HPV)DNA含量增高,认为HPV感染是其发病的危险因素。但也有相当一部分研究认为HPV与白斑发病无确切关联。

(四)全身因素

全身因素包括微循环改变、微量元素、易感的遗传素质、脂溶性维生素缺乏等。

二、病理

白斑的主要病理变化是上皮异常增生,可分为轻、中、重度;粒层明显,棘层增厚;上皮钉突伸长变粗,固有层和黏膜下层中有炎细胞浸润。

三、临床表现

白斑病好发于40岁以上的中、老年男性,可发生在口腔的任何部位,龈、舌、颊部为白斑高发部位。患者可无症状或自觉局部粗糙、木涩,较周围黏膜硬。伴有溃疡或癌变时可出现刺激痛或自发痛。口腔白斑病可分为均质型与非均质型两大类;前者如斑块状、皱纹纸状;而颗粒状、疣状及溃疡状等属于后者。

(一)斑块状

白色或灰白色均质型斑块,边界清楚,触之柔软,平或稍高出黏膜表面,其表面可有皲裂,不粗糙或略粗糙,周围黏膜多正常。患者多无症状或有粗糙感。

(二)皱纹纸状

病损呈灰白色或白垩色,边界清楚,表面粗糙,但触之柔软,周围黏膜正常。患者除粗糙不适感外,也可有刺激痛等症状。多发生于口底及舌腹。

(三)颗粒状

白色损害呈颗粒状突起,致黏膜表面不平整,病损间杂黏膜充血,似有小片状或点状糜烂,患者可有刺激痛。本型白斑多数可查到白念珠菌感染。颊黏膜口角区多见。

(四)疣状

损害呈灰白色,表面粗糙呈刺状或绒毛状突起,明显高出黏膜,质稍硬。疣状损害多发生于牙槽嵴、口底、唇、腭等部位。

(五)溃疡状

在增厚的白色斑块上,有糜烂或溃疡,可有或无局部刺激因素。患者感觉疼痛。

四、诊断

口腔白斑病的诊断需根据临床表现和病理表现做出综合性判断才能完成。脱落细胞检查和甲苯胺蓝染色可辅助判断口腔白斑的癌变情况。

五、鉴别诊断

(一)白色角化症

长期受机械或化学刺激而引起的黏膜白色角化斑块。表现为灰白色或白色的边界不清的斑块或斑片,不高于或微高于黏膜表面,平滑,柔软。去除刺激因素后,病损逐渐变薄,可完全消退。组织病理为上皮过度角化,固有层无炎细胞或轻度炎细胞浸润。

(二)白色海绵状斑痣

白色海绵状斑痣又称白皱褶病,为一种原因不明的遗传性或家族性疾病。表现为灰白色的水波样皱褶或沟纹,有特殊的珠光色,表面呈小的滤泡状,形似海绵,具有正常口腔黏膜的柔软与弹性,无发硬粗糙。

皱褶有时可以揭去,揭去时无痛、不出血,下面为类似正常上皮的光滑面。病理变化为过度角化和不全角化,棘细胞增大、层次增多,结缔组织中少量炎细胞浸润。

(三)白色水肿

白色水肿表现为透明的灰白色光滑的"面纱样"膜,可以部分刮去,晚期则表面粗糙有皱纹。白色水肿多见于前磨牙及磨牙的咬合线部位。组织病理变化为上皮增厚,上皮细胞内水肿,胞核固缩或消失,出现空泡性变。

(四)口腔扁平苔藓

注意鉴别斑块型扁平苔藓与白斑,必要时可行病理检查。

(五)黏膜下纤维化

早期为小水疱与溃疡,随后为淡白色斑纹,似云雾状,可触及黏膜下纤维性条索,后期可出现舌运动及张口受限,吞咽困难等自觉症状。以颊、咽、软腭多见。病理检查可见过度不全角化,上皮萎缩,钉突消失,有时上皮增生及萎缩同时存在。部分患者伴有上皮异常增生,上皮下胶原纤维增生及玻璃样变。

(六)梅毒黏膜斑

二期梅毒患者颊部黏膜可出现"梅毒斑"。初期为圆形或椭圆形红斑,随后表面糜烂,假膜形成不易揭去,乳白色或黄白色,直径为 0.5~1 cm,稍高出黏膜表面,中间凹陷,表面柔软,基部较硬。

同时伴有皮肤梅毒疹——玫瑰疹的出现。实验室检查,血浆反应素环状卡片快速试验(RPP)及梅毒螺旋体血凝素试验(TPHA)可确诊。

六、防治

目前尚无根治的方法。治疗原则为卫生宣教、去除局部刺激因素、去角化治疗、监测和预防癌变。

(一)卫生宣教

卫生宣教是口腔白斑早期预防的重点,进行卫生宣传及健康保健,以早期发现口腔白斑病患者。对发现口腔黏膜角化异常者,应嘱其尽早去专科医院检查确诊。

(二)去除刺激因素

如戒烟酒、停止咀嚼槟榔、少食刺激性食物;去除残根、残冠、不良修复体等。

(三)维生素 A 和维生素 A 酸(维 A 酸)

维生素 A 缺乏时会出现上皮干燥、增生和角化。成年人每日 3 万~5 万单位,分 2~3 次口服,症状改善后减量。维生素 A 酸可促进上皮细胞增生分化及角质溶解作用,仅用于角化程度较高的口腔白斑病。

常使用维生素 A 酸的局部制药治疗口腔白斑病。对于非充血、非糜烂型的病损可用

$0.1\%\sim0.3\%$维A酸软膏或1%维A酸衍生物——维胺酸局部涂搽。也可用口腔消斑膜等局部敷贴,鱼肝油涂搽等。

(四)维生素E

不但与维生素A有协同作用,能防止维生素A在消化道内氧化而利于吸收,还可延长维生素A在肝内的储存时间。因此,可单用或配合维生素A类药物治疗白斑,其剂量为$10\sim100$ mg,每日3次,口服,也可采用局部敷贴。

(五)手术治疗

对活检发现有重度不典型增生者,应及时手术,轻、中度不典型增生者,建议每$3\sim6$个月复查1次,但临床有恶变倾向或位于危险区时,也可手术,特别是当除去可能的刺激因素及非手术治疗$3\sim6$周仍未见明显好转者,应做手术。在观察、治疗过程中,如有增生、硬结、溃疡等改变时,也应及时手术切除并活检。界线清晰的局限性小范围病变,手术条件较好,病变区过大或周界不清,将影响手术的彻底性和治疗效果。总之,手术治疗应权衡各种条件进行综合考虑。此外,也可考虑冷冻疗法和CO_2激光治疗。

(六)中医中药治疗

(1)气滞血瘀型:予以活血化瘀,消斑理气。

(2)痰湿凝聚型:健脾、化痰、消斑。

(3)正气虚弱型:采取补气益血,健脾化湿。

(七)定期随访

监测和预防癌变的重要手段是组织病理活检和定期随访。病理检查有无异常增生及异常增生程度是目前预测白斑癌变风险的重要指标。口腔白斑患者伴有以下情况者癌变倾向较大,应严密随访,必要时可行多次组织活检。①病理表现伴有上皮异常增生者,程度越重者越易恶变;②疣状、颗粒型、溃疡或糜烂型及伴有念珠菌感染、HPV感染者;③白斑位于舌缘、舌腹、口底及口角部位者;④病程较长者;⑤不吸烟患者;⑥女性、特别是不吸烟的年轻女性患者;⑦白斑病损面积>200 mm^{2}的患者。

(王艳红)

第二十节 口腔黏膜溃疡类疾病

一、复发性阿弗他溃疡

(一)概述

复发性阿弗他溃疡(RAU)是口腔黏膜最常见的溃疡类疾病,为孤立的、圆形或椭圆性的浅表性溃疡,具有周期长、复发性、自限性的特点。

1.病因

(1)免疫因素:①细胞免疫异常,主要为T淋巴细胞介导的免疫应答异常;②体液免疫和自身免疫异常;③免疫功能低下和免疫缺陷。

(2)遗传因素:RAU的发病有遗传倾向。

(3)系统疾病因素:如消化性溃疡、肝炎等。

(4)微量元素缺乏:锌、铁缺乏。

(5)其他因素:环境因素、情绪紧张、迁居新地、更换工作岗位、吸烟等。

2.临床表现

(1)轻型阿弗他溃疡:最常见,溃疡不大,直径为 2～4 mm,呈圆或椭圆形,周界清楚,孤立、散在分布,好发于黏膜角化较差的区域。发作时有"红、黄、凹、痛"特征。

(2)重型阿弗他溃疡:溃疡大而深,达黏膜下层,呈弹坑状。常单发,有自限性。

(3)疱疹样(型)阿弗他溃疡:小而多,散在黏膜任何部位,似"满天星",反复发作。

3.诊断与鉴别诊断

诊断根据临床体征和复发性及自限性的病史,对长期不愈的溃疡需做活检。应与癌性溃疡、结核性溃疡、创伤性溃疡和坏死性涎腺化生疾病鉴别。

(二)治疗

1.局部治疗

以消炎、止痛,防止继发感染,促进愈合为主。

(1)消炎类药。①药膜保护溃疡面、延长药物作用效果。如羧甲基纤维素钠、山梨醇,加入金霉素、氯已定,以及表面麻醉剂、肾上腺皮质激素等制成,贴于患处。②软膏0.1%曲安西龙(曲安西龙、醋酸氟羟)软膏涂于溃疡面。③含漱液可选用0.1%高锰酸钾液、0.1%依沙吖啶液、0.02%呋喃西林液、3%复方硼酸液、0.02%盐酸双氯苯双胍乙烷液。含漱,每天4～5次,每次 10 mL。④含片西地碘片(华素片),具有广谱杀菌、收敛作用。含服,每次 1 片,每天 3 次。⑤散剂可选用复方皮质散、中药锡类散、珠黄散、青黛散、冰硼散、养阴生肌散、西瓜霜等。涂布于溃疡面,每天3～4次。

(2)止痛类药物:0.5%盐酸达克罗宁液涂于溃疡面止痛。1%普鲁卡因或2%利多卡因液用于饭前漱口。

2.全身治疗

(1)免疫增强剂:转移因子,1～2次/周,每次 1 mL/支,注射于上臂内侧或大腿内侧皮下淋巴组织较丰富的部位。

(2)肾上腺皮质激素:泼尼松,每片 5 mg,每日 2 次,每次1/2至 3 片,口服。地塞米松,每片 0.75 mg,每日 3 次,每次1/2至 1 片,口服。

(3)其他:如口服复合维生素,补充铁剂、叶酸等。

二、创伤性血疱及溃疡

(一)概述

创伤性血疱是由机械刺激、化学性或物理性刺激引起的病因明确的黏膜病损。

1.病因

食用过烫食物,仓促咀嚼过硬食物,也可因外力挫伤引起。

2.临床表现

急食擦伤,血疱较大,常发生于咀嚼一侧的软腭腭垂。因咀嚼不慎误伤,血疱较小。

3.诊断与鉴别诊断

根据急食史和咀嚼不当误伤黏膜史。应与血小板减少性紫癜鉴别,后者无急食史。

（二）治疗

除血液病因后，抽取血疱或刺破疱壁，疱已破的，则修剪疱壁。局部用防腐消炎的散剂涂布，如冰硼散、锡类散、复方皮质散、养阴生肌散、西瓜霜等。也可含漱0.02％氯已定液、0.02％呋喃西林液等，每日4～5次，每次10 mL，含漱5～10 min。

（王艳红）

第二十一节　智齿冠周炎

一、概述

冠周炎系指阻生牙或正常牙在萌出过程中牙冠周组织发生的化脓性炎症，冠周炎可发生在任何牙齿，但以下颌阻生智齿最多见。下颌智齿萌出不全；牙冠表面覆盖着龈瓣，一旦遇有感染，很容易引起牙冠周围软组织炎症，称为智齿冠周炎。临床上智齿在萌出过程中形成与口腔相通的盲袋，盲袋内易储存食物残渣、唾液、细菌，在适宜的口腔温度和湿度环境中很容易滋生细菌，成为发生冠周炎的主要原因。

二、诊断

（一）临床表现

智齿冠周炎常以急性炎症形式出现，一般全身无明显症状，临床上可在此期拔牙。随着炎症的继续发展，全身症状可渐趋明显，如不同程度的畏寒、发热、头痛、全身不适、食欲减退及大便秘结。慢性智齿冠周炎临床上多无自觉症状。

（二）体格检查

1. 一般情况

一般全身无明显症状，随着炎症的继续发展，全身症状可渐趋明显，如不同程度的畏寒、发热、头痛、全身不适、食欲减退及大便秘结，慢性智齿冠周炎临床上多无自觉症状。

2. 局部检查

多数为智齿萌出不全，少数智齿如低位阻生需用探针探查方可在龈瓣下查出阻生智齿。慢性智齿冠周炎冠周软组织无明显红肿或仅有轻度红肿、溢脓，有时局部轻度压痛。急性智齿冠周炎冠周软组织及牙龈红肿明显，龈瓣边缘糜烂，有明显触痛，龈瓣内溢脓，反复发作的冠周炎龈瓣可增生呈赘生物；当化脓性炎症局限后可形成冠周脓肿，常位于智齿近中颊侧之磨牙后区。

（三）辅助检查

1. 实验室检查

急性智齿冠周炎白细胞总数稍增高，分类中性白细胞比例稍上升。

2. 影像学检查

X线常可出现冠周骨组织炎症性吸收，主要位于垂直位阻生智齿的远中骨组织或前倾位和水平位阻生智齿的近中骨组织。

三、治疗

齿冠周炎的治疗原则：急性期应以消炎、镇痛、切开引流、防止扩散以及增强全身抵抗力的治疗为主；慢性期应根据智齿的生长情况，去除病灶牙，以防止复发。

（一）保守治疗

1.盲袋冲洗涂药

用温热生理盐水、3％H_2O_2溶液或1∶5 000高锰酸钾局部盲袋冲洗，再用2％碘酊或1％碘甘油涂入，或用碘酚等烧灼性药物涂入。冲洗时应将弯针头伸入盲袋深部缓慢冲洗，如仅在盲袋浅部冲洗则很少能起作用。本法具有较好的消炎、镇痛、清洁作用，是治疗冠周炎的有效方法。局部用药还有含甲硝唑、替硝唑、克林霉素等抗生素的药膜及其他制剂。

2.全身药物治疗

对于急性冠周炎症状轻微者仅局部处理即可；症状较重者，除一般对症支持疗法外，还应全身应用抗生素：可根据药敏试验结果选用适当的抗生素，常用的抗生素有氨苄西林、甲硝唑、替硝唑、克林霉素、古霉素等。

3.保持口腔清洁

用温热盐水或其他含漱剂每日进食前后含漱，以保持口腔清洁。含漱剂主要有朵贝氏液、氯己定液等。

4.其他疗法

应重视全身支持疗法，如适当休息、注意饮食、增加营养等，常规给予镇痛剂。对于急性期有局部红肿、疼痛、开口受限者可选用物理疗法。常用的方法有超短波、红外线、紫外线等。咀嚼神经封闭可改善开口度，下牙槽神经封闭或冠周黏膜下局部封闭有止痛、消炎作用。目前还有人应用高压氧、液氮浅低温冷冻治疗等方法治疗冠周炎，并取得良好疗效。

（二）手术治疗

1.盲袋切开引流

下颌阻生智齿牙冠大部分萌出、盲袋松弛而引流通畅者，不需行切开引流；对于牙冠露出不多、盲袋紧闭、引流不畅、疼痛剧烈者，无论有无形成冠周脓肿均需切开引流，以利于消炎、止痛、防止感染扩散。常在表麻或局麻下切开脓肿，采用近远中向切开，切开后用3％H_2O_2或生理盐水冲洗，并可置入橡皮条或碘仿纱条以建立引流。

2.龈瓣切除术

如果下颌智齿萌出的方向正常并有足够的位置萌出，且与上颌牙有正常的咬𬌗关系，那么在急性冠周炎炎症消退或脓肿切开治愈后，可选用冠周龈瓣切除术，以免炎症复发，利于智齿的萌出。

手术时采用局部浸润麻醉，术前应估计好所需切除的冠周龈组织，尽量将远中及颊舌侧接触的牙龈组织切除，远中创面缝合1～2针。也可采用圈形电灼器切除，则效果更好。近年来也有人应用HeNe激光、CO_2激光、微波热凝切割等方法进行盲袋切开引流或龈瓣切除术。这些方法对软组织损伤小，并可加速愈合，减少药物用量和并发症的发生。

3.智齿拔除术

下颌阻生智齿牙位萌出不正，冠周炎反复发作，常是拔牙的适应证。大多数人主张在急性炎症控制后尽早拔牙，但也有人主张在急性期拔牙。对于伴有张口受限者，可采取理疗或封闭等措施以增加开口度;也可在磨牙后区稍上方的颞肌肌腱处或翼内肌前缘处做局麻封闭,以增加开口度,只要能进行手术操作,应争取及早拔牙。如果下颌智齿龈瓣有上颌智齿咬痕,同时上颌智齿牙位不正,咬𬌗关系不良,无保留价值,则应同时拔除上颌智齿。

4.急性炎症期拔牙

关于急性冠周炎期间拔牙,多年来,学者们一直有争论。早期由于缺乏有效的消炎抗菌药物,常可导致拔牙后感染扩散等严重并发症,故多数人主张采用先保守治疗,待急性期后再拔牙;随着抗生素的广泛应用,越来越多人主张采取急性期拔牙。急性期拔牙的主要优点是可迅速止痛、消炎,能明显缩短疗程,防止感染扩散,且患者在急性期容易接受拔牙。

急性冠周炎多数为高位垂直或稍前倾位阻生,较容易拔除,是急性期拔牙的适应证。对于需去骨翻瓣才能拔除者、患者全身情况较差,或医生经验不足者,为防止因手术创伤而引起感染扩散,应先保守治疗待急性炎症控制后再拔牙。急性期拔牙多数采用简单的挺出法拔除,对于开口困难者,除了采用理疗、封闭等方法增加开口度外,还可采用闭𬌗高位麻醉方法或下颌缘下注射麻醉法,即在闭𬌗情况下进行下牙槽神经、舌神经和颊神经阻滞麻醉。拔牙时遇有断根可以暂留,待急性期过后再拔除;小的深部断根可不取出。急性期拔牙均应在术后复诊,严密观察,以防术后感染扩散。

急性期拔牙应遵守以下原则。①重视全身情况的询问、检查。对于有全身消耗性慢性疾病或明显体弱、疲劳者,不应在急性期拔牙,尤其是有潜在全身感染扩散症状者应及时发现,因此应注意术前体温、血常规检查及精神状态观察;②急性期拔牙应仅限于不需翻瓣去骨而用简单方法能拔除的阻生智齿;③对于伴有重度开口困难或深部间隙感染者,不宜在急性期拔牙。④拔牙前后应重视应用抗生素,预防术后症状加重和感染扩散。

(付　嵘)

第二十二节　口腔颌面部蜂窝织炎

一、概述

口腔颌面部蜂窝织炎是指口腔颌周组织、颜面及颈上部化脓性炎症总称。化脓性炎症扩散到某一间隙而形成的炎症称为蜂窝织炎,如化脓仅局限于局部,则称为脓肿。在正常的口腔颌面解剖结构中存在着许多潜在的筋膜间隙,各间隙间充满着脂肪和疏松结缔组织。口腔颌面部常见的间隙有:眶下间隙、颊间隙、颞间隙、颞下间隙、嚼肌间隙、翼颌间隙、舌下间隙、颌下间隙、颏下间隙、咽旁间隙、翼腭间隙等,各间隙互相通连。口腔颌面部蜂窝织炎多数是需氧菌和厌氧菌的混合感染,主要需氧菌是溶血性链球菌,主要厌氧菌是产黑色素类杆菌、具核梭杆菌、衣氏放线菌。根据病原菌种类的不同可分为化脓性炎症和腐败坏死性炎症两类:化脓性感染的细菌以葡萄球菌与链球菌最为常见;腐败坏死性感染的细菌主要是厌氧杆菌、球菌及文生螺旋体等非气性坏疽属细菌所致的混合感染。口腔颌面部蜂窝织炎的感染途径80%以上来源于牙源性感染,如冠周炎、根尖周炎;其次是腺源性感染,多继发于呼吸道感染、淋巴结炎、扁桃体炎;血源性及损伤性感染比较少见。

二、诊断

(一)临床表现

口腔颌面部蜂窝织炎的临床表现的轻重,主要取决于机体抵抗力的强弱和对感染的敏感性与反应性,另外还与病原菌的种类有关。以葡萄球菌及链球菌感染为主的化脓性炎症,局部和全身症状均较明显,局部皮肤红、热明显,触痛,具波动感,切开有脓液;全身防御反应明显,有高热、白细胞增多。以厌氧细菌感染为主的腐败坏死性炎症,由于厌氧、产气性细菌的存在,早期组织内即产生气体,肿胀易向周围扩散,出现广泛性的副性水肿;局部红、热、肿不明显,触诊有皮下捻发音或波动感,切开有恶臭的腐败坏死组织;全身中毒反应明显,脉搏慢、弱、血压下降等。

(二)辅助检查

浅表间隙感染的诊断较容易;对于深部间隙感染,除用穿刺方法判断有无脓液外,还可用超声波检查以帮助诊断。CT、MRI对于深部间隙蜂窝织炎、脓肿以及肿瘤的鉴别诊断具有很大的帮助。超声波检查也可用于浅表间隙蜂窝织炎的诊断以判断感染的范围、脓肿是否形成。

(三)鉴别诊断

首先应鉴别病原菌的种类(化脓性或腐败坏死性);其次鉴别炎症的来源(牙源性感染与腺源性感染);颌面部蜂窝织炎还应与恶性肿瘤相鉴别,尤其是炎性癌瘤或恶性网织细胞增生症。

三、治疗

(一)全身治疗

1.抗感染治疗

脓培养和药敏试验可为临床治疗提供依据。口腔颌面部蜂窝织炎应给予足量有效抗生素,在脓培养及药敏结果出来之前可根据感染致病菌种类选择适当的抗生素。对于化脓性感染,一般选用青霉素、头孢菌素、喹诺酮类药物;对于腐败坏死性感染,一般选用林可霉素、克林霉素、甲硝唑等。还可给予中医中药治疗,如普济消毒饮、五味消毒饮等服用。

2.全身支持营养治疗

如适当休息、注意饮食、增加营养等,全身症状明显或有严重并发症时应注意保持水电解质平衡,必要时给予输血等治疗。

(二)局部治疗

1.局部药物治疗

早期外敷如意金黄散、六合丹、菊花三七音等中药,以促使病灶消散、吸收或局限。

2.脓肿切开引流

脓肿切开的适应证及基本原则已在概论中述及,各间隙感染切开引流方法见各间隙蜂窝织炎;脓肿切开后可根据感染源及脓液性质采用不同药液冲洗,腺源性感染可用稀释庆大霉素冲洗;牙源性感染可用 3 % 过氧化氢、0.9 % 生理盐水、0.2 % 甲硝唑交替冲洗。对于体质较好的患者,其浅表间隙形成的脓肿可采用穿刺抽脓,盐水冲洗后注入等量抗生素,如庆大霉素、青霉素等。

(于晓斐)

第二十三节　颌骨骨髓炎

颌骨骨髓炎是由于细菌的感染,以及物理或化学等因素引起的包括骨膜、骨皮质、骨髓以及髓腔内的血管神经的整个骨组织的炎症病变。根据引起颌骨骨髓炎病因的不同,可分为化脓性颌骨骨髓炎、特异性颌骨骨髓炎、放射性颌骨骨髓炎和化学性颌骨骨髓炎;根据病变的病位可分为中央性颌骨骨髓炎和边缘性颌骨骨髓炎。

一、化脓性颌骨骨髓炎

(一)概述

化脓性颌骨骨髓炎是一种常见的比较严重的感染性疾患,多发生于青壮年,男性多于女性,约占各类型颌骨骨髓炎的90%以上。其中下颌骨的骨髓炎多于上颌骨;下颌骨骨髓炎多见于青年人,上颌骨骨髓炎多见于婴幼儿。化脓性颌骨骨髓炎的病原菌主要是金黄色葡萄球菌,其次是溶血性链球菌和其他化脓菌,临床上常为混合性感染。引起颌骨感染的途径主要有:①牙源性感染,临床上最为常见,约占化脓性颌骨骨髓炎的90%,一般来自急性根尖周炎、牙周炎、冠周炎,以及各种颌骨囊肿继发感染;②血源性感染,临床上多见于儿童,一般继发于颌骨以外的感染性疾病,如皮肤疖、痈,上呼吸道感染,脐带感染等引起的败血症,多发生于上颌骨;③损伤性感染。

临床上常将化脓性颌骨骨髓炎分为中央性颌骨骨髓炎和边缘性颌骨骨髓炎。

1.中央性颌骨骨髓炎

中央性颌骨骨髓炎多继发于急性化脓性根尖周炎或根尖脓肿,炎症首先向骨髓腔内发展,再由颌骨中央向外扩散,累及骨皮质和骨膜,临床上又分为急性期和慢性期。

急性期患者自觉病因牙区剧烈疼痛,并迅速波及邻牙,疼痛可向半侧颌骨或沿三叉神经走行方向扩散,病因牙及邻牙松动、叩痛;局部黏膜充血,水肿。如果炎症未得到及时控制,则有时可见脓液从松动牙的牙龈处溢出,炎症继续发展可破坏骨板、骨膜,侵犯口腔黏膜或皮肤而发生破溃,形成瘘道,有时还可形成弥散型骨髓炎。发生在下颌骨的骨髓炎如下牙槽神经受损害,则可出现下唇麻木。

如果病变波及下颌支、髁状突及喙突时,可出现不同程度的开口困难。发生在上颌骨的骨髓炎,由于其骨板较薄、松质骨多,临床上较少形成广泛骨质破坏的骨髓炎;但如果炎症波及整个上颌骨体时,常伴有化脓性上颌窦炎,鼻腔与牙槽内溢脓。如果炎症破坏骨板则可迅速向眶下、颊部、颧部、翼腭凹和颞下等部位扩散,或直接侵入眼眶,形成眶周或球后脓肿。如果炎症未能在急性期内得到控制,则因颌骨内的血管栓塞,引起营养障碍与坏死,形成死骨,并进入慢性期。

中央性颌骨骨髓炎急性期内全身症状明显,寒战、高热,体温可达39℃~40℃,白细胞增高,食欲减退,嗜睡,全身抵抗力下降,并可出现中毒症状。

慢性中央性颌骨骨髓炎常是急性中央性颌骨骨髓炎的延续。常是由于在急性骨髓炎过程中治疗不及时、不彻底所致,如不及时开放引流或开放引流为时过晚或不彻底。常在发病后2周转变为慢性期。临床上常表现为:局部肿胀疼痛明显减轻,口腔内及颌面部皮肤形成多数瘘孔,并生长大量炎性肉芽组织,触之易出血,继续排脓不愈;小块死骨可从瘘孔排出,如有大块死骨或多数死骨块,则容易出现病理性骨折、咬殆错乱与面部畸形。小儿的牙源性上颌骨骨髓炎还可破坏颌骨内的牙胚组织,致使恒牙不能正常萌出或缺失,产生咬脸错乱并影响颌骨正常发育,导致面部畸形。全身反应较少,体温正常或有低热,饮食睡眠恢复正常,但如果病情延续持久,可造成机体慢性消耗性中毒,甚至消瘦贫血。慢性期 X 线可见大块死骨形成,与周围骨质分界清楚或伴有病理性骨折。

2.边缘性颌骨骨髓炎

多数是由于牙源性炎症感染引起,主要为下颌智齿冠周炎。炎症首先侵犯下颌骨的骨膜,发生骨膜炎,形成骨膜下脓肿,以后再损害骨皮质;如炎症未得到及时控制,病变可继续向颌骨深层骨髓腔内发展。边缘性颌骨骨髓炎多数发生在下颌骨,其中又以升支及下颌角部居多,边缘性颌骨骨髓炎也有急性与慢性之分。

急性期的临床表现与间隙蜂窝织炎的表现相似。慢性期的临床表现为:腮腺嚼肌区弥散性肿胀,局部组织坚硬,轻微压痛,无波动感;病程延续较长而不缓解或反复发作;炎症侵犯嚼肌或翼内肌时张口受限明显、进食困难。一般全身症状不明显。慢性期 X 线可见骨质疏松脱钙或骨质增生硬化或有小死骨块,与周围骨质无明显分界。

(二)治疗

1.急性颌骨骨髓炎的治疗

颌骨骨髓炎的治疗原则与一般炎症的治疗原则相同,但由于急性颌骨骨髓炎病情重,病程急,并常可引起严重并发症,因此,在治疗过程中应首先注意全身治疗。

给予大量有效的抗生素治疗、对症治疗和支持治疗,防止病情恶化,同时应积极配合外科手术治疗,建立充分的引流。

(1)药物治疗:应根据感染细菌的种类,从临床反应、细菌培养及药物敏感试验的结果,选用足够、有效的抗生素,以达到控制炎症的发展,同时给予对症支持营养治疗。

(2)外科治疗:颌骨骨髓炎急性期只采用药物或物理治疗仅能控制炎症的发展,并不能消除病灶或已形成的脓肿,因此必须采用相应的外科治疗,以达到引流排脓和去除病灶的目的。急性中央性颌骨骨髓炎应采取及早拔除病灶牙和相邻的松动牙,或采用凿骨开窗法以达到充分排脓引流;急性中央性颌骨骨髓炎或边缘性颌骨骨髓炎形成骨膜下脓肿或颌周间隙蜂窝织炎时应根据病情及脓肿的部位,采用颌下切开引流或相应部位的切开引流。

2.慢性颌骨骨髓炎的治疗

慢性颌骨骨髓炎常有死骨形成,口腔内外瘘口排脓,因此应以外科手术去除死骨和病灶为主,并辅以药物治疗。

(1)手术治疗

A.手术适应证:①久治不愈的慢性瘘管,长期流脓,或从瘘管可探得骨面粗糙或发现有活动的死骨;②一般慢性中央性颌骨骨髓炎死骨的形成在发病后 3~4 周,而边缘性颌骨骨髓炎在发病后 2~4 周,X 线检查可明确死骨的形成,并确定手术的时机和范围;③病员全身条件能耐受手术。

B.上颌骨死骨摘除术:上颌骨骨髓炎一般形成的死骨较小,病变位于牙槽骨及颌骨体时,切口应位于口内,行与病变牙槽骨相平行或梯形的黏骨膜瓣切口;如病变位于面部形成瘘管或位于眶下缘,应根据面部皮纹和美观原则行皮肤切口;死骨暴露后应彻底清除死骨和脓性肉芽组织,直到坚硬的健康骨面为止。如果病变波及上颌窦,则在清除死骨和脓性肉芽组织后应同时行上颌窦根治术。

C.下颌骨死骨摘除术：如死骨仅限于牙槽骨部位时，可从口内做与牙槽骨相平行的直线或梯形黏骨膜瓣切口；如死骨范围较广泛，可选用颌下皮肤切口。注意应以充分暴露手术野为原则，切口不宜太小，死骨暴露后应彻底清除死骨和脓性肉芽组织。下颌骨骨髓炎清除死骨时应防止病理性骨折，因此，术中应采用单纯结扎或颌间夹板固定/以限制颌骨移位，术后可Ⅱ期行骨移植术或义颌修复。

慢性边缘性颌骨骨髓炎的病变一般位于下颌角、升支后缘或乙状切迹等，因此手术时应仔细检查颌骨内、外侧各部位，彻底清除病变骨质及增生的或溶解的骨膜，同时刮净脓性肉芽组织。

(2)药物治疗。除调节饮食、增强体质外，应配合使用抗生素及多种维生素以促进死骨尽快分离，为手术创造条件。还可采用 HeNe 激光血管内照射以及高压氧治疗，高压氧治疗有利于血管再生和骨生成，有抑菌和杀菌作用。

二、新生儿上颌骨骨髓炎

(一)概述

新生儿或婴幼儿上颌骨骨髓炎是一种非牙源性的化脓性炎症，属于中央性颌骨骨髓炎，临床上极为少见。其感染途径以血源性为主，其次为局部感染，如口腔炎症及黏膜损伤蔓延所致。

(二)诊断

1.临床表现

新生儿颌骨骨髓炎发病急，常为突然出现高热、寒战、脉快，患儿啼哭，烦躁不安，严重者可出现意识不清、昏睡等全身中毒症状，白细胞增高可达 2 万以上。局部患侧眶下及内眦部皮肤红肿，病变迅速向眼睑周围扩散，出现眶周蜂窝织炎：上下眼睑红肿、球结膜充血、眼球突出；肿胀很快波及颊侧龈沟和腭侧黏膜。炎症继续向外扩散，穿破骨板可形成骨膜下脓肿，继而形成皮下或黏膜下脓肿，溃破后形成瘘管；炎症逐渐转为慢性。新生儿上颌骨骨髓炎颌骨内的乳牙胚可受炎症波及，从而影响牙的正常萌出。新生儿颌骨骨髓炎形成死骨，影响了上颌骨和牙颌系统的发育，加上瘘管引起的瘢痕，可遗留严重面颌畸形。X 线在早期诊断上意义不大。早期有效的抗感染治疗可使炎症消退而不形成死骨，如未能有效控制炎症可产生各种并发症，如脑脓肿、败血症等，常可危及生命。

2.鉴别诊断

新生儿颌骨骨髓炎早期常因出现眶部症状而就诊眼科，从而忽视了原发上颌骨病变，临床上必须与下列疾病鉴别：①眶周蜂窝织炎：常见于 6 个月以上婴儿，无口内及硬腭部肿胀；②急性泪囊炎：发病较轻，部位局限，无口内病变。

(三)治疗

新生儿急性上颌骨骨髓炎的治疗取决于早期确诊及患儿全身情况。治疗原则以抗生素为主的保守治疗，可首先选用广谱抗生素，待细菌培养及药敏试验后再根据其结果继续或换用敏感或高度敏感的抗生素。

早期应用足量有效的抗生素可使感染很快控制，炎症消退而不形成死骨。全身症状明显或有严重并发症的患儿给予全身支持治疗，注意保持水解电质平衡，中毒症状重者可加用肾上腺皮质激素,对病情严重及体弱患儿可给予输血或输血浆慢性期死骨清除手术一般不宜急于进行,有时小的死骨可自行排出,手术时应尽量保守,以免破坏颌骨发育,造成牙颌系统畸形或咬𬌗功能紊乱。

（谢国芳）

第七章 口腔牙槽外科

第一节 牙拔除术

牙拔除术简称拔牙,是口腔颌面外科门诊最基本的手术,也是治疗口腔科常见疾病的重要环节和手段。

一、拔牙常用器械

1.牙钳

牙钳通常由钳喙、关节和钳柄三部分组成,牙钳的主要作用是夹持牙齿和传导力量。钳喙是夹持牙齿的工作部分,形态为外凸内凹,内凹侧作为夹住牙冠或牙根之用。根据牙冠和牙根的不同形态,设计的牙钳形状也多种多样,大多数钳喙是对称型的,上颌磨牙钳为非对称型,左右各一。连接钳喙和钳柄的可活动部分是关节。钳柄是手术者握持的部分。钳喙与钳柄呈不同的角度以利于拔牙时的操作,上牙与下牙不同。前牙与后牙不同。夹持牙根的牙钳又叫根钳。

2.牙挺

牙挺由挺刃、挺杆、挺柄三部分组成。按照其功能可分为牙挺、根挺和根尖挺;按照其形状又可分为直挺、弯挺和三角挺等。牙挺的刃宽,根挺的刃较窄。根尖挺的刃尖而薄。牙挺的工作是按照杠杆、楔和轮轴三种原理,将撬力、楔力和扭转三种力量单独或互相结合使用。使牙或牙根出现松动、脱臼,以便拔除。常用于阻生牙、埋伏牙、残冠、残根和断根的拔除。牙挺使用时要注意:不能以邻牙为支点,必须用手指保护,用力的方向应正确,力量大小必须控制。如牙挺使用不当常可导致邻牙松动、牙挺刺伤周围软组织、发生骨折、将牙根推入到上颌窦或下颌神经管,甚至到口底间隙。

3.其他器械

拔牙器械还包括牙龈分离器、刮匙、手术刀、剪刀、骨膜剥离器、骨凿、锤子、咬骨钳、骨钳以及缝合器械等。目前,临床上还逐步使用带有长钻头的涡轮钻拔除阻生牙。

二、拔牙的适应证和禁忌证

(一)适应证

拔牙的适应证是相对的,过去很多属于拔牙适应证的病牙,现在也可以保留。因此,拔牙适应证的范围越来越狭窄。

1.龋病

因龋坏过大,牙冠严重破坏已不能修复保存,而且牙根或牙周情况不宜做桩冠或覆盖义齿者。

2.牙周病

晚期牙周病,牙齿松动在Ⅲ度以上,反复感染,牙周的骨组织破坏较多,无法治疗,影响咀嚼功能和修复设计者。

3.根尖周病

根尖周围组织病变,无法用根管治疗术、根尖切除术或牙再植术等方法来保留者。

4.病源牙及病灶牙

如引起颌骨骨髓炎、上颌窦炎、颌面部间隙感染的病灶牙,可能与某些全身性疾病,如风湿病、肾病等有关的病灶牙,在有关科室医师的要求下拔牙。

5.阻生牙

反复引起冠周炎、引起邻牙龋坏或自身龋坏的阻生牙、位置不正不能完全萌出的阻生牙(一般指下颌第三磨牙),可以拔除。

6.多生牙、错位牙或移位牙

形态位置异常,影响美观,造成食物嵌塞或妨碍功能影响义齿修复者,可以拔除。

7.创伤牙

牙外伤导致牙冠折断达牙根且无法修复的牙齿可以拔除,骨折线上的牙齿、尤其是有骨膜相连者,可以考虑保留。

8.滞留的乳牙

逾期不脱落而影响恒牙正常萌出的乳牙可拔除。但如果其下方恒牙先天性缺失或者异位阻生,乳牙功能良好,可不拔除。

9.因治疗需要拔除的牙

因正畸需要进行减数的牙和因义齿修复需拔除的牙;颌骨良性肿瘤累及的牙,恶性肿瘤进行放射治疗前为减少感染和预防颌骨坏死等严重并发症而需拔除的牙。

(二)禁忌证

禁忌证也是相对的。以上相对适应证能否进行牙拔除术,还需综合考虑患者的全身和局部情况。

1.血液系统疾病

对患有贫血、白血病、出血性疾病的患者,拔牙术后可能发生创口出血不止以及严重感染。再生障碍性贫血和急性白血病患者抵抗力差,拔牙后可能引起严重的并发症,甚至危及生命,应避免拔牙。轻度贫血,血红蛋白在 80 g/L 以上者可以拔牙,白血病和再生障碍性贫血的慢性期,血小板减少性紫癜以及血友病的患者,如果必须拔牙,要慎重对待,应与有关专家合作施行拔牙术。在拔牙前须进行相应的治疗,在拔牙术后应继续治疗,严格预防术后感染和出血。

2.心血管系统疾病

拔牙前了解患者是否有高血压和心脏病,属于哪一类。Ⅲ度或Ⅱ度房室传导阻滞、双支阻滞、重症高血压、近期心肌梗死、心绞痛频繁发作、心功能Ⅲ~Ⅳ级、心脏病合并高血压等应禁忌或暂缓拔牙。

一般高血压患者可以拔牙,但血压高于 24/13.3 kPa(180/100 mmHg),应先行治疗再拔牙。高血压患者术前 1 h 服用镇静、降压药,麻醉药物中不宜再加血管收缩药物,可改用利多卡因作麻醉剂。

心功能Ⅰ级或Ⅱ级,镇痛完全时可以拔牙。对于风湿性和先天性心脏病患者,术前、术后要使用抗生素预防术后菌血症导致的细菌性心内膜炎。冠心病患者拔牙可发生急性心肌梗死、房颤、室颤等严重并发症,术前要服用扩张冠状动脉的药物,并在术中备急救药品,以防意外发生。肺心病患者拔牙时应预防发生心肺功能衰竭,可用抗生素预防肺部感染,必要时给予吸氧。

3.糖尿病

糖尿病患者抗感染能力差,需经系统治疗,血糖控制在 8.9 mol/L 以下,且无酸中毒症状时,方可拔牙。术前、术后应使用抗生素预防感染。

4.甲状腺功能亢进

此类患者拔牙因能引起甲状腺危象而危及患者的生命。应将基础代谢率控制在 20% 以下,静息脉搏不超过 100 次/分,才可拔牙。

5.各种严重的急、慢性疾病

各种急性肾炎均应暂缓拔牙;慢性肾病,处于肾功能代偿期,临床无明显症状,术前后使用大量的抗生素,方可拔牙。急性肝炎不能拔牙。慢性肝炎需拔牙,术前后给予足量维生素 K 及 C 以及其他保肝药物,术中还应加止血药物。手术者应注意严格消毒,防止交叉感染。

6.月经及妊娠期

在月经期可能发生代偿性出血,应暂缓拔牙。妊娠期的前 3 个月和后 3 个月不能拔牙,以免导致流产和早产。在妊娠第 4～6 个月期间进行拔牙较为安全。

7.急性炎症期

急性炎症期是否拔牙应根据具体情况。一般而言,急性期应首先控制炎症,等待时机,一有可能,应及时拔除患牙。如急性颌骨骨髓炎患牙已明显松动,拔除患牙有助于建立引流、缩短疗程、减少并发症,在抗生素控制下可以拔牙。所以,要根据患牙的局部及患者的全身情况综合考虑。对于下颌智齿冠周炎、急性传染性口炎、腐败坏死性龈炎、年老体弱的患者应暂缓拔牙。

8.恶性肿瘤

因单纯拔牙可使肿瘤扩散或转移,位于恶性肿瘤范围内的牙应与肿瘤一同切除。位于放射治疗照射部位的患牙,在放射治疗前 7～10 d 拔牙。放射治疗中以及放射治疗后 3～5 年内不能拔牙,以免发生放射性颌骨坏死。

三、拔牙前的准备

术前详细询问病史,包括既往麻醉、拔牙或有其他手术史,是否有药物过敏史,术中及术后的出血情况。患者的全身情况,是否有拔牙禁忌证,必要时应进行化验以及药物过敏试验等检查。因拔牙需患者高度配合,与患者交谈和事先说明情况非常重要。

根据患者的主诉并检查要拔除的患牙,弄清为什么拔、能不能拔、怎样拔以及估计拔牙术中可能出现的情况。每次一般只拔除一个象限内的牙齿,通常先拔上颌牙再拔下颌牙,先拔后面的牙齿再拔前面的牙。

四、拔牙的基本步骤

在完成拔牙前的准备,局部麻醉显效后,再次核对需拔除的牙齿,让患者有足够思想准备来配合手术的进行。

(1)分离牙龈:将牙龈分离器插入龈沟内,紧贴牙面伸入到沟底,沿牙颈部推动,先唇侧再舌侧,使牙龈从牙颈部剥离开。如没有牙龈分离器用探针也可分离牙龈。

(2)挺松患牙:对于阻生牙、坚固不易拔除的牙、残冠、残根、错位牙等不能用牙钳夹住的牙,应先用牙挺将牙齿挺松后,再拔除。使用牙挺的方法很多,可根据患牙的具体情况来选择最恰当的方法。

(3)安放牙钳:正确选用牙钳,将钳喙分别安放于患牙的颊舌侧,使钳喙的长轴与牙的长轴平行,紧紧地夹住患牙。置放牙钳应注意再次核对牙位,并确认未伤及牙龈、未损伤邻牙、钳喙与所拔牙齿的长轴方向一致。

(4)拔除病牙:牙钳夹紧牙体后使用推压、摇动、旋动和牵引四种手法,一般情况下要循序进行,在牙齿充分受力、牙周膜纤维撕裂、牙齿松动后向阻力最小的方向将其拔除。扁根牙、多根牙不可使用旋动的手法。

(5)拔牙创口的处理:牙拔除术后,检查拔除的患牙是否完整,牙根数目是否符合,有无断根,如发现有断根应拔除。检查拔牙创口内有无牙碎片、骨碎片、牙结石钳以及炎性肉芽组织。用刮匙清理拔牙创,清除根尖病变和进入牙槽窝内的异物,防止术后出血、疼痛或感染而影响拔牙创的愈合。对过高或过尖的骨嵴、牙槽中隔或牙槽骨板,用骨凿、咬骨钳、骨锉进行修整,以利于创口愈合和后期义齿修复。对被扩大的牙槽窝或裂开的牙槽骨板,可用手指垫纱布将其复位。一般的拔牙创不需进行缝合。但对拔多个牙、切开、翻瓣拔牙或牙龈撕裂者均应进行牙龈对位缝合。在进行上述处理后,使拔牙创内有鲜血充满,然后在拔除牙创面上放置消毒的纱布棉卷。让患者稍用力咬住压迫止血,半小时后可自行取出。对有出血倾向的患者应观察30 min,对不合作的儿童、无牙颌的老人以及残疾患者,不能自行咬纱布棉卷,可由医护人员或陪同家属用手指压迫纱布棉卷几分钟,观察 30 min 后无异常可离开。

(支　　旺)

第二节　拔牙术后常见并发症及防治

一、术中并发症

1.软组织损伤

牙龈组织撕裂伤最常见。原因多为在安放牙钳之前,分离牙龈不彻底,安放牙钳时,钳喙咬住牙龈,在摇动、旋转和牵拉时牙龈仍与患牙附着而将其撕裂。使用牙挺时,未掌握好支点,用力不当,缺乏保护,导致牙挺滑脱刺伤口腔软组织。使用牙钳夹持时,未将口角牵开,牙钳的关节夹住下唇而导致下唇损伤。翻瓣手术时,切开的深度不够,瓣过小,导致黏骨膜瓣的撕裂等。拔牙前认真仔细地分离牙龈;安放牙钳时,将钳喙紧贴牙面推向牙颈部,避免夹住牙龈;同时注意上下唇是否被牙钳夹住,操作时用左手防护;使用牙挺时注意掌握好支点。缓慢加力,左手加以保护,防止牙挺滑脱;翻瓣手术应设计足够大小的龈瓣,切开要深达骨面。如发生软组织撕裂伤应仔细复位缝合,防止术后出血。

2.牙槽骨损伤

在牙槽骨薄弱的部位以及牙与牙槽骨板发生黏连时,由于拔牙过程中用力不当,可造成牙槽骨折断。在上下颌前牙唇侧骨板薄,上颌第一磨牙根分叉明显,摇动幅度大,上颌第三磨牙后方的上颌结节骨质疏松,下颌第三磨牙舌侧骨板薄,均为牙槽骨折的多发部位及原因。防治：上下颌前牙拔除比较容易，不要过度用力，尽量避免损伤牙槽骨。上颌第三磨牙拔除使用牙挺时，如为远中阻力，不应强行用力，拍摄 X 线片后，再决定手术方法。下颌第三磨牙在劈冠和使用牙挺时，应注意用力的方向和大小，避免损伤舌侧骨板。如发现有牙槽骨折断时，不要强行拉出，应先剥离黏骨膜后，再将骨板取出。如骨板与牙齿无黏连，而且骨板与黏骨膜相连，可将其复位缝合。

二、术后并发症

1.拔牙术后出血

在正常情况下，拔牙创压迫半个小时后不会再出血。若吐出消毒纱布棉卷后仍出血不止，或拔牙后第二天再次出血，则为拔牙后出血。拔牙后当时出血未停止是原发性出血，拔牙后第二天因其他原因发生出血是继发性出血。出血的原因有全身因素和局部因素。全身因素包括各种血液疾病、高血压、肝胆疾病等；局部因素是牙龈撕裂、牙槽骨骨折、牙槽窝内有肉芽组织或异物、血凝块脱落等。防治：术前详细询问病史，对有全身疾病的患者应请有关科的医师会诊，确定可以拔牙，方可行拔牙术。如术后，必要时转科治疗。拔牙操作应仔细，减小创伤。拔牙创口要认真处理，向患者及其家属仔细交代拔牙后的注意事项。拔牙创伤大、有出血倾向的患者，在拔牙创咬纱布棉卷半小时后，经检查无异常方可离开。发生拔牙后出血，首先应进行局部检查。一般可见到高出牙槽窝的凝血块，并有血液从凝血块的下方渗出。处理方法是：先清除高出牙槽窝的凝血块，检查出血部位，用生理盐水冲洗，局部外用止血药，再次压迫止血；如牙槽窝内有异物，可在局麻下彻底搔刮牙槽窝，让牙槽窝充满新鲜血液后，再压迫止血；出血明显，可在牙槽窝内填塞明胶海绵或碘仿纱条，然后将创口拉拢缝合。在局部处理后，与全身因素有关者需进行化验和对症处理，如输鲜血或输凝血因子等。

2.干槽症

以下颌后牙多见，特别是下颌阻生第二、三磨牙。在正常情况下，即使是翻瓣去骨拔牙术，其创口的疼痛经 2～3 d 会逐渐消失。如果拔牙后 2～3 d 出现剧烈的疼痛，疼痛向耳颞部、颌下区或头顶部放射，使用一般的止痛药物不能止痛，则可能发生了干槽症。临床检查可见牙槽窝内空虚，或有腐败变性的血凝块，呈灰白色。在牙槽窝壁覆盖的坏死物有恶臭，用探针可直接触及骨面并有锐痛。颌面部无明显肿胀，张口无明显受限，颌下可有淋巴结肿大、压痛。组织病理表现为牙槽窝骨壁的浅层骨炎或轻微的局限型骨髓炎。防治：干槽症是细菌感染所致，也和创伤、解剖及纤维蛋白溶解等因素有关，所以术中应严格遵守无菌操作，减少手术创伤。一旦发生干槽症，治疗原则是彻底清创以及隔离外界对牙槽窝的刺激，促进肉芽组织的生长。治疗方法是在阻滞麻醉下，用 3‰ 过氧化氢液清洗，并用小棉球反复擦拭牙槽窝，去除腐败坏死物质，直至牙槽窝干净、无臭味为止。然后再用过氧化氢液、生理盐水冲洗，在牙槽窝内塞入碘仿纱条。为防止碘仿纱条脱落，还可将牙龈缝合固定一针。一般愈合过程为 1～2 周，8～10 d 后可取出碘仿纱条，此时牙槽窝骨壁上已有一层肉芽组织覆盖，并可逐渐愈合。

（刘大军）

第八章 口腔修复

第一节 牙列缺损修复

一、固定义齿

(一)固定义齿的组成和作用

1.固定义齿的组成

(1)固位体:固位体是指粘固于基牙上的嵌体、部分冠、全冠等。

(2)桥体:桥体即人工牙,是固定桥修复缺失牙的形态和功能的部分。

(3)连接体:连接体是固定桥桥体与固位体之间的连接部分。

2.固定义齿各组成部分的作用

(1)固位体:①它与桥体相连接,使桥体通过固位体而与基牙稳固地连接在一起,使固定义齿获得固位;②桥体所承受的力通过固位体传递至基牙牙周支持组织,而为基牙所支持,使义齿的功能得以发挥;③要求固位体与基牙间有良好固位,能抵抗咀嚼时产生的各向外力,而不至于从基牙上松动、脱落;④选择和制作固位体时,应考虑固位体材料的强度与组织的相容性,能抵抗最大咀嚼力而不破损,不刺激基牙的周围组织。

(2)桥体:①桥体的两端或一端与固位体相连接;②制作桥体的材料既要符合美观的要求,近似于邻牙的色泽,又需具备一定的强度,能承受力。

(3)连接体:①用整体铸造法或焊接法将固位体与桥体连接成整体,形成固定连接体;②通过桥体一端的栓体与固位体一端的栓道相嵌合,形成可活动的连接体。

(二)固定桥适应证和禁忌证

1.缺牙的数目

(1)固定桥最适合修复一个或两个缺失牙,也就是两个桥基牙适宜支持一个或两个缺失牙的桥体。

(2)若缺失牙在两个以上,为间隔缺失,即有中间基牙增加支持。

(3)选择固定桥修复时必须考虑缺失牙数目与缺牙区两端基牙的所能承受𬌗力的能力,否则会引起固定桥修复失败。

2.缺牙的部位

(1)牙列的任何部位缺牙,只要缺牙数目不多,基牙条件符合要求,都可以选用固定义齿修复。

(2)后牙末端游离缺失的患者,若用单端固定桥修复,桥体受力,产生的杠杆作用大,容易造成基牙牙周组织损伤。

(3)若第二磨牙游离缺失,对𬌗为黏膜支持式可摘义齿,因其𬌗力比一般天然牙明显减小,缺牙侧可以第二前磨牙和第一磨牙为基牙,其基牙的牙周情况好,也可采用单端固定桥修复。

3.基牙的条件

(1)牙冠:作为固定桥基牙的临床牙冠高度应适宜,形态正常,牙体组织健康。①如牙冠已有牙体组织缺损,或牙冠形态不正常,只要不影响固位体的固位形预备,并能达到固位体固位要求,也可考虑作为基牙;②牙冠缺损面积大,如果能通过桩核修复,仍可选为基牙;③若基牙的临床牙冠过短,应采取增强固位体固位力的措施。

(2)牙根:牙根应长大、稳固,不应存在病理性松动,以多根牙的支持最好。若基牙牙根周围牙槽骨吸收,最多不超过根长的1/3,必要时,需增加基牙数目以支持固定桥。

(3)牙髓:以有活力的牙髓最佳。①如牙髓已有病变,应进行彻底的牙髓治疗,并经过较长时期的观察,并确认不会影响修复后的效果者,方可作为基牙;②死髓牙经根管充填后牙体变脆,在选做基牙时,应考虑牙体的强度。

(4)牙周组织:基牙牙周组织健康才能够支持经固位体传递至基牙上的桥体的𬌗力。因此,对基牙牙周组织的要求为:①牙龈健康,无进行性炎症;②牙周膜无炎症,根尖周无病变;③牙槽骨结构正常,牙槽突没有吸收或吸收不超过根长的1/3,并为停滞性水平吸收;④如个别牙缺失,基牙因牙周病引起不同程度松动,可以根据牙周病矫形治疗的原则,考虑设计多基牙固定桥。

(5)基牙的位置:要求基牙的轴向位置基本正常,无过度的倾斜或扭转错位,不影响固位体的制备及基牙间的共同就位道。

4.咬合关系

(1)缺牙区的咬合关系基本正常,即缺牙区的牙槽嵴顶黏膜至对𬌗牙𬌗面有正常的𬌗龈距离。对𬌗牙无伸长,邻牙无倾斜。

(2)若缺牙时间过久,引起𬌗关系紊乱,如邻𬌗牙倾斜、对牙伸长形成牙间锁结,致使下颌运动受限者,一般不宜采用固定桥修复。但若通过咬合关系调整或正畸治疗,使伸长牙和倾斜牙恢复至正常位置仍可考虑固定桥修复。

(3)缺牙区咬合接触过紧,缺牙区的牙槽嵴顶黏膜至对𬌗牙𬌗面距离过小。因固位体、桥体、连接体无足够的厚度与强度,无法承受咀嚼𬌗力,一般不宜采用固定义齿修复。

5.缺牙区牙槽嵴

(1)缺牙区伤口愈合:一般在拔牙后3个月,待拔牙创口完全愈合,牙槽嵴吸收基本稳定后制作固定义齿。如因特殊原因必须立刻修复者,可先进行固定桥基牙牙体制备,采用树脂暂时固定桥修复缺失牙,待伤口完全愈合,再做永久固定桥修复。如拔牙伤口未愈合,牙槽嵴吸收未稳定,立即做固定桥修复后,容易在桥体龈端与黏膜之间形成间隙,从而影响自洁作用和美观。

(2)缺牙区牙槽嵴吸收:缺牙区牙槽嵴吸收不宜过多。如果前牙区牙槽嵴吸收过多,固定桥桥体外形塑形比较困难,会影响美观。牙槽嵴吸收过多的后牙区,可设计卫生桥。总之,对缺牙区牙槽嵴吸收过多者,选择固定桥修复时,需慎重考虑。必要时可采用特殊外形塑形处理,如桥体𬌗面或切缘至缺牙区黏膜距离过长,桥体牙颈部可采用牙龈色,通过视觉差来缩短桥体长度,与邻牙颈部协调。

6.余留牙情况

在选用固定桥修复时,除视基牙条件外,还需整体考虑余留牙情况。特别是在同一牙弓内余留牙是否有重度牙周病或严重龋坏,根尖周有病变,而无法保留者。

无法保留的患牙应该拔除,待拔牙伤口愈合后,整体考虑修复方案,可采用可摘局部义齿或其他修复方法。

(三)固定义齿修复的生理基础

1.咀嚼力

咀嚼力是指当咀嚼肌收缩时所能发挥的最大力量。实际咀嚼中,这种力量受牙周组织内痛觉感受器调节,所以咀嚼时仅是部分肌纤维的收缩。

2.咀嚼压力

咀嚼压力指在咀嚼运动中,个别牙或部分牙发挥的力量。

(1)𬌗力为咀嚼力的一部分,其大小因年龄、性别、牙齿牙体组织健康情况、牙周支持组织健康情况、全身健康情况的不同而有所差异。

(2)正常健康人的垂直方向𬌗力测定结果显示,𬌗力的平均值为 22.4～68.3 kg,反映牙周组织所能承担的𬌗力。

(3)牙周潜力:指牙周组织中贮存的储备力量。日常生活中,咀嚼食物时所需𬌗力一般为10～23 kg。仅用了牙齿所能承受𬌗力的一半,而肌肉和牙周组织,还贮存了相当大的储备力量。应用基牙的储备力量来承担桥体通过连接体传递至基牙的𬌗力,为固定桥修复提供了生理基础。

3.牙周膜面积

(1)选择基牙依据:固定桥基牙能否分担桥体传递的𬌗力,取决于基牙牙周组织的健康状况。临床上用牙周膜面积来衡量邻近缺牙区的牙齿是否可作为基牙和选择基牙数目的依据。

(2)牙周膜面积测量结果:上下颌第一磨牙牙周膜面积最大,第二磨牙其次,尖牙次之,上颌侧切牙和下颌中切牙牙周膜面积最小。牙周膜面积由大到小的排列顺序为 6734512(上颌)和 6734521(下颌)。

(3)牙周膜分段测量结果:牙周膜的附着面积,单根牙以牙颈部处最大。多根牙以牙根分叉处面积最大,颈部次之,然后向根尖逐渐减小。因此牙根颈部牙周膜只要有短距离丧失,牙周膜面积便有较大量的减少。

4.牙槽骨结构

牙槽骨的主要作用是支持牙齿,承受由牙周膜传递而来的𬌗力。牙槽骨对咬合力有动态反应。

(1)健康牙槽骨:X 线片上显示骨质致密,骨小梁排列整齐,对咬合的承受力高,具有较多的牙周储备力。

(2)废用牙槽骨:其牙槽骨的骨质疏松,骨小梁排列紊乱,或导致牙槽骨失用性吸收,骨组织吸收量多,使这类牙齿的牙周储备力下降,承受力的能力减弱,若选为基牙,应当慎重考虑。

二、可摘局部义齿

可摘局部义齿是牙列缺损修复最常用的方法,它是利用天然牙和基托覆盖黏膜及骨组织做支持,依靠义齿的固位体和基托的固位作用,利用人工牙恢复缺失牙的形态和功能,并用基托材料恢复缺损的牙槽嵴及软组织形态,患者能够自行摘戴的一种修复体。

(一)适应证与禁忌证

1.可摘局部义齿的适应证

(1)各类牙列缺损,特别是游离端缺失者。

(2)凡适合制作固定义齿者均可采用可摘局部义齿。

(3)即刻义齿修复。

(4)伴有牙槽骨、颌骨和软组织缺损的牙列缺损者。

(5)需要在修复缺失牙同时升高𬌗间距离者。

(6)可摘式夹板兼做义齿修复和松动牙固定者。

(7)腭裂患者以腭护板关闭裂隙;可摘食物嵌塞矫治器。

(8)不能耐受制作固定义齿时磨除牙体组织的患者。

2.可摘局部义齿的禁忌证

(1)精神病患者有吞服义齿的危险。

(2)生活不能自理的患者口腔卫生差,义齿容易供菌斑附着生长。

(3)对丙烯酸酯过敏者。

(4)口内黏膜溃疡经久不愈者。

(5)个别患者对基托的异物感无法克服者。

(6)对发音要求较高的患者,基托可能会影响其发音质量。

(二)可摘局部义齿的组成和作用

1.人工牙

(1)作用:代替缺失的天然牙,恢复牙冠的外形和咀嚼、发音等功能,恢复咬合关系。

(2)种类:①按制作材料分类:塑料牙、瓷牙;②按𬌗面的牙尖斜度分类:解剖式牙、半解剖式牙、非解剖式牙。

2.基托

基托是义齿覆盖牙槽嵴与承托区黏膜直接接触的部分,位于缺隙部分的基托又称为鞍基。

(1)作用:①附着人工牙;②传导和分散𬌗力;③将义齿的各个部分连接成一个功能整体;④修复缺损的牙槽嵴硬组织和软组织,恢复外形和美观;⑤加强义齿的固位和稳定,有间接固位作用。

(2)种类。按材料分类:可以分为金属基托、塑料基托、金属塑料基托三种。①金属基托:铸造制作,强度高,体积小,较薄,对温度的传导性好,易于清洁,戴用较舒适。缺点是难以做衬垫,调改较困难。制作难度较高,需要铸造设备。②塑料基托:色泽近似口腔黏膜组织,美观,重量轻,操作简便,便于修补和衬垫,塑料基托适用于扩大覆盖面积,有助于义齿的固位和支持。缺点是强度较差,温度传导性差,不易自洁,并因体积较大而异物感明显。③金属塑料基托:兼有金属、塑料的优点,在基托的应力集中区设计金属板、金属杆或者放置金属网状物;在缺牙区牙槽嵴顶的支架上设计固位钉、环、网眼等固位装置,供人工牙和基托附着,既增加了基托的坚固性,又不失塑料基托的优点。

(3)要求。①基托的伸展范围:唇、颊侧边缘伸展至黏膜转折处,边缘圆钝,不妨碍唇、颊的正常活动。基托的后缘在上颌应伸展至翼上颌切迹,远中颊侧应盖过上颌结节,中部最大的伸展范围可以到硬、软腭交界处稍后的软腭上腭小凹后 2 mm。下颌基托后缘应覆盖磨牙后垫的 1/2～2/3,基托的舌侧伸展至黏膜转折处,缓冲舌系带处,不影响舌的运动。以上为基托的最大伸展范围,应该根据缺牙区的部位,基牙的健康情况,牙槽嵴的吸收程度,𬌗力的大小,硬、软组织倒凹分布以及义齿对固位力的要求等因素进行调整。在保证义齿固位、支持和稳定的条件下,适当缩小基托的范围,让患者感到舒适美观。②基托的厚度:基托应该有一定的厚度以保证足够的挠屈强度。整铸支架式义齿基托的厚度约为 0.5 mm,边缘略圆钝。塑料基托的厚度约 2 mm,上颌腭侧基托的后缘稍薄些,以减少对发音的影响。③基托与天然牙的接触关系:与天然牙的非倒凹区接触,密合而无压力。支架式义齿应尽量设计铸造卡环臂对抗,暴露天然牙的龈缘区,如果必须覆盖天然牙的龈缘,应该以垂直方向通过,并在通过龈缘处做缓冲。胶连式义齿的舌腭侧基托边缘应该与天然牙舌腭面的非倒凹区接触,前牙基托的边缘应在舌隆突上,起平衡对抗作用。近龈缘区基托做缓冲,避免压迫龈缘,消除倒凹,便于摘戴。④基托与黏膜的关系:密合而无压迫。在上颌结节颊侧、上颌硬区、上颌隆突、下颌隆突内斜线等处做缓冲处理,为保证边缘的封闭,基托边缘应该避开这些骨性结构。⑤基托磨光面的设计:根据美观的要求和患者缺牙区牙槽嵴的条件,可以设计牙根形态及适当的突度。基托的舌腭面及颊面的基本形态为凹斜面,有助于义齿的固位和稳定作用。

3.固位体

可摘局部义齿固位体的主要功能是固位、稳定和支持作用。

(1)固位体应该具备的条件:①必须提供足够的固位力,保证义齿行使功能时不发生脱位;②摘戴义齿时,固位体的固位臂和对抗臂有良好的交互对抗作用,对基牙无侧向压力;③戴入后,固位体处于被动状态,对基牙不产生持续的静压,不引起矫治性移位;④制作固位体的材料应具有良好的生物学性能,不对口内组织造成损伤;⑤减少暴露的金属,减小对美观的影响;⑥维护余留牙及牙周组织的健康。

(2)固位体的种类。①直接固位体:直接固位体可防止义齿向𬌗方脱位,起主要的固位作用。一般位于邻近缺隙的基牙或毗邻的基牙。a.冠外固位体:最常见和应用最广泛的是卡环,利用有一定弹性的卡环尖进入基牙倒凹区起固位作用,以卡环体和对抗臂起稳定作用,以𬌗支托和卡环体起支持作用。套筒冠固位体和冠外附着体属于较特殊的两类冠外固位体。b.冠内固位体:最常见的是冠内附着体,多属于精密附着体,其嵌锁型固位装置通过嵌体和冠的形式固定于基牙内,另一部分与义齿基托相连接,有固位、支持和稳定作用。利用义齿上的栓体和基牙上的栓道间的摩擦力固位。其优点是位于冠内,对美观影响小;固位作用好,且不依赖牙冠外形;基牙牙冠由全冠或嵌体保护,栓道处不与牙体接触,义齿摘戴时不对基牙产生侧向力;𬌗力沿基牙长轴垂直向传导。缺点是基牙预备时磨除的牙体组织较多;制作技术复杂,精度要求高;价格较贵;损坏后较难修理。②间接固位体:间接固位体辅助直接固位体起固位作用,防止义齿翘起、摆动、旋转、下沉。尖牙支托、切支托、连续卡环或前牙邻间钩、金属舌板、金属腭板、扩大的基托等皆可做间接固位体或具有间接固位作用。必须考虑间接固位体的位置和支点线的关系。原则上支点线到游离端基托远端的垂直距离最好等于支点线到间接固位体的垂直距离。间接固位体距支点线的垂直距离愈远,对抗转动的力愈强,平衡作用也越好。

(3)最常用的直接固位体——卡环

卡环的结构和作用。a.卡环臂:由坚硬的起始部分和有弹性的尖端部分组成,卡臂尖位于基牙的倒凹区,起固位作用,防止义齿的向𬌗脱位。起始部分位于基牙的非倒凹区或观测线上,起稳定作用,防止义齿的侧向移位,还有一定的支持作用。铸造卡环臂从起始到尖端逐渐变尖、变薄,横截面为半圆形;弯制卡臂则是圆形,直径相同,尖端圆钝。卡环臂进入倒凹区的深度根据所采用材料、制作方法和牙冠形态不同而异。三臂卡环有固位臂和对抗臂,固位臂通过基牙的外形高点进入倒凹区时,对基牙施加作用力,对抗臂与固位臂形成交互作用,可防止基牙的移位。对抗臂位于基牙的非倒凹区或观测线上方。在双侧设计时,牙弓两侧的卡环应具有交互对抗作用。b.卡环体:连接卡环臂、𬌗支托和小连接体的坚硬部分,无弹性,位于基牙邻近缺隙的非倒凹区,有稳定和支持作用,防止义齿侧向和龈向移位。c.𬌗支托:卡环体向基牙𬌗面方向延伸的部分,具有较高的强度,防止义齿龈向移位,起支持作用,并使𬌗力沿基牙的长轴方向传导。还可防止食物嵌塞,恢复咬合接触关系等。

支托的设计要求。①位置:基牙邻近缺隙侧的边缘嵴处。近中支托则设计在基牙的非缺隙侧;如果咬合过紧不易获得支托位置,可以设置在下颌磨牙的舌沟和上颌磨牙的颊沟处。此外,尖牙的舌隆突,切牙的唇外展隙,均可设计支托。②与基牙长轴的关系:𬌗支托凹底应该与基牙长轴垂直,使承受的作用力顺基牙长轴方向传导。③大小和形态:匙形,𬌗面中心窄,近𬌗缘变宽;𬌗面中心薄,近边缘嵴处厚,且圆钝。铸造𬌗支托的颊舌径宽度约为磨牙颊舌径的1/3或前磨牙颊舌径的1/2。长度为磨牙近远中径的1/4或前磨牙近远中径的1/3。厚度为1~1.5 mm。

观测线和卡环臂的关系。①观测器:用来确定基牙的倒凹区和非倒凹区,选择卡环类型,确定义齿共同就位道的仪器;②观测线:观测器分析杆围绕基牙牙冠轴面最突点所画出的连线,又称导线。观测线以上的部分为基牙的非倒凹区,观测线以下的部分为倒凹区。分析杆代表义齿的就位方向,卡环按此方向就位后,卡环的坚硬部分应该置于非倒凹区及𬌗面上,发挥支持和稳定作用,而富有弹性的卡环固位臂尖端部应该进入倒凹区,起对抗义齿𬌗向脱位的固位作用。③观测线的种类。一型观测线:基牙向缺隙相反方向倾斜。倒凹区主要位于基牙的远缺隙侧而近缺隙侧倒凹小,观测线近缺隙侧距𬌗面远,远缺隙侧距面近。二型观测线:基牙向缺隙方向倾斜。倒凹区主要位于基牙的近缺隙侧,而远缺隙侧倒凹小,观测线远缺隙侧距𬌗面远,而近缺隙侧距面近。三型观测线:基牙向颊侧或舌侧倾斜。基牙的近、远缺隙侧均有明显的倒凹,倒凹区大,非倒凹区小,观测线近缺隙侧和远缺隙侧都距𬌗面近。④观测线类型与卡环臂的选择。一型卡环臂:适用于一型观测线。具有良好的固位、稳定作用,也有支持作用。二型卡环臂:适用于二型观测线。该型卡环臂的固位作用较好,但稳定和支持作用稍差。三型卡环臂:适用于三型观测线。

卡环臂与倒凹区深度的关系:倒凹区的深度是指观测线以下观测器分析杆垂直至倒凹区表面某一点的水平距离,又称作水平倒凹,通常由观测器的倒凹计来测量。

不同类型和材料的卡环固位臂需要不同的倒凹深度:钴铬合金铸造的卡环固位臂一般需要0.25 mm的水平倒凹;圈形卡环的固位臂较长,需要的水平倒凹较大;前磨牙较短的固位臂只需要0.25 mm水平倒凹即可;金合金铸造的卡环臂需要0.5 mm的水平倒凹;弯制的成品丝材卡环需要0.5~0.75 mm的水平倒凹。

卡环的种类。①铸造卡环:铸造卡环主要包括圆环形卡环和杆形卡环两大类。圆环形卡环:卡臂尖是从𬌗面方向进入倒凹区,卡臂包绕基牙的3个面和4个轴面角,达牙冠周径的3/4以上,用于强壮、健康、牙冠外形良好的基牙上。如果基牙有适度倒凹,则卡环可具有良好的固位、支持和稳定作用。杆形卡环:又称Roach卡环,卡臂从基托中伸出,经过龈组织到达牙冠唇颊面的外形突点以下,卡臂尖是从牙龈方向进入倒凹区。有相对独立的颊侧臂和舌侧臂,包绕基牙约1/4,适用于邻近义齿游离端的基牙,其观测线下方只有半侧倒凹区或者观测线位置较低偏向龈方时。固位臂与基牙的接触面积小,美观、固位作用好,但稳定作用差,通过龈缘处的空间易存积食物。②组合式铸造卡环 RPI 卡环:由近中𬌗支托、邻面板和Ⅰ杆三部分组成,用于远中游离端义齿。③锻丝卡环:由直径不同的金属丝弯制而成,弹性好,固位力较强,最适合用于第三类观测线的基牙,也可用于第一、二类观测线的基牙。锻丝卡环的优点是弹性好、价格低,与基牙呈线状接触,变形后容易调改,配合铸造𬌗支托设计,固位、稳定、支持作用均较好。在临床应用较为广泛。锻丝卡环的缺点是卡环臂与基牙牙面接触的密合度和均匀度受到限制,难以保证在非咬合状态时不对基牙造成压力。④铸造卡环和锻丝卡环的联合应用:能够充分发挥铸造卡环和锻丝卡环各自的优点。如基牙的颊面是一型观测线、舌面是三型观测线时,则颊面用铸造的一型卡环固位臂、舌面用锻丝的三型卡环对抗臂。牙冠短圆者观测线较低,可设计铸造卡环,而牙冠形态较长且颈部内收者,如三型观测线位置较高,基牙倒凹区大,不宜采用铸造卡环作为固位臂,必须采用弹性好的贵合金丝材或者不锈钢丝弯制的卡环,才能使卡臂尖顺利进入倒凹区,既不会造成对基牙的损伤,又不会造成卡环的永久性变形。

4.连接体

分为大连接体和小连接体两类。

(1)大连接体:也称为连接杆,主要有腭杆、腭板、舌杆、舌板等。①作用:a.连接义齿各部分形成一个整体。b.传导和分散𬌗力至基牙和邻近的支持组织,减少了基牙在功能状态时所承受的扭力和载荷。c.增加义齿的强度,减小基托的面积,减轻异物感。②要求:a.要有一定的强度,较好的抗弯曲性能,不变形,不断裂。b.不能妨碍唇、颊、舌肌的运动。c.根据连接体所在的位置、受力情况和支持组织的健康状况,调整连接体的大小、外形和厚度。连接体越长,弹性越大,则应增加厚度。d.在保证强度的前提下,适当减小连接体的大小,减少黏膜组织覆盖面积,缓冲硬区,有利于支持组织的健康以及辅助发音功能。连接体的边缘圆钝,表面光滑,易于自洁和清洁。③种类。a.腭杆:有前腭杆、后腭杆和侧腭杆三种。b.腭板:有马蹄状腭板、关闭型马蹄状腭板、全腭板和变异腭板四种。c.舌杆:有单舌杆(简称舌杆),还有双舌杆和舌隆突杆。d.舌板。e.颊杆:仅适用于余留牙向舌侧严重倾斜的病例,无法在腭侧或舌侧设置大连接体。

(2)小连接体:小连接体是指义齿金属支架上的支托、卡环和塑料基托等部件与大连接体相连接的部分,或指胶连式义齿的卡环和支托等与塑料基托结合的部分。小连接体应具有足够的强度,与大连接体坚固连接。

小连接体应与基牙轴面的非倒凹区接触,表面应光滑,发挥对抗作用,增加义齿的稳定性,不得进入基牙的倒凹区,否则会影响义齿的就位。小连接体应该垂直通过基牙的龈缘,并适当缓冲,避免压迫龈缘。应尽量位于外展隙等自然间隙内,避免体积过大、过突,避免妨碍周围组织活动,避免积存食物。与塑料基托结合处应有清晰的内外终止线,以保证结合强度和义齿表面光滑平整。

(三)可摘局部义齿的修复前准备和牙体预备

1.口腔检查

(1)口内检查:缺牙的部位和数目,剩余牙槽嵴的高低、形态和丰满度,有无骨尖、骨嵴、倒凹等;余留牙的动度,牙周及支持组织的健康状况;咬合关系,是否有早接触和𬌗创伤,牙冠形态;软组织的形态、色泽、弹性、厚度等,义齿边缘与软组织的关系;唾液的黏度、分泌量;口内现存修复体的形态、功能和适合性,需要重新制作的主要原因。

(2)颌面部检查:颜面的对称性,口唇的形态和位置,颞下颌关节和咀嚼肌的状态,下颌运动是否有异常，有无关节弹响、张口受限、肌肉疼痛、头痛等症状。

（3）研究模型：对于口腔情况复杂的患者可制取诊断性研究模型并上𬌗架检查，了解上下颌牙的咬合关系，余留牙的磨损、倾斜、移位和伸长情况，咬合接触是否过紧，与𬌗支托和卡环的安放有无关系，上下牙槽嵴的颌间关系，颌间距离的大小，覆𬌗和覆盖的程度。义齿的边缘伸展程度。

（4）X线检查：余留牙的龋坏，牙髓状态，牙周支持组织健康状况，特别是根周骨支持量、骨组织的密度和结构、缺牙区牙槽嵴的骨表面状态、黏膜的厚度等，以及颞下颌关节情况。

2.修复前的准备

（1）余留牙的准备：①畸形牙、错位牙、牙体严重破坏的牙、重度松动牙、重度倾斜移位的牙及其他对修复不利者，均应拔除；②拆除不良修复体；③治疗牙体牙髓病、牙周病；④可以保留的形态异常牙、残冠、残根等，经过适当治疗，可以全冠修复后作为基牙；⑤磨短伸长牙，对于过度伸长牙可以去髓后调磨并全冠恢复；低𬌗牙用全冠恢复咬合，改善𬌗曲线和𬌗平面；⑥向缺隙倾斜移位的牙，轻者可调磨邻面倒凹，重者应正畸治疗或者采用套筒冠义齿设计改变义齿就位道。

（2）缺牙间隙的准备：①手术去除缺牙区的残根、游离骨片、骨尖等；②系带附着接近牙槽嵴顶者，应手术修正；③手术去除异常肥大的上腭隆突、下颌隆突及上颌结节等；④牙槽嵴加高术改善呈刃状和过分低平的牙槽嵴；⑤切除过度增生的软组织（松软牙槽嵴）；⑥口腔有炎症。溃疡、增生物、肿瘤及其他黏膜病变者，应先行治疗后再做义齿修复。

3.牙体预备

（1）基牙和余留牙的调磨：①磨改伸长的牙尖，较陡的斜面和锐利的𬌗边缘嵴，以消除早接触和𬌗干扰；②调磨伸长或下垂的牙，以及边缘嵴上下交错的牙，调改𬌗平面和𬌗曲线；③缺隙两侧的牙齿倾斜移位时，应磨改减小邻面的倒凹，同时也有助于设计共同就位道；④调改基牙倒凹的深度和坡度，去除轴面过大的倒凹；⑤适当调改基牙的邻颊或邻舌线角，避免卡体位置过高；⑥卡环的固位臂尖部在戴入时不应受邻牙的阻挡，必要时可适当调改颊外展隙。

（2）支托凹的预备。①一般预备在缺隙两侧基牙的近中、远中边缘嵴处。②若上下颌牙咬合过紧，或者𬌗面磨损致牙本质过敏时，不要勉强磨出支托凹。可以适当磨除对颌牙。③尽量利用上下牙咬合的天然间隙，或设置在不妨碍咬合接触之处，如上颌牙的颊沟区，下颌牙的舌沟区等。④在保证铸造𬌗支托强度的前提下，尽量少磨除基牙牙体组织。𬌗支托凹成球凹面，深度为1～1.5 mm，凹底最深处位于边缘嵴内侧，凹底与邻面相交角度小于90°，此处线角应圆钝。凹底一般应在釉质内，如已磨及牙本质，应做脱敏防龋处理。⑤铸造𬌗支托凹呈三角形或者匙形，由基部向𬌗面中部逐渐变窄，其近远中长度为基牙近远中径的1/4～1/3。𬌗支托凹在基牙边缘嵴处最宽，为𬌗面颊舌径的1/3～1/2。为弯制𬌗支托预备的支托凹，宽度可略窄，深度约为1 mm。⑥前牙的舌支托凹位于舌隆突上，在颈1/3和中1/3相交界处，呈"V"字形，尽可能和牙长轴接近垂直。⑦前牙的切支托凹位于切角和切缘上，宽约为2.5 mm，深度为1～1.5 mm，线角圆钝。

（3）隙卡沟的预备：通过基牙与相邻牙的𬌗外展隙，尽量利用天然牙间隙，必要时可调磨对颌牙牙尖以保证隙卡沟的间隙。不应破坏邻接点，宽度一般为0.9～1.0 mm，沟底呈圆形，颊舌外展隙处应圆钝。

（王杨红）

第二节 牙列缺失修复

一、全口义齿

(一)无牙颌的组织结构特点与全口义齿修复的关系

1.无牙颌的分区

无牙颌各部分的组织结构是不同的,要利用其解剖生理特点,使患者戴全口义齿后能够发挥其咀嚼功能。

根据无牙颌的组织结构和全口义齿的关系,将无牙颌分成四个区,即主承托区、副承托区、边缘封闭区和缓冲区。

(1)主承托区:包括上下颌牙槽嵴顶的区域。此区的骨组织上覆盖着高度角化的复层鳞状上皮,其下有致密的黏膜下层所附着。此区能承担咀嚼压力,抵抗义齿基托的施压而不致造成组织的创伤。义齿基托与主承托区黏膜应紧密贴合。

(2)副承托区:指上下颌牙槽嵴的唇颊和舌腭侧。副承托区与主承托区之间无明显界限。副承托区与唇、颊的界限在口腔前庭黏膜反折线,与舌的界线在口底的黏膜反折线。此区骨面有黏膜肌附着点、疏松的黏膜下层及脂肪和腺体组织,副承托区支持力较差,不能承受较大的压力,只能协助主承托区承担咀嚼压力,义齿基托与副承托区黏膜也应紧密贴合。

(3)边缘封闭区:是义齿边缘接触的软组织部分。此区有大量疏松结缔组织,不能承受咀嚼压力。但是这些组织可以与义齿边缘紧密贴合,产生良好的边缘封闭作用,保证义齿固位。为了增加上颌义齿后缘的封闭作用,可借组织的可让性,对组织稍加压力,制作后堤,形成完整的封闭作用。

(4)缓冲区:主要指无牙颌的上颌隆突、颧突、上颌结节的颊侧、切牙乳突、下颌隆突、下颌舌骨嵴以及牙槽嵴上的骨尖、骨棱等部位。该区表面覆盖有很薄的黏膜,不能承受咀嚼压力。应将上述各部分的义齿基托组织面的相应部位磨除少许,做缓冲处理,以免组织受压而产生疼痛。

2.全口义齿的结构和基托范围

(1)全口义齿的结构:全口义齿由基托和人工牙列两部分组成,基托和人工牙共同构成义齿的三个面。①组织面。组织面是义齿基托与牙槽嵴黏膜、腭黏膜组织接触的面,它必须与缓冲区以外的口腔黏膜组织紧密贴合,两者之间才能形成大气负压和吸附力,使全口义齿在口腔中获得固位。②咬合面:咬合面是上下颌人工牙咬合接触的面。在咬合时,咀嚼肌所产生的咬合力量通过人工牙咬合面传递到基托组织面所接触的口腔支持组织上。咬合力应均匀分布在支持组织上,而有助于义齿获得良好的固位与稳定,并减少压痛等并发症。③磨光面:磨光面是指义齿与唇颊和舌黏膜接触的部分。磨光面的外形对义齿的固位与自洁很重要。在其颊、舌、腭侧面应形成凹面外形。如果磨光面形态不合适,则肌肉所加的力,可使义齿脱位和不稳定。

(2)全口义齿的基托范围。①基托伸展的原则:在不影响周围软组织生理运动的情况下尽量扩展。②基托的范围:唇颊侧止于唇颊黏膜与牙槽嵴唇颊黏膜的反折线,让开唇颊系带;下颌舌侧止于口底黏膜与牙槽嵴舌侧黏膜的反折线让开舌系带;上颌后缘止于腭小凹后 2 mm

至两侧翼上颌切迹的连线;下颌后缘止于磨牙后垫的 $1/2\sim2/3$ 处。

(二)牙列缺失后的组织改变

1.骨组织的改变

牙列缺失后,牙槽突逐渐吸收形成牙槽嵴。上下颌骨的改变主要是牙槽嵴的吸收萎缩,随着牙槽嵴的吸收,上下颌骨逐渐失去原有形状和大小。牙槽嵴的吸收速度与缺失牙的原因、时间及骨质致密程度有关。

由牙周炎引起的牙列缺失往往在初期牙槽嵴吸收就很明显,由龋齿根尖病引起的牙拔除,往往根据疼痛持续时间长短、拔牙难易程度不同而造成缺牙局部的牙槽嵴萎缩程度不同。单纯拔牙引起的骨吸收显著少于拔牙后又做牙槽嵴修整术者。

牙槽嵴的吸收速率在牙缺失后前 3 个月最快,大约 6 个月后吸收速率显著下降,拔牙后 2 年吸收速度趋于稳定。

牙槽嵴吸收多少与骨质致密程度直接有关,上颌牙槽嵴吸收的方向呈向上向内,外侧骨板较内侧骨板吸收多,结果上颌骨的外形逐渐缩小。下颌牙槽嵴的吸收方向是向下前和向外,与上颌骨相反,结果使下颌牙弓逐渐变大,面下 1/3 距离也随之变短。上下颌骨间的关系也失去协调甚至可表现出下颌前突、下颌角变大、髁突变位以及下颌关节骨质吸收,导致颞下颌关节紊乱病。在骨吸收过多时,颏孔、外斜嵴及下颌隆突与牙槽嵴顶的距离变小,甚至与牙槽嵴顶平齐,嵴顶呈现为窄小而尖锐的骨嵴。

从总的趋势看,上下颌前牙区吸收速率高,形态改变较大,而后牙区、上颌结节、下颌磨牙后垫的改变较少。

牙槽嵴的持续吸收不仅与患者的全身健康状态和骨质代谢状况有关,而且与修复义齿与否及修复效果好坏有关。如果全口义齿不做必要的修改,或不进行周期性更换以适应牙槽嵴的持续吸收,则在行使功能时义齿处于不稳定状态,可导致局部压力集中从而加快剩余牙槽嵴吸收。

牙列缺失后骨组织改变,在不同个体,其吸收结果不同,在同一个体的不同部位,剩余牙槽嵴的程度也不同。

2.软组织的改变

由于牙槽嵴骨的不断吸收,与之相关的软组织也发生相应的位置变化,如附着在颌骨周围的唇颊系带与牙槽嵴顶的距离变短,甚至与嵴顶平齐,唇颊沟及舌沟间隙变浅,严重者口腔前庭与口腔本部无明显界限。

唇颊部因失去硬组织的支持,向内凹陷,上唇丰满度丧失,面部皱褶增加,鼻唇沟加深,口角下陷,面下 1/3 距离变短,面容明显呈衰老状。

由于肌张力平衡遭到破坏,失去正常的张力和弹性,也由于组织的萎缩,黏膜变薄变平,失去正常的湿润和光泽,且敏感性增强,易患疼痛和压伤。

由于牙列缺失,舌失去牙的限制,因而舌体变大且可导致舌与颊部内陷的软组织接触,使整个口腔为舌所充满。有的患者还出现味觉异常和口干等现象。

(三)无牙颌的口腔检查和修复前准备

1.病史采集

与患者面对面地采集病史,有助于医师了解患者的个性特点和社会经济情况,这是治疗之前必不可少的交谈。应主要了解以下情况。

(1)主观要求:患者希望义齿所能达到的效果,患者对义齿修复的过程、价格、效果的理解程度。

(2)既往口腔科治疗情况:缺牙原因、缺牙时间的长短,是否修复过,既往义齿使用情况。

(3)年龄和全身健康情况。

(4)性格和精神心理情况。

2.口腔检查

牙列缺失后,咀嚼功能遭到破坏,并引起颌面部、口腔发生一系列的形态和功能变化,其改变的程度与患者的年龄,全身健康状况,缺牙的原因、时间有关系。因此,在制作全口义齿之前,应对患者进行全面、系统的检查。包括以下几点。

(1)颌面部:患者的颌面部左右是否对称。

(2)牙槽嵴:检查拔牙后伤口愈合情况,以了解牙槽骨吸收的稳定程度等。根据牙槽骨吸收规律,理论上讲一般在拔牙后3~6个月开始制作义齿。从临床现象观察,高而宽的牙槽嵴对义齿的固位、稳定和支持作用好;低而窄的牙槽嵴,对义齿的支持和固位作用差。当牙槽嵴呈刃状时,戴义齿常易出现组织的压痛。

(3)颌弓的形状和大小:检查时,应注意上下颌弓的形状和大小是否协调,上下颌吸收情况是否一致。

(4)上下颌弓的位置关系:可分为水平关系和垂直关系。

(5)上下唇系带的位置:检查上下唇系带的形状和位置,是否与面部中线一致。

(6)腭穹隆的形状。

(7)肌、系带的附着:肌和系带的附着点距离牙槽嵴顶的距离,是随牙槽嵴吸收的程度而产生相对改变的。牙槽骨因吸收过多而变低平,则肌和系带的附着点距离牙槽嵴顶较近或与之平齐,当肌活动时,容易造成义齿脱位。

(8)舌的位置和大小。

(9)对旧义齿的检查:如患者戴用过全口义齿,应询问其重做的原因和要求,了解戴用义齿的时间和使用情况。检查旧义齿的固位、稳定情况,义齿基托与黏膜组织间的密合情况,边缘伸展情况,垂直距离和正中关系是否正确,人工牙排列位置和人工牙的材料,义齿的𬌗型,口腔黏膜是否正常,有无黏膜破溃、炎症性增生等情况。如黏膜不正常时,应停戴旧义齿1周,待炎症消退,再开始重新修复。如患者戴用旧义齿多年,对外形适应且满意,仅因𬌗面重度磨耗而要求重做者,在重新修复时,需想办法复制义齿磨光面外形及人工牙排列位置以便患者尽快适应。

3.修复前的外科处理

无牙颌修复前的外科手术修整工作,与全口义齿能否恢复外形和功能有着密切关系。对于尖锐的骨尖、明显的骨突、过大的组织倒凹、增生的软组织、松软的牙槽嵴等,均应进行外科修整。

(1)尖锐的骨尖、骨突和骨嵴:在牙槽嵴上有尖锐的骨尖、骨突、骨嵴,或形成较大的倒凹,可采用牙槽骨整形术。

(2)上颌结节:上颌结节较大,其颊侧骨突形成明显的组织倒凹,同时在上颌前部牙槽嵴的唇侧也有明显的倒凹时,将影响上颌义齿的就位。如两侧上颌结节均较突出时,可以只选择结节较大的一侧做外科修整,另一侧可在基托组织面进行适当的缓冲以减小倒凹,或是改变义齿就位方向,使义齿容易就位,并且不产生疼痛。

(3)下颌隆突:下颌隆突过大,其下方形成较大倒凹,不能用缓冲基托组织面的方法解决者,在修复前应做外科修整。

(4)唇颊沟加深:若唇颊沟过浅,影响义齿基托边缘伸展,义齿常因唇颊肌活动而造成脱位,可作唇颊沟加深术。

(5)唇颊系带成形:当牙槽嵴吸收后呈低平者,系带附着点接近牙槽嵴顶,甚至与牙槽嵴顶平齐,空气易自基托"V"形切迹处进入基托和黏膜组织之间,破坏边缘封闭而造成义齿脱位。

(6)增生的黏膜组织:口腔黏膜炎症性增生,多发生在上颌唇侧前庭,也可发生在下颌唇侧前庭,呈多褶状,在裂口的底部有溃疡,称缝龈瘤。这是由于牙槽骨的吸收,使基托与牙槽嵴之间不密合,或因义齿固位不好,而有前后向移动,特别是在正中𬌗位上下颌牙咬紧时,上颌全口义齿有向前推动的现象,使之长期、慢性刺激形成组织炎症性增生所致。如增生的组织不能消退,须采取手术切除。

(7)松软牙槽嵴:当下颌前部是天然牙而上颌是无牙颌时戴用全口义齿。由于下颌前部天然牙产生较大的𬌗力作用于上颌前部牙槽嵴,造成牙槽嵴压迫性吸收,而形成移动性较大的无牙槽骨支持的软性牙槽嵴,一般不主张手术切除。

(四)全口义齿戴牙后出现的问题及处理

初戴全口义齿或戴用一段时间后,由于各种原因,可能出现问题或症状,要及时进行修改,以便保护口腔组织的健康和功能的恢复。口腔软组织具有弹性,义齿戴用后,由于𬌗力的作用,出现下沉现象,在骨尖、骨棱、骨突部位出现黏膜破溃和疼痛。有时由于患者耐受性很强,仍坚持戴用义齿,进而可造成更大的损伤。因此,全口义齿戴用后应定期复查,以便及时发现问题,及时处理。

1.疼痛

(1)在牙槽嵴上有骨尖、骨棱,上颌隆突、上颌结节的颊侧、下颌舌隆突、下颌舌骨嵴处等骨质隆起,有组织倒凹的区域,由于覆盖的黏膜较薄,受力后容易造成组织压伤,义齿在戴上或取下时,义齿基托边缘常造成倒凹区黏膜的擦伤。由于取印模时压力不均匀或模型有破损,在义齿修复后常可刮伤组织。

处理方法:用桃形或轮状石将基托组织面的相应处磨除少许,使基托组织面与组织之间有适当的空隙。这种处理称之为缓冲。

(2)由于基托边缘伸展过长或边缘过锐,系带部位基托缓冲不够,在移行皱襞,系带部位可造成软组织红肿、破溃或组织切伤,严重时黏膜呈灰白色。

上颌义齿后缘过长,下颌义齿远中舌侧边缘过长时,由于组织被压伤,常可发生咽喉痛或吞咽时疼痛的症状。需将过长、过锐的边缘磨短和圆钝,但不宜磨除过多,以免破坏边缘封闭。

(3)义齿在正中咬合和侧方𬌗时有早接触或𬌗干扰,𬌗力分布不均匀,在牙槽嵴顶或嵴的斜面上,产生弥散性发红的刺激区域。如在嵴顶上,是由于牙尖早接触,过大的压力造成的。如在嵴的侧面上,是由于侧方𬌗运动时牙尖的干扰,有时离刺激处较远。

检查时,将下颌义齿戴在患者口中,医师用右手的拇指和示指或两手的示指放在下颌义齿两颊侧基托上,使下颌义齿固定在下颌牙槽嵴上,然后让患者下颌后退,在正中关系位闭合,在患者的上下牙有接触时不动,然后咬紧,如发现下颌义齿或下颌有滑动或扭动时,表示咬合时有早接触点,必须找出早接触点部位,给予磨除达到𬌗平衡。

(4)义齿行使功能时,由于义齿不稳定,在口内形成多处压痛点和破溃处。

𬌗不稳定的原因是义齿边缘伸展过长,牙排列位置不正确,颌位关系不正确或侧方𬌗时牙尖有干扰。

当患者在说话、张口时义齿有固位力,而咀嚼时义齿发生移位时,表示义齿不稳定。造成义齿不稳定的原因是:①正中𬌗关系不正确,并且有早接触点,尤其是在第二磨牙之间有早接触点;②人工牙排列的位置不正确;③侧方𬌗时,有干扰;④在牙槽嵴上产生连续性压痛点,其疼痛不明显,应考虑是𬌗关系的错误,多数情况下是因正中关系不正确,或有牙早接触、𬌗干扰。

在分析疼痛原因时,需认真鉴别诊断。鉴别疼痛是由义齿基托组织面局部压迫造成的,还是由于咬合因素使义齿移动而摩擦造成的。鉴别方法除了用肉眼观察有无咬合后义齿的移动现象,用手指扶住义齿,感觉有无咬合后义齿的滑动和扭动外,还可用压力指示糊进行检查。

(5)患者戴义齿后,感到下颌牙槽嵴普遍疼痛或压痛,不能坚持较长时间戴义齿,面颊部肌肉酸痛,上腭部有烧灼感。检查口腔黏膜无异常表现,这种情况多由于垂直距离过高或夜磨牙所致。可重新排列下颌后牙降低垂直距离,或重新做义齿。

2.固位不良

全口义齿固位不良多见于下颌,原因是多方面的。一方面是由于患者口腔条件差,如牙槽嵴因吸收变得低平,黏膜较薄,唇、颊向内凹陷,舌变大。在这种情况下,需要患者坚持戴用义齿,适应和学会使用义齿后,义齿的固位程度是会逐渐加强的。另一方面是由于义齿本身的问题,常见的现象如下。

(1)口腔处于休息状态时,义齿容易松动脱落。这是由于基托组织面与黏膜不密合或基托边缘伸展不够,边缘封闭不好造成。可采用重衬或加长边缘的方法解决。

(2)当口腔处于休息状态时,义齿固位尚好,但张口、说话、打哈欠时义齿易脱位,这是由于基托边缘过长、过厚,唇、颊、舌系带区基托边缘缓冲不够,影响系带活动;人工牙排列的位置不当,排列在牙槽嵴顶的唇颊或舌侧,影响周围肌肉的活动;义齿磨光面外形不好造成的。应磨改基托过长或过厚的边缘,缓冲系带部位的基托,形成基托磨光面应有的外形,或适当磨去部分人工牙的颊舌面,减小人工牙的宽度。

(3)固位尚好,但在咀嚼食物时,义齿容易脱位,是由于𬌗不平衡,牙尖有干扰,使义齿翘动,破坏了边缘封闭造成的。在下颌磨牙后垫部位基托伸展过长,与上颌结节后缘基托相接触或接近。上颌𬌗平面较低,当下颌向前伸时,上、下颌基托后缘相接触或上颌第二磨牙远中颌尖与下颌磨牙后垫部位基托接触,使下颌义齿前部翘起,而影响义齿固位。修改时应进行选磨调,消除早接触和牙尖的干扰,或将基托边缘磨短或磨薄。

3.发音障碍

一般情况下,全口义齿初戴时,常出现发音不清楚的现象,但很快就能够适应和克服。如牙排列的位置不正确就会使发音不清或有哨音。哨音产生的原因是由于后部牙弓狭窄,尤其是在前磨牙区,使舌活动间隙减小,舌活动受限;使舌背与腭面之间形成很小的空气排逸道;基托前部的腭面太光滑,前牙舌面过于光滑。可将上颌基托前部形成腭皱和切牙乳突的形态,形成上前牙舌面隆凸、舌面窝和舌外展隙的形态。有少数患者在发"S"音时,舌尖抵在下颌前部基托的舌侧面上,舌体抵在上腭处,形成空气排逸道。如果下前牙排列的过于向舌侧倾斜,使舌拱起得较高,可使空气逸出道变小,从而发出哨音。如下颌前部舌侧基托太厚,也会使发

"S"音不清楚。修改方法可将下颌前牙稍向唇侧倾斜,将下颌舌侧基托磨薄些,使舌活动间隙加大。

4.恶心

部分患者在初戴义齿时,常出现恶心,甚至呕吐。

(1)原因:①初戴不适应;②上颌义齿后缘伸展过长,刺激软腭;③义齿基托后缘与口腔黏膜不密合,唾液刺激黏膜而发痒,从而引起恶心;④上下前牙接触,而后牙无接触,义齿后端翘动而刺激黏膜;⑤上颌义齿后缘基托过厚,下颌义齿远中舌侧基托过厚而挤压舌根处。

(2)处理方法:①对于初戴不适应者,应嘱患者坚持戴用,症状可逐渐缓解;②上颌义齿后缘伸展过长者应将基托后缘磨短;③如上颌义齿后缘与黏膜不密合,可用自凝塑料重衬,或重作后堤,加强后缘封闭;④因𬌗干扰导致义齿前后翘动者,通过调𬌗消除前牙早接触点;⑤基托后缘过厚者,可修改上下颌义齿基托后缘的厚度。

5.咬唇颊、咬舌

(1)原因:①由于后牙缺失时间过久,两侧颊部向内凹陷或舌体变大,从而造成咬颊或咬舌现象,经过戴用一段时间后,常可自行改善,必要时可加厚颊侧基托,将颊部组织推向外侧;②人工牙排列覆盖过小;③上颌结节和磨牙后垫部位的上下颌基托之间夹住颊部软组织。

(2)处理方法:①加大覆盖,磨改上后牙颊尖舌侧斜面和下后牙颊尖颊侧斜面,可解决咬颊现象;磨改上后牙舌尖舌侧斜面和下后牙舌尖颊侧斜面解决咬舌现象;②增加上颌义齿颊侧后部基托厚度,将肥厚的颊侧软组织推开;③磨薄基托,增加人工后牙远中上下基托之间间隙,以免夹着颊部软组织。

6.咀嚼功能差

(1)原因:①上下颌后牙接触面积小;②调磨咬合过程中,磨去了𬌗面的解剖形态;③垂直距离低或过高,患者感到在吃饭时用不上力,或咀嚼费力。

(2)修改方法:①通过调𬌗增加𬌗面接触面积,形成尖窝解剖外形和食物排溢道;②垂直距离过低或过高者,需重新制作义齿,或重取颌位关系记录,将义齿上𬌗架后重新排牙。

二、即刻全口义齿修复

即刻全口义齿又称预成义齿。它是一种在患者的天然牙尚未拔除前预先做好,牙拔除后立即戴入的义齿。

(一)即刻全口义齿的适应证与禁忌证

(1)即刻全口义齿适用于修复不能保留的前牙,或上(下)颌剩余任何数目牙的病例。因前牙对患者的发音和面部外形非常重要,故特别适用于教师、演员等职业的患者。

(2)即刻全口义齿适用于全身及局部健康情况良好,可以一次性经受拔除较多牙的患者。

(3)局部患有急性根尖周炎、牙槽脓肿、急性牙周炎等,不宜采用即刻全口义齿修复。

(二)即刻全口义齿优缺点

1.即刻全口义齿的优点

(1)患者在牙拔除后,立即戴上义齿,可以保持其面部外形、语言和咀嚼功能,不妨碍患者社交和工作。不仅可以免除患者缺牙等待伤口愈合的痛苦,而且可在患者的颌面肌群、颊舌软组织以及颞下颌关节尚未发生改变的情况下,立即戴上义齿。因此,患者可很快地习惯使用义齿。

（2）容易求得正确的颌位关系。在制作即刻全口义齿时，因患者口内尚存留有部分天然牙，保持着原有的咬合关系和颌间距离，同时颌面肌肉的张力和颞下颌关节也未发生改变，所以比较容易确定颌位关系。

（3）拔牙后立即戴入义齿，对拔牙创施加压力，有利于止血。同时还可以保护伤口，使其不致受食物的刺激或感染，减轻患者的疼痛，并加速伤口愈合。

（4）减小牙槽嵴的吸收。因为拔牙后立即戴入义齿，能即时恢复生理的功能性刺激，保护牙槽嵴的健康，防止失用性萎缩。

（5）医师可以参照患者口内存留的天然牙，选择形状、大小、颜色相似的人工牙，根据天然牙的位置、牙弓的形状排列人工牙。

2.即刻全口义齿的缺点

（1）即刻全口义齿戴用后，需较长时间进行观察和必要的处理。这是由于戴牙初期，牙槽嵴的吸收迅速，义齿基托与牙槽嵴之间出现间隙，必须作重衬处理。

（2）由于一次需要拔除较多牙，并且同时修整牙槽骨，而拔牙、牙槽骨修整手术和戴义齿一次完成，需要较长的诊治时间。这对于年龄较大和体弱的患者，必须慎重考虑是否适宜。

（三）义齿的戴入与维护

1.完成义齿

常规完成义齿制作后，磨改过长边缘和组织面倒凹区，磨光，将义齿浸泡在1/1 000 L汞溶液内备用。

为了拔牙后能准确地修整牙槽骨，可预先制作一个薄的透明塑料导板，在手术时，如有尖锐骨突，很容易及时检查出来。外科导板的制作方法是在型盒内已修整好的模型上，形成蜡基托，经过装盒、除蜡、填塞透明塑料、常规热处理步骤完成。将导板浸泡在1/1 000 L汞溶液内备用。

2.外科手术和义齿戴入

即刻全口义齿完成后，就可拔除余留牙，修整牙槽骨，并即时戴入义齿。牙槽嵴唇颊侧无明显倒凹的患者，只需拔除余留牙，而不需做牙槽骨修整术。牙槽嵴唇颊侧有骨突而形成明显倒凹者，需做牙槽骨整形术，但应尽量保留骨组织，以义齿基托恰好戴入为原则。在拔除余留牙后，可采用骨间隔切除术消除倒凹，用骨钳去除牙槽间隔，使在牙槽骨的内外骨板之间形成沟槽。再用裂钻从各牙槽窝内的骨外板内壁，将骨外板钻穿，但不要伤及龈组织。然后从牙槽嵴唇侧加压，使唇侧骨板折裂塌陷与骨内板相接触，以消除牙槽嵴唇侧的倒凹。

上颌前突或前牙深覆𬌗患者，需切除唇侧骨板和骨间隔，降低牙槽窝腭侧壁的高度。修整骨组织时，应以修整模型的量为参考。

牙槽骨修整可用透明导板作指导，随时将导板戴入患者口内检查，如导板下局部黏膜受压发白，表示该处需加以修整，直到导板能完全戴入，并与牙槽嵴黏膜接触合适为止。

伤口缝合以前，应剪除多余的龈组织，使龈片恰好完全覆盖牙槽嵴。

外科手术完成后，将浸泡消毒液中的义齿取出，用生理盐水冲洗干净，戴入口内。如有压痛或义齿不能就位时，可适当进行磨改，直到义齿顺利就位，并初步调𬌗。

3.手术后的护理

（1）患者戴义齿后24 h内，最好不要摘下义齿，以免影响血块形成，而且手术后组织有水肿现象，取下后再戴入义齿比较困难，会刺激伤口引起疼痛。必要时服用镇痛药、冷敷。

（2）在初戴 24 h 之内应吃流食，以免刺激伤口疼痛，或引起术后出血。

（3）次日来院复查，摘下义齿，用温生理盐水冲洗伤口，详细了解并检查患者戴用义齿情况，修改义齿的压痛区，调整咬合。

（4）5 d 后拆除缝线，再次检查和修改义齿。

（5）预约患者 2～3 个月后定期检查。因此时牙槽嵴吸收基本稳定，如基托与牙槽嵴黏膜之间出现间隙，应即时进行重衬处理和咬合调整，或重新制作义齿。

（王杨红）

第三节　根管充填技术

一、侧方加压技术

侧方加压技术是将与主尖锉大小一致的主牙胶尖放入根管内后用侧方加压器加压，然后辅以副尖如此反复直至根管充填完毕。

（一）主牙胶尖选择

主牙胶尖的大小与主尖锉大小一致，在根管内应能到达操作长度或稍短。根据根管操作长度，用镊子在主牙胶尖相应部位夹一压痕，将主牙胶尖插入根管至预定操作长度。

此时可通过手感和 X 线检查判断主牙胶尖是否满足如下条件。

（1）主尖已不能向根尖方向移动，如尚能进一步向根尖方向插入则意味着所选主牙胶尖过小，能通过根尖狭窄区。如主尖超出根尖孔过多则应重选大一号主牙胶尖，如少量超出则取出该主牙胶尖，剪去超出部分并再尝试。修剪时最好用手术刀片。每次修剪掉尖端 0.5～1 mm，直至主牙胶尖与根管相匹配。

（2）主尖应在根尖 1/3 区紧贴根管内壁，在 X 线片上可见主尖在冠 2/3 有间隙存在。当主牙胶尖插入至预定位置后，取出该牙胶尖时应略有阻力。此时意味着牙胶尖与根管壁紧密贴合。在扁根管或根管未预备成连续的锥形时，虽然主牙胶尖与根管根尖区未紧密贴合也可能出现取出主尖时有阻力的假象。

主尖选择、修改完成后，应 75% 乙醇消毒、干燥备用。

选好的主牙胶尖作好长度标记后拍 X 线片确认。如果 X 线片显示主牙胶尖过短，则可能与下列因素有关。①根管操作长度测量不准，若如此，则需重新测定操作长度并按此长度重新预备根管。②根管未预备成连续锥形或根管内径过小。此时应适当扩大根管或选用小号牙胶尖。③根管根尖部被牙本质碎屑堵塞。此时需用小号根管扩锉针和根管冲洗剂去除碎屑。④根管内形成台阶，牙胶尖不能循根管走向插至根尖区。此时需重新进行根管预备。⑤根管系统存在二维 X 线片上无法看到的弯曲，此时应仔细验证根管解剖形态，放置弯曲牙胶尖可能会有帮助。⑥选择的主尖过大，可换用小号尖，有时同号的主尖之间锥度和形状都各不相同。

如果主尖可到达工作长度，取出时也略有阻力，但是在 X 线片上只见到尖 1/3 而不是冠 2/3 处有间隙存在，表示牙胶尖不适合于根管或者根管在冠 2/3 未达到预备要求。

（二）根管准备

在开始根管充填前要对根管进行最后消毒干燥。常用消毒剂为 2.5%～5% 次氯酸钠。如果要去除根管玷污层则按前述方法去除。干燥采用纸尖吸湿，也有人采用 95% 酒精或 99% 异丙醇脱水的办法来干燥根管，将脱水剂留置于根管内 2～3 min 然后用纸尖吸干。

（三）侧方加压器的选择

侧方加压器分手用和指用两种。侧方加压器根据根管直径的不同分为多种型号，应选择与主尖锉匹配的侧方加压器。在弯曲根管，可事先预弯侧方加压器。

（四）根管封闭剂的使用

干燥根管和选择好侧方加压器后将调配好的根管封闭剂放入根管内，涂满整个根管壁。可用螺旋输送器、根管锉、根管钻、主牙胶尖或超声器械放置封闭剂。这些方法放置封闭剂都是可行的，但使用超声器械放置时封闭剂在根管内的分布最均匀。在涂布根充封闭剂时应注意一次不宜带入过多封闭剂，以免在根管内形成气泡，同时过多的封闭剂也不利于致密充填根管。

（五）放置主牙胶尖

插入主牙胶尖时动作一定要缓慢，便于根管内封闭剂均匀分布，减少被主牙胶尖带入根管的气泡和根管封闭剂被推出根尖孔的量。主牙胶尖就位后停滞 20～30 s 以保证主牙胶尖就位稳定。如果患者没有局麻，此时由于根尖孔推出的少量封闭剂和空气会感到短暂不适，医生应提前向患者说明。必要时可拍片观察主牙胶尖就位情况。

（六）对主牙胶尖加压

主牙胶尖就位后，将选好的侧方加压器沿着主牙胶尖与根管壁间的空隙缓缓插入根管内直至操作长度或至距操作长度为 0.5～1 mm 处。侧方加压器插入深度不足常导致根尖区牙胶加压不足。

侧方加压器插至需要深度后旋转 180°，弯曲根管内的旋转角度可以减小。经过加压和旋转，主牙胶尖被充分侧向和垂直加压，为副尖留出了足够的空间。

（七）放置副尖

副尖的大小应与侧方加压器大小一致或小一号。先在副尖上涂以少量封闭剂，然后插入根管到先前侧方加压器的深度。如副尖不能到达先前侧方加压器的深度应考虑以下情况。

(1)副尖的直径太大或锥度不适合。

(2)侧方加压器太小与副尖不匹配。

(3)侧方加压器加压不够，没有为副尖创造足够的空间。

(4)根管锥度太小。

(5)在侧方加压中主尖被移动位置。

(6)副尖尖端弯曲打卷。

(7)封闭剂开始硬固，阻止副尖就位。

副尖不能到达先前侧方加压器的深度会在根管内产生空隙，使充填质量下降。仔细检查上述可能原因并排除之。如此反复，副尖从根尖向冠方充填根管。

（八）完成根管充填和髓室充填

当侧方加压器只能进入到根管口以下 2～3 mm 时不再插入侧方加压器。用烧热的挖匙或其他加热器械(如 Touch's Heat)从根管口切断牙胶尖同时软化冠部的牙胶,用垂直加压器加压冠方牙胶,至此根管充填完毕。拍术后 X 线片,用酒精棉球将残留在髓腔内的封闭剂和牙胶清除暂封或永久充填。

(九)冷牙胶侧方加压法的变异方法

常见的有以下几种:①溶剂溶解软化主牙胶尖以更适应根尖区解剖形态。此法有时也被称为"直接印模法";②仅在根尖 1/3 做侧向加压,去除冠方多余牙胶后用热牙胶垂直加压或注射式热软牙胶充填冠方;③侧向加压充填至根管口,然后逐步去除根管中上 2/3 的牙胶、同时辅以垂直加压。最后垂直加压或侧方加压充填根管中上 2/3;④当使用含牙胶软化剂的糊剂时,放置主尖后将侧方加压器放至离根尖 0.5~1 mm 处,等待 1 min,让牙胶在逐渐软化的同时持续加压使其适应根管形状。

侧方加压技术的优点是容易掌握,对于初学者较易;但是,侧方加压技术的缺点包括:牙胶尖周围的糊剂量较多;对不规则的根管形态如 C 形根管、内吸收和重度弯曲根管充填不充分;用力过大可导致根折。

二、垂直加压技术

垂直加压技术是由 Schilder 首先提出的一种充填方法,其特点是使充填于根管中的根充材料加热软化,进而通过向根尖方向垂直加压,促使充填材料更为致密地充填根管各解剖区域,达到严密封闭根尖孔的效果。

(一)主牙胶尖选择

根据根管的形态和长度来选择主牙胶尖,主牙胶尖的锥度更为重要。主牙胶尖为非标准牙胶尖,锥度较大,为垂直加压提供了足够体积的牙胶。主牙胶尖要求到达距操作长度1~2 mm 处,因为软化的牙胶受力后会向根尖方向移动。主牙胶尖选定后拍 X 线片确认,标准如下。

(1)主牙胶尖距操作长度为 1~2 mm,主牙胶尖锥度应与根管基本一致,主牙胶尖在根尖区与根管壁相接触。

(2)若主牙胶尖在根管内位置短于要求长度,则应考虑以下因素:①牙胶尖在根尖以上区域与根管壁紧密接触;②牙胶尖锥度不正确;③根尖区有牙本质碎屑阻塞;④根管内台阶、阻塞、根管偏移;⑤根管有颊舌向的弯曲,同时根管预备在弯曲处有急剧的狭窄。

(3)如果牙胶尖超过要求长度,则应考虑以下因素:①牙胶尖锥度过小或不正确;②根尖屏障被破坏。

无论是主牙胶尖在根管内位置偏上、还是偏下,都应仔细检查原因。

可以用刀片修剪牙胶尖、更换新的主牙胶尖、制作合适的主牙胶尖或重新预备根管。

(二)根管准备

主牙胶尖选定后放在消毒剂(如次氯酸钠)中备用。在开始根管充填前要对根管进行最后消毒干燥。常用消毒剂为 2.5%~5% 次氯酸钠。如果要去除根管玷污层,则按前述方法去除。采用纸尖吸湿干燥根管。

(三)加压器的选择

垂直加压技术使用的加压器是垂直加压器,目前市场上有多种型号垂直加压器,每套由多种直径的加压器组成,分手用和指用两种。在一个特定根管的根充中至少需要 3 种直径的根充加压器,即小号、中号及大号根充加压器。其选择标准如下。①小号加压器:要求能在距根尖狭窄区 4~5 mm 区域内无妨碍自由上、下运动;②中号加压器:要求能在根管中 1/3 区域内无妨碍自由上、下运动;③大号加压器:要求能在根管冠 1/3 区域内无妨碍上、下运动。

选择合适的加压器对成功的充填十分重要。不同的垂直加压器进入根管的深度是不同的,但垂直加压器在任何情况下都不能直接对根管壁进行加压,以免造成根折。可在每根垂直加压器进入根管的最深处做标记,防止垂直加压器接触到根管壁。

在选择垂直加压器的同时也选好携热器或电加热器械(如 Touch'n heat)用来取出或放置牙胶。

(四)涂根管封闭剂

将调配好的根管封闭剂放入根管内,涂满整个根管壁。可用螺旋输送器、根管锉、根管钻、主牙胶尖或超声器械放置封闭剂。垂直加压充填时在根尖部分所用的根管封闭剂较少,这样可防止过多的封闭剂超出根尖孔,同时也避免在根尖孔封闭时根尖部分充填完全由封闭剂组成。向根尖方向垂直加压热牙胶可在根管壁上留下一薄层充填材料,同时根管糊剂也向冠方移动。

(五)放置主牙胶尖

将消毒主牙胶尖的尖 1/3 蘸一薄层糊剂,缓慢插入主牙胶尖,这样做的目的是便于根管内封闭剂均匀分布、排除被主牙胶尖带入根管的气泡和减少被推出根尖孔的根管封闭剂的量。必要时可拍片观察主牙胶尖就位情况。

(六)冠根向充填

用电携热器(Touch'n heat)或在酒精灯上加热的携热器去除根管口外的多余牙胶。此时,牙胶断面 3~5 mm 内因热传导而软化,用大号垂直加压器向根尖方向加压,用力不宜过大,应多次均匀用力按压。

垂直加压器的钝头在主牙胶尖的中心留下一个深深的痕迹,四周的牙胶则向内弯曲,填补中央的空隙;同时整个牙胶尖向尖方和侧方移动。随后,热器械再移去 2~3 mm 的牙胶,用大号垂直加压器以前述方法按压。重复以上步骤数次,直至根尖 3~4 mm 区域牙胶充分致密地充填根管。通常可在操作过程中拍 X 线片观察牙胶的移动。在这一系列操作中要遵守以下原则。

(1)不同的垂直加压器只能在不同的深度使用。最小号垂直加压器要求在距根尖 4~5 mm 的根管内自由移动而不触及根管壁。

(2)为了避免软化牙胶粘至垂直加压器,可在加压器工作头上蘸少许牙科粘固粉或用酒精擦拭。

(3)不要急于对根管全长加压。因为加热一次只有 3~5 mm 的牙胶被软化,因此,垂直加压只对这部分软化了的牙胶有作用。另外,缓慢加热加压向下推进有助于牙胶进入根管内不规则部分。

(4)加压时要求动作缓慢,用力均匀。

(5)加压方式是不断地将四周的牙胶压向根管中心,这种加压方式在根尖—冠方充填时可避免在牙胶中产生空隙。

(6)在弯曲根管充填时需要根据根管的形态预弯加压器。

(7)对根尖牙胶进行加压时,要等到根尖的牙胶充分软化后进行。

(七)根尖-冠方充填

当冠-根向充填结束后,除了根尖部分有致密的牙胶充填外,主根管应是空的。将牙胶尖切成 2～4 mm 长的小段,并选择与欲充填段根管内径及垂直加压器相适应的牙胶段。将该段牙胶尖粘至稍加热的垂直加压器(也应与根管内径相适应)工作端上。小心加热此牙胶段,将带有牙胶片段的携热器小心地插入根管,使牙胶段接触已顺向根充的牙胶并粘在根尖部分牙胶上。立即用适当的根充加压器加压。重复此步骤,直至整个根管被完全充填为止。如该牙在牙体修复中需用根管桩,此时不必进行逆向根充。在这一系列操作中医生一定要遵守以下原则:①牙胶段加热不能过度,否则因太软而无法送入根管,用 Touch'n Heat 等可控温加热器械可使操作变得容易;②牙胶段不能涂封闭剂,因为封闭剂会影响被加热牙胶段与根管内的牙胶粘连融合;③牙胶段不能太长,应为 2～4 mm;④垂直加压时用力均匀;⑤选择合适的垂直加压器。

目前垂直加压技术有了很大改进,将在下面具体介绍。上面介绍的传统垂直加压法仍为许多临床医生使用并收到满意效果。

由于牙胶的放入较为困难,目前多使用热牙胶注射仪 Obtura Ⅱ 或 Ultrafil 将牙胶注射于根管内再加压充填。每次注入根管内的长度为 3～5 mm,采用分段充填的方法进行。

(八)完成根管充填和髓室充填

根管充填完毕后用酒精棉球将残留在髓腔内的封闭剂和牙胶清除,拍术后 X 线片,临时修复体修复冠方或永久修复。

三、固核载体插入技术

1978 年,Johnson 介绍了一种使用不锈钢根管锉携带热软化的 α 相牙胶充填根管的技术。由于根管锉在根管口处被切断后作为根管内充填材料的一部分,这种根管充填技术也被称为固核载体插入技术。

固核载体插入技术具有以下特点。①中央载体是充填根管腔的主要成分,牙胶在根管内的总体积相对较小;由于温度变化对载体体积的影响较小,因而,根管充填材料在冷却过程中的体积收缩得到控制。②α 相牙胶和根管壁之间有较强的黏性。③操作极为简单。近十年来,固核载体插入技术得到了广泛应用,适用于这种技术的产品有:Thermafil,Densfil 和 Successfil。其中,Thermafil 在临床上应用最为普遍。

(一)Thermafil 的组成、规格和 Thermafil 加热炉

Thermafil 由两个部分组成。中央部分是 Thermafil 载体,由不锈钢、镍钛合金或塑料组成;载体的外面包被一层 α 相牙胶。根据 Thermafil 直径的不同,将其编码为 20～140 号,分别与根尖预备的主尖锉号码相对应。每个 Thermafil 的柄部标有可识别 Thermafil 直径的号码,便于选用。Thermafil 杆部标有一些刻度,能指示 Thermafil 插入根管内的深度。

使用 Thermafil 时,应先在特制的加热炉-ThermaPrep 或 Thermaprep plus 中使牙胶软化,才能进行根管充填。Thermafil 在 Thermaprep 中的加热时间取决于 Thermafil 的直径,直径越粗,加热时间越长。使用 Thermnaprep plus 加热 Thermafil 时,加热时间均为 15 s。

(二)Thermafil 充填根管的基本步骤

1.Thermafil 根管充填技术对根管预备的要求

使用 Thermafil 充填根管前,应彻底清理根管,并将根管预备成根管口直径最大、根尖预

备终端直径最小且管壁光滑的锥形。Maillerfer-Thermafil 载体的锥度为 0.04，比 ISO 标准的根管器械锥度大一倍，在进行根管预备时必须使用敞开技术来增加根管的锥度。逐步后退技术和改良双敞技术预备的根管，可以满足 Thermafil 充填技术对根管预备的要求。除了使用 ISO 标准器械预备根管外，也可以使用锥度为 0.04 的镍钛合金根管锉如 Profile 成形根管。Profile 预备根管的配套技术为"crown down"根管预备技术。

2. Thermafil 根管充填技术的步骤

(1)检查根管的形状：选择与根尖预备主尖锉号码一致的根管形状校正锉，将其插入根管，检查校正锉是否到达根管预备的终端。如校正锉在插入根管的过程中遇到阻力，可用该锉切削局部根管壁的牙本质使之到达根管预备终端。也可选用相同号码的 Thermafil 载体对根管的形状进行检查。若 Thermafil 载体不能到达根尖预备的末端，则需要对根管再次成形。

(2)加热 Thermafil：冲洗根管后，用纸尖干燥根管，选择与根尖预备主尖锉号码一致的 Thermafil，调整 Thermafil 上的橡皮片，使橡皮片至 Thermafil 尖端的长度与根尖预备时的操作长度相同，然后在 Thermafil 加热炉中加热。

(3)充填：在整个根管壁上涂一薄层根管封闭剂后，将已加热的 Thermafil 插入根管至操作长度，用倒锥钻从根管口处切断 Thermafil，然后用垂直加压器压紧载体周围的牙胶。

如果用金属载体的 Thermafil 充填根管且患牙需要桩核冠修复时，可预先确定需保留的根管充填物长度，用金刚砂钻在 Thermafl 相应的部位作一环形凹槽，深度至金属载体的中央，加热后插入根管至预定深度，然后轻轻旋转，使 Thermafil 在凹槽处断离，向外退出 Thermafil 后，便同时完成了根管充填和桩腔预备。

用酒精棉球将残留在髓室内的封闭剂和牙胶清除，拍术后 X 线片，暂封或进行永久充填。

（王杨红）

第四节　根尖诱导成形术

一、有关的基础理论及实验研究

对根尖孔呈喇叭状的年轻恒牙进行根管治疗是长期以来临床上感到棘手的问题。以前对于这类牙多采用外科手术治疗（倒充术）。虽然外科治疗有一定疗效，但是，手术会产生较大的机械损伤，且这类根尖未完全形成的死髓牙，牙本质壁薄弱，不易达到良好的根尖封闭，为获得更好的根尖封闭，手术中常切除部分根尖，这样就加重冠根比例失调。同时，手术会给儿童造成心理负担。

另有一种治疗方法被用于处理这种根尖未完全发育成形的牙髓坏死恒牙。首先，清洁根管，用一种暂时的糊剂充填根管，以刺激根尖形成钙化组织，当 X 线显示根尖闭合后，取出暂充的糊剂，用牙胶进行根管永久性充填，这一过程称为根尖诱导成形术（Apexification，AP）。

1964 年，Kaiser 首先提出用氢氧化钙进行根尖诱导成形术，这项技术被 Frank 进行了大力推广与改进。从那时起，氢氧化钙单独使用或与其他药物联合应用进行根尖诱导，也成为治疗牙髓坏死性年轻恒牙的常规方法。

在根尖诱导成形术中,氢氧化钙既可单独使用,也可与樟脑氯酚(CMCP)、间苯醋酸盐、生理盐水林格液、蒸馏水、麻药等混合使用。据报道,这些液体可以增强氢氧化钙的功效。其他的材料如氧化锌糊剂、抗生素糊剂 Walkhof 糊剂、Diaket 糊剂磷酸钙生物陶瓷骨形成蛋白(Bone Morphogenetic Protein,BMP)等,也可用于根尖诱导术。

有人用氯化钡和氢氧化钡进行根尖诱导失败,但是,如果在氢氧化钙中加入少量硫酸钡,不仅能成功地诱导根尖形成,而且增加了根充药物的放射线阻射性。

据报道,在人类和灵长类动物实验中,磷酸三钙显示出与氢氧化钙有同样的根尖诱导功效。将磷酸三钙导入经牙髓次全切除的狗牙根管后,动物牙根尖处成纤维细胞、成牙骨质细胞和成骨细胞增殖活跃,根尖部有骨小梁和牙骨质形成,6 个月后,根端可见骨-牙骨质的生物学封闭。还有人报道:胶原钙磷凝胶诱导根尖形成的速度快于氢氧化钙,大约在 12 周内,无牙髓根管及其周围的软硬组织再现活力,牙骨质、骨质、修复性牙本质沉积于向根管内生长的结缔组织中,重建正常的牙周韧带,该凝胶作为可吸收基质促使硬组织长入清理的根管内。然而,也有学者指出:胶原钙磷凝胶抑制修复过程,破坏根尖周组织,对根尖诱导无效。目前,这一问题有待于深入研究。

虽然多种材料均能成功地诱导根尖形成,但是也有报道指出:即使不用任何材料,在去除坏死牙髓组织后,有的根尖也会自然形成。根尖诱导中重要的因素可能是彻底的根管清理(去除坏死牙髓组织)及严密的封闭防止再感染。Summctna(1980 年)曾报道一例上前牙外伤两年的儿童,因急性根尖周炎就诊,经根管开放、根管清理、封药后,因故未按时复诊,3 个月后发现,X 线片显示牙根继续发育,根端闭合。

综上所述,控制根管内感染和应用适宜的诱导剂是根尖诱导成形术中的两个重要环节。

虽然根尖诱导成形术的成功率很高,但是这种方法应该是根发育未完成牙的最后选择,在此之前仍应尽可能进行活髓保存治疗,以使牙根发育和牙本质形成更加完善。因年轻恒牙血供丰富,间接牙髓治疗、盖髓术及牙髓切断术均易获得成功。只有当年轻恒牙发生牙髓坏死或根尖周病变时,才考虑进行根尖诱导成形术。

确定根尖闭合程度非常困难,X 线显示根尖闭合影像往往不够精确,仅能观察近远中方向上已关闭,而在颊舌面上可能是敞开的。在这种情况下,应结合临床检查及患儿年龄进行综合判断。

二、操作要点

对于牙根发育未完成的牙,除非存在明显的牙髓腔暴露,一般很难诊断出牙髓坏死。常见的引起年轻恒牙牙髓病变的原因是牙外伤、畸形中央尖折断、深龋露髓等等。详细的外伤病史、疼痛病史等,对诊断及治疗均有非常重要的意义。

X 线检查是最基本的,有时还要检查对侧同名牙,以比较牙根发育情况。电活力测定常不能提供有意义的诊断依据,热试验在确定牙髓活力方面更为可信,出现急性或慢性疼痛、叩痛松动、牙冠变色等症状时,对诊断有一定帮助意义。对于牙髓未暴露的牙,通过上述检查仍存在可疑时,应继续观察,并及时修复外露的牙本质,避免牙髓组织进一步受到刺激。

进行根尖诱导成形术时,根管应常规清洁和消毒,机械清理应在确定的根管工作长度内进行,避免损伤牙乳头,采用大量的次氯酸钠液冲洗根管,以去除组织碎屑。因为这些牙根根管的近冠方比根尖处细,而根管器械的粗度比根管内径小,故在根管清洁及成形时,应倾斜根管器械,使根管内壁的各个面能被有效清洁。超声根管治疗仪在这种根管清理方面很有帮助。

根管彻底清理后,干燥根管内可放置少许氢氧化钙糊剂、樟脑氯酚(CMCP)或其他适宜的根管消毒药,用粘固粉暂封。如果复诊时感染症状持续,应重复清理根管,封药消毒。

当牙齿感染症状消失,根管内无渗出时,干燥根管并充以氢氧化钙糊剂,根充时不用麻醉,患者的感觉可以判断是否到达根尖孔。

可用小银汞充填器根管充填器、Lentulo 螺旋针根管内注射器等器械送糊剂入根管内,用根管充填器将糊剂压至根尖处,同时可加入一些氢氧化钙粉末以增加糊剂的密度,最理想的情况是根管被完全充满但不超充。为了利于 X 线检查氢氧化钙根充情况,可加入少量硫酸钡碘仿等 X 线阻射剂,这并不会改变药物的特性。有报道指出:超充也能有效诱导根尖形成,相对而言比欠充好。

根管充填后,冠部开髓处必须用永久充填材料封闭,如果外层封闭不严,氢氧化钙可能溢出,并发生根尖再感染。前牙用复合树脂或硅酸盐粘固粉修复,后牙用银汞合金充填。

三、定期复查

一般来说,根尖诱导需 6~24 个月(一般 1 年±7 个月),时间延长的原因可能与根尖周破坏过大、外层封闭脱落和再感染等因素有关。这段时间内应每 3 个月复查一次,治疗期间如果出现任何再感染或病理情况,应重新进行根管清洁及充填。定期复查直至 X 线显示根尖闭合,再去除原充填物及氢氧化钙,用根管器械检查根尖闭合情况。如果根尖孔仍未闭合,应再次填入氢氧化钙,继续观察。

四、根尖诱导成形术的组织学变化

年轻恒牙(牙髓)发生牙髓尖周组织病变后,牙根的继续发育取决于三方面:①根尖残留的生活牙髓;②牙乳头;③尖周组织中皮根鞘的功能。因此,保留根尖部健康的生活牙髓,保留根尖部牙乳头及恢复上皮根鞘功能是根尖诱导的组织学基础。

根尖诱导术后有多种形式的根尖闭合。根尖闭合的形式与充填材料充填的程度(根管内或根尖孔外)有关。根尖诱导术后,牙根发育有以下情形:①牙根延长,管腔缩小,根尖封闭;②牙根长度及管腔无变化,根尖封闭;③钙化屏障形成于根管的管腔内,而不在根尖处;④X 线显示牙根未发育,无钙化屏障形成,但根管内可探及阻塞物,表明有少许钙化物形成。

许多根尖诱导失败的原因,从组织学上来看,是难以适当清洁和消毒根尖孔开扩的根管,这类牙越近根尖,根管越粗,比成熟牙更加难以清洁。虽然在轻度炎症的情况下也会出现钙化物沉积的现象,但在无炎症时,钙化物的形成会更好。因此,提倡根尖诱导不宜一次完成,应在所有感染和炎症症状消失后,再进行氢氧化钙根充。

(王杨红)

第五节 无牙颌的口腔种植治疗

无牙颌由于牙槽骨长期缺乏功能刺激,其吸收情况常较为严重,常规的全口义齿修复常常较难获得良好的固位、稳定效果,特别是在下颌无牙颌尤为明显。口腔种植治疗可以为义齿带来良好的固位、稳定性,让义齿更好发挥功能,是无牙颌修复的理想方案。

一、无牙颌种植治疗的方案

无牙颌种植治疗方案可以分为种植体支持的固定修复和种植体与黏膜组织共同支持的覆盖义齿修复。修复方案的设计由牙槽骨的情况、上下颌弓的比例及患者在美观、功能方面的要求、患者的经济条件等因素共同决定。

(一)种植体支持的固定修复

种植体支持的固定修复按照单颌种植体上部结构是否连接为整体可以分为种植体支持的固定桥修复和种植体支持的全颌固定修复。

1.种植体支持的固定桥

种植体支持的固定桥修复可将单颌的修复分为3~4个区段进行修复,每一个区段可以是联冠或者固定桥。这种修复方案要求病例有足够的骨量允许在颌骨的前部和后部都植入种植体。种植体支持的固定桥在颌骨丰满的条件下,美观性良好,功能与天然牙最为近似;但适应证较严格,对于有颌骨明显吸收、颌骨关系不协调的病例不适于选择固定桥形式修复。

2.种植体支持的全颌固定修复

种植体支持的全颌固定修复将单颌的修复作为一个整体进行修复。这种修复方式对于部分无法在颌骨后部植入种植体的病例也能完成固定修复,临床上较常用于下颌无牙颌的固定修复。按照上部结构的形式全颌固定修复可以分为以下两类。

(1)全颌烤瓷固定桥,上部结构以烤瓷固定桥形式粘结固位在基台上。

(2)固定-可拆卸式,上部结构由螺丝固定的烤瓷桥或金属的支架、塑料基托和树脂人工牙共同组成。

(二)种植体与黏膜组织共同支持的覆盖义齿修复

覆盖义齿的修复形式按照义齿的支持方式可以分为黏膜组织支持为主、黏膜组织与种植体联合支持及种植体支持为主的覆盖义齿三个类型。按照上部结构附着体的类型又可以分为刚性附着体与非刚性附着体支持的覆盖义齿。覆盖义齿修复与固定修复相比,体积较大容易使患者产生不适感;咀嚼效能也相对较低。但覆盖义齿适应证广泛,对患者颌骨骨量的要求较低,手术风险相对较小,修复的难度也较低,制作价格也相对低廉。

二、无牙颌种植修复的设计

无牙颌种植修复的设计应当注意根据最终修复效果要求来指导种植修复的整体设计。首先确定所选择的修复方案,根据修复方案完成义齿支持力、固位力、稳定性的设计。

(一)种植修复方案的选择

无牙颌种植修复方案由患者牙槽骨的情况、上下颌弓的比例及患者在美观、功能方面的要求,患者的经济条件等因素共同决定。患者牙槽骨骨量充足,上下颌弓关系正常的前提下,考虑固定修复方案;若患者牙槽骨骨量不足,上下颌弓关系不佳,考虑覆盖义齿修复为宜。

(二)支持力的设计

不同的修复方案,义齿的支持力有不同的来源。对于固定修复,义齿支持力主要来源于种植体,在种植体规格统一的前提下,种植体的数量是决定支持力的主要因素。上颌的固定修复通常需要种植体的数量为6~8颗或以上;下颌固定修复需要种植体的数量为4~6颗或以上。

对于覆盖义齿修复,支持力来源于种植体和黏膜组织。若覆盖义齿是黏膜组织支持为主,则通常为上颌或下颌各植入 2 颗种植体辅助支持;若覆盖义齿是黏膜组织与种植体联合支持,则通常为单颌植入 3~4 颗种植体。对于种植体支持为主的覆盖义齿,上颌的种植体数量应在 6 颗以上,下颌种植体数量应在 4 颗以上。

(三)固位形式的设计

全口种植义齿若进行固定修复,应尽量选择可拆卸的固位方式,以方便种植义齿的检查与维护。对于覆盖义齿的修复,上部结构可以选择刚性的附着体和弹性附着体。刚性附着体主要是杠式附着体,主要适用于种植体支持为主的覆盖义齿;弹性附着体主要有球帽附着体、磁性附着体等。弹性附着体主要适用于黏膜与种植体联合支持或黏膜支持为主的覆盖义齿。

覆盖义齿的各类附着体有各自的特点与适应证。

1.杆式附着体

杆式附着体属于刚性附着体,义齿通常以种植体支持为主,固位力强。适用于牙槽骨吸收明显,颌间距离较大,颌骨前部分布有 2~4 颗种植体时选择。

以下情况不适于选用杆式附着体。

(1)由于牙槽骨高度不一致,导致杆附着体无法达到与颞下颌关节转动轴平行。

(2)种植体之间距离过大,导致杆长度过长(以不超过 22 mm 为宜)。

(3)颌间距离过窄,单颌间隙不足 10 mm,无法容纳杆附着体组件高度。

2.球帽附着体

球帽附着体属于弹性附着体,常用于种植体数量在 2~4 颗,黏膜组织与种植体联合支持的种植义齿采用,固位力较杆式附着体弱。球帽附着体由阳型的基台上小球和义齿组织面的阴型固位环共同组成,阴、阳两型之间在承受颌力时有一定的垂直向移动,具备应力缓冲的能力。

球帽附着体对单颌间隙要求较低,通常 8 mm 的单颌间隙即可满足修复要求。对于前述的三种杆式附着体不适用的情况,球帽附着体可获得较好的效果,且球帽附着体覆盖义齿相对杆式附着体精度要求也较低。

3.套筒冠附着体

套筒冠附着体由内冠和外冠两部分组成。适用于种植体数量不多,骨支持力不足的覆盖义齿修复。对于颌间距离较大,种植体倾斜导致上部结构难以获得直接的共同就位道的,采用套筒冠附着体,可以获得较好的效果。

4.磁性附着体

磁性附着体由固定于种植体顶部的衔铁和固定于义齿组织面的永磁体两部分组成,借助种植体与义齿之间的磁力增强覆盖义齿的固位。

磁性附着体与杆式、球帽附着体相比,固位力较弱,但有较好的应力缓冲分散的能力,适用于种植体数量较少、种植体植入方向与位置不佳的修复。磁性附着体结构永磁体有脱磁的现象,需不定期更换永磁体才能保持较好的固位力。

(四)稳定性的设计

种植义齿的稳定性,主要从种植体分布情况、悬臂梁设置和咬合关系三方面考虑。骨量允许的条件下,需要植入多颗种植体时,种植体植入的位点应该尽量分散,避免排列在同一直线上,种植体连线尽量形成三角形或多边形利于义齿的稳定。使用悬臂梁结构时,应严格控制悬臂梁的长度为 15 mm 以内。同时,恢复良好的种植义齿的咬合关系也是维持义齿稳定的关键因素。

三、无牙颌种植治疗的外科要点

(一)颌骨骨量与骨质

1. 颌骨骨量

无牙颌的前牙区刃状牙槽嵴、上后牙区上颌窦气化、下后牙区牙槽嵴低平等现象均常见。刃状牙槽嵴常导致骨宽度不足,种植外科中常需要利用水平向引导骨再生、骨劈开、骨扩张术等来解决骨宽度不足的问题;上颌后牙区上颌窦气化和下颌后牙区牙槽骨吸收则导致后牙区骨高度的不足,可以选择仅在颌骨前部植入种植体的方案规避外科风险,也可以采用上颌窦提升术、上置法植骨术等恢复骨高度后在后牙区完成种植。

2. 颌骨骨质

无牙颌患者总体年龄较大,许多患者伴有不同程度的骨质疏松情况。这些患者上后牙区骨质常更为疏松,多为 Ⅳ 类骨,不利于种植体的骨结合,种植的失败率显著高于其他区域。临床医生对无牙颌患者上后牙区种植失败的风险需要引起足够的重视。

(二)解剖结构的风险

下颌无牙颌的种植,后牙区常伴随垂直方向骨高度不足,需注意下牙槽神经管的位置,种植手术时要保证 2 mm 的安全距离,防止损伤下牙槽神经血管束;对于后牙区无法进行种植的病例,选择两侧颏孔间区域植入种植体时,若颏孔位置较高,外科手术过程中,唇侧翻瓣应剥离黏膜直至暴露颏神经孔,以保证植入种植体的同时确保颏神经的安全。对于上颌无牙颌患者,后牙区种植应注意上颌窦底的位置,防止种植体根部进入上颌窦,增加骨结合失败和上颌窦感染的风险。

(三)种植体的选择

每一个种植位点允许的种植体直径、长度的选择与单牙缺失的要求相同。种植体的数量方面,根据全颌种植义齿支持力设计的要求选择。

(四)种植体的分布

种植体植入位点应根据颌骨解剖情况选择,也与种植修复方案和种植体的数量有关。下颌无牙颌覆盖义齿修复种植体数目常为 2~4 颗,2 颗种植体的植入应在下颌两侧尖牙区;3 颗种植体的植入,增加的种植体应尽量植入颌骨中点位置;4 颗种植体的植入则应分部均匀。下颌无牙颌固定义齿修复种植体数目常为 4~8 颗,当后牙区可用骨高度不足时,颏孔中间区域植入 4~5 颗种植体支持远中有悬臂梁的短牙弓作为治疗方案。此时远中的两颗种植体应尽量靠近牙弓后部,但应保留与颏神经 3~5 mm 或以上的安全距离,必要时可以选择种植体头部向远中方向倾斜植入,同时,在可用骨高度足够情况下,尽量选择较长的种植体。上颌无牙颌覆盖义齿修复种植体数目常为 2~6 颗,由于上后牙区垂直骨高度不足的情况常见,种植体植入位点常在上颌前部。5~6 颗或以上种植体可以支持上颌种植固定义齿短牙弓修复,颌骨条件允许的前提下,尽量在颌弓远中区域植入种植体,有利于分散 𬌗 力,保持义齿的稳定。

四、无牙颌种植治疗的修复要点

(一)修复方案

无牙颌的种植修复方案由患者牙槽骨的情况、上下颌弓的比例及患者在美观、功能方面的要求、患者的经济条件、医生的技术水平等因素共同决定。种植固定义齿对颌骨条件、颌位关系、种植体数目等均有较高要求，其配戴舒适，咀嚼效能高，但医疗费用高。覆盖义齿则对颌骨条件要求较低，修复适应证较广；患者易于摘戴，便于清洁，医疗费用相对低廉。

无牙颌的种植固定修复的适应证较严格，对于以下病例，应优先考虑覆盖义齿修复。

(1)颌骨吸收严重，需要利用基托恢复面容丰满度。

(2)颌骨条件差，允许植入的种植体数目和位置不支持固定修复。

(3)严重的颌骨水平位置不正常，不能采用种植固定义齿修复。

(4)经济条件有限，不能负担种植固定修复费用。

(二)上下颌弓的位置关系

1.垂直关系

垂直关系指上、下颌弓的上、下关系。在正中颌位时，上下牙槽嵴之间的距离，即颌间距离。颌间距离的大小与原来天然牙冠的长度和拔牙后牙槽嵴吸收的程度有关。

一般来说，采用全烤瓷桥的种植固定修复，单颌间隙应为 $7\sim8$ mm；采用金属支架、基托、树脂人工牙组成的固定-可拆卸式修复则单颌间隙应在 $10\sim15$ mm 为宜。覆盖义齿修复方式则根据选择的附着体类型，也有不同的颌间距离要求。

对种植修复而言，颌间距离过大会改变种植固定义齿的冠根比，容易产生杠杆作用力，增加修复机械并发症的可能；颌间距离过小则可能导致不能满足最低的修复单颌间隙要求。种植修复中，颌间距离过大时应选择黏膜组织与种植体共同支持的覆盖义齿修复，以减少机械并发症。由于常规的附着体等支持的覆盖义齿对单颌颌间间隙也有最低要求（通常为 $8\sim10$ mm），因此，颌间距离过小的修复仍然比较困难。近年来，一些种植体系统推出了新的个性化的附着体，如 Locator 基台，可以满足单颌颌间间隙 8 mm 以下颌间距离的病例进行覆盖义齿修复。

2.水平关系

水平关系指上、下颌弓的前后、左右关系，分为以下三种。

(1)正常的位置关系：即Ⅰ类关系，指上下颌弓的前后位置关系正常，形状大小大致相同。侧面观，上下颌的唇面基本在同一平面上，或上颌牙弓在下颌牙弓的前方。这类关系种植体可以沿牙槽嵴的轴向植入，正中颌位时，上下前牙容易形成正常覆𬌗覆盖关系。正常的位置关系可以选择固定修复或覆盖义齿修复。

(2)上颌前突的位置关系：即Ⅱ类关系，指上颌牙弓位于下颌牙弓的前方和侧方，上颌弓大，下颌弓小。正中颌时，前牙容易形成深覆盖关系。在未进行外科颌骨重建的情况下，为了达到正常覆盖关系，需要将上颌种植体唇向倾斜、下颌种植体舌向倾斜植入；修复时则需要将下颌前牙唇侧前伸排牙，这都将使种植体受到较大的非轴向力，增加种植失败风险。

(3)下颌前突的位置关系：即Ⅲ类关系，指下颌弓位于上颌弓的前方和侧方，上颌弓小，下颌弓大。正中颌时，前牙易形成反𬌗关系。若不行外科颌骨重建的情况下，需要把上颌种植体腭侧倾斜、下颌种植体唇向倾斜植入，种植修复时需将下颌前牙内收排牙，同样将使种植体受到较大的非轴向力，增加种植失败风险。

因此，在Ⅰ类水平关系，可以选择种植固定修复；Ⅱ类、Ⅲ类𬌗关系建议先行颌骨重建正常关系后再行种植修复；轻度的Ⅱ、Ⅲ类关系不行颌骨重建直接种植修复时，应选择覆盖义齿修复，一方面减少种植体受到的非轴向力，另一方面可以利用基托改善颌位关系对修复后美观的影响。

(三)咬合设计

全口种植修复的咬合设计直接影响到种植体的受力,咬合设计的基本原则是控制好种植体受到的殆力的大小和方向,避免过大的受力和非轴向的受力。

种植修复的咬合设计在人工牙的选择、排牙的原则上和传统的全口义齿一致,但在咬合接触设计时,应遵循种植修复的特点。无牙颌种植修复的咬合接触设计由种植修复的支持形式和对颌牙的情况共同决定如下。

(1)对颌牙是常规黏膜支持式义齿时,均应设计为平衡殆。

(2)当种植修复的无牙颌选择黏膜—种植体混合支持式义齿时,应设计为平衡殆。

(3)当种植修复的无牙颌选择种植体支持的固定义齿或种植体支持的覆盖义齿时,对颌为固定修复或天然牙,应设计为组牙功能殆。

(四)负荷方式与过渡修复

1.负荷方式

无牙颌的种植修复中,常规负荷有较高的成功率,但固定修复的即刻负荷应严格选择适应证,特别是对于涉及上后牙区的固定修复。对于后牙区特别是涉及上颌后牙区的种植固定修复,在骨质和骨量不佳时应采用渐进性负荷。

2.过渡修复

过渡修复期间需戴用原活动义齿者,应对种植体植入位点义齿组织面有足够的缓冲。对于下颌无牙颌病例,由于牙槽骨吸收低平,原活动义齿固位差,可能对种植体产生不可控制的非轴向受力,从而影响种植体早期的骨结合,因此,这类病例需避免戴用原活动义齿作为过渡修复。

(隋　江)

第六节　多牙缺失的口腔种植治疗

本节中多牙缺失的种植修复是指连续的缺失牙数量在两颗以上的牙列缺损的修复方式。多牙缺失的种植修复常规采用两颗以上的种植体修复缺失牙。对于连续的多牙缺失,特别是游离端缺失,给常规固定修复带来困难,而种植体的应用则为多牙缺失的固定修复带来了便利。

一、多牙缺失种植治疗的方案

多牙缺失种植治疗方案分为种植体支持的联冠修复,种植体支持的固定桥修复,种植体与天然牙支持的联合固定修复三个类型。

(一)种植体支持的联冠修复

种植体支持的联冠修复是指缺失牙数量在 2 颗以上,每颗牙缺失的位置都植入种植体,上部结构采用联冠的形式连接为整体的修复方案。

(二)种植体支持的固定桥修复

种植体支持的固定桥修复指缺失牙数量在 3 颗以上,减数使用种植体的修复方案。上部的固定桥结构中,植入种植体的牙位为固位体,未植入种植体的牙位为桥体。

(三)种植体与天然牙联合支持的固定修复

这是以种植体和天然牙联合作为固位体的固定修复方案。

二、多牙缺失种植治疗的设计

多牙缺失的种植修复设计可以参照常规固定修复的设计原则,根据缺牙区的部位、缺牙的数量、颌骨的情况等因素综合考虑设计方案。

(一)种植修复方案的选择

一般情况下,多牙缺失的种植修复首选种植体支持的联冠修复方案或固定桥修复方案。

种植体与天然牙根不同,不存在牙周膜、牙周韧带,不具有生理动度,临床应用中应尽量避免种植体与天然牙的联合修复。

(二)支持力的设计

多牙缺失种植修复的支持力来源于种植体,在种植体规格一致的前提下,支持力的大小取决于种植体数目的多少。

虽然每个缺牙位点都植入种植体的联冠修复可以为修复体提供最大的支持力,缺牙数目在 3 颗以上且咀嚼力不大时,可以选择减少种植体的数量,在部分缺牙区设置桥体,以固定桥的方式修复,此时需注意桥体应设置在咬合力较小的区域。

(三)固位形式的设计

与单牙缺失一致,多牙缺失上部结构的固位形式可以选择螺丝固位或粘结固位。多牙缺失的修复,每个种植体之间的上部结构固位形式必须一致,统一选择粘结固位或螺丝固位。

(四)稳定性设计

种植体之间避免排列在同一直线上,种植体连线尽量形成三角形或多边形。除个别咬合力小的缺失牙区外,应避免使用单端桥的修复形式。

三、多牙缺失种植治疗的外科要点

(一)颌骨骨量与骨质

1. 颌骨骨量

对于每个种植位点,水平方向颊舌侧骨宽度和垂直方向骨高度的要求与单牙缺失的骨量要求相同。两颗相邻种植体边缘的距离应该为 3 mm 以上,以保证种植体之间骨组织的充分血供,促进骨结合及有利于维持种植体间骨组织的稳定。

2. 颌骨骨质

对于不同区域的种植,颌骨的骨质密度不同。对于多牙缺失,当缺失牙数目较多,间隙跨度较大时,各个种植位点的骨质密度可能不相同,手术过程中,医生应根据临床经验,及时调整种植窝预备方案。

(二)解剖结构风险

多牙缺失种植相关的解剖结构风险与单牙缺失修复一致,主要涉及鼻腔和上颌窦、邻近的神经血管束、邻牙牙根、颊(唇)舌侧皮质骨板等。多牙缺失的病例,由于多颗种植体植入既要保证种植体长轴的平行又要保证颊舌侧位置与牙弓曲线协调,因此当牙槽骨宽度不足时,要特别注意避免颊舌侧皮质骨板侧穿。

(三)种植体的选择

解剖因素和修复因素共同决定种植体的规格和数量。种植体的直径选择和长度选择同样主要参考牙槽嵴可用骨的宽度和高度。对于部分牙位牙槽嵴可用骨垂直高度不足的,可以选择较短长度的种植体,与其他种植体联合完成修复,可以避免垂直向骨增量手术。

多牙缺失的情况下,可考虑以下种植体数量的选择方案。

(1)2 颗牙缺失的种植修复使用 2 颗种植体支持的联冠修复。

(2)3 颗牙缺失,骨量充足且咬合正常,选择 2 颗种植体支持的种植桥修复。

(3)3 颗牙缺失,咬合较紧,咬合力大的患者,修复空间允许的情况下选择 3 颗种植体联冠修复,有利于减少机械并发症。

(4)4 颗切牙的缺失,2 颗种植体支持的种植桥可以获得高成功率和较好的美学效果。

(5)4 颗以上牙缺失,根据实际情况减少种植体的数量,桥体的位置应尽量设置在咬合力小的区域。

(四)外科模板的使用

多牙缺失的种植手术对种植体植入的三维位置方向有较高要求,可使用外科模板作引导进行种植手术。使用 3 颗以上种植体时,种植体中心连线应该与牙弓曲线协调,尽量避免形成直线;手术过程中,还可以利用平行杆指导种植体的植入方向以保证多颗种植体长轴的平行。

四、多牙缺失种植治疗的修复要点

(一)修复空间

多牙缺失后的修复空间,主要指垂直向的殆龈距离和水平向的缺牙间隙宽度。

1.殆龈距离

多牙修复的殆龈距离要求与单牙修复一致,殆龈距离过大或不足时,解决方法如前所述。

2.缺牙间隙宽度

缺牙间隙的近远中向宽度影响种植体的数目和最终修复牙的数量,轻度缺牙间隙不足可以通过义齿近远中减径解决,如缺牙间隙减少接近一个牙单位时考虑减数修复缺失牙,然而,减径和减数修复可能影响最终修复的美学效果。因此,缺牙间隙宽度的改变会给美学区种植带来较大困难。

(二)基台的选择

联冠或种植桥的基台既可以选择常规的、有抗旋转的单牙基台,也可以选择没有抗旋转结构的桥基台。多个种植体的联冠或桥修复时,若种植体之间难以获得共同就位道时,可以在某一个或几个种植体上部选择角度基台,调整种植体上部结构的轴向而获取共同就位道。

(三)固位方式的选择

联冠或种植桥每一个种植体上部结构的固位方式选择原则与单牙缺失的种植修复原则相同,应注意多牙缺失的种植修复每个种植体之间的上部结构固位方式应该一致,统一选择粘结固位或者统一选择螺丝固位。

(四)咬合设计

多牙缺失的种植修复咬合设计应当注意分散颌力,避免前伸颌和侧方颌的早接触,尽量利用剩余的天然牙形成尖牙保护颌或组牙功能颌,保护种植义齿。

(隋　江)

第七节　单牙缺失的种植与修复

一、前牙区

(一)牙缺失特征

(1)前牙缺失包括中切牙、侧切牙和尖牙。

(2)无论是切牙、侧切牙还是尖牙的缺失,除影响咀嚼功能外,还特别影响美容和发音。

(3)前牙缺失常伴有唇侧骨性倒凹、骨缺损等骨量不足现象。

(4)上前牙缺失区与鼻底及鼻腭管相邻,种植手术时应避免损伤鼻腭神经及鼻底黏膜。

(二)诊断方法与要点

(1)临床可见前牙区单牙缺失存在。

(2)通过 X 线片和/或 CBCT 三维影像可从近远中向、唇腭向及垂直向评估前牙区受植骨及其邻牙状态。

(3)通过制取模型进行体外观察、测量、蜡型仿真和分析。

(三)修复治疗原则

(1)前牙缺失的种植修复治疗既要考虑功能恢复,更要注重美学效果的获得。

(2)根据前牙病变的性质、状态、程度、波及范围、受植骨形态结构、骨质量、骨密度及邻牙、对𬌗牙的位置和健康状态选择合理的种植修复方法。

(3)如伴有骨缺损、软组织不足情况,则应在种植体植入的前期、同期、基台连接术(Ⅱ期术)时选择相应的骨移植材料和/或软组织移植物进行修复。

(4)针对龈缘高度不足或龈乳头阙如的患者,可通过愈合基台和临时冠进行牙龈诱导成型。

(5)该部位的美学要求最高,也是口腔种植修复难度较大的区域,其中笑线的位置、牙龈的状态及生物学类型、唇侧及垂直骨吸收程度等都是影响美学效果的重要因素。因此术前基于三维 CT 侧断层影像的精确测量、合理设计并通过手术导板实现精准种植十分重要。

(6)根据国人牙槽骨解剖特征,该区域宜选用直径为 4.0mm 以下的根形种植体,长度可选10~13 mm。

(四)治疗流程

1.拔牙后即刻种植＋即刻修复＋即刻负重

＋即刻修复

＋置入穿龈愈合基台

＋种植体埋置法

2.延期即刻种植＋即刻修复/即刻负重

＋即刻修复

＋置入穿龈愈合基台

＋种植体埋置法

3.延期种植＋即刻修复/即刻负重

＋即刻修复

＋置入穿龈愈合基台

＋种植体埋置法

二、前磨牙区

(一)牙缺失特征

(1)前磨牙缺失包括第一前磨牙和第二前磨牙。

(2)前磨牙缺失区介于前牙美学区和磨牙功能区之间,部分患者、尤其是开口度大的患者在种植修复时除考虑咀嚼功能外,还应考虑美容效果。

(3)开口度大小与种族相关。一般而言,欧美人种开口度大于亚洲人种,前磨牙种植修复时需注意此点。

(4)部分患者前磨牙区与上颌窦临近,种植体植入时应避开。

(二)诊断方法与要点

(1)临床上可见前磨牙区单牙缺失的情况。

(2)通过 X 线片和(或)CBCT 三维影像可从近远中向、颊腭向及垂直向评估前磨牙区受植骨及其邻牙状态。

(3)通过制取模型进行体外观察、测量、蜡型仿真和分析。

(三)修复治疗原则

(1)前磨牙缺失的种植修复治疗需兼顾功能与美学的效果,尤其是口裂较大的患者修复体的美观度不容忽视。

(2)根据前磨牙病变的性质、状态、程度、波及范围、受植骨形态结构、骨质量、骨密度及邻牙、对殆牙位置和健康状态选择适宜的,种植修复方法。

(3)如伴有骨缺损、软组织不足则应在种植体植入的前期、同期、基台连接术(Ⅱ期术)时选择相应的骨移植材料和/或软组织移植物进行修复。

(4)根据国人牙槽骨解剖特征,该区域宜选用直径为 4.0 mm 左右的种植体,长度可选为 10～13 mm。

(四)治疗流程

口腔种植修复流程包括:①拔牙后即刻种植;②延期即刻种植;③延期种植。根据患者情况,可采用的处理和修复方法有:①即刻修复＋即刻负重;②仅即刻修复;③置入穿龈愈合基台;④仅将种植体埋置处理。

三、后牙区

(一)牙缺失特征

(1)磨牙缺失包括第一磨牙和第二磨牙。

(2)磨牙缺失区的种植修复重点在于恢复咀嚼功能。

(3)在上颌、磨牙区骨量常显示不足,牙槽嵴顶与上颌窦底骨高度有限,种植体植入时应在上颌窦内提升或外提升以及牙槽嵴增高的基础上进行,避免植体进入窦内导致感染或种植失败。

(4)在下颌、磨牙区骨萎缩现象常见,种植手术时应控制植入深度和方向,避免伤及下牙槽神经或侧壁穿孔。

（二）诊断方法与要点

（1）临床可见上、下、左、右磨牙区单牙缺失存在。

（2）通过根尖 X 线片、全景 X 线片和 CBCT 影像可从近远中向和颊舌向评估受植骨及其邻牙状态，尤其要注意上颌窦底与上颌牙槽嵴顶以及下颌牙槽嵴顶与下牙槽神经管的关系。

（3）通过制取模型进行体外观察、测量、蜡型仿真和分析。

（三）修复治疗原则

（1）磨牙缺失的种植修复重在恢复咀嚼功能与咬合重建。

（2）根据磨牙病变的性质、状态、程度、波及范围、受植骨形态结构、骨质量、骨密度及邻牙、对𬌗牙位置和健康状态选择种植修复方法。

（3）在伴有骨缺损、软组织不足时则应在种植体植入的前期、同期、基台连接术（Ⅱ期术）时选择相应的骨移植材料和（或）软组织移植物进行修复。

（4）鉴于临床上常见磨牙区的上、下颌骨因骨量不足现象，为确保种植修复体的功能重建与恢复，应在上颌窦内或外提升骨高度的基础上，以及下颌牙槽嵴顶骨增量的条件下进行种植手术。

（四）治疗流程

磨牙区口腔种植修复流程主要采取延期种植或延期即刻种植模式，拔牙后即刻种植的风险和难度相对较大，选择须慎重。根据患者情况，可采用的处理和修复方法主要有置入穿龈愈合基台或仅做种植体埋置法，即刻修复或即刻负重的选择风险大，不易采纳。

（胥慧峰）

第八节　颌面重建

颌面修复是用人工材料修复上下颌及面部组织器官的缺损或缺失并恢复其部分生理功能。

一、主要内容

（1）配合上、下颌骨切除等手术后用的矫治器。

（2）上、下颌骨缺损的修复。

（3）面部耳、眼、鼻器官和面颊、眶部缺损的修复。

（4）助语器、颌骨骨折的固定夹板等。

二、矫治方式及设计制作要点

（一）上颌骨切除术后用的腭护板

上颌骨切除术后常使口鼻腔穿通，患者进食困难，言语发音不清。

1. 戴用腭护板的作用

（1）使口腔和鼻腔隔离开，有利于进食，并使言语功能得到改善。

（2）缺损腔中的碘仿纱布不会脱落，起到覆盖伤口、防止伤口损伤及感染的作用。

(3)保持压力于所植皮片上,有利于皮片良好生长。

(4)支撑软组织,以减少瘢痕牵缩。

2.矫治方式

手术前预制腭护板,手术后立即戴上。

3.设计制作要点

以一侧上颌骨切除,健侧有余牙为例。在健侧尽可能多选基牙,制备隙卡沟,取印模并灌制模型。

(1)一次法:制作简单,戴时有的需磨改。①在模型上将手术需切除范围内的牙齿刮除,并刮除降低牙槽嵴高度,宽度向腭侧缩小 3 mm 左右,使牙弓变窄一些;②用不锈钢丝弯制卡环。制作蜡型需盖住并稍超过手术后的整个缺损面,少伸入缺损腔内;③后牙不修复、前牙可修复;④常规装盒等,即制成。

(2)二次法:能确保手术后顺利戴入而无须磨改。①第一次印模后,在模型上先制作腭护板的健侧部分,腭侧基托不要达到手术区;②将磨改合适向健侧部分戴入口内,取第二次印模,按上述方法一样在模型上对患侧做适当刮除后,做患侧基托蜡型,并二次装盒,完成整个腭护板的制作。

(二)下颌骨切除术后的下颌导治疗

下颌骨切除术后必须要做下颌导治疗。

1.适应证

(1)下颌骨一侧缺损,健侧下颌内移,使咬颌关系错乱。健侧为超𬌗,缺损侧为反𬌗,或呈无咬颌关系者。

(2)下颌骨中部缺损,两侧下颌断骨内移,使两侧均为超𬌗关系或无咬颌关系者。

(3)未经及时矫治,已产生继发畸形者。

2.矫治方式

手术前预制,手术后立即戴上。

(1)下颌骨缺损量不多,有较多的稳固余牙存在者,戴用颊翼颌导板。

(2)下颌骨缺损量大,余牙少或已有继发畸形存在者,戴用弹性翼腭托颌导板。

3.设计制作要点

(1)颊翼颌导板:戴在健侧下颌后牙上,又称斜面导板。①在下颌健侧后牙上制备隙卡沟,多卡环固位。这种卡环采用不锈钢丝横过隙卡沟并连接颊侧翼部与舌侧基托部的形式。②颊翼位于前磨牙及磨牙区的口腔前庭。在正中咬颌时,颊翼紧靠在上颌后牙的颊侧,使下颌骨不能向内移位。颊翼的高度要在适当张口度时仍能起作用,而在闭口时离开上颊沟约 2 mm,不感到压痛。③为防止上颌健侧后牙受力后向腭侧移位,最好在上颌戴上牙弓固位器,使上颌牙弓变为稳定的整体。

(2)弹性翼腭托颌导板:戴在上颌牙上。①该设计包括上腭托和卡环,托上附有向下伸出抵达下后牙舌侧面和牙槽突舌侧黏膜上的翼状塑料板。翼状塑料板与托之间用两根 18 号不锈钢丝连接,使之成为有弹性可进行调节的翼。②下颌骨一侧缺损,于健侧做弹性翼。③下颌骨中部缺损,两侧均做弹性翼。

(三)上颌骨缺损的修复

上颌骨缺损后,依缺损程度不同,患者的症状也不同。一般有口鼻腔相通,进食困难,发音不清,迫切需要修复治疗。常常唇部缺乏弹性或张口受限,支持组织减少,承力面积缺少,固位困难。设计制作要点如下。

1.上颌骨单侧缺损,健侧有多数余牙者

(1)低位中空式义颌:①利用余牙安放多个卡环;②利用口鼻穿孔处软组织倒凹帮助固位;③取印模,灌制模型,做恒基托同常法;④试戴恒基托合适后制作𬌗堤,确定颌位关系,取上颌托在口腔中就位的印模,连上颌托一起取出印模,灌注有上颌托在位的石膏模型;⑤模型上𬌗架后排牙,试排牙于口中,蜡型形成,装盒,开盒,除蜡同常法;⑥形成"砂心":先在上半盒的人工牙的盖嵴部和蜡基托形成的石膏面上铺一层蜡托,趁蜡还未变硬前,将型盒的上下半盒压合在一起,开盒并修去蜡托边缘的多余部分,调拌石英砂和石膏(3∶1)堆于堵塞器恒基托的凹陷中,将型盒的上下半盒合在一起,当"砂心"硬固后置型盒于热水中,开盒并冲去蜡托,修整"砂心"周围的基托使之暴露,以便此部基托与新填塞于上半盒的塑料能连结在一起;⑦开盒,取出义颌;⑧在义颌磨牙的腭侧基托上磨出一个约为 10 mm 椭圆形开口,取出"砂心",形成中空,再修整开口边缘为阶台式,按开口形状做蜡片,将蜡片经装盒等步骤变为塑料片,用自凝塑料将基托开口与塑料片黏合封口。

(2)颊翼开顶式义颌:①它是对低位中空式义颌的改进,去掉了中空堵塞器的顶盖部,减轻了义颌的重量,堵塞器的颊侧基托伸入颊侧瘢痕组织带上方的倒凹区成为颊翼,以利固位;②制作时在石膏模型缺损区的中央磨三个小孔,插入三根火柴棒,填入石膏,高度可与健侧齿槽相似,周围留有作为基托厚度的空间;③常法做恒基托等完成义颌。

(3)颧颊翼义颌:中空义颌和颊翼开顶式义颌主要依靠健侧余牙及患者组织倒凹固位,仅靠健侧承受力,故义颌不稳定,基牙易受损伤,咀嚼功能差,余牙损伤脱落后功能更差。通过颧颊沟成形术,利用颧区承力的颧颊翼义颌,变单侧承力为双侧承力。虽然增加的支持面积有一定限度,但因颧区位于原主承力区中心的颊侧,受力面的跨度增加,对义颌的承力与稳定甚为有利,也减轻了对基牙的损伤,能恢复较好的咀嚼功能。

2.上颌骨双侧缺损或单侧缺损合并无牙者

(1)颧颊翼咽鼻突义颌:对无牙、无齿槽和硬腭的双侧缺损者或无牙的单侧缺损者,义颌的承力和固位条件更差。

通过颧颊沟成形术和口鼻道成形术,使义颌利用双侧颧区承受力和利用软腭上后方的咽腔和鼻底固位所设计的颧颊翼咽鼻突义颌,能恢复一般咀嚼功能。这是用常规修复方法所不能取得的。

(2)种植体和磁性固位体也已是颌面修复体固位的手段。

(四)下颌骨缺损的修复

下颌骨缺损,需先植骨,然后再做义颌修复。植骨的位置、形状、宽度和厚度对义颌功能恢复的好坏密切相关。

因骨完全愈合约需半年时间,故一般在植骨半年后才能做正式义颌修复体,特殊情况可提前到植骨后 3 个月。

(胥慧峰)

第九节 咬合重建

咬合重建是指用修复方法对牙列的咬合状态进行改造和重新建立,包括全牙弓𬌗面的再造,颌位的改正,恢复合适的垂直距离,重新建立正常的𬌗关系,使之与颞下颌关节及咀嚼肌的功能协调一致,从而消除因𬌗异常而引起的口颌系统紊乱,使口颌系统恢复正常的生理功能。

一、适应证

(1)全牙列的牙重度磨耗、𬌗面形态破坏、咬合垂直距离降低而导致颌肌疲劳酸痛、颞颌关节功能紊乱者。

(2)多数牙缺失、余留牙有严重磨耗、牙冠短小、垂直距离过低者。

(3)牙缺失、邻牙移位、对颌牙伸长导致𬌗紊乱而无法单纯用可摘义齿进行修复治疗者。

(4)咬合或颌位异常引起口颌功能紊乱、用𬌗垫治疗已取得疗效需以永久性修复体巩固疗效者。

二、禁忌证

(1)进行性牙周病患者。

(2)龋病易感性高的患者。

(3)即将过渡到需要进行全口义齿修复的患者。

(4)精神心理疾病患者。

(5)患者不能理解合作,不愿接受咬合重建所必需的口腔余留牙的处理措施,经济能力不足以承受较昂贵的治疗费用。

三、咬合重建前的治疗

(1)龋病的治疗:去除龋坏组织,完成充填治疗。

(2)牙周治疗:洁治,消除牙周袋。

(3)根管治疗:对经 X 线片确定可以保留的牙根进行完善的根管治疗。

(4)正畸治疗:通过简单正畸移动少数移位的或倾斜的牙。

(5)拔牙:拔除过度松动牙,无利用价值的伸长牙及无法通过根管治疗而保存的残根。

四、诊断和计划

(一)咬合分析

根据患者余留牙、颌位及咬合垂直距离的情况,咀嚼肌及颞下颌关节情况,确定是否为咬合重建的适应证,确定是单颌还是双颌进行咬合重建,如做单颌咬合重建,需进一步确定是做在上颌还是下颌。

(二)修复计划

(1)确定余留牙的处理方案。

(2)确定修复体的类型:咬合重建的修复体有可摘和固定两种。可摘的有𬌗垫式活动义齿、套筒冠义齿等;固定的有高嵌体、全冠、固定桥等。

（3）根据不同的修复体类型，选择相应的合适基牙。

（三）医患交流

因咬合重建工艺复杂，费用昂贵，费时较长，而且属于不可逆的修复治疗，治疗前一定要充分征求患者意见，将患者的病情、治疗设计、步骤、费用、时间及可能出现的不适等都告诉患者，取得患者完全同意后方可正式进行。若对此修复治疗并无迫切要求且顾虑重者，则不宜进行咬合重建。

五、步骤和方法

（一）牙体预备

咬合重建的牙体预备一般包括全部的余留牙，争取一次完成。如不能一次完成也可分区进行。可以分为上、下两区，或左上、右上、左下、右下四区，也可分为上前、上左后、上右后、下前、下左后、下右后六区。做过根管治疗的基牙根据设计需要可制作核桩或根内、根上固位体等辅助装置，少数活髓牙可存局麻下直接进行牙体预备，牙体预备按修复体不同种类的要求进行。

（二）暂时性修复

牙体预备后应先做暂时性修复，可用自凝塑料在口内直接制作，也可用蜡片作咬合记录，初步确定颌位和垂直距离，转移到𬌗架上制作，修复体的形式为暂时冠或𬌗垫式活动义齿，暂时性修复体至少需戴用 1～3 个月，以检验垂直距离的增加和改变后的颌位是否合适，在此期间可根据患者的试用情况做选磨调整。

（三）颌位记录与转移

暂时性修复试用合适后，将牙尖交错𬌗记录转移到精确度高的𬌗架，制作咬合重建修复体的𬌗架要求较高，至少应为半可调节式𬌗架。

（四）在𬌗架的模型上制作高嵌体或全冠等修复体的蜡型

现以上颌后牙铸造全冠为例，蜡型制作顺序为：先在代型上涂分离剂，用蜡形成冠基，根据上下模型间的对𬌗关系，确定各牙尖的位置，用蜡堆出锥形舌尖柱、中央窝接触区及颊尖柱，并形成近远中边缘嵴，再将各尖顶、边缘嵴、中央窝之间的空隙用蜡填满，修整牙尖形态，在𬌗架上反复检查修改，使各牙尖及中央窝与下颌运动相协调，并形成正常的𬌗面形态和理想的正中𬌗接触部。

（五）制作修复体

常规包埋铸造、制作完成金属全冠、高嵌体等或烤瓷制作完成烤瓷全冠修复体。

（六）完成修复

临时性粘固，试戴。如有不适，可摘下修改。修复体经试戴合适后，即做永久性粘固。

六、注意事项

（一）暂时性修复体用于试验性治疗

试验性治疗是咬合重建必不可少的重要步骤。通过试用和不断磨改，寻找最合适的咬合重建的颌位与垂直距离，时间可以长一些，不要急于求成，如不适感减轻，但尚未完全消失时可再延长试用期，直至舒适为止，如患者不能接受升高后的垂直距离，而原来的垂直距离又无法进行咬合重建，则必须放弃咬合重建的计划。

(二)精密的殆架和精确的殆架转移

该步骤是制作高嵌体和全冠等修复体的重要条件。

在殆架上可以模拟口内的下颌运动,消除正中殆位的早接触及下颌前伸、侧颌运动中的殆干扰,使修复体的殆形态能适应下颌的各种正常的功能运动,制作的修复体精确,戴入口内一般不需再做调整。

(三)固定式咬合重建修复体

该术式多选择全冠、部分冠或高嵌体等,前牙考虑美观因素,多采用烤瓷全冠、瓷全冠。后牙除采用烤瓷全冠、瓷全冠外可制作金属全冠,但金属全冠的材料应有选择,有条件时最好选用金合金,因金合金延展性好,而钴铬合金在咬合时远不及金合金舒适,可能会带来新的咬合问题,不是用做咬合重建的合适材料。

(四)争取用小修复单位完成

因每个牙的生理动度不同,固定式咬合重建时,若条件许可,各个牙的修复体应尽量分开制作,固定桥也宜短不宜长,过长的固定桥同样可能带来新的咬合问题。

(五)单、双颌殆重建的掌握

重度殆磨损致咬合垂直距离降低者做殆重建时,如息止殆间隙超过 6 mm 以上需做双颌牙列殆重建,息止殆间隙在 6 mm 以下者做单颌殆重建,是做在上颌还是下颌,需根据牙磨损的程度、殆曲线的形状来决定。

(胥慧峰)

第十节　牙体缺损的修复

一、概述

牙体缺损是指各种牙体硬组织不同程度的质地和生理解剖外形的损害或异常,它常表现为正常牙体形态、咬合及邻接关系的破坏。因而常常对咀嚼、发育、面容、牙髓、牙周组织甚至对全身健康等产生不良影响。

一般情况下,牙体缺损多采用充填治疗方法,但如果在牙体缺损范围大,缺损程度严重、残留牙体组织或充填后抗力形、固位形差或受到充填材料性能限制的情况下,单纯用充填治疗不能获得满意的效果时,就应采用修复治疗的方法。

牙体缺损的修复是用人工制作的修复体恢复缺损牙的形态、外观和功能。用于牙体缺损修复治疗的修复体有人造全冠、部分冠、嵌体、桩冠、种植体牙冠和 CAD-CAM 修复体等。

二、临床表现

(1)缺损可出现牙髓刺激症状甚至出现牙髓炎症、坏死及尖周病变。

(2)破坏正常邻接关系,影响正常的咬合关系。

(3)大范围及严重的牙体殆面缺损不但影响到咀嚼效率,还会形成偏侧咀嚼习惯,严重者会影响垂直距离及出现口颌系统的功能紊乱。

（4）牙列残冠残根会降低垂直距离，影响患者的面容及心理状态。

（5）残冠残根常成为病灶而影响全身健康。

三、诊断要点

1. 牙冠的形态异常

因龋病、外伤、磨损、楔形缺损、酸蚀及发育畸形造成的牙体解剖外形的异常。如残冠、残根、前牙切角、后牙牙尖折断，牙冠、牙根折裂，过小牙、锥形牙及楔形缺损等。

2. 牙冠的颜色异常

因死髓所致牙冠灰暗变色，因氟斑牙症、四环素牙、釉质发育不全引起的牙冠色彩、色调、透明度的异常。

3. 牙冠的质地异常

因牙釉质发育不良，如珠光牙、釉质发育不全造成的牙釉质、牙本质硬度下降，或因外伤引起的斜折、纵折或隐裂等。

4. 牙体解剖外形的异常

可能出现症状或可能发生继发性损害者，无法单靠牙体充填完成满意的治疗，或已做了牙体大面积充填而抗力形差者。X线片可见牙体组织有较大面积的透射区，或咬合检查出现低𬌗，或牙体探查有明显的牙体硬组织软化，或牙冠色彩异常影响患者的美观。

四、治疗原则及方案

（一）正确地恢复形态与功能

1. 轴面形态

（1）维持牙颈部龈组织的张力和正常接触关系。

（2）保证食物正常排溢及食物流对牙龈的生理刺激作用。

（3）利于修复体的自洁。

2. 邻接关系

牙冠修复体邻面与邻牙紧密接触，防止食物嵌塞，维持牙位、牙弓形态的稳定，使之与邻牙相互支持，分散给力，同时有利于每个牙在咀嚼时保持各自的生理运动。

3. 外展隙和邻间隙

准确地控制。

4. 𬌗面与咬合关系

正确地恢复。

（二）患牙预备时尽可能保存、保护牙体组织

（1）去除病变组织，阻止病变发展。

（2）消除轴壁倒凹，获得良好的就位道。

（3）开辟修复体所占空间，保证修复体一定的强度、厚度和美观。

（4）牙体预备成一定的形态，提供良好的固位形和抗力形。

（5）磨改过长牙或错位患牙，为修复体验恢复和戴入道创造有利条件，以建立和谐的咬合关系和外观。

（6）磨改异常对𬌗牙、邻牙，预防𬌗紊乱、邻接不良和人造冠戴入困难。

(7)预防性扩展,以便自洁和防止继发龋。应保证修复体𬌗面覆盖牙体的点隙裂沟,邻面扩展到自洁区。

(三)修复体应保证组织健康

(1)修复体的设计应有利于口腔组织健康。

(2)牙体预备应有利于牙髓组织健康。

(3)修复体应有利于牙龈组织的健康。①修复体龈边缘的位置恰当;②修复体龈缘的外形和密合性;③修复体龈边缘处的牙体预备形式正确。

(四)修复体应合乎抗力形与固位形的要求

1.抗力形

(1)增加患牙(基牙)抗力的措施:①修复体类型的设计应考虑到患牙组织结构和缺损情况,避免牙体预备后形成薄壁弱尖;②牙体预备时去除易折断的薄壁,降低高尖陡坡;③牙体缺损大者,应采用辅助增强措施。

(2)增加修复体抗力的措施:①保证修复体适当的体积和厚度;②合理恢复修复体的外形;③根据患牙条件和设计要求,选择理化性能优良的修复材料;④保证修复制作质量;⑤控制𬌗面形态及𬌗力方向,避免𬌗力集中。

2.固位形

(1)根据牙体修复固位需要选择合适的固位形。

(2)环抱固位形的利用,有正确的𬌗龈高度,轴壁平行度,与牙体密合。

(3)钉洞固位形,其深度、直径、位置及方向应正确。

(4)沟固位形,深度、长度、方向及外形准确。

(5)洞固位形,深度、洞壁、洞外形合理,鸠尾固位形、洞缘斜面及预防性保护处理得当。

(五)牙体缺损修复前的口腔检查及准备

(1)牙体缺损修复前应进行规范、周密细致的口腔颌面系统的检查。

(2)完善的、系统的牙体、牙髓治疗或错𬌗畸形的矫治。

(3)对一些患者,修复前应针对全身疾病作必要的支持性治疗和心理学评价。

(4)所有口腔修复的技术操作均应严格遵守各项技术操作常规,注意牙科手机及各种常用器材的清洗、消毒,防止交叉感染。

(六)选用下列修复治疗方案时除符合上述原则外,还应明确以下几点

1.嵌体

(1)正确选择各类嵌体,准确预备洞形。

(2)恢复患牙的正确解剖外形,设计合理。

(3)建立良好的咬合及邻接关系。

(4)表面光洁,粘结良好。

2.3/4冠

有前牙3/4冠和后牙4/5冠两种主要修复形式。①合理地选择适应证;②正确设计沟固位形,防止影响牙体组织的抗力形及美观;③控制好轴壁聚合角和预备出前牙颈袖,保证固位力;④保证修复体边缘与牙体密合,预防继发龋;⑤修复体外形及边缘位置合理,保证其自洁作用。

3.金属全冠

①选择生物学性能良好的金合金作修复材料,可适当减少牙体切割量;②全冠的边缘设计有利于增强全冠的固位和美观;③殆面设计有利于减小侧向力,增加机械便利;④牙冠严重缺损者应考虑以桩、钉加固,必要时采用钉核加强固位;⑤患牙原有水平性、垂直性食物嵌塞者,在全冠的外形设计上应考虑到食物流向的控制;⑥铸造全冠固位力差、殆力大者,宜用高强度的树脂类粘结剂;⑦根据患牙的位置、方向及邻牙情况设计就位道。

4.金属烤瓷全冠

金属烤瓷全冠也称烤瓷熔附金属全冠,是一种由低熔烤瓷真空条件下熔附到铸造金属基底冠上的金瓷复合结构的修复体。①金-瓷结合部设计合理:衔接线的位置、金瓷结合线的外形、金-瓷衔接处的瓷层厚度及外形均应符合强度、美观要求;②应尽量保持牙体活髓,特殊情况下(如牙体移位、过小牙等等)为了固位、美观的需要,如不得已时可考虑牙髓失活、根管治疗后再修复;③金属基底冠的设计,应具有一定厚度和强度,且为瓷层提供适当空间,而且可提供足够的固位;④金属基底表面形态,应无尖锐棱角、锐边,各轴面呈流线型,以免出现应力集中;⑤冠的边缘与牙体颈部肩台密合,连续光滑,粘固面清洁;⑥冠的色彩、色调、透明度与自然牙基本和谐。

5.瓷全冠

①严格掌握适应证;②设计合理,牙体预备时,各个部位预备量准确,确保全瓷材料的强度和美观;③注意保护活髓牙,防止造成牙髓炎,必要时事先对牙髓失活,待牙髓治疗后再进行瓷全冠修复;④选用色调合适的粘结剂,保证瓷全冠的色泽美观自然;⑤瓷全冠制备过程中,注意防止瓷层的机械损伤;粘固后,嘱患者不得啃咬硬物,防止瓷裂。

6.树脂全冠

这种修复体有两大类,即修复用和暂时修复用修复体。直接用于冠桥修复的暂时冠可根据需要有以下几类:①预成树脂冠;②预成软质合金冠;③个别制作树脂冠(又分为热凝丙烯酸树脂冠、光固化树脂冠、预成树脂牙面自凝树脂冠、自凝树脂冠);④直接成形树脂冠等多种形式。

树脂冠应符合下列要求:①冠的形态正确,咬合、邻接好,冠边缘不压迫、刺激龈缘;②尽量减少树脂内残留单体,预防龈缘炎;③冠与牙体密合;④颜色与自然牙列和谐;⑤表面光洁。

7.桩冠

桩冠是利用金属冠桩插入根管内以获得固位的一种冠修复体,有树脂桩冠、金属舌面板桩冠、烤瓷桩冠、铸造桩冠、组合式桩冠或桩核冠等多种形式。

(1)修复前患牙根管已经过完善的治疗。

(2)冠桩的长度,冠桩的直径,冠桩形态设计合理,有足够的固位。

(3)冠修复体与冠桩有好的结合力。

(4)冠修复体的形态、咬合、邻接、边缘合适,色泽自然。

8.桩核冠

桩核冠是在残根、残冠上利用根管内或残冠上制作的核结构固位的全冠修复体。它有铸造桩核冠、预成螺纹桩核冠、螺纹树脂核冠等主要形式。①修复前患牙根管已经过完善的治疗;②桩核的固位形态、桩的长度、直径设计合理,有足够的固位;③冠修复体与桩核有良好的结合力;④冠修复体的形态、咬合、邻接、边缘合适,色泽自然。

(张占利)

第九章　口腔正畸

随着社会的进步，人们对自身美的要求越来越高，在衣着美、发型美、皮肤美、手指美等得到满足后，又开始注意自己口腔的美。在口腔科门诊中，要求对牙齿排列不整齐进行矫治的患者愈来愈多，这就要求口腔正畸医师全面掌握错𬌗畸形对人体美的破坏、口腔颌面部美学标准、建立良好𬌗关系的方法以及正畸治疗中和治疗后口腔颌面部的变化。

第一节　错𬌗畸形对人体美的影响

错𬌗畸形是指儿童在生长发育过程中，由先天的遗传因素或后天的环境因素，如疾病、口腔不良习惯、替牙异常等导致的牙齿、颌骨、颅面的畸形，如牙齿排列不齐、上下牙弓间的𬌗关系异常、颌骨大小形态、位置异常等。这些异常的机制是牙量与骨量、牙齿与颌骨、上下牙弓、上下颌骨、颌骨与颅面之间的不协调。因而错𬌗畸形概念已远不只牙齿错位和排列不齐，而是指由牙𬌗、颅面间关系不调而引起的各种畸形。世界卫生组织把错𬌗畸形定义为"牙面异常"，即不但影响外貌也影响功能。

一、错𬌗畸形对𬌗颌面发育的影响

在儿童生长发育过程中，由于错𬌗畸形，将影响𬌗颌面软硬组织的正常发育。

（一）对颌面长度的影响

在错𬌗畸形患者中大都存在着前后方向的畸形因素，与正常𬌗比较，安氏Ⅱ类1分类患者𬌗颌骨的改变呈现出上颌基骨长增加，而下颌基骨长减小。

因而，上颌前突、下颌后缩，上下颌骨水平间距明显增大。牙齿的改变表现为上下前牙均唇倾、伸长，因而前牙深覆𬌗。上下前牙的唇倾基本维持了上下颌骨的水平间距，但明显增加了面突度。而唇部软组织的改变恰与颌基骨相反。其上颌骨长增加而下颌基骨长减小时，上唇厚度减小而下唇厚度增加。表现出唇厚度对颌基骨的代偿作用。当上颌前突、下颌后缩时，上唇厚度减小而下唇厚度增加。这种唇部的代偿作用使上颌前突、下颌后缩的患者上唇部不致太突，下唇部不致太凹，因而上下颌软组织得到一定程度协调。这种代偿不仅表现在形态而且表现在功能。功能上，上下唇组织的协调使上下唇组织可接触或闭合从而发挥一系列功能；形态上，上下唇组织的协调使面部的畸形外观得到一定程度改善。因此，对安氏Ⅱ类1分类错𬌗，颌骨改变是引起上下颌骨水平间距增大的主要因素，而上颌前突，上下前牙的唇倾可能是引起面突度增大的主要因素，唇部软组织的变化则对颌骨、牙齿畸形进行了部分代偿。

（二）对颌面部高度的影响

安氏Ⅱ类1分类错𬌗儿童的颅面形态与正常者相比较，表现为下颌体短，引起下颌后缩并造成上下颌骨间的远中关系。其中兼有深覆𬌗的患者前面高度不足，对上前面高和下前面高均有影响，切牙和磨牙的高度关系也不协调，上下颌磨牙高度都小于正常。而无深覆𬌗的患者下前面高增加，下后面高度减小，下颌平面较陡，鼻平面轻度向上前倾斜，上下切牙高度过大。

（三）对牙弓宽度及颜面对称性的影响

无论是正常𬌗还是错𬌗的牙弓宽度，男性普遍大于女性。安氏Ⅲ类错𬌗的牙弓宽度与正常牙弓相近。安氏Ⅱ类1分类、2分类和双颌前突的牙弓宽度明显小于安氏Ⅲ类错𬌗和正常𬌗，牙弓宽度发育不足。而且该类患者宽度的性别差异减弱，如双颌前突者除了上下第一磨牙处宽度外，余项宽度性别差异无显著性。可能是造成牙弓宽度发育不足的因素，减小了性别差异，如张口呼吸、吐舌、吮指等不良习惯。上下尖牙宽度整体上在正常𬌗与错𬌗之间没有显著性差异，不存在尖牙宽度发育不足的问题。因此，在临床上不应扩展尖牙宽度，否则超出自然限度必然会引起复发。

对安氏Ⅰ类错𬌗双颌前突患者而言，男性上下后部分牙弓宽度较正常窄，女性则除上第一磨牙宽度外，相余项宽度无改变。而安氏Ⅱ类错𬌗后部牙弓发育不足，其宽度小于正常。下颌宽度基本正常。这可能是由于上颌腭侧倾斜的后牙所致，也可能由不良习惯以及牙弓基骨本身的窄小所致。所以在临床上一般不扩展下牙弓宽度，而须扩展后牙宽度。对已补偿性后牙腭侧倾斜的用分裂基托扩弓，主要作用以使后牙颊侧倾斜，利于下颌前移，建立正常磨牙关系，对牙弓已明显窄小者则须采取螺旋开大器等其他扩张方法。

颜面不对称畸形表现为颅面左右两侧标志点相对正中矢状平面的不协调。引起颜面不对称的错𬌗主要包括单侧个别后牙反𬌗，单侧多数后牙反𬌗，单侧多数后稍并前牙反𬌗，单侧个别后牙或多数后牙的正锁𬌗。颜面不对称畸形的发生部位以面下1/3和牙弓最为明显。主要表现为上颌基骨宽度和上牙弓宽度不足，而下颌骨和下牙弓基本正常。上下牙弓的宽度不调，容易出现牙尖干扰，妨碍正常咬合关系，并引发和加重下颌偏斜。

（四）对牙齿的影响

错𬌗畸形不但影响上下颌骨间关系，而且影响牙齿的发育。如上颌中切牙间发生多生牙的患者，其上颌中切牙近远中径明显狭窄。对各类错𬌗畸形Bolton分析比较表明，前牙比、后牙比、全牙比均呈现安氏Ⅲ＞安氏Ⅰ＞安氏Ⅱ。这表明上下牙量不调是造成安氏Ⅲ类错𬌗和安氏Ⅱ类错𬌗的一个不可忽视的因素。因此，在正畸诊断、矫治设计及预后估计时，上下牙量的比率分析有重要意义，应该作为诊断记录中不可缺少的部分，如安氏Ⅲ类错𬌗，当下牙量明显大于上牙量时，即使牙槽弓间隙足以容纳各个牙齿，无牙量骨量不调，也须减径或减数来建立最后尖窝交错的咬合，这也从一个侧面说明了临床有时对安氏Ⅲ类和安氏Ⅱ类错𬌗采取单颌拔牙是可取的。只有重视上下颌牙量关系，及早诊断，设计时充分考虑，才能又快又好地达到矫治目标。

（五）露龈笑

在人际交往中，微笑是一个人表达感情的重要方式。和谐、自然、怡人的微笑能给人留下美好的印象。然而，有些人在微笑时会暴露较多的上颌前牙以上的牙龈，这一形态特征被称为"露龈笑"，是牙龈微笑线位置偏高的结果。造成露龈笑的原因与上颌牙槽突过度发育或上颌垂直向过度发育，前牙深覆𬌗、深覆盖有关，同时，微笑时肌肉上提形成的鼻后皱襞与牙龈微笑的形成有关。

随着年龄增加，皮肤弹性减小，口周软组织下垂，露龈笑会减轻。因此，正畸医师在临床工作中应注意不断提高矫治的美学标准，给患者带来一个和谐的微笑。在患者就诊时应仔细检查微笑特征，注意其口面肌肉的功能状况，并由正位或侧位面像来评估静止状况下唇的紧张度、位置及形态。

二、错𬌗畸形对口腔健康和功能的影响

错𬌗的牙齿拥挤错位,由于不易自洁而好发龋病及牙周炎症,同时常因牙齿错位而造成牙周损害。如前牙开𬌗造成发音的异常;后牙锁𬌗可影响咀嚼功能;严重下颌前突则造成吞咽异常;严重下颌后缩则影响正常呼吸。严重的错𬌗畸形可影响口颌系统的功能,如前牙或后牙的开𬌗等可降低咀嚼效能。经研究,安氏Ⅲ类骨性畸形的咀嚼效能比正常𬌗减小40%。

错𬌗畸形可造成舌的位置异常,在吞咽活动各期改变了舌与牙的位置关系,而使吞咽功能异常。在前牙开𬌗、下颌前突时可影响发音,主要表现为,有发音异常的辅音频率下限下移,频率分布范围变宽,低频成分增加。如出现𬌗干扰,早接触时,下颌开闭口、前伸、侧方运动的限度及轨迹均会出现异常,进一步将影响下颌关节的功能和出现器质性病变。

三、错𬌗畸形对患者心理的影响

错𬌗畸形有多种类型,其中有一些对面部美观影响较大,同时也会给患者的心理造成不良影响。但是,牙𬌗畸形对患者心理的影响程度,并不一定与牙𬌗畸形本身的严重程度成正比,而主要取决于患者对畸形的主观看法。因此,作为一名医生,千万不能在患者面前信口开河、随意乱说,以免加重患者的心理负担。以下主要介绍一下对面部美观影响比较严重的上颌前突、下颌前突和上颌尖牙唇向低位错𬌗畸形给患者造成的心理障碍。

有上颌前突的学生,在学校常被别人起绰号。长大后,这样的孩子往往会产生忧郁感、自卑感,甚至不愿意和朋友、同学们来往,慢慢地变得孤独、少动、不爱讲话,不善于用语言来表达自己的情感。特别是一些女性患者,更是不敢过多地讲话,做事拘谨保守。然而,在当今社会人与人的交往中,第一印象所起的作用很大。由于有这些错𬌗畸形患者往往会给别人留下不太好的印象,时间长了必将会影响自己的上进心,容易成为人生的落伍者。我们经常可以发现,在痴呆症和罪犯中,有不少人就有上颌前突畸形。假若他们的错𬌗畸形得到了矫治,其中多数人的性情会逐渐变得开朗活泼起来。由此,也可以看出牙𬌗畸形对人的心理的影响是何等重要。因此,作为医生,不应该认为错𬌗畸形只是单纯的咬合关系不好,而对其掉以轻心,应该积极采取方法来进行治疗。

下颌前突和上颌尖牙唇向低位错𬌗,同样也会给患者造成不良的心理影响,因而对其及时进行矫治也是必需的。一些畸形不太明显的患者,常常羞于早期求医,一直到了比较大的年龄才来找医生,这就给矫治工作带来了很大的困难。由此可以看出,多数错𬌗畸形患者都有心理上的负担。

(温慧惠)

第二节　口腔颌面部的美学标准

口腔正畸科的主要内容就是矫治错𬌗畸形,因此矫治的目标也就成为一个至关重要的问题。口腔正畸学者对错𬌗畸形矫治标准的认识有一个发展过程,从 Angle 的理想正常𬌗标准到目前为大多数正畸医师所采用的个别正常𬌗标准,矫治的目标发生了很大的变化。有代表

性的𬌗标准如下。

一、Angle 理想𬌗

19 世纪末期，美国 Edward Angle 医生有鉴于咬合畸形的普遍存在，遂开始致力于固定矫正方法的研究。然而因苦于当时没有头骨生长发育的文献报道与头骨 X 线头影的测量(20 世纪美国的 Broadbent 医生与德国的 Hafrath 医生同时开始使用)来作为治疗的标准。Angle 医生只有在博物馆内储藏的头骨中寻找一个具有"最理想的咬合"关系的头颅。

Angle 医生后来终于找到了一个他认为有最理想的咬合。

(1)左侧与右侧上、下颌骨各有 8 颗牙，排列整齐，无拥挤、无旋转情况。

(2)上颌骨的牙与下颌骨的牙呈极协调的咬合关系。上颌第一恒磨牙的近中颊尖，咬在下颌第一恒磨牙的近中颊沟上。

(3)上尖牙咬在下尖牙与下第一双尖牙的交界处。

(4)上颌第一双尖牙咬在下颌第一双尖牙与第二双尖牙的中间；上颌第二双尖牙咬在下颌第二双尖牙与第一磨牙中间。

(5)上颌前牙覆盖下前牙近切缘的 1/4 牙冠。

(6)上颌的咬合面：左右中切牙唇面整齐呈轻微弧形。左右侧切牙因较薄，其唇面与中切牙的唇面比较稍向颚侧，故在近中与远中处各有一个向颚侧弯。尖牙有明显的突出呈尖牙区的弧形突起。第一与第二双尖牙颊面整齐，在一直线上。第一磨牙颊面较突出，故在与第二双尖牙中间有一外展弯曲。

(7)下颌咬合面：①左右 4 颗切牙呈现整齐弧形；②尖牙向唇侧突出，与侧切牙交接处有一外展弯曲。

Angle 医生命名这个具有"最理想的咬合"的古老头颅为"Old Glory"，现今仍放在美国矫正学会的图书馆中。Angle 医生所找到的这个"理想咬合"不仅是他治疗的目标，而且是修复学与冠桥学排列义齿的效法标准。

由于有"理想的咬合"为标准，Angle 医生认为一个正常的协调的咬合应该具有如下特征。①将每一个恒牙与在同一牙弓上的左右邻牙保持理想的关系。有拥挤的，应当排除拥挤，有旋转的、应当扭转。②上颌的每一颗牙应当保持与下颌牙有理想的咬合关系。③坚持保存全口 32 颗恒牙。故 Angle 医生主张将牙弓扩张，而获得所需之空隙用来排除拥挤与排齐旋转的牙。

二、Tweed 𬌗标准

20 世纪中叶 Charles Tweed 医生沿用他的老师 Angle 医生所教导的方法，报告所得的矫正效果。借助扩张牙弓而增加牙弓的长度与宽度来矫正旋转的前牙与排除拥挤，结果使前牙更向前突出，颊侧面亦更趋凸出。Tweed 医生有以下观点。

(1)牙弓的大小是随着牙的移动而改变的。然而基骨弓的大小却不因牙的迁移而改变。

(2)借着扩张牙弓以后而得到的矫正效果，在方丝弓固定矫正器除去以后，会因颊面肌肉的压力使畸形很快地故态复萌。因此，Tweed 医生认为若要得到固定不变的效果，牙弓的总长度应与牙基骨相等，而且每颗牙应竖立在牙床骨上。因此，Tweed 医生主张在有牙齿过度拥挤与旋转的牙弓，应该拔除两侧的第一双尖牙。Tweed 医生并且展示了将借着扩张牙弓而有畸形复发的患者再经拔除后治疗的良好结果。自 1945 年以来拔除已被公认是矫正治疗的必需步骤。不仅方丝弓可以发挥其全部的功能,使上下牙弓间的关系达到理想,而且可以改善面形,为矫正治疗上的一大突破。为了确定是否需要拔牙,Kesling 医生使用排牙试验,在石膏模型上先行排列 6 颗前牙,再测量拔除牙后剩余的空隙。此法极为准确,为初学者决定拔除与否的良好方法。

三、Begg 𬌗标准

Begg 医生每当在临床上遇到方丝弓技术未能理想的治疗上下𬌗关系不协调的病例(安氏Ⅱ类 1 分类)而感到苦恼时,便企图从研究中找出不协调的原因。Begg 医生在石器时代澳大利亚土著居民的头颅上进行咬合的研究,从中得到启发。这些在白人还未到澳大利亚以前的早期土著居民多沿用石器时代的求生方法。他们的食物多粗糙,硬子粒状的,需用牙齿去磨细嚼软,然后始咽下。这些早期的土著居民的食量大,因此需要较长的时间来咀嚼食物,致使整个牙𬌗面及邻接面很快地被磨耗。Begg 医生在这些头颅上观察到石器时代的人原本具有大形的牙齿、小的颌骨,但经过了不断的磨耗,使牙齿的近远中宽度减小后而形成一个磨耗后的正常咬合。

Begg 医生从研究中观察到这些情况后,建立了他矫正的原理。他发现在人的一生当中,牙齿不断地同时向两个方向移动。

(1)垂直方向移动:上牙齿的𬌗面与下牙齿的𬌗面,不断地磨耗,上牙与下牙会继续不断地萌出,致使上下牙的咬合得以保持。

(2)水平方向移动:上下牙自萌出后就稍向近中倾斜。但因牙齿的磨耗而其形态不断地在改变,先是牙冠𬌗面磨耗变光,继而牙齿磨耗,在失去了牙与牙之间的交接点后,而使近远中径变小,以致产生间隙。这些间隙可供牙齿自然地向近中移动,使牙弓缩短。

磨耗前后总值差为 5.28 mm,这表示下牙弓的单侧牙齿牙冠宽度之差。双侧即全牙弓的牙齿宽度之差为 10.56 mm。在这个阶段上牙弓因磨耗而失去的长度仅少于下牙弓 1 mm。牙齿的继续萌出和磨耗在人的一生中是不断进行的。澳大利亚的土著人的乳切牙在刚萌出不久是有正常咬合的,由于切端的磨耗,逐渐形成切缘水平状的接触以后,磨牙严重磨耗,使下牙弓向前移动,以致前牙成为对刃𬌗。第二乳磨牙上下关系成为中性𬌗关系。近代人由于食物细软,牙齿没有磨耗,第二乳磨牙上、下颌关系不是中性关系,它们的远中面是在一条垂直线上,所以,当第一恒磨牙刚萌出时,上下第一恒磨牙是尖对尖的远中关系,Begg 医生认为这是不正常的咬合关系。

Nance 医生研究近代人上颌尖牙和第一与第二乳磨牙替换成恒尖牙和第一与第二双尖牙时发现:上颌一侧余 0.9 mm,两侧则余 1.8 mm;下颌一侧余 1.7 mm,两侧则余 3.4 mm。所以,在乳尖牙和乳磨牙完全替换之后,第一恒磨牙才能成为中性𬌗关系。澳大利亚早期居民的恒切牙在刚萌出不久时,亦有显著的覆𬌗,但经过了磨耗,逐渐变成了对刃状的咬合关系,近代人的切牙不仅有覆𬌗,而且下切牙的牙轴竖立太直,上切牙的牙轴却向前倾斜。经过了磨耗,不仅切牙覆𬌗关系改变而且上颌切牙向内迁移,不再是向外倾斜,一改其原本直立的状态。如此,恒切牙在功能与美观上都有改进。

Begg 医生从澳洲土著居民牙𬌗的研究中得出如下结论。①正确的咬合关系并不是下牙弓与上牙弓保持着一种静止的关系,而这种咬合的关系是在不断地发生变化。②在整个牙列的生命过程中,咬合关系不是停留在一种固定的解剖状态,而是随着牙齿的磨耗与𬌗间功能的调整过程,也在不停地改变着。

人类早期石器时代澳大利亚土著居民的牙列多呈现明显磨耗的对刃状咬合,不但功能良好,而且健康和美观。因此,Begg 医生完全放弃了所谓教科书上的正常咬合,并认为教科书上的正常咬合是虚构的、不切实际的"正常",是正畸学上的一道障碍。从这种更新变化而得到的咬合关系有如 Angle 第Ⅲ类咬合,上下切牙成为对刃殆。Begg 医生建议我们以这种咬合关系作为治疗目标。基于上述原理,Begg 医生的理想治疗也不容许用口外矫正器将磨牙向后推动,或将牙弓扩张。

四、正常殆六标准

1. 磨牙关系

上颌第一恒磨牙近中颊尖咬合于下颌第一恒磨牙近中颊沟上;上颌第一恒磨牙的远中颊尖咬合于下颌第二恒磨牙近中颊尖的近中斜面上,上颌尖牙咬合于下颌尖牙和第一前磨牙之间。

2. 牙齿近、远中倾斜(冠角、轴倾角)

牙齿临床冠长轴与殆平面垂线所组成的角为冠角或轴倾角,代表了牙齿的近、远中倾斜程度。临床冠长轴的龈端向远中倾斜时冠角为正值,向近中倾斜时冠角为负值,正常殆的冠角大都为正值。

3. 牙齿唇(颊)舌向倾斜(冠倾斜、冠转矩)

牙齿临床冠长轴的唇(颊)舌向倾斜度称为冠倾斜或冠转矩。不同牙齿有不同的冠转矩:上切牙冠向唇侧倾斜而下切牙冠接近直立,从尖牙起,上、下后牙牙冠都向舌侧倾斜,磨牙比前磨牙更明显。

4. 旋转

正常殆应当没有不适当的牙齿旋转。后牙旋转后占据较多的近远中间隙,前牙正好相反,占据较少的近远中间隙。

5. 间隙

正常殆牙弓中牙齿都保持相互接触,无牙间隙存在。

6. 牙殆曲线

正常殆的纵给曲线较为平直,或稍有 Spee 曲线,Spee 曲线深度为 $0 \sim 2$ mm。Spee 曲线较深时,上颌牙齿可利用的殆面受限,上牙弓间隙不足以容纳上牙。平整较深的 Spee 曲线将使下牙弓的周径和弓长增加,使下牙弓的殆面能与上牙弓建立良好的殆接触。颠倒的 Spee 曲线为上颌牙齿提供的给面过大,上牙的间隙过多。

未经正畸治疗的正常殆群体中牙给可能存在着某些差异,但却都符合上述六项标准,偏离其中任何一项或几项,即会造成殆关系异常。正常殆六面标准是殆的最佳自然状态,也是正畸治疗的目标。

(温慧惠)

第三节 功能𬌗

良好的𬌗功能无疑是正畸矫治的主要目标之一,然而,什么样的𬌗才能具备良好的𬌗功能却往往不被一般正畸医师所重视。传统的矫正目标认为只要患者能够咬合在磨牙中性关系,上下列整齐,前牙覆盖、覆𬌗关系正常,𬌗矫治目标就达到了,好的功能便会随之自然产生。严格地说,这只是正常解剖𬌗的概念。随着𬌗学理论逐渐为口腔其他科医师所接受,正畸医师开始面临一个新的挑战能否把牙齿矫正到符合口颌系统功能的最佳位置? 解决这个问题的前提是,何为牙𬌗的最佳位置? 由于𬌗学理论的复杂性和争议性以及正畸治疗的复杂性,这一理论并未被正畸界全盘接受,但其中的部分概念却在临床上得到了应用。

一、理想功能𬌗的标准

(1)上下颌牙齿在最大尖窝接触关系位时,下颌髁状突位于关节窝的最上、最前部位置,水平向位于正中位置。

(2)闭口时,后牙的𬌗力应该尽可能沿后牙牙长轴的方向,因而𬌗力被转化为牙周韧带和牙槽骨内板的牵引力。

(3)闭口时,后牙应均衡、平稳地接触,前牙应无接触(下切牙切缘与上切牙舌面应有 0.005 in(1 in=2.54 cm)的间隙)以避免前牙及支持组织承受侧向应力。因此,在闭口位,髁突和关节窝关系理想时,后牙保护前牙免受侧向力。

(4)前牙应该有少量覆𬌗覆盖,以便下颌在离开最大𬌗接触关系而作任何方向的运动时,所有前牙(特别是尖牙)的斜导面能够迅速地使后牙脱离𬌗接触,前牙的这种引导作用应该与由颞下颌关节形态决定的下颌运动型相协调,从而使前牙受到最小的侧向力。如此前牙可以保护后牙不受侧向力,后牙的牙周组织通常不能承受多少侧向力。需要强调的是,前牙和尖牙引导后牙脱离𬌗接触的作用不能太强,否则会限制下颌的侧方及前伸运动。

(5)𬌗面形态如牙尖高度、窝的深度、沟和嵴的方向、尖的位置,应该尽可能与下颌各种运动相协调,以避免在由颞下颌关节形态决定的下颌各种可能的运动过程中出现𬌗干扰。

二、如何建立功能𬌗

对于正畸医师来说,我们更关心如何才能达到好的功能𬌗,传统上正畸医师大都认为,只要把颌面各部分矫正至头影测量的正常值,排齐牙齿,建立Ⅰ类磨牙关系,即可达到好的功能验,问题是我们能否接受这个假设,形态与功能之间是否存在这样密切的联系? 随便拿出一本正畸教科书都不难找到这样的文字"正畸治疗的目标之一是建立与颞下颌关节及下颌肌肉相协调的功能验,伴有好的咀嚼效率和健康的牙周组织"。

这无疑是一个极好的目标,但却没有一处可以找到如何用现有的正畸诊断资料去达到这个目标。显然我们现有诊断工具只能用于解剖𬌗的诊断,我们假设形态和功能总是同步的,换句话说,我们相信看上去好的𬌗,功能必然就好,但事实却是把颌面复合体矫正至我们现在的正常概念后,𬌗与颞下颌关节却未必协调。

没有人反对𬌗应该与颞下颌关节相协调,但却很少有人采取措施去测量𬌗与颞下颌关节之间的关系。测量这两者之间的关系需要特殊的训练,现在的研究生训练没有这一内容,学习这一概念和临床应用需要大量的时间和精力,因此,大家宁愿相信转移髁突与𬌗关系至𬌗架上是不必要的,口腔是最好的架。

然而事实却是,对于估计颞下合同关节之间的协调性来说,口腔是最糟糕的架,原因是患者的神经肌肉保护机制使下颌在运动时采取了避免干扰的运动型,因此,在患者口内观察到的闭口路线和下颌运动型是由其现在的型决定的,而不是颞下颌关节决定的。如果与下颌运动型不协调,下颌为了避免对牙的创伤,会调整位置以便牙齿能咬得更好。如果关节与之间的不协调太大,下颌肌肉将表现"夹板"作用,导致肌肉痉挛、疼痛、运动受限。

因此,为了精确估计与颞下颌关节之间的关系,首先必须解除任何疼痛、功能紊乱、肌肉痉挛等症状,以建立稳定的上下颌关系,其次是记录下颌在正中关系位时的开、闭口轴,最后是记录下颌的边界运动,这些记录再转移到完全可调式架上去估计与关节的协调性。

理想与可能性:理想上,正中关系与习惯的正中给位应该一致,但对于正畸病例来说,很难做到这一点。比较现实的做法是治疗正畸病例至尽量接近正中关系,或者说在正中关系与习惯性正中之间无明显的不协调,在这种情况下,再通过调达到理想的功能关系。

正畸治疗后的病例如果还有干扰的症状出现,是不可能通过单纯调来达到好的功能的,因此,正畸医师应该尽可能将下颌牵引至逼近正中关系。

理想牙位置:在正畸治疗前及治疗过程中,下颌必须控制在正中关系,如果出现颞下颌关节问题或开始时下颌就很难操作至正中关系,那么,在治疗前应该使用重新定位夹板至少3个月。在每次复诊时,应检查患者的正中关系位,让患者知道其下颌应该属于什么位置;如果挂Ⅱ类牵引,应该教患者抵制下颌前伸。

正中关系和相互保护的获得有赖于以下几点。

(1)正确的牙齿位置。

(2)了解下颌什么时候是在正中关系、什么时候不是。

(3)协调的牙弓形态和牙弓宽度。

(4)垂直高度的控制。

(5)上下颌前后向关系的矫正。

(6)临床控制干扰。

直丝弓矫正器创始人 Andrews 通过对最佳自然的研究,将适当的牙位概括为 6 项标准。Roth 认为除了托槽上应该具备达到这 6 项标准所需的角度外,预成弓丝的形态应该由5 个曲段组成,即一个前牙弧度、双侧尖牙—双尖牙曲段、双侧从第一双尖牙至磨牙的曲段。下牙弓的最宽点应在下第一磨牙的近中颊尖和第一双尖牙处,上牙弓的最宽点应在第一磨牙的近中颊尖。

正畸治疗至正中关系的最大问题是避免后牙伸长而产生磨牙支点。磨牙支点的产生将导致前牙开,或者没有开,但出现关节弹响、下颌肌肉紧张、疼痛等症状。磨牙支点作用使下颌在习惯性正中时,移动髁状突至关节窝的后下方而脱离正中关系,下颌表现为前旋转。因此,在头颅侧位片上表现为下颌平面角减少,很多正畸医师在病例报道时以为发生了奇迹,殊不知牺牲了患者的颞下颌关节。

(温慧惠)

第四节 矫治目标中的美学观念

如果说好的殆功能是正畸形医师能为患者提供的最主要的健康服务,那么美观则是患者寻求正畸治疗的主要目的。关于侧貌的美观,不同种族有不同的审美观。这里主要介绍一些具有共性的、正面观的牙齿和牙龈位置的美学问题。尽管排齐牙齿是口腔美学的主要部分,但随着牙体修复学、正颌外科、牙周等学科的发展,正畸的美学目标已不仅仅是侧貌美观＋牙齿排列整齐。下面介绍与正畸治疗相关的几个牙齿排列的美学问题。

牙齿的垂直向位置:评价前牙美观与否,上切牙的垂直向位置是很重要的。从正畸的观点看,下面两个面部标志对于牙齿垂直向位置的分析是很关键的。第一是当患者微笑时,上唇应暴露整个上切牙唇面最多至上牙冠颈部 1 mm 的唇侧牙龈,此时上切牙的垂直向位置是最理想的,如果暴露牙冠颈部牙龈 2～3 mm,也还可以接受,暴露牙龈 3 mm 以上则为异常情况;第二个标志是上切牙切缘及上后牙殆平面应与瞳孔间连线平行,上牙龈附丽过低或殆平面和切缘与瞳孔线不平行是不美观的,正畸治疗可以改善以上两种情况,但首先必须明确,因为治疗方法是不同的。

瞳孔间连线:缘平面与瞳孔间连线不平行,则正畸设计取决于下面四个因素的相互关系:切缘平面,后牙殆平面,瞳孔间连线,冠长度。如果切缘平面和后牙殆平面与瞳孔间连线都不行,但却是延续的,说明骨骼发育不对称,比如单侧髁状突发育不足或发育过度,导致单侧上颌后牙过度萌出,这类患者左右面高不同,无法单纯用正畸方法治疗,需结合正颌外科。

如果切缘平面与后牙殆平面不一致,但两侧后牙殆平面与瞳孔间连线是平行的,说明上前牙的位置不明确,此时就应该检查上颌中、侧切牙的相对牙冠长度。如果两侧切牙的长度是相等的,则切缘平面的不协调是由于切牙过度萌出或萌出不足造成的,这个问题可以通过正畸方法解决,只要以后牙殆平面为支抗和参考线,伸长或压低前牙即可。如果两侧切牙长度不等,则切缘平面的倾斜可能是由于切牙磨耗结合萌出不一致造成。此时应该用正畸方法整平牙龈缘,结合修复方法恢复短牙的冠长度。

上唇线。上唇线水平是否正确取决于下面四个因素的相关关系:切缘平面,后牙殆平面,龈缘,冠长度。诊断的第一步是检查患者微笑时,牙龈缘与上唇的相对关系,如果患者暴露出过多的牙龈,首先应检查解剖牙冠是否已完全暴露,有些患者只要切除过多的牙龈即可暴露出更多的临床冠长度。如果整个解剖冠长度均已暴露,则应比较切缘平面和后牙平面。首先,如果这两个平面在同一水平,患者表现出过多的牙龈,说明上颌垂直向发育过度,解决方法需要正颌外科,上移整个上颌;其次,如果这两个平面不在同一水平,而后牙殆平面是正确的,则问题出在上切牙过度萌出,需要压低上切牙,牙龈也将随之而上移。

中切牙近中面位置:中切牙近中面的位置对于美观的影响很大。如果上中线位置不正,则需要判断是真正的中线位置不正,还是切牙近远中向倾斜度不正确。判断依据为下面三个因素间的相互关系:①上唇中线;②中切牙牙龈乳头位置;③中切牙近远中向倾斜度。中线的面部标志为上唇人中,而牙弓标志为上中切牙牙龈乳头。临床上需要引起注意的是,不要以上中切牙近中邻接点的位置去判断中线是否正确,因为即使中切牙近中邻接点位置偏离人中,但牙龈乳头位置居中时,中线的偏斜往往是因为中切牙的近远中倾斜不正确,而并非真性中线不正。

牙冠长度：上切牙牙冠的相对长度对于前牙美观的重要性常常为正畸医师所忽略，正确地判断牙冠长度的不调，有赖于对下面 4 个因素间相互关系的分析。这 4 个因素为：①上唇线水平；②牙龈沟的深度；③切牙的磨耗程度；④对侧牙的牙冠长度。牙冠长度不调最常见的是两中切牙长度不等，它对前牙美观的影响取决于患者微笑时唇线的高低。如果患者微笑时，牙冠长度的不调很明显地表露出来，则需要进行正畸治疗。

如果患者上切牙的临床冠和解剖冠长度均不相同，最常见的原因是，由于错𬌗而造成的左右中切牙磨耗程度不同，切牙的磨耗程度可从切缘去判断，切缘越厚，说明磨耗越多，通常牙齿磨耗越多萌出得就越多，造成短牙冠，治疗计划取决于中切牙与侧切牙的相对长度。如果短的中切牙比侧切牙仍长，则可采取伸长长的中切牙并磨短其切缘的方法；如果短的中切牙与侧切牙长度相等或偏小，则应压低短的中切牙。这种处理可以使短的中切牙龈缘根向移动，压低后的中切牙用修复方法恢复冠长度。

以上介绍了正面观牙齿美观的诊断问题，下面讨论几个临床常见前牙位置美观问题的治疗方法。

一、上牙龈暴露过多

上牙龈暴露过多指微笑时牙龈暴露 3 mm 以上，常见于以下 3 种情况。

（1）上颌垂直向生长过度，前面高长，上唇比正常短，上颌牙过度萌出。这种情况如前面所述，常需要正畸与正颌外科联合治疗。

（2）上前牙龈缘根向退缩迟缓。正常情况下，牙龈缘随着牙齿的萌出逐渐根向退缩，至青春期后期，龈缘退至釉牙骨质界的冠方 1 mm 处，但有些患者龈组织较厚，并有纤维性变，因此退缩缓慢。诊断这种情况，可用探针探测龈沟深度，如果龈沟深为 3～4 mm，龈组织纤维性变，无炎症，则可采用牙龈手术。

（3）错𬌗引起牙龈暴露过多，如前牙深覆𬌗，这种情况应采用正畸方法压低牙齿，牙龈将随之上移，待龈缘位置正常后，如要冠长度不足，则采用修复方法恢复冠长度。

二、牙龈缘水平不协调

6 个上前牙的牙龈缘水平对于牙冠的美观起着重要的作用，理想的牙龈形态应具有以下 4 个特点。

（1）两个中切牙的龈缘应该在同一水平。

（2）侧切牙的龈缘水平应位于中切牙龈缘的𬌗方少许，而尖牙的龈缘水平应与中切牙一致。

（3）唇侧龈缘的形态应与其对应的釉牙骨质界形态一致。

（4）每个牙之间应有牙龈乳头。当龈缘水平不协调时，临床医师必须选择是用正畸方法重新定位牙龈位置，还是用手术矫正龈位置的不协调。正确的判断取决于下面四项检查：首先是检查笑线的高低。如果笑线高，暴露出了不协调的牙龈，则下一步应检查中切牙牙龈沟的深度；如果较短的牙其龈沟较深，则可选择龈切除术。第三步是检查最短的中切牙与邻近的侧切牙的关系。如果最短的中切牙仍比侧切牙长，则可用正畸矫正器伸长较长的中切牙，使其牙龈验向移动，待两中切牙龈缘平齐后，磨短较长的中切牙。第四步是检查切缘的磨耗情况。如果短牙的切缘磨耗较多，则应采用压低该牙结合修复的方法，被压低的牙至少应保持 6 个月。

三、中切牙牙龈乳头丧失

中切牙龈乳头是前牙美观的关键,龈乳头丧失可出现在下面 3 种情况中。

(1)上中切牙牙根向远中向的分散度太大。这种情况常由于托槽定位不正确引起,可借助于牙片进行诊断,矫正方法为重粘托槽,待牙龈乳头恢复后,根据需要修复中切牙切缘的形态。

(2)中切牙形态不好也可引起龈乳头丧失。如有的患者中切牙切缘部宽度远大于牙颈部宽度,使中切牙的近中邻接点过分龈向位,这种情况可采用片切的方法改形牙冠。

(3)牙周病导致的中切牙龈乳头丧失,也可采用牙冠改形的方法,虽然不能完全消除存在的龈乳头间隙,但根向移动邻面接触区仍可增进美观效果。

(温慧惠)

第五节　殆的稳定性

稳定性是正畸治疗的第三个主要目标,目前国际上存在两种极端的观点,一种认为如果错殆矫正至某个标准或使用了某种技术去矫治,其结果必然是稳定的,另一种观点是,无论我们采用什么方法,拔牙还是不拔牙,扩弓还是不扩弓,大部分错殆都将复发而导致治疗失败。显然,关于复发的任何一种观点都会影响正畸治疗的设计和正畸医师的观念。

何为稳定?牙齿经过正畸治疗后并没有与牙槽骨发生固性粘连,与未经过治疗的牙列一样,随着牙齿的生长发育以及咬合功能的变化,牙齿仍有可能移动,因此,稳定并不意味着牙齿不移动,而是指牙列维持矫治后所达到的解剖殆和功能殆的某些目标。稳定性不是绝对的,我们所能提供给患者的是"可以接受的稳定"。"可以接受的稳定"这一概念的提出并不是为正畸医师推脱患者找一个借口,而是生物医学局限性的反映,在这一方面,医学比牙科学具有更好的自我反省的传统,临床医师承认不能包医百病,对于某些疾病,无论采用何种方法,仍不能避免死亡,而正畸医生却习惯于向别人展示治疗结果满意的病例,而把大量令人不满意的病例藏在了壁橱的最里面。我们不愿意去面对复发的患者,但这并不意味着大多数患者没有复发,如果我们对这一问题总是采取回避态度,我们培养出来的学生对于稳定性的认识就永远只是一个保持器。正畸治疗后殆的不稳定可分为两个大类:一是源于殆、颌、面的生长、成熟和老化;二是源于正畸治疗所产生的殆不稳定因素。第一类不稳定需要较长时间才能表达出来,如由于上下颌骨生长的速率不一致而产生的牙联系的改变、下前牙拥挤度超出矫治前的增加量、牙周病导致的前牙间隙等;第二类不稳定可以称为复发,如矫治后的扭转、拥挤、反殆、深覆殆等回复到原来的状态。

一、生长发育与稳定性

从生长发育的角度看,大多数患者下颌向前的发育大于上颌,下颌表现前旋转。因此,对于大多数生长发育期的患儿,下前牙倾向于拥挤、覆殆加深,所以对于替牙早期严重 Ⅱ 类错殆进行 I 期治疗后,如果患者下颌前旋转的迹象明显,保持器的选择应该十分慎重。对于明显前旋转病例的不慎重拔牙也是治疗后复发的重要因素。如果由于牙列拥挤等而无法避免拔牙,则拔牙时机应该推迟到生长高峰期、甚至之后。此时患者的生长型表达得更加明确,有助于选择具体拔什么牙更加有利。对于经过拔牙治疗的明显前旋转病例,其前牙关系的保持应持续到髁状突的发育基本完成。对于下颌后旋转病例,下前牙在生长期倾向于代偿性舌倾,加重拥挤,因此,拔牙通常应推迟到生长高峰期之后,正畸治疗结束后,下前牙的舌侧需要戴保持器支持,直至下颌的生长基本完成。

二、牙弓宽度与稳定性

扩弓,特别是尖牙宽度的扩大能否保持稳定是正畸医师一直很感兴趣的话题,尖牙间宽度能否稳定被认为取决于颊肌和舌肌的力量平衡,但 Proffit 的研究表明,舌肌的压力,特别是在吞咽时的压力,要远远大于颊肌的压力。因此,这种平衡不应该是简单的力的平衡,而应该同时考虑时间因素。正畸医师通常相信尖牙间宽度是不可改变的,那么,是否应将保持治疗前尖牙的宽度作为维持牙弓稳定的一项指标?尖弓间宽度受许多神经肌肉因素的影响,不幸的是,我们对这些因素并不完全了解。如果患者的嘴较大,口角的肌肉位于下尖牙的远中,则尖牙区的扩弓可能是稳定的。有些患者尖牙区深覆𬌗,下尖牙被锁在牙弓的舌侧,与颊肌无接触,此时下尖牙宽度可以扩宽至与上尖牙建立正常𬌗关系。正畸治疗如果增加了患者的下面高,比如使下颌发生了顺时针旋转,则增加的颊肌张力可能导致下牙弓尖牙宽度的不稳定。此时下颌的保持器就非常重要了。总之,是否应该保持治疗前的尖牙间宽度需要正畸医师运用其全部的知识和经验,而不是一句简单的规则可以概括的。

三、切牙位置与稳定性

正畸复发问题常与切牙的前后向位置有关,为了给切牙一个稳定的位置,正畸学家们进行了大量的探索。其中为正畸医师最广泛接受的观念之一是,下切牙最稳定的位置是头影测量的平均值——下切牙下颌平面角 $90°\pm5°$,2 倍标准差为 $\pm10°$,即在 95% 的可信限度内,正常角度标准的变异范围是 $20°$,在这样大的范围内均属正常,且没有证据表明在正常范围内,下切牙接近平均值比偏离平均值更加稳定,加之正常值来源于正常𬌗,而骨性畸形时,切牙位置的变异性将更大,以上因素限制了正常值标准对𬌗关系稳定性的意义。观念之二是下切牙的稳定位置只有一个,临床经验告诉我们,下切牙稳定的位置可以很多,其中最稳定的一个恐怕还是原先错𬌗的位置,最不幸的是,有些患者在下切牙达到矫正目的后,有可能找不到一个稳定的位置。总之,简单化的矫正目标不能够取代全面的诊断和细致的治疗计划,虽然我们尚不知道下切牙稳定位置的全部答案,但综合考虑骨骼的、神经肌肉的和功能的因素,无疑是必需的和有意义的。

四、生长改建与稳定性

正畸治疗到底能产生多少整形改变一直存在争议,如Ⅱ类𬌗的矫治效果大多数与下颌骨的正常生长发育有关,但重叠研究表明确实也存在少量的整形改变,长期的追踪研究发现,整形作用通常表现在治疗早期,从长期效果看,功能性矫正器所产生的整形作用与未经治疗的Ⅱ类𬌗的生长发育之间并无明显差异,人们因而推断,整形作用阻止上颌向前发育的影响,在戴矫正器后,会被上颌加速的向前发育所抵消;而矫正器对下颌生长的刺激作用,也会因停戴矫正器后下颌生长减慢所中和,上下颌骨这种恢复原先骨性畸形的趋势也可认为是一种复发。

五、功能𬌗与稳定性

下颌骨在牙齿完全咬合时应该处于什么位置,长期以来也一直存在争议,一般认为髁状突位于正中关系位,存在 0.5～1 mm 的长正中是正常的,有些Ⅱ类𬌗治疗结束后出现双重咬合,这种丧失了明确的正中关系的情况应该被认为是不稳定的。使用Ⅱ类牵引和Ⅲ类牵引矫正下颌偏斜,可能出现暂时性改善,但治疗后下颌很可能回复到原来的位置,因此,成功的正畸治疗不能仅看正中𬌗时的情况,更要检查正中关系。𬌗的功能状态对牙列稳定性也起着重要的作用,Beyron 的纵向研究发现,多向咀嚼的患者牙列比较稳定;而前牙覆𬌗深、习惯于双侧向咀嚼者,双尖牙和尖牙区牙齿位置不稳定而习惯于前后向咀嚼者,上切牙倾向于唇倾。

以上讨论了几种与稳定性相关的情况,还有许多其他情况不能一一讨论。总之,稳定性是一个多因素的问题,企图把它简化成1～2 条目标、规则或某种矫治技术,声称它们可以确保稳定是错误的。正畸医师常常在给患者戴保持器时才考虑稳定性问题,但稳定性的问题其实源于开始的诊断和治疗计划,只有在治疗开始前就充分考虑到功能、美观和稳定性的问题,才能满足患者的最大利益。

(温慧惠)

第六节　颅面结构的对称性

面部的美观是指面部的平衡和对称,与面部结构的大小、形状和相对于正中矢状面的排列有关。许多学者都认为面部的结构可以非常协调,却少有绝对的对称。这一点通过 X 线头影测量研究也可证明。通过对正常𬌗美貌人群,优秀𬌗人的颅面部后前位片的研究,可知这种不对称是大量存在的。

一、不对称的分布、范围和程度

在鼻翼水平不对称性最小,随着部位自上而下,不对称性增大。眶区无明显的不对称,自鼻下区到肌肉附着区,不对称性逐渐明显。在单个的骨头水平或许存在不对称,但将颅面复合体作为一个整体,局部的不对称会被组成颅面复合体的各部分之间的相互作用而减弱。

二、不对称产生的原因

不对称的原因主要有遗传和环境两方面因素,环境因素占主导地位。

(1)生长速率的差异面部在长、宽、高三个方向的生长速率及完成时间有差异,这将会影响三个方向对称性的发育。颅面复合体是由许多部分组成的,各部分之间的协调程度将决定整体的对称性。

(2)肌肉对骨骼施加力的影响不对称的肌肉习惯,如偏侧咀嚼可致面部不对称。肌肉可以对骨的改形施加影响,但它不能独立地引起骨或骨复合体的改变。若在发育的关键阶段,出现异常的压力、肌肉平衡的紊乱、生长位点的损伤,则会影响颅面复合体最佳的形态结构和功能。

(3)功能因素面部不对称与咀嚼系统器官的功能需要及粘骨膜系统有关,骨骼的不对称反映于面部软组织。下颌骨的不对称可能是对下颌移位的适应性变化,是下颌骨生长型改变的结果。此外,由于神经的损伤改变了个别肌肉或成组肌肉的功能,可间接引起不对称。

(4)补偿性原因机体通过调节𬌗关系、习惯型及改变肌肉的位置来试图补偿任何生长的异常。其有效补偿程度主要依赖生长过程中异常情况影响的时间。任何影响髁状突生长的遗传和环境因素均可致下颌骨不对称及面部变形,而面部的补偿机制总是企图减小面部变形的程度。随着颌骨和颅骨生长潜能降低,机体的补偿功能减弱,面部的不对称性越来越明显。

另外,不同原因所致的骨骼表面覆盖软组织厚度不一致、不均匀,可能是面部不对称的原因之一。

(温慧惠)

第七节　建立良好殆关系的措施

错殆畸形的矫治标准是达到理想正常殆或个别正常殆,确立良好的殆关系是其中的重要组成部分,也是正畸医师在矫治过程中始终追求的目标。殆关系的改善依赖于两个位置的调整:颌位的调整和牙位的调整。两者若能有效地结合,将促进良好殆关系的建立。

而实现颌位和牙位的调整,将依赖于三大要素,即矫治方案的确定、矫治器,以及矫治力系统的选择、控制牙移动的能力。

一、矫治方案的确定

在对错殆畸形进行正确的诊断基础上,应该自问以下几个问题。

(一)行颌位的调整

颌位的调整可以有效地改善殆关系,减小牙齿移动的范围,简化治疗,在和关系的调整中起到事半功倍的作用。颌位调整的程度不同直接左右着矫治方案的确定,如是否拔牙以及拔牙位的选择。颌位的调整依赖于:①颌骨生长的能力;②矫治器的选择;③患者是否合作。

1.颌骨生长的能力

颌骨生长与颌位的调整密切相关,这需要正畸医师根据遗传病史以及骨龄、牙龄、牙殆关系、身高、性别等生长发育指标来评估患者的颌骨生长能力。

处于生长期的Ⅱ类错殆,下颌的自然生长将有助于颌位的调整;而Ⅰ类病例中下颌的自然生长不利于颌位的调整。

2.矫治器的选择

仅凭颌骨的自然生长往往不足以改善颌位,矫治器对颌骨的生长可以起到引导、促进或抑制的作用,甚至可以开发颌骨生长的潜能。使用何种矫治器将在后文中详细说明。

3.患者是否合作

绝大多数调节颌骨生长的矫治器均为可摘矫治器,因此,患者的主观能动性将是矫治是否成功的必备条件。

(二)是拔牙矫治还是非拔牙矫治

拔牙矫治中的拔牙间隙除了用来解除拥挤、减小前牙突度外,改善后牙的殆关系也是不容忽视的。正畸医师希望利用拔牙间隙、通过牙的移位来建立尖牙、双尖牙和磨牙的尖窝嵌合关系,于是出现了多种形式的拔牙选择。

拔牙矫治中,利用牙齿的移动来改善殆关系无疑是主要手段,但在判断具体拔除哪一个牙时,要考虑到生长因素。

在非拔牙矫治(不包括智齿)中,牙齿的移动范围相对有限(散在间隙者除外),殆关系的改善更多依赖于颌位的调整。但颌位调整疗效的不确定性,使正畸医师感到不拔牙矫治中殆关系的改善要难于拔牙矫治。近年来,随着矫治思想的多样化、矫治材料性能的提高和矫治力系统的丰富,不拔牙矫治中牙齿移动的空间得到扩展。例如:①Alexander 矫治技术中,通过矫形力的作用,使上牙弓整体后移;以及下颌第一磨牙使用-6°轴倾度的托槽、下切牙使用-5°转矩的托槽,在初始弓丝即为较大尺寸的方丝(麻花方丝)的情况下,下颌第一磨牙牙冠向远中倾斜,下切牙牙根向唇侧移动,为下牙列排齐提供了额外间隙;②多种形式推磨牙向后的装置;③多曲方丝弓技术中多种形式的螺旋推簧的运用以及多曲方丝弓自身有效控制牙齿的能力。

二、矫治器以及矫治力系统的选择

(一)颌位的调整

颌骨具有自然的生长能力是颌位得以调整的先决条件,这对Ⅱ类错殆尤为重要。换句话说,替牙期是颌位调整得以实现的关键阶段。通过以下几种矫治器、矫治方法或其中的组合可以进行颌位的调整。

1.功能性矫治器

功能性矫治器的矫治原理是使下颌在一个新位置建殆,即改变髁突位置,寄希望于口周肌群在此新位置上重新建立动力平衡,达到颌位调整的目的。具体说,对于以下颌后缩为主的Ⅰ类错殆,通过咬合重建,使髁状突前移到关节窝中央甚至更靠前些,并保持此位置,以期后牙建殆,口周肌群重新动力平衡,达到促进下颌发育的目的。针对非骨性因素所致Ⅱ类错殆,通过咬合重建使下颌位置后移,使髁状突位于关节窝中央,并保持此位置,再适当调整上切牙的前后向位置,以期后牙建殆,恢复咀嚼功能。

功能性矫治器在主动性地改善下颌位置方面无疑优于其他矫治器和矫治方法,但单一的功能性矫正器在三维方向上控制牙弓、牙齿的能力有限,尤其是矢状向和垂直向,因此其适应证较局限。此外,患者对颌位调整后的适应能力的差异,也决定了其疗效的不确定性。

2.功能性矫治器+口外力

在以下颌后缩为主的Ⅱ类错牙撕治中,Activator 结合口外弓高位牵引,在改变下颌颌位的同时,利用口外的机械力主动地抑制上牙弓、上颌骨向前发育,并在垂直向控制上下牙弓的高度,这种使下颌骨产生逆时针旋转的力无疑为高角型Ⅱ类错殆病例提供了一条改善颌位、控制垂直向高度的途径,但不足的是依然无法解决 Activator 等功能性矫治器所致的下切牙唇倾。

3.固定矫治器+口外力

Alexander 矫治技术在Ⅱ类错殆矫治中,通常为上牙先粘接托槽和磨牙带环,在常规整平和排齐后,在弓丝位于上颌第一磨牙带环颊面管近中 1~2 mm 处做 Ω 曲,将上颌第一磨牙带环牵引钩与 Ω 曲结扎紧,使上牙弓成为一个紧密的整体,口外弓施以向后矫形力,通过上颌第一磨牙传递到上牙弓的每一个牙上,使整个上牙弓向远中移动,从而达到抑制上颌向前发育的目的。同时,上牙弓远中移动的趋势,将改变固有的后牙殆关系,患者在功能运动中为寻找原来的咬合关系,下颌会反应性地向前移位,从而达到颌位的调整,并间接促进了下颌的发育。Alexander 医师认为:对一个处于生长旺盛期的病例,在患者良好合作基础上,使用这一技术可以将 ANB 角减小一半。

这种固定矫治器与口外力的组合同样可以用于Ⅱ类错船的颌位的调整。对上颌发育不足、上牙弓狭窄的病例,首先通过快速腭开展,打开腭中缝,在矫正上牙弓宽度的同时,配合口外的前方牵引,将促进上颌向前发育。Alexander 矫治技术所提倡的上牙弓整体结扎的方法同样可用于Ⅰ类船关系的颌位调整中,即将上牙弓结扎成为一整体,通过上颌弓丝尖牙处的牵引钩与口外的前方牵引装置相连,并进行前牵引。这一组合有两个特点:其一,整个上牙弓作为一个整体前移,改善了关系;其二,在上颌方丝的切牙部分做根唇向转矩,可以最大限度地防止上切牙在前方牵引过程中唇倾。固定矫治器对牙弓三维方向的控制是功能性矫治器所无法相比的。此外,在下颌位置调整中由于没有作用于下切牙的力,因此下切牙不会像功能性矫治器一样唇倾。但固定矫治器并未进行船重建,因此下颌位置的改变与功能性矫治器相比缺少主动性。

4. 固定矫治器＋颌间牵引

在牙弓整体性结扎基础上,利用颌间牵引来改善颌位,这是固定矫治技术中颌位调整的最主要手段。考虑到Ⅱ、Ⅲ类颌间牵引可能对磨牙垂直向造成不利的影响,因此有必要通过以下措施来增加磨牙垂直向的支抗:①在较大尺寸的完成弓丝(方丝)上进行颌间牵引;②第二磨牙黏带环,融入治疗中;③横腭弓;④口外弓高位牵引。

(二)牙位的调整

牙位的调整大多需要固定矫治器产生的机械力来完成,这包括弓丝和橡皮圈的弹力等。

1. 拔牙矫治

任何固定矫治器(或活动矫治器)均可顺利完成关闭拔牙间隙的牙齿移动,此时牙位调整的关键不在于采用何种形式的矫治器或矫治技术,而是拔牙间隙由谁占用及占用量的大小,也就是矫治中的支抗。正畸治疗的过程就是如何保护支抗和消耗支抗的过程。

在方丝弓、直丝弓矫治技术中,使用口外力可以最大限度地保持上磨牙支抗,为Ⅱ类船关系的改善打下坚实的基础。

Alexander 矫治技术中,在上牙弓整体性结扎基础上使用口外力,不但可以远中推动上牙弓,抑制上颌发育,而且在远中移动上尖牙和内收上切牙的过程中,较好地保护上磨牙支抗,结合口内的 Nance 弓或横腭弓,是保护上颌支抗极其有效的选择。保护或消耗支抗不仅限于颌内的力量,还可以借助于颌间的力量。如Ⅱ类牵引可以保护上磨牙支抗,同时消耗了下磨牙支抗,下磨牙发生近中移动,达到改善磨牙关系的目的。

2. 不拔牙矫治

牙弓内由于没有间隙(散在间隙的病例除外),牙齿移动受限,通过牙位调整来改善船关系相对较难,此时采用如下方法:①迅速有效地整平牙弓,为颌位调整创造条件;②充分利用磨牙后区的间隙(有时需拔除智齿);③适时的颌间牵引是通过牙位调整改善船关系的三原则。

Alexander 矫治技术思想在Ⅱ类错船的不拔牙矫治中有其独特的优势,主要体现如下:在上牙弓整体性结扎基础上,使用口外矫形力,可以抑制上颌发育,推上牙弓向后。下颌第一磨牙使用 $-6°$ 轴倾度和下切牙使用 $-5°$ 转矩的托槽以及初始弓丝即为 (0.017×0.025) in 麻花方丝 $(0.018$ in 托槽系统),在排齐整平中即可使下颌第一磨牙牙冠向远中倾斜,下切牙牙根向唇向移动,为下牙弓提供了额外间隙;同时保证了下切牙在排齐整平过程中,尽可能直立于下齿槽基骨上或不过分唇倾,为Ⅱ类牵引调整颌位创造条件。

在不拔牙矫治中,如何增加相邻牙齿的托槽之间的间隙,保证托槽间弓丝有相对充足的长度,使弓丝的效能充分发挥显得尤为重要。Alexander 矫治器特有的尖牙托槽(Lang 氏托槽)、双尖牙托槽(Lewis 托槽)均为单翼托槽,因此,相邻牙托槽之间的间隙比常用的双翼托槽要大,在整平牙弓过程中,弓丝的效能发挥余地较大;并减小了整平过程中一个牙的移动对邻牙的影响,从而可以迅速有效地整平牙弓,为Ⅱ类牵引改善颌位创造条件。

多曲方丝弓矫治技术(MEAW 技术)在对Ⅲ类错𬌗的不拔牙矫治,尤其是轻度骨性Ⅲ类有开𬌗或开𬌗倾向的非手术矫治病例的𬌗关系改善方面有独特的功效,体现如下。

MEAW 技术是一个持续性轻力的矫治力系统(0.018 in 托槽系统),靴形曲的存在保证了相邻牙托槽间有充足的弓丝长度,因此可以在同一时间内完成每个牙所需的三维方向的移动,而且其中每个牙的移动对其邻牙的影响相对较小,这就保证了不拔牙矫治中牙弓中的每个牙在有限的空间内移动时更迅速。

在对下颌多曲弓丝的每个靴形曲依次做 3°左右的后倾弯后,通过Ⅲ类牵引的作用可以远中竖直下尖牙、双尖牙和磨牙,为现有牙弓提供间隙,从而为下切牙的舌向移动创造了条件,同时Ⅲ类牵引又使上牙弓近中移动,达到了改善Ⅲ类𬌗关系的目的。

多曲弓丝的这一独特作用同样可以运用到Ⅱ类𬌗关系的矫治中,具体表现为:①对上颌多曲弓丝的每个靴形曲依次做 3°左右的后倾弯,通过Ⅱ类牵引的作用可以远中竖直上尖牙、双尖牙和磨牙,为上牙弓提供间隙,从而为上切牙的舌向移动创造条件;②对下颌多曲弓丝的每个靴形曲依次做 3°左右的后倾弯,在Ⅱ类牵引和轻力的前牙垂直牵引作用下,整平下牙弓;③Ⅱ类牵引使下牙近中移动,从而达到改善Ⅱ类𬌗关系的目的。

三、控制牙移动的能力

控制牙移动的能力体现在矫治器和矫治力系统自身的能力以及正畸医师对牙齿移动的驾驭能力两方面。建立良好的𬌗关系应贯穿于矫治过程的始终,具体体现如下。

(一)减少排齐过程中不必要的牙移动

(1)在排齐牙齿阶段,运用多种形式的螺旋推簧为拥挤错位牙首先提供间隙,再施力矫治错位牙,以避免在间隙不足情况下,勉强对错位牙施力所造成的邻牙、甚至磨牙的不必要移动。

(2)排齐整平过程中,在不影响磨牙前提下,使用短距离、轻力的颌间牵引,防止前牙覆盖或反覆盖加大,给以后磨牙关系的调整增加负担。

(二)以尖牙为中心

在矫治过程中,始终以达到或维持尖牙中性关系作为控制牙移动的基准。

(三)追求"无摩擦"移动的环境

充分地排齐牙齿、整平牙弓,才可保证关闭间隙过程中使用轻力、避免后牙支抗丢失。

(四)三维方向的支抗控制

拔牙矫治中关闭间隙,无疑使磨牙前后向的支抗成为关注的核心。但颌骨垂直生长型、颌间牵引以及摇椅式弓丝可能会对磨牙垂直向、水平向支抗产生消极的影响。因此在矫治中引起需注意。

(1)用口外弓高位牵引、横腭弓维持上磨牙高度;下颌第二磨牙尽可能粘带环,迅速融入治疗中,以增加下磨牙垂直向支抗,维护下磨牙高度。

(2)颌间牵引时,调整相应牙弓的弓丝的后牙段宽度和转矩,以维持磨牙宽度。

（3）在进行双尖牙、尖牙的匣形牵引之前,应首先确认这些牙颊舌向的倾斜度、覆盖是否正常。

（五）在多曲方丝上使用颌间牵引

在矫治的精细调整阶段,为使咬合更加紧密,常做一些局部的匣形、三角形等多种形式的颌间牵引。但在通常使用的平直弓丝上做牵引会产生两个问题:其一,邻牙间相互的牵制作用,限制了牙齿垂直向的移动;其二,若在圆丝或尺寸较小的方丝上做牵引易造成后牙转矩的丢失。

多曲方丝上靴形曲的存在,增加了托槽间弓丝的长度,使弓丝的柔性增强,两个靴形曲间的牙具有相对的独立性。当一个牙受到颌间牵引力作用时,其邻牙所受影响较小。这样多曲方丝弓通过弓形保证了牙弓的整体性,同时牙弓上的每个牙通过靴形曲又具有独立性,在颌间牵引力作用下,可以迅速建立紧密的尖窝嵌合关系。此外,方丝的使用,可以调整转矩,以避免颌间牵引时转矩的丢失。

建立良好的𬌗关系是对正畸医师的基本要求,从制订矫治方案开始,就应为这一目标而努力。当一个正确的矫治方案确定后,如果正畸医师能够充分利用各种矫治器和矫治技术的组合来控制口颌系统、特别是牙齿的移动,那么,其就足以充满信心地去面对各种复杂病例的挑战。

（温慧惠）

第八节　矫治过程中口腔颌面部的变化

口腔正畸矫治对口腔颌面部的影响是较大的,也是比较复杂的。现以安氏Ⅱ类错𬌗为例,说明各类变化。

一、安氏Ⅱ类2分类错𬌗畸形矫治后的改变

安氏Ⅱ类2分类错𬌗是一组以前牙深覆𬌗,上前牙舌倾、闭锁𬌗,矢状不调为主要特征的错𬌗畸形。一般多采用不拔牙矫治,使闭锁𬌗的前牙唇向移动,做Ⅱ类牵引,同时矫正前牙深覆𬌗。

（一）牙颌硬组织结构的改变

1.牙齿的改变

舌倾的上前牙得以矫正,U1-NA 距离,U1-NA 角增加,U1-SN 值增大,矫治后接近正常范围,而 U1A-PP 的距离有所增加,表明切牙的移动主要为唇向倾斜,旋转中心仍有一定的伸长,上后牙槽骨高度增加。

下前牙唇移明显,L1-NB、L1-MP 值增大,下前牙的旋转中心、高度基本维持不变,而下后牙牙槽骨高度有明显增加。深覆𬌗改善的机制来源于上下前牙唇倾的钟摆效应和上下后牙一定程度的升高。

由于矫治后上下前牙的唇倾角增加,牙齿以牙根旋转中心唇向旋转,使深覆𬌗改善,而旋转中心没有绝对压低。Ⅱ类牵引、上颌平导的应用,后牙牙槽骨高度尤其是下后牙高度的增加

也是覆𬌗改善的原因。

2.颌骨的改变

矫治后 SNA 值维持基本不变,ANB 减小,SNB 增大,下颌位置前移,下第一恒磨牙的位置前移。上下颌与前颅底建立协调关系,阻断了异常的生长倾向。上下后牙槽骨高度增大,下颌平面角、下颌角矫治前后变化不大,而前后面高略有增加。正畸治疗解除了患者下齿槽向前生长的抑制,阻断了下颌向前、向上的异常生长倾向。

(二)软组织的改变

侧貌下颌后缩得到改善,下唇基角增加,下唇到 Holdaway 线的距离增加。矫治后侧貌的改善与下颌位置的前调有直接的关系,虽然上前牙唇倾改变非常明显,但上唇倾角、鼻唇角等的变化并不明显。这一方面由于软组织随硬组织改变不是一比一的关系,另一方面安氏Ⅱ类2分类错𬌗患者软组织唇形的代偿较好,牙𬌗畸形的严重程度并不决定软组织唇形的异常。

二、安氏Ⅱ类 1 分类错𬌗畸矫治后的改变

对安氏Ⅱ类1分类错𬌗,采用常规的固定矫治器减数治疗,可限制上颌向前的发育,使 SNA 角减小。上切牙与上颌平面的交角 U1-PP 角减小,上切牙缘距 U1-FHV 也明显减小。

SNB、SNPg 角无明显改变,下切牙突度无明显改变。即该治疗对下颌位置及下牙弓突度的作用不明显,拔牙间隙可能主要用于解除拥挤、整平 spee 曲度及调整磨牙关系。反映上下颌骨矢状关系的 ANB 角没有明显减小,该组病例Ⅱ类关系的改善主要依靠牙代偿。

三、错𬌗畸形治疗后的稳定性

(一)覆𬌗覆盖的变化

覆𬌗覆盖在保持后保留了 2/3 治疗效果。保持后覆𬌗、覆盖改变量与治疗后的改变量相关,即覆𬌗、覆盖的治疗改变量越大,其保持后的改变量也相对越大。但这并不意味着在治疗中不需改变覆𬌗、覆盖。

相反,在治疗中对覆𬌗、覆盖应进行矫治,虽然保持后改变量略大于非矫治患者,但从总体的治疗效果来看,过矫治还是有利的。保持后覆𬌗的改变与覆盖的改变相关。原因可能是保持后覆盖的增大导致前牙丧失正常的咬𬌗关系,下切牙切缘与上切牙舌面没有接触,导致上下切牙继续萌长,覆𬌗也因而加深。

(二)尖牙间宽度的变化

上尖牙间宽度在治疗后虽有复发缩窄的趋势,但仍保持了大部分的治疗效果。另一方面,下颌尖牙间宽度不如上颌尖牙间宽稳定。下颌尖牙间宽度保持后几乎缩窄至治疗前宽度,同时下尖牙间宽度在保持后的变化还与下前牙的拥挤度有关。

这提示我们在临床过程中不宜盲目扩大下尖牙间宽度,以免治疗结束后下尖牙间宽度缩窄,从而使下前牙拥挤度增加。在必须扩大下尖牙间宽度的情况下,治疗后应采取固定保持并尽可能延长保持时间。

(三)前牙排列的变化保持

后下前牙可出现排列不齐,但大部分治疗效果被维持,治疗前排列不齐程度严重者,保持后的复发量有接近治疗前的趋势,个别甚至超过治疗前,而治疗前排列不齐程度轻微者,保持

后的复发量相对治疗后的改变量较小。治疗中尽量维持下尖牙间宽度对于保持下前牙整齐程度至关重要。

（温慧惠）

第九节　矫治计划

对患者进行详细的检查、分类和诊断分析后，就需要制订矫治计划或矫治设计。矫治计划是决定如何治疗及何时治疗。正确的矫治设计取决于多方面的因素，需要果断而全面的考虑。

一、正畸矫治开始的时间

矫治开始的最佳时机不是绝对的，这经常取决于牙殆畸形的类型和个体的生长发育情况。但是，对于不少错殆畸形患者来说，及时获得治疗可收到事半功倍的效果。

（一）生长发育与早期矫治

青春迸发期（生长快速期）为最重要的矫治时间。如果我们能较好地预期青春期的时间，将对我们正确地估计矫治时间和矫治后的生长量有益。

估计青春迸发期的关键因素是骨龄和男女少年期与性成熟发育有关的成熟特征出现的顺序。性成熟的基本因素包括月经初潮，阴毛、乳房的外观和发育，以及声音改变等。与正畸医生直接相关的有意义因素当然是个体的牙齿萌出情况。当孩子骨龄先于年龄时，可预期有很少的生长。反之，如果孩子的骨龄落后于年龄，则可预计有较大的生长潜力，这点可结合到矫治计划中去。特定的骨型错殆畸形可随年龄而改善（安氏Ⅱ类）或加重（安氏Ⅲ类）。

有一个受性别影响的最佳矫治时间，在这段时间，按照错殆的类型可产生进一步生长或阻止生长。例如，如果一位有安氏Ⅲ类倾向的女孩还没有达到青春前期的迸发阶段，则我们可预期她的Ⅲ类倾向在青春迸发期后会发展成完全的Ⅲ类错殆畸形。这类患者开始矫治的最佳时机应在青春前期迸发时期到来之前。在这时矫治将对抑制颌骨生长进一步失调产生有益的影响。Ⅲ类错殆畸形生长预测的另一应用是确定面部生长是否完成，以适应于外科手术。

由此可见，在青春迸发期开始之前矫治伴有下颌前突的骨型Ⅲ类错殆畸形的预后比在青春迸发期开始矫治要好。但是，在青春迸发期开始矫治骨型Ⅰ类错殆畸形却能获得最佳的矫治效果。对于骨型Ⅲ类错殆，人们希望在下颌过长之前阻断并矫正之。而对于骨型Ⅲ类错殆，人们期望青春期生长激发下颌长度的生长。

（二）错殆类型与矫治时间

一般伴有骨骼畸形的错殆应及早开始矫治。有学者主张可根据下恒尖牙和第一双尖牙的钙化阶段来确定矫治时机。即当这些牙的牙根尚未形成二分之一时，开始矫治，并称为早期矫治。这时可以较充分地利用生长潜力，达到阻断性或引导性矫治目的。

双期治疗也比较流行。这就是在生长活跃期早期矫治骨骼问题，在恒牙殆替牙期为殆引导和阻断完全建殆后矫治牙齿错位。

二、错𬌗畸形矫治的适应证及禁忌证

(一)乳牙期

在乳牙期不应以个别牙齿的错位为对象。除非错位的牙齿妨碍功能及发育,才予以矫治。乳牙期矫治的主要对象为牙群错位、颌间关系失调及面颌关系失调。矫治器不可滥用,应避免使用复杂的矫治器。

1.乳牙期矫治的适应证

(1)前牙反𬌗和后牙反𬌗。

(2)前牙开𬌗和后牙开𬌗。

(3)导致下颌闭口型异常的错位牙。

(4)乳牙早失。

(5)所有妨碍功能或生长的口腔不良习惯。

2.乳牙期矫治的禁忌证

(1)预计在其他时期矫治效果更佳时。

(2)矫治效果不能肯定者。

3.矫治乳牙对恒牙的影响

矫治乳牙时,如果乳牙根吸收尚不多,则恒牙胚可随着乳牙移动。因此,有时可以利用乳牙的矫治,间接收到恒牙矫治的效果。

然而,如果施力过大,可能引起乳牙冠和根的反向移动;这样,恒牙胚就会被乳牙根推往相反的方向。因此,矫治乳牙所用的力必须轻微,着力点应在乳牙的近龈部,才能使乳牙不发生冠根反向移位。

在这种情况下,乳牙体首先倾斜移动;之后,由于牙槽骨的增长及咬合力的推动,可促使根端向与牙冠同一方向移动,以致形成了牙体的倾斜接体移动。

(二)替牙期

替牙期为𬌗引导和阻断性矫治提供了充分的机会。另外,替牙期的情况比较复杂,应该仔细判断,以便正确设计。

1.替牙期矫治的适应证

(1)乳牙早失,牙弓长度有减少的危险。

(2)由于乳牙早失而使间隙关闭,但必须使间隙恢复时。

(3)妨碍𬌗功能正常发育或引起下颌闭口型异常的错位牙。

(4)引起错𬌗畸形的多生牙。

(5)恒牙反𬌗。

(6)由于不良口腔习惯所造成的错𬌗。

(7)上前牙严重唇向倾斜的安氏Ⅰ类错𬌗。

(8)安氏Ⅱ类功能性错𬌗或骨型错𬌗。

(9)安氏Ⅲ类错𬌗。

2.替牙期矫治的禁忌证

诊断不明时,不宜盲目开始矫治。例如,有些是替牙期的暂时性错𬌗,应密切观察,必要时再做适当处理。

（三）恒牙期

在恒牙期，错殆畸形的诊断往往比较明确而肯定，因此，矫治可以积极进行。所有的错殆畸形在这一时期均可进行矫治。甚至在成人阶段，也可矫治许多错殆畸形，只是这时的牙运动不如儿童时期快。当然，比较严重的骨骼型成人牙殆畸形，应适当考虑外科正畸。

三、牙齿拥挤的减数设计

在矫治错殆畸形的实践中，拔牙是一个经常面临的问题，它也是一个容易使人感到为难和容易引起争议的问题。在正畸学发展的初始阶段，由于受 Angle 的"理想正常殆"理论的影响，常采用开展牙弓的方法以解除拥挤，借此保存患者的全副牙齿。Angle 认为这样可促进咀嚼功能而刺激颌骨生长，为牙列创造足够的间隙。但以后学者们在大量的临床实践的基础上，逐渐认识到颌骨的生长发育并不简单地取决于功能刺激。牙量和基骨的大小，决定于遗传因素，牙弓形态和大小还受基骨大小和口腔肌肉功能所制约，因而扩大牙弓将受到限制。如果颌骨不足以容纳全部牙齿而造成显著拥挤，则拔牙是必要的。只有这样才能达到牙量与骨量的协调，以及牙弓与口腔肌肉张力之间的平衡，致使矫治结果稳定，畸形不再复发。因此，在错殆畸形的矫治中，不再过分强调保存全部牙齿，而拔牙或减数矫治逐步得到广泛的应用。

在减数设计上，常因正畸医生的设计思想和患者对矫治标准的要求而有不同的考虑。但仍然有一些基本的原则可供参考。

（1）尽量少拔牙，尽量拔除不宜保留的牙。

（2）拔牙后不至于对功能产生不利的影响。

（3）拔牙后能增进美观或不妨碍美观。

（4）能缩短疗程或简化矫治程序。

在采用减数设计时，应明确在什么情况下需要减数，拔多少牙，拔哪些牙，以及减数与牙弓和殆之间的关系等。从原则上说，任何牙齿都可能成为减数对象，但在临床设计时，经常因为各个牙所处的部位不同，而有不同的选择。

（一）减数牙的选择条件

1. 上中切牙

原则上不为解除拥挤而拔除上中切牙。除非该牙已有严重外伤或其他情况而不得不拔除。拔牙间隙除了用于缓解前牙拥挤或前突外，余隙可留在同侧的侧切牙近远中，最后可以甲冠形式修复侧切牙，使其形成中切牙形状，同侧尖牙的牙尖亦稍加修磨以代替侧切牙。

2. 上侧切牙

在遇到以下三种情况时，可考虑减数上侧切牙。

（1）该牙严重错位，尤其当牙冠完全位于牙弓之腭侧时。

（2）该牙严重畸形，如过小锥形牙冠。

（3）尖牙因拥挤被挤出牙列，唇向低位且牙根明显近中倾斜时，拔除侧切牙以利于尖牙排入侧切牙位置，并修磨牙尖形成侧切牙。这样做可缩短疗程，并不影响后牙殆关系。

3. 上尖牙

尖牙位于口角处，对维持口角唇部及鼻唇沟丰满度起一定的作用，而且牙根粗壮，龋患率低，所以通常尽可能加以保留。但如果尖牙完全唇向错位而无间隙或几无间隙，或同时牙根近中倾斜，估计拔除后对外观及牙弓外形无明显妨碍，并可不矫治或大大简化矫治程序，也可考虑拔除。

4.下切牙

在减数下切牙的设计中,以下三点应加以注意。

(1)如果有一下切牙因拥挤被完全挤出牙列,可予以拔除。

(2)当下尖牙牙根近中倾斜且下前牙拥挤时,可考虑拔除同侧的侧切牙,这样容易使尖牙直立而排齐下前牙。

(3)如果下切牙显示拥挤扭转或倾斜,常拔除牙位较正常的下切牙。这样有利于倾斜扭转的邻牙在关闭拔牙间隙的同时,转正牙轴,而不易形成三角形间隙。

5.第一双尖牙

它们位于牙弓每一象限的中央,往往靠近前牙段或后牙段的拥挤部位。

减数该牙可同时缓解前牙或后牙的拥挤。因此,该牙是拔牙解除拥挤的首选对象。另一因素是,第二双尖牙与该牙的外形类似,在该牙拔除后,第二双尖牙可与尖牙形成良好的邻接关系。这样,第一双尖牙拔除后能较好地由第二双尖牙所替代,对牙弓外形及邻接关系影响很小。

6.第二双尖牙

当由于拥挤而使第二双尖牙明显颊向或再向错位甚至造成锁𬌗时,可将其拔除。另外,在某些拥挤畸形的病例,如果希望磨牙做适当前移以避免剩余间隙,则减数第二双尖牙似乎更为有利。

7.第一恒磨牙

第一恒磨牙在一生中承担重要的咀嚼功能,被称为𬌗的关键。但该牙又是龋患及釉质发育不良患病率较高的牙齿。长期以来,对第一恒磨牙的拔除存在两种不同的意见。一种观点强调该牙在牙弓中所起的重要作用,认为不应轻易考虑拔除;另一种则主张常规拔除。这两种意见截然对立,但都存在一定的片面性。事实上,牙𬌗情况存在广泛的变异。是否减数第一恒磨牙,应根据每一患者牙𬌗情况作具体分析。一般情况下,不为解除拥挤而拔除第一恒磨牙。但是,如果第一恒磨牙的状况很差,如牙冠严重破坏,根尖周病变严重而无法保留时,可考虑拔除。在拔牙时机方面有两种选择。

(1)早期拔除一般考虑三个条件:①侧切牙上萌出,第二恒磨牙及双尖牙尚未萌出;②第三磨牙牙胚存在;③通过牙齿及牙弓的测量,表明存在明显的间隙不足。

如果具备以上三个条件,第一恒磨牙拔除后,牙弓有可能进行满意的自我调整。因为下颌第二磨牙向前自行调位更困难些,所以下第一恒磨牙的拔除应早于上第一恒磨牙。

(2)当需要为矫治前牙拥挤提供大量间隙时,最好等待第二恒磨牙萌出后拔除第一恒磨牙,以便拔牙间隙能为前牙或双尖牙区的拥挤矫治所利用,而不被第二恒磨牙的前移所占据。但在这种情况下常需要使用矫治器加以矫治。

8.第二恒磨牙

在儿童时期,该牙处于牙弓的末端,远离拥挤部位,所以很少因解除拥挤而拔除之。但如果存在第三磨牙牙胚,则第二磨牙的拔除可做如下考虑。

(1)如果第二恒磨牙明显颊向错位萌出,甚至造成正锁𬌗,可予以拔除,以便为第三磨牙前移所取代。

(2)第三磨牙牙胚近中倾斜不大于 30°时,拔除第二磨牙后,第三磨牙可望满意地萌入第二磨牙余隙。

（3）第三磨牙仅处于牙冠钙化而根尚未形成时,才具有足够的萌出潜力。

9.第三磨牙

临床上拔除第三磨牙的主要原因是预防或解除其阻生。有学者把第三磨牙的早期拔除或剜出作为预防前牙拥挤的常规措施加以推行。有时可见到一些青春期或年轻成人前牙进行性拥挤或矫治后拥挤复发,有学者据此认为是由于第三磨牙萌出时对牙弓造成的近中推动力所引起。但对此目前仍有争议,因此,早期拔除或剜出第三磨牙作为常规措施尚未被广泛采纳。

（二）顺序拔牙法

一个牙齿尚未萌出之前,即为它提供足够的间隙,它就能循着有利的方向萌入合适的位置。这一原则在拔除上第一双尖牙,为尚未萌出的尖牙提供间隙的实践中,得到广泛的应用,同时也是顺序拔牙法这一矫治设计的基础。

1.顺序拔牙法的适应证

（1）前牙拥挤,恒侧切牙萌出间隙明显不足,都表现为舌向错位并与中切牙部分重叠。

（2）上下牙弓关系正常,通过顺序拔牙的过程,可使牙弓保持一定的额外间隙,而这些额外间隙被利用的结果,常使得Ⅰ类𬌗关系变得更令人满意。如果存在明显的牙弓关系异常,则一般不能轻率地采用顺序拔牙程序。

（3）全部牙齿及牙胚均存在,牙齿本身状况良好,萌出方向正常。所以在开始进行顺序减数法之前,应对弓内所有牙齿的情况有充分的了解。摄取全颌曲面断层片很有必要。

（4）有明显的拥挤家族背景。

2.顺序拔牙法的基本程序

（1）拔除乳尖牙,为恒侧切牙的萌出提供间隙:侧切牙将占去一部分恒尖牙的间隙。

（2）拔除第一双尖牙为恒尖牙萌出提供间隙:有时为了使这一步骤能顺利提前,可先拔除第一乳磨牙,以期第一双尖牙及早萌出,甚至剜出第一双尖牙。由于上下牙弓牙齿萌出顺序有差异,上第一双尖牙常在上尖牙之前萌出,因而这一步骤可在上牙弓得以顺利进行。

而在下牙弓则尖牙常在第一尖牙之前萌出,因而面临间隙不足,使这一程序不易及时进行,故顺序拔牙法在下牙弓的效果可能不理想,可考虑先拔除下第一乳磨牙以促使第一双尖牙及早萌出。在采用顺序拔牙的过程中,有时间隙可能过早丢失,所以必要时仍应配合矫治器矫治。

（三）对称性拔牙和补偿性拔牙

1.对称性拔牙

对称性拔牙指同一牙弓的两侧同名牙同时拔除,这样可以防止因单侧拔牙而造成的牙弓不对称。不过对称性拔牙也可不强调在两侧拔除同名牙,而主要根据间隙的需要和拥挤的部位加以考虑。

2.补偿性拔牙

对称性拔牙指在上下牙弓进行对应拔牙。在安氏Ⅰ类错𬌗病例中,上下牙弓长度一般是相协调的。为在上下牙弓同时解除拥挤,拔牙需在上下牙弓同时进行。

至于安氏Ⅱ类和Ⅲ类错𬌗的拔牙问题,因为存在明显的近远中关系不调,不仅是单纯地为解除拥挤而拔牙,在这种情况下,对拔牙的数量、对象以及对称性和补偿性问题,均需根据具体病例作具体分析。

(四)拔牙量与拥挤量

拥挤畸形的程序存在较大的差异,但拔除牙的宽度则相对恒定。故减数后有可能出现间隙过剩或间隙仍然不足的情况,需要加以注意。

在考虑减数问题时,除了要测量和确定牙齿在牙弓内的拥挤程度外,还应考虑 Spee 曲线大小、切牙(特别是下切牙)的倾斜度和上下牙量的比率等因素对间隙的重要影响,应该进行全面的间隙分析。

四、预后

预后推断如疗程及效果问题,要事先估计正确,并且要与患者及其家长谈清楚,使其认识到矫治过程中与医生配合的重要性。矫治目标的确定有以下两种。

(一)理想矫治

在正畸矫治中,理想的矫治目标是很难达到的,因而是不实际的。常遇到错𬌗畸形的特征就不允许有理想的结果。

如严重的牙齿拥挤需要拔牙矫治,这本身就不符合理想𬌗的要求,但却适合生物个体的需要。因此,折中的矫治目标往往是切实可行的。

(二)折中治疗

大部分正畸治疗病例的目标都是折中的结果,甚至未必要达到Ⅰ类磨牙关系。一般对上下尖牙之间的关系要求争取达到Ⅰ类关系。磨牙关系如果不能达到中性关系,则应做到尖窝相对关系。这不至于降低𬌗功能。还有时要结合患者或患者家长的要求和错𬌗畸形本身的情况。

对于有明显骨骼异常的牙𬌗畸形,不应要求过高。在矫治开始前,应运用生长发育知识对患者的生长发育趋势有一个基本的估计,这与矫治预后如何也有着密切的关系。

五、矫治进程中的记录

(1)矫治进展情况:包括可疑的异常现象应随时记录下来,如牙齿松动情况、牙根情况等。
(2)复诊时所做的处理。
(3)进一步的矫治计划,即阶段矫治设计。
(4)对患者的医嘱、患者的合作态度、患者及家长的反映等。

(温慧惠)

第十节　颅颌面部生长发育与口腔正畸临床治疗

一、正畸并非儿童的"专利"

在许多人眼里,正畸治疗是儿童的专利,不适合骨骼发育已经完成的成年人。事实上,错过儿童正畸治疗黄金期的成年人在任何年龄段都可以矫治。

国外最大的正畸患者 90 岁开始正畸,治疗结束时已经高达 92 岁。许多医生也曾接诊过 65 岁以上的患者,矫治时还拔了上颌的两颗双尖牙。目前,美国成人正畸占正畸患者的1/4,

国内也有此发展趋势。

(一)儿童正畸的优势

儿童什么时候做牙齿矫正最好？儿童矫正牙齿最佳时机是在 12 岁左右,此时,换牙全部完成,而由于生长发育尚未停止,对一些骨性错颌的矫治是十分理想的,大部分牙颌畸形都在此时矫正。同时,儿童口腔不良习惯是形成牙颌畸形的主要原因,应及早适时地给予引导和破除,防止畸形的发生、阻断轻度畸形的进一步发展并纠正已经发生的牙颌畸形。如果等到 16～18 岁生长发育完成后再进行治疗,有些骨性畸形就不得不求助于手术治疗。

(二)成人正畸的可行性

因为生长发育已经完成,成人不再具有生长潜力,不能像儿童那样通过刺激颌骨的生长进行治疗,尤其是中老年人新陈代谢、骨骼改建速度变慢,正畸目标应放在牙齿的移动上。通过牙齿移动,对一些轻中度骨性颌骨畸形进行折中的正畸治疗。

成人患者往往患有其他口腔疾病,如牙周病、龋坏牙、长久的缺失牙等。在我国,90％成人有不同程度的牙周病,其中,超过 15％的患者会有重度牙周病。牙周病不仅使牙齿周围组织遭受破坏,导致牙齿松动,还会引发心脏病、加重糖尿病甚至导致孕早产等。牙周病患者正畸治疗会加重牙周病。因此,先要进行系统的牙周治疗、牙体治疗,甚至跟修复医生、种植医生、牙周医生等一起来制订正畸治疗计划。

成人正畸时骨改建缓慢,牙齿移动过快可能导致牙槽骨吸收、牙根吸收等,引发牙齿松动。因此,成人正畸切忌用力过大、牙齿移动过快,要尽量采用轻力,保持牙齿移动的速度适中。

综上所述,正畸治疗早已不再是儿童的"专利",成年以后仍然可以进行正畸治疗,但不论是儿童患者还是成年患者,目的都是为了口颌系统的健康发育和面部的协调美观。

二、牙颌畸形的危害

在儿童生长发育过程中,牙颌畸形会影响颌面软组织的正常发育。如前牙反𬌗若不及时治疗,下牙弓则会限制前颌骨的发育,下颌因缺少上、下成人患者往往患有其他口腔疾病,如牙周病、龋坏牙、长久的缺失牙等。在我国,90％成人有不同程度的牙周病,其中,超过 15％的患者会有重度牙周病。牙周病不仅使牙齿周围组织遭受破坏,导致牙齿松动,还会引发心脏病、加重糖尿病甚至导致孕早产等。牙周病患者正畸治疗会加重牙周病。因此,先要进行系统的牙周治疗、牙体治疗,甚至跟修复医生、种植医生、牙周医生等一起来制订正畸治疗计划。

成人正畸时骨改建缓慢,牙齿移动过快可能导致牙槽骨吸收、牙根吸收等,引发牙齿松动。因此,成人正畸切忌用力过大、牙齿移动过快,要尽量采用轻力,保持牙齿移动的速度适中。

综上所述,正畸治疗早已不再是儿童的"专利",成年以后仍然可以进行正畸治疗,但不论是儿童患者还是成年患者,目的都是为了口颌系统的健康发育和面部的协调美观。

三、牙颌畸形的危害

(一)影响𬌗颌面的发育

在儿童生长发育过程中,牙颌畸形会影响颌面软组织的正常发育。如前牙反𬌗(俗称"地包天")若不及时治疗,下牙弓则会限制前颌骨的发育,下颌因缺少上、下牙弓的协调关系而过度向前发育,会形成颜面中 1/3 凹陷和下颌前突畸形。

小时候的牙颌畸形会通过骨的发育影响长大后的面容。如果孩子小的时候是一个"小地包天"，这种牙齿间的关系会持续影响颌骨的发育，长大之后就会变成一个"大地包天"。

(二)影响口腔健康

错𬌗的牙齿拥挤错位，由于不易自洁，故好发龋病、牙周炎症，同时常因牙齿错位而造成牙周的损害。其实就算是排列较整齐的牙齿，也不是人人都能刷到位，更何况是错位的牙齿，拥挤错位的牙齿不仅毫无美感，还会使刷牙难度上升。

(三)影响口腔功能

牙颌畸形可以影响口腔正常功能，如前牙开𬌗会影响咀嚼功能和发音，后牙锁𬌗可影响咀嚼功能，严重的下颌前突则造成吞咽异常，严重下颌后缩则影响正常呼吸；严重的牙颌畸形会直接影响说话、吃饭这两项日常生活中非常重要的口腔功能，更严重者还会影响到呼吸功能。

(四)影响颞下颌关节

牙颌畸形出现𬌗干扰和早接触时，下颌开闭口、前伸、侧方运动的限度及轨迹均会出现异常，进一步将会影响颞下颌关节的功能，甚至导致器质性病变。𬌗关系发生错误，会导致颞下颌关节中的髁突异位从而引起关节的疾病。

(五)影响容貌外观

各类牙颌畸形都会看上去有不对之处——开唇露齿、双颌前突、长面或短面型等。颜面畸形对于患者，尤其是对儿童的心理也会产生一定的影响，这将会影响到儿童的健康成长。

四、常见牙颌畸形及矫正的最佳年龄

牙颌畸形是指牙齿的排列位置和咬合关系的异常。不同的牙颌畸形进行矫正的最佳年龄也不相同。在乳牙期(3~5岁)和替牙期(6~12岁)，一般的牙颌畸形，如个别牙齿错位不要立即矫治，应当继续观察和纠正口腔不良习惯，因为在这个时期，牙颌正处于调整时期，随着不良习惯的纠正，牙颌畸形常可以部分自行纠正。这时的生长发育速度很快，不适当的矫治力会影响发育。但是，对于严重妨碍生长发育的牙颌畸形，则需要进行初步矫治。如乳牙反𬌗，会妨碍上颌骨的发育，影响面部的外形，应当及早治疗。

如果患者配合，在3~5岁都可以矫治。大多数的牙颌畸形要等到牙齿替换完成的恒牙期，12岁左右才进行矫治。因为这时恒牙牙根逐渐发育完成，上下牙齿间的咬合关系也调整完成，可以对牙颌畸形的类型做出明确诊断，并采取相应的矫治方法。矫治完成后容易保持稳定的效果，不会有大的变化。

(一)乳牙期阶段(3~5岁)

该期主要适用于乳牙反𬌗，早期矫治有利于上颌骨发育，预防恒牙反𬌗。如果孩子有不良习惯(如伸舌、咬唇等)，在这个阶段也可以得到纠正，以预防牙颌畸形的发生。

(二)替牙期阶段(女孩:8~10岁;男孩:9~12岁)

由于不良习惯、舌干扰等因素引起的功能性错𬌗和骨性错𬌗早期患者。在此替牙阶段，如果存在一些不良习惯(如咬唇、伸舌、前伸下颌等)、面形异常和牙齿排列异常等情况，应及时检查咨询。

因为这个阶段是青少年生长发育的青春前期和高峰期，如果是功能性或骨性牙颌畸形，那么，在这个阶段治疗可以充分利用颌骨的生长潜能，通过促进或抑制颌骨的生长而达到治疗目的，对改善面形和功能更有利。

(三)恒牙早期阶段(女孩:11～14 岁;男孩:13～16 岁)

一般常见的牙颌畸形在这个阶段都可以得到很好的治疗。这时口腔内恒牙大多已萌出,牙弓发育已基本完成,牙齿不齐也已基本定型。而且这个年龄阶段的孩子颌面部发育仍处于生长发育的快速期,牙齿矫正在很大程度上需要利用颌面部的生长发育潜力,使牙齿移动及牙槽骨改建达到最佳水平。

牙齿矫正最佳年龄主要就是以上三个阶段,但是如果错过了牙齿矫正年龄最佳时期,则可以根据情况选择成人牙齿矫正。

五、必须早期矫治的儿童牙颌畸形

不少传统观念认为"只有 12 岁后才能矫牙",但遵循现代临床医学科学规律分析,多种牙颌畸形或异常必须在 12 岁前发现即可矫正。

1. 反殆

反殆,即下排牙齿包住上排牙齿。严重影响面容美观,导致吃饭时,咀嚼功能下降,加重胃肠负担,从而影响身体健康。有时候还会影响发音,使患者受到嘲笑,影响心理健康。

2. 个别牙反殆

个别前牙或两颗牙反殆,危害极大。会影响上面部的正常发育,上唇部凹陷。而且,其潜在的危害是,儿童成长到 30～40 岁时最有可能导致出现颞下颌关节紊乱病。

3. 严重的前牙前突

上颌前牙前突,通常会给患者带来一定的心理自卑感,不敢与人交流,不敢笑,极大程度影响了其学业和社交,有的孩子甚至变得自卑,因此应及时矫正。

4. 下颌后缩

下巴发育不足,小下巴,俗称鸟嘴。影响面部美观,同时因为下颌牙齿排列过窄,限制了上颌牙齿的发育,影响到整体的口腔发育及正常的口腔功能。

5. 替牙期严重的牙齿拥挤

替牙期一般轻度拥挤可观察,暂不处理;严重者,表现为个别或多个牙齿在各个方向的错位,而且牙齿拥挤也妨碍局部牙齿的清洁而好发龋齿、牙龈炎等。

6. 乳牙早失与滞留

乳牙没到替换时间就过早脱落,会使局部颌骨发育不足,缺牙的位置可因邻牙移位导致部分甚至全部被占据,以致恒牙错位萌出或埋伏阻生而形成牙颌畸形。

乳牙到了替换时间仍未脱落退位,导致后继恒牙萌出受阻,出现萌出顺序异常,或错位萌出、埋伏阻生造成牙齿排列不齐或者咬合不正。

7. 多生牙

口腔内特别是上中切牙之间有多余的牙齿。多生牙多为畸形牙,它们占据了正常牙的位置,致使这些正常的牙齿出现萌出错位或萌出障碍。

8. 恒牙不萌出或埋伏阻生

阻生牙是指牙齿部分萌出或完全不能萌出,并且以后也不能萌出的牙。儿童期门牙多见。可通过助萌或牵引等方法改善。

9. 恒牙早失

儿童生长的第一个恒磨牙,一般情况下此牙在 6 岁左右萌出,故俗称为"六龄齿"。"六龄齿"龋坏率最高,罹患其他牙病的发生率和拔除的比例均比其他牙高。从功能上说该牙又是最重要的牙齿,失去六龄牙易致牙齿排列不齐,而且矫治难度会加大很多,因此要特别重视"六龄齿"的保护。

(温慧惠)

第十一节 牙颌畸形的常见矫治技术

一、传统方丝弓矫治技术

方丝弓矫治器是多带环矫治器的一种,于 1925 年由 Angle 首先提出,当时的方丝弓矫治器是在他的钉管装置唇弓、带状唇弓矫治器的基础上发展而来的。edgewise 原有"沿边""沿切"之意。方丝弓主要通过其边缘与托槽方型槽沟间的作用而施力。方形矫治弓丝是这类矫治器的一个重要特点,因而把它称之为方丝弓矫治器。自 20 世纪 50 年代中起,方丝弓矫治器已成为应用最广泛的固定矫治器。

(一)方丝弓矫治器的特点

方丝弓矫治器的主要特点有两个:一是能有效地控制矫治牙各个方向的移动。正畸治疗主要是通过施力于矫治牙而使其移至需要的位置而建立正常的𬌗关系,若牙齿的移动过程能够得到有效的控制,则必然缩短治疗时间,并有良好的治疗效果,同时可减少或消除牙周组织的损害。方丝弓矫治器能使牙齿作近远中、唇颊舌向及合向等各方向的移动,并且在牙齿移动时能做到控根移动,即牙齿除能做根冠相反方向移动的倾斜移动外,也能作根冠同一方向移动的整体移动,及牙冠相对固定而只移动牙根或牙根相对固定而只移动牙冠。

方丝弓矫治器的另一特点是,由于每个牙上都有托槽而弓丝嵌入槽沟后经结扎丝固定,牙弓由弓丝连成一整体,具有较大的支抗力,故能减少支抗牙的移位,在上下牙弓分别成一整体的情况下进行颌间牵引,有利于牙弓及颌骨位置关系的矫治。

(二)基本原理

方丝弓矫治器使牙齿移动有 2 个原理:一是使被弯曲矫治弓丝的形变复位。具有良好弹性的矫治弓丝,当被弯曲成各种形态时,便有趋于回复到原来位置的作用。当这种弓丝的原来位置与理想的牙齿移动位置相一致时,亦即将弓丝弯曲成各种形态及弯制成各种弹簧加力单位,将其结扎在矫治牙上。此时,弓丝有回复到原来位置的作用,也就对矫治牙产生矫治力,使发生所需要的移动。二是应用保持性弓丝作为固定和引导。

(三)矫治基本步骤

方丝弓矫治器的矫治方法是极为灵活多变的,并没有固定的模式,在矫治材料的选用如托槽、弓丝的规格,弓丝弹簧曲的选用组合及矫治设计等方面均可有许多不同。然而在矫治的步骤上存在着一些共同的基本内容。在所有的矫治病例中,可分为拔牙与不拔牙矫治两类,其矫治目标是一样的。

在拔牙矫治的病例中包括有关闭拔牙间隙的步骤,以下以拔牙矫治远中错合病例来说明方丝弓矫治技术的基本矫治步骤。一般分为 4 个步骤。

1. 排齐和整平牙列

这是第一阶段矫治,主要使上下牙弓错位的牙齿排列整齐和整平,在这一阶段中,不解决牙弓间错位关系。这一矫治阶段以圆形钢丝作为矫治弓丝。在牙齿轻度错位时,可以把不带弹簧曲的做了第一或第二序列弯曲的弓丝,结扎在所有托槽中,利用其形变弓单力而矫治牙齿的错位。当牙齿错位程度较严重时,则需利用各种弹簧曲来矫治。因为在错位严重的牙弓中,不带矫正曲的矫治弓丝很难完全同时压入所有牙的托槽中。根据实验,若强压一直径为 0.45 mm 的直线弓丝进入错位牙的托槽中,弓丝弯曲 1 mm 就会产生 426 g 的力。如果以垂直曲的形态将曲压入 1 mm,则仅产生 85 g 的力。而垂直曲向合面移动 1 mm 嵌入托槽则产生 398 g 力。所以当垂直曲嵌入托槽后,即可对矫治牙施力,使牙齿随垂直曲恢复到原来的形状和位置。因而在排齐牙列的矫治阶段,为排齐各错位牙,较多采用有较好弹性的圆形弓丝或弯制的各类弹簧曲来进行矫治。

2. 关闭拔牙间隙及矫治𬌗关系

这一阶段可开始使用方形弓丝,弯制成具有第一或第一、第二序列常规弯曲的方形弓丝插入末端管,弓丝嵌入所有托槽并结扎固定。所有的方形弓丝均以扁平的一面嵌入槽沟。矫治包括拉尖牙向远中、关闭拔牙间隙、矫治前牙深覆盖及上下牙弓间合关系等内容。这是整个矫治过程中较为关键和困难的步骤。这一阶段矫治中要使用较大的牵引力拉尖牙及关闭拔牙间隙,同时开始使用转矩力对前牙作控根移动。若在矫治力与支抗力之间设计不当,则会出现支抗牙前移,矫治间隙不足等失误,而影响矫治效果,甚至导致失败。

(1)拉尖牙向远中:拉尖牙向远中时,一般多用矫治弓丝外的附加牵引力,可在支抗磨牙与尖牙之间置链状橡皮圈或螺旋弹簧来完成。在这一矫治过程中应注意防止支抗牙的前移及尖牙的倾斜移动。为防止支抗牙的前牙可将上第二双尖牙、第一恒磨牙的托槽及第二恒磨牙的末端管间连续结扎,同时使用颌外唇弓以口外力推支抗磨牙,以增强支抗来防止拉尖牙往远中过程中支抗牙的前移。为在尖牙移动过程中不发生倾斜,希望尖牙与第二双尖牙靠拢后两牙呈平行关系,则可在橡皮弹力圈或螺旋弹簧对尖牙牵引的同时,利用弓丝在尖牙部位弯制匣形曲,对尖牙施以一定的后倾正轴力,这样可防止其倾斜及保护尖牙的整体移动。

(2)切牙舌向移动关闭间隙矫治深覆盖:在尖牙远中移动至与第二双尖牙靠拢后,应更换矫治弓丝,在侧切牙与尖牙的间隙间弯制垂直张力曲或带圈闭合垂直曲来关闭前牙间隙。为达到切牙控根移动及保持正确的牙齿长轴关系,在方形弓丝的切牙段必须施以根舌向转矩力,而与垂直张力曲所施的压切牙向后的力间组成一个复合的力,而使切牙控根移动。在矫治前牙舌向移动过程的同时,根据磨牙错合的类型及覆合覆盖的程度,适时开始用橡皮弹力圈作Ⅱ类颌间牵引,以使在关闭间隙的同时矫治牙弓间的合关系。

3. 牙位及合接触关系的进一步调整

当牙齿排列整齐,拔牙间隙关闭,并且磨牙关系得到矫治后,下一步骤是对个别牙存在的牙轴、牙位及合接触轻度障碍进行调整,以使上下牙弓的形态及功能达到较为完善的程度。这一阶段使用的方丝弓具有良好的牙弓形态及各个牙近远中轴倾度的理想形态,故称这一弓丝为理想型弓丝,使牙齿的位置能调整到良好的功能位。

4. 保持

矫治基本完成后,可先去除上下唇弓,以结扎丝分别将上下牙弓由一侧末端管至另一侧末端管,通过所有托槽进行"8"字交叉连续结扎固定 3~4 周。若牙齿及合关系稳定无变化,则改用保持器保持。上颌多用 Hawley 活动保持器,而下颌选用 3、3,5、5 或 6、6 的舌侧固定丝保持器。方丝弓矫治器具有较高的矫治效能,但由于其结构较为复杂而矫治力又较大,因而主要适用于恒牙列的矫治,对于乳牙列和混牙列的病例则不甚适合。

二、传动直丝弓矫治器及技术

传动直丝弓矫治技术是新一代的直丝弓矫治器及技术。该系统在关键的尖牙托槽上实现了大范围超低摩擦移动的结构模式,既消除了结扎摩擦力(类似于自锁托槽的优点),又使被动状态下的滑动范围显著加大(与 Tipe-Edge 托槽的优点相似),而且优于这两种托槽。

(一)传动直丝弓矫治技术基本原理

1.尖牙位置的特殊性

当应用细圆丝时,中切牙和侧切牙唇面受力后,主要趋向于舌向倾斜移动;而尖牙处于牙弓的拐角或转弯处,则以远中移动为主。由于尖牙的近远中倾斜度最大、牙根最长,则远中整体移动阻力最大,然而尖牙根最长,牙冠被施于远中力后,却较易发生向后倾移趋势。只是,传统方托槽的涉及,被动范围小,难以使该牙齿产生有效的大范围倾斜移动,从而妨碍整个前牙迅速而有效地远中运动。换言之,如果尖牙的高效倾斜移动解决了,其他牙的移动将迎刃而解。

由于尖牙位置的特殊性,传动直丝弓尖牙托槽采用双槽沟设计,被动低摩擦范围较大,有利于牙齿大范围倾斜移动;托槽基部有一"十"字形沟管,如果将镍钛弓丝插入其基部横管,可进行有效的正轴矫治。其另一特点在于托槽水平两翼之间有一台阶,高出槽沟底部,当对角线结扎时,可避免结扎丝与弓丝接触,可产生低摩擦力的自锁传动效果。除尖牙外其他托槽槽沟类似于传统直丝弓托槽,使得这些牙齿从一开始即向最终的位置移动,从而使后期微调变得更简单,并避免了使用充满槽沟的粗不锈钢方丝。

2.传动力及传动效应

牵引力通过唇弓作用于中切牙牙冠唇面,随着中切牙舌向移动,该力通过牙齿邻面接触点转变为传动力,逐个传递给每个牙的邻面接触点,直到最后一颗牙,这颗牙的近中邻面接触点受力后,如果力量适中,必然产生远中移动的倾向,称为传动效应。由于是倾斜移动,初始传动力只需 50~60 g 即可,因此口内支抗足矣。

(二)适应证

矫治器分为:标准型和Ⅲ型。标准型用于安氏Ⅰ、Ⅱ类错𬌗畸形的矫治。Ⅲ型用于安氏Ⅲ类错𬌗畸形。

(三)操作步骤

不拔牙病例分为二期,拔牙病例分为三期,在矫治过程中分阶段粘着托槽,第一期主张使用细圆丝,第二期可使用细方丝,第三期主张使用直方丝。矫正程序简述如下。

1.第一期矫治目标

(1)牙量骨量不调的矫正(排齐前牙)。

(2)水平向的矫正(减少前牙深覆盖或解除反𬌗至正常覆盖)。

(3)垂直向的矫正(减少前牙深覆𬌗或消除开𬌗至正常覆𬌗)。

2.第一期措施(以需要减数 4 个第一双尖牙的安氏Ⅱ类 1 分类牙颌畸形为例)

(1)第二前磨牙暂时不粘着托槽。

(2)使用 0.016 in(1 in＝2.54 cm)口径的硬不锈钢圆弓丝做唇弓利用托槽竖管结扎或配合镍钛(NiTi)辅弓,排齐前牙。

(3)使用硬不锈钢主弓,在距磨牙颊面管近端 3～5 mm 处弯制合适的后倾弯,当唇弓无力时,前端可达口腔前庭底部,有助于打开前牙咬合。

(4)采用合适的Ⅱ类牵引(50～60 g),有助于前牙远中移动矫治和辅助打开咬合;如果是Ⅲ类牙颌畸形,则进行Ⅲ类牵引。

(5)需要移动的牙齿,采用托槽对角线结扎,可使之呈自锁托槽滑行状态。

3.第二期矫治目标

(1)保持第一期结果。

(2)关闭剩余间隙。

(3)调整磨牙关系等。

4.第二期措施

(1)使用 0.016 in×0.025 in 方丝,作为唇弓。

(2)采用"Z"字形牵引,即上下牙弓合适的颌内Ⅰ类或水平牵引,加上合适的颌间Ⅱ牵引。

5.第三期矫治目标

(1)保持第一、二期结果。

(2)牙齿近远中轴的调整。

(3)牙齿唇(颊)舌向轴的调整(转矩矫正)。

6.第三期措施

(1)第二前磨牙务必粘着托槽。

(2)使用镍钛圆弓丝,由细到粗,逐步置换,插入托槽基部横管内,进行尖牙等牙齿的正轴;可将预成的镍钛圆弓丝,从中央克断,然后从牙弓中央分别插入托槽的横管即可。

(3)首先采用 0.016 in×0.022 in 直方丝,开始转矩矫正,每次复诊逐步置换更粗的直方丝弓,直至 0.019 in×0.025 in 方丝弓或直观效果满意为止。其中,尖牙正轴后,方丝随之进入 0.022 in 的主槽沟内,按预成的转矩数据,自行产生转矩矫治。

三、Begg 细丝弓矫治技术

Begg 细丝弓矫治技术是由 P. R. Begg 医师于 1954 年首次提出的一种细圆丝弓技术。并由于其打开咬合效果显著、复诊间隔时间长、矫治疗程短等优点,在世界上许多国家得到了广泛应用。

(一)矫治原理

Begg 细丝弓矫正器,其矫治技术是借用弓丝本身的弹力及其与托槽和磨牙管间所产生的作用力,使错位牙复位而达到矫正的目的。临床应用中常设计多曲弓丝,一方面通过增加托槽间弓丝的长度来减弱弓丝的作用力;另一方面借用多曲弓丝变形后的回复力,使前牙近远中向、唇舌向移动和旋转移动。

(二)矫治特点

通过倾斜移动牙齿来矫正错颌畸形,由于托槽与弓丝间为单点式接触,且托槽间距较大,使牙齿各方向的倾斜移动成为可能。矫正过程中,先倾斜移动牙冠,再倾斜移动牙根,最后达到牙齿的整体移动,使牙齿迅速准确地到达预想位置。

1.采用轻力矫治

引起倾斜移动的力值较小,60~70 g,接近生理性牙移动的力。Begg 丝弓技术采用持续性的轻微力量,是牙齿连续 2 次倾斜移动来达到矫正目的。轻力矫治时,患者很少发生疼痛和牙根吸收等不良反应。

2.支抗设计

充分利用差动力原理来移动牙齿,支抗损失小,不需用口外支抗。Begg 将这种相同的力对牙周膜面积及移动方向不同的牙所造成的移动速率不同的现象称为差动力效应。

3.过度矫正

为了防止复发,Begg 主张过度矫正𬌗错位畸形。如前牙深覆𬌗、深覆盖,应尽可能矫至对刃𬌗关系,错位牙、转位牙需过度矫正牙位,以防止复发。

4.顺势矫治

矫治牙列拥挤时,主张用减数或减径的方法来获得间隙,而不采用推磨牙向远中的方法。

(三)适应证

适宜于矫治恒牙列期的各类错𬌗,尤其是安氏Ⅱ类Ⅰ分类错𬌗。

(四)操作步骤

Begg 细丝弓矫正器的矫治术应用于临床,常分 3 个矫正期和 1 个保持期。第一、第二期为牙冠倾斜期,第三期为牙根倾斜期。对于初学者,由于经验不足,常增加第三期前期,为第三期移动牙根作充分准备。保持期为稳定矫治效果,防止畸形复发。下面以拔除 4 颗第一双尖牙的病例为例。

1.第一期矫治目标

(1)排齐拥挤的前牙。

(2)打开前牙咬𬌗,纠正深覆𬌗,前牙呈切对切关系。

(3)过矫正扭转的后牙。

(4)矫正后牙反𬌗。

(5)磨牙呈中性𬌗关系。

2.矫治措施

常选用 0.016 in 圆丝弯制上下颌弓丝,若对拔牙病例,除用多曲弓丝散开前牙间隙外,同时在尖牙与磨牙间用 3/8 in 或 5/16 in 的橡皮圈做水平牵引。使尖牙向拔牙区移动,以便排齐拥挤的前牙。打开前牙咬合,应在第二双尖牙与第一磨牙间作后倾曲,一般为35°~45°。对于扭转严重的前牙,可选用旋转弹簧。调整磨牙关系,可用 3/8 英寸橡皮圈作颌间牵引。

3.第二期矫治目标

保持第一期矫治效果,关闭剩余间隙。

4.矫治措施

前牙基本排齐,可选用 0.015 in 或 0.02 in 的圆丝弯制成简单弓丝或附闭合垂直曲弓丝,关闭余留间隙。或在左右尖牙之间用橡皮链来关闭前牙间隙。继续打开前牙咬合,后倾曲减小 10°,继续颌间牵引。

5.第三期前期

(1)适应证:磨牙(尤其上颌磨牙)远中颊向旋转,双尖牙或磨牙无咬𬌗,扭转牙的托槽还不便纳入 0.020 in 的弓丝,前期的过度矫正不足。

（2）矫治措施如下：常选用 0.016 in 圆丝弯制简单弓丝，尖牙远中处不作迂回弯曲，双尖牙与磨牙间应作迂回弯曲。下合的迂回弯曲应稍偏龈颊向。前段弓丝应作刺刀弯曲以维持前牙的过度矫正。弓丝末端的后倾曲为 5°～10°。对于无咬合关系的牙可用 1/8 英寸的橡皮圈做上下垂直牵引。此期还应继续进行颌间牵引。

6. 第三期矫治目标

保持第一、二期的矫治效果，完成所有牙齿轴向的理想位置的矫正。

7. 矫治措施

主弓选用 0.018 in 或 0.020 in 圆丝，弯制比较理想的上下牙合弓丝，上牙合弓丝轻度内收，下牙合弓丝稍外展，以防Ⅰ类牵引时使下颌磨牙舌向旋转。磨牙处的迂回弯曲仍稍偏向龈颊方。上牙合后倾曲很轻微，下牙合后倾曲较明显。辅弓：选用 0.016 in 圆丝弯制有 4 个竖刺的前牙段弓丝，其两端挂在主弓丝的尖牙远中处，扭矩前牙根舌向移动。然后，用 0.014 in 圆丝弯制竖直弹簧，纠正尖牙和双尖牙长轴的近、远中向倾斜，使其达到正常的轴向位。最后，通过曲面断层片进行检查和对照，看尖牙和双尖牙的牙根是否彼此平行。

8. 第四期

（1）矫治目的：巩固矫治效果，防止畸形复发。

（2）保持器类型：上颌常选用 Hawley 活动保持器，下颌可用舌侧固定丝进行保持。

（3）保持器戴用时间：在除掉矫正器时应立即戴上保持器。在 1～6 月内，仅吃饭时停戴，7～9 月内仅吃饭和晚间睡眠时停戴，10～12 月内仅晚间睡眠时戴。此后，经复查确认矫治效果稳定，即可停戴。

四、自锁托槽矫治器及其技术

1935 年，Stolzenburg 发明了世界上第一种自锁托槽 Rnssel Lock。近年来各种自锁托槽矫治器相继推出，代表了矫治器发展的方向。

自锁托槽通过闭锁结构替代了传统托槽橡皮圈或结扎丝对弓丝的结扎，减小了矫治系统内部的摩擦力。使得操作方便快捷，缩短了椅旁工作时间，矫治效率增加。近年来越来越多地应用于临床。

（一）矫治特点

根据其对弓丝的加力方式分为主动自锁托槽和被动自锁托槽。主动式是通过槽沟唇侧的弹簧夹（clip）关闭槽沟，如 In-Ovation、Quick、SPEED。当弓丝纳入槽沟后，通过自身的弹簧夹对弓丝产生弹性压入力，可实现牙齿转矩、正轴等控制。被动式通过滑盖关闭槽沟，如 Damon、Activa。托槽本身不会对其内的弓丝主动施力，弓丝纳入槽沟后主要利用弓丝的形变控制牙齿的三维位置。

众所周知，低摩擦力是自锁托槽矫治器的显著特点。而不同自锁托槽矫治器的摩擦力的特点，与托槽本身的设计密切相关。值得强调的是，弹簧夹式的自锁托槽矫治器并非始终保持低的滑动摩擦力，而是与它所处的状态有很大关系。当使用较小尺寸弓丝，托槽处于被动态时，才产生较小的摩擦力，而且大大低于传统托槽；随着弓丝尺寸增加（如较粗的方丝），或滑动过程中牙齿倾斜、扭转等导致弓丝与槽沟成角，托槽随即转化为主动态时，由于弹簧夹的形变或移位而产生对弓丝的正压力作用，摩擦力也随之显著增大，甚至与传统钢丝结扎托槽的摩擦力相差无几。

(二)矫治步骤

1.初始镍钛圆弓丝阶段

(1)目的:提供接近最适矫治力的轻力,激活牙周膜细胞活性,刺激牙槽骨改建;适当排齐整平错位牙齿;不要求完全纠正扭转;为下一阶段做准备。

(2)弓丝顺序:①第一根弓丝:0.012 inNiTi(严重拥挤);0.014 in NiTi(轻、中度拥挤);②第二根弓丝:0.016 inNiTi(就转严重时用,极少用到)。

临床事宜:一般8~10周复诊1次,切忌频繁加力。往往可以在5~6个月中只使用1根弓丝直到进入下一阶段。

2.高效能方丝阶段

(1)目的:实现完全排齐(转矩、扭转、轴倾角);继续整平;进一步表达个体化弓丝;为进入不锈钢方丝做准备。

(2)弓丝顺序。①第一根弓丝:0.016 in×0.025 inNiTi(常规);0.014 in×0.025 inNiTi(扭转明显时);②第二根弓丝:0.018 in×0.025 inNiTi(常规);0.017 in×0.025英寸或0.019 in×0.025 inNiTi(上前牙内倾或过长时)。

临床事宜:6~8周复诊1次,继续保持持续轻力;拍摄全口曲面断层片确保牙根平行,必要时更换托槽;配合肌肉功能训练。

3.不锈钢方丝阶段

(1)目的:关闭间隙;牙弓三维关系调整。

(2)弓丝:0.019 in×0.025 in(常规,上颌为主),0.016 in×0.025 in(需要时,下颌使用更多)。

临床事宜:4~6周复诊;轻力;根据个体化弓形弯制不锈钢弓丝;配合相应的颌间及颌内牵引。

4.精细调整阶段

(1)目的:咬合关系、牙位的细调;固定保持。

(2)弓丝:前一阶段使用的弓丝;镍钛丝、TMA丝或麻花丝(需要较多调整时)。

五、舌侧矫治技术

近年来成人正畸患者明显增加,针对成人患者希望正畸治疗尽量不影响日常工作和生活的特点和要求,一些利于美观的矫治技术应运而生,如舌侧矫治技术、无托槽矫治技术等。无托槽矫治技术对于牙齿的整体移动以及牙齿的伸长、压低、旋转等控制较为困难。作为一种"隐形"的矫治技术,舌侧矫治技术堪称是部分美观要求高的、成年患者的最佳矫治选择。

(一)舌侧矫治器组成

舌侧矫治器由舌侧托槽、磨牙舌侧管、弓丝和附件等组成。

1.托槽

托槽按照槽沟方向主要分为两种。一种是水平槽沟型托槽,这种托槽的槽沟为水平方向,弓丝水平放入槽沟,易于控制前牙的转矩,且关闭间隙时牙不易倾斜,但临床操作复杂,尤其是在放置较硬弓丝时,同时对扭转牙的矫治较困难;另一种是垂直槽沟型托槽,这种托槽槽沟呈垂直向,弓丝从殆向入槽,临床操作简单,易于扭转牙的矫治,但不易控制前牙转矩,且在远中移动尖牙和关闭间隙过程中牙齿容易倾斜。

2.磨牙舌侧管

磨牙舌侧管形态基本同磨牙颊面管,可焊接在带环上,也可以直接粘在磨牙舌面上。

3.弓丝

(1)弓丝材质:由于舌侧托槽间距离较唇侧托槽短,相同长度弓丝强度增加,矫治力增大,增加了早期排齐过程中弓丝的入槽难度,因此,舌侧矫治常选用记忆合金丝。临床常用的有铜镍合金丝和镍钼合金丝,前者弹性好,后者可弯曲。

(2)弓丝形态:牙弓形态不仅影响可用间隙、微笑时的美观,同时也影响咬合的长期稳定性。尽管牙弓形态这一观念对于正畸治疗尤其重要,但是临床上精确的牙弓形态却很难确定。早期舌侧矫治系统的理想弓形为蘑菇云状,这种形态的弓丝尖牙区至前磨牙弓丝形态明显变窄,尖牙和前磨牙间、前磨牙和磨牙间弯制第一序列弯曲。

(二)舌侧矫治优缺点

1.舌侧矫治技术优点

舌侧矫治技术很好地解决了成人正畸中最为重视的美观问题,同时从生物力学方面分析,由于托槽特殊的粘接位置,使矫治力的作用点和方向更接近牙阻抗中心,使舌侧矫治较唇侧矫治具有独特优势,尤其是在压低前牙、上颌扩弓、远中移动上颌磨牙以及对下颌骨的再定位方面效果显著。

同时也可以避免由于对牙齿唇颊侧进行酸蚀处理引起的脱矿,从而保护牙齿唇面,更有利于牙齿美观,尤其是对青少年患者而言。

2.舌侧矫治技术缺点

早期舌侧矫治系统托槽都是预制的,托槽和弓丝的放置都比较困难,患者多伴有发音困难、舌头疼痛不适以及咀嚼咬合功能受限等问题。而 Demling 等和 Lombardo 等对舌侧托槽粘接后短期内牙菌斑和牙周状况的改变进行了研究,结果表明,在粘接托槽后的短期时间内,舌侧牙龈的菌斑堆积量增加,牙龈炎症加重,同时还发现了轻微的菌群转变。此外,咬合干扰、转矩以及轴倾角较难控制、粘接与定位困难、较长的椅旁操作时间、技工室烦琐的操作工序、高昂的矫治费用等也是亟待解决的问题。

(三)舌侧矫治技术临床应用注意事项

1.舌侧矫治器的粘接

舌侧矫治技术由于托槽的粘接位置特殊,临床操作困难,同时牙体舌面形态复杂多变,使得直接使用粘接法变得难以操作,同时也增加了托槽粘接位置的不准确性。因此,舌侧矫治技术中的托槽粘接主要还是采用间接粘接法。而对牙齿的牙面进行处理大致与传统唇侧矫治技术一样,也是经过对牙面进行清洁、隔湿、酸蚀、冲洗和干燥等步骤。间接粘接法主要依赖于转移托盘的应用,事先在技工室通过技工将托槽准确地定位在模型上,然后运用特殊材料制作转移托盘,将托槽准确粘在舌侧定位点。

2.关闭拔牙间隙

进行舌侧矫治的患者大部分是成人患者,其中不少是拔牙病例。对美观要求比一般患者高的舌侧矫治患者进行拔牙间隙的关闭,是临床上经常遇到也是很重要的问题。首先,对于拔牙间隙的关闭,一般采用前牙整体内收法,而不采用尖牙先远中移动、侧切牙和中切牙再内收的办法,这种整体内收前牙不仅利于美观,而且弓形变形小,椅旁时间少。其次,拔牙间隙的关闭可采用关闭曲法和滑动法,这两种方法各有优缺点。临床常用的关闭曲有 T 型曲、L 型曲以及带圈关闭曲。Romano 通过临床研究发现,关闭曲中 T 型曲对前牙转矩控制最好,带圈关闭曲最差;关闭曲法对支抗的控制好于滑动法;同时下颌运用滑动法关闭间隙时对下颌前牙有一定的压低作用;用关闭曲法关闭间隙时间短于滑动法。关闭曲法需要精准的弓丝弯制,尤其是在托槽间距短的舌侧进行弯制,因此对正畸医生的弓丝弯制水平提出了较高要求。对于部分需要弱支抗的患者,可以选择滑动法来关闭拔牙间隙。

3.支抗控制

无论是传统的唇侧矫治还是舌侧矫治技术,支抗的预备和控制是各种类型错𬌗畸形得到矫治成功的关键。舌侧矫治由于托槽粘接位置的特殊性,其力学系统具有自身特点。水平向上,由于前牙受到内收的力矩较大,因此在整体内收过程中对后牙始终产生一个远中直立的力量,从而增强了后牙支抗。

同时由于上颌磨牙舌侧托槽距离上颌磨牙旋转中心的距离近,容易让磨牙发生远中旋转从而也增加了支抗。垂直向上,由于上颌前牙托槽上有斜面导板的存在,使前牙咬合时对下颌前牙产生一个压低的力量,这个力量直接经过下颌前牙的阻力中心长轴。而在水平面上,矫治力能使磨牙产生一定的根颊向转矩和远中旋转,从而产生骨皮质支抗。总起来说,舌侧矫治技术的支抗强度大于唇侧技术。

六、隐形矫治技术

无托槽隐形矫治器是一种计算机辅助设计和制作的透明弹性材料活动矫正装置,它是一系列连续的矫治装置,通过不断的小范围牙移动达到牙齿的矫治目的。该矫治器不仅可以控制矫治力的大小,而且可以控制矫治力作用的时间。不同的阶段仅某些牙齿可以移动,而另外的牙齿作为支抗,从而完成牙齿的矫正。

(一)隐形矫治技术的特点

1.优势

(1)隐形矫治器具有透明、舒适且可摘戴的优点,矫治器是透明的,不易被人察觉,患者还可以在一些重要的私人或公开场所戴用它们。

(2)在进食时矫治器可以摘下,对进食种类无明显限制。

(3)相比传统的固定矫治器,因其没有弓丝、托槽,口腔感觉舒适、没有摩擦口腔黏膜的疼痛感。

(4)由于矫治器可摘,有利于口腔卫生的维护,减少了患龋齿和牙龈炎的风险。

(5)在治疗前,患者可以看到虚拟的矫治过程及牙齿排齐的效果。

(6)复诊间隔时间延长至 6 周,每次复诊所用的椅旁操作时间减少。

(7)在戴用隐形矫治器的同时还可以使用药物美白牙齿。

2.缺陷

(1)适于矫治难度相对较低的病例。

(2)所有的修复、牙体治疗必须在正畸之前或之后完成。

(3)一旦开始治疗后,很难改变治疗方案,因为全套隐形矫治器在治疗前已经完成。

(4)目前的牙齿虚拟矫治是建立在牙冠信息的基础上的,无法判断牙根的位置是否理想。

(5)矫治效果依赖于患者的戴用时间,必须全天戴用,吃饭、刷牙除外。

(6)可能会暂时影响发音。

(二)适应证

1. 低难度矫治病例

(1)临床冠高度充足。

(2)少量间隙的关闭。

(3)在间隙足够的情况下旋转切牙。

(4)2~4 mm 的唇颊侧扩弓治疗。

(5)拔除下切牙解除拥挤。

(6)牙性反咬合。

2. 中等难度矫治病例

(1)牙齿的控根移动。

(2)远中移动后牙 3~4 mm,并需要配合Ⅱ类颌间牵引。

(3)伴有牙周组织疾病。

(4)牙齿完全萌出的青少年患者(14 岁以上)。

(5)内收切牙关闭轻度开咬合(非拔牙)。

(6)拔牙后内收切牙关闭中度开殆。

(7)拔除前磨牙后关闭间隙时不需要后牙整体前移。

3. 高难度病例

(1)在拔除前磨牙的病例中近中移动后牙超过 2 mm。

(2)中度或重度的牙齿异位萌出。

(3)前磨牙和下颌尖牙严重扭转(>35°)。

(4)在无内收例的情况下单纯伸长牙齿。

(5)牙齿临床冠短或萌出不全。

(6)年龄过小的青少年患者。

(三)隐形矫治的工作流程

1. 临床检查与诊断

正畸医生应首先对患者进行全面的临床检查,包括面部、口内的检查,X 线头影测量分析和模型分析等,确定患者牙颌畸形的状况是否适合隐形矫治技术治疗。

2. 准备资料、提交及制订方案

在确认可以采用隐形矫治技术治疗后,需提交一套详细、准确的临床资料,其中包括采集硅橡胶印模、硅橡胶咬合记录、拍摄口内及面部照片、拍摄 X 线片。必须注意的是,硅橡胶模型是形成三维数字化模型的基础,因此,它的准确性将直接影响到矫治器的临床治疗效果。此外,在提供的资料中还应包括医生制订的详细正畸治疗方案,除了列出矫治的步骤外,还应具体描述牙齿移动的方向、位移量,有时甚至是扭转的度数。计划越详细,软件技师越能够准确地理解医生的意图并通过计算机来实现。

3. 三维数字化模型的建立及虚拟矫治

根据医生的治疗方案,软件技师在计算机上对数字化的牙颌畸形进行虚拟矫治,包括排齐牙列、矫治覆殆覆盖、关闭间隙等。软件技师将把整个治疗过程中每颗牙齿的移动分割为若干步骤,每一步中单颗牙齿移动距离不超过 0.25 mm,旋转不超过 4°,同时还将确定各个牙齿移动的先后次序。

4. Clin Check 检查、修正及反馈

医师将确认该矫治过程和结果是否与自己制订的矫治设计相符,虚拟的牙齿移动是否合理、可行。

5. 隐形矫治器治疗

在最初复诊时,给患者戴入第一副隐形可摘矫治器,并确认矫治器是否安全就位。

每一副隐形可摘矫治器一般戴用 2 周,每天至少戴用 20 h 以上。每次复诊时,医生应仔细检查矫治器与牙齿之间是否就位良好。如果二者之间间隙超过 1 mm,说明牙齿没有完全实现所设计的移动量。此外,还需检查目前牙齿实际移动的结果是否与虚拟移动过程中相应阶段的牙齿排列吻合。在矫治结束后,应戴用保持器。

七、种植体支抗技术

正畸治疗是对牙齿或颌骨施力,并使之达到预期位置的过程,这一力量的反作用力必须由一稳定的装置来承担,即所谓"正畸支抗"的概念。Proffit 定义正畸支抗为"对不希望发生的牙齿移动的抵抗"或"对牙齿或口外结构所提供的作用力的抵抗"。正畸支抗的设计和控制对于矫正成功是至关重要的因素之一,通常由口内的牙(组牙)或口外的装置来实现。Robertstzj 认为,支抗不足是限制正畸治疗的重要因素,直接负载的骨性支抗方法的发展会大大提高矫治的生物力学水平。传统的加强支抗的方法,如横腭杆、Nance 弓、固定舌弓、唇挡、颌间牵引、头帽口外弓等,存在稳定性、舒适性、方便性和患者合作性等方面的问题。因此,对于口内稳定有效且不依赖患者合作的新的支抗手段的需求,促进了正畸骨性支抗系统的发展和应用。

传统的修复牙种植体系统作为正畸支抗的应用研究,牙列缺损的修复患者,临近缺牙部位的牙齿往往出现倾斜、旋转和过长,同时可能存在牙列拥挤或𬌗关系异常,因此,修复前的辅助性正畸治疗经常是必要的。但是,牙齿的缺失造成支抗的不足,某些类型的牙齿移动难以或不能完成。钛合金种植体为这些正畸治疗提供了良好的骨性支抗。

(一)种植体支抗的发展

正畸临床作为支抗的种植体要求体积小、植入部位灵活、术式简单。20 世纪 90 年代起正畸界开始广泛探索减小种植体的体积,并且选择有足够骨量的其他部位如硬腭部、下颌磨牙后区、上颌结节等作为植入部位。

20 世纪末以来,成功设计、开发出一些专门为支抗使用的微型种植体系统。所有这些种植体都是暂时的支抗装置,正畸治疗后都要取出。此后,相继有一些病例报告发表,利用钛合金种植体完成修复前正畸牙齿的排齐、内收、升高和压低等运动,正畸治疗结束后种植体用作永久义齿修复的基牙并保持了长期的稳定性。

(二)种植体材料、大小和形状

钛合金是目前常用的种植体材料,种植体表面经过机械或化学的处理,如酸蚀、喷沙、羟基磷灰石涂层、钛浆喷涂等,可以大大提高种植体的骨性结合强度。传统的 Branemark 种植体形状一般为圆柱或圆锥状,表面光滑或呈螺纹形状。种植体为了行使修复体或正畸支抗的功能,必须有足够的骨结合面积。对于柱状种植体,骨结合质量取决于种植体的长度、直径、形状、植入部位骨密度。在后两种因素确定的情况下,调整种植体的长度和直径来达到一定的结合强度。在多数文献报告中,用于正畸支抗的传统修复种植体直径为 3 ~ 5 mm,长度为 6 ~ 15 mm。

(三)种植体植入部位和时机

对于正畸-种植修复联合治疗的患者,种植体具有支抗和基牙的双重身份,种植体的位置不仅要符合正畸牙齿移动的生物力学,同时要满足正畸治疗后作为基牙修复的要求。因此,口腔修复、牙周、外科、正畸等多学科之间的联合协作是保证成功的前提。种植体精确的位置确定必须进行治疗前的诊断性排牙和蜡合模型的重建,预计好的种植位置信息转移到原始模型上,通过制作模板再次转移到口内以确定种植体的植入位置。修复种植体的植入需要足够的骨量支持,对于缺牙区槽嵴明显吸收的患者,目前有两种比较有效的解决方案,一是在种植前进行牙槽嵴增高术,二是种植体植入后对螺纹暴露部分进行诱导性骨组织再生术。在多数情况下,修复种植体在正畸治疗前开始植入。

有些特殊的情况,种植体两侧牙齿的移动不能很好地预测,需要正畸治疗过程中建立诊断性蜡合模型确定种植体的位置。种植体不能随牙颌的生长而萌长,一般认为修复种植体不能用于生长发育期患者的牙槽嵴。

(四)种植体植入术后和愈合期

种植体植入后周围骨组织的改建需要一个适当的愈合期。Roberts 研究发现,在兔股骨植入种植体后,6 周即形成良好的骨结合。在人类这一过程需要 4～6 个月。正畸-修复联合治疗的种植体需要完全的骨性结合和最大的稳定性。手术要求尽可能减少对骨的创伤,保持骨的生理活性。通常选择双期手术,一期植入后经过龈下封闭愈合 4～6 个月形成有效的骨性结合,二期手术暴露种植体后,进行正畸附着体或修复附着体的连接。Ericsson 的临床研究表明,Branemark 种植体采用单期手术的植入方式,同样达到良好的骨性结合,有效的承担正畸支抗和修复体功能。

(五)种植体加力大小和时间

种植体作为正畸支抗与行使修复功能相比,生物力学有明显不同。正畸支抗种植体要求在持续负载正畸轻力的情况下保持稳定,力的方向多为侧向力。大部分的实验和临床研究表明,种植体能有效承载 30～400 g 正畸力,作用时间从 1 个月到 2 年不等。在一些实验研究中,种植体负载 500～1 000 g 的矫形力依然保持了良好的稳定性。Vasquez 应用三维有限元的方法研究指出,以骨性结合种植体支抗移动牙齿时,关闭曲法较滑动法有较低的负载应变曲线。

八、常用的正畸活动矫治器

牙齿正畸活动矫治器是指一种可由患者自行戴上或摘下和医生自由装卸的矫治装置,摘下时完整无损,此矫治器除了附在牙冠上而且还需附在口腔黏膜表面上。医生可在矫治器上随意增减附件,以达到矫正牙颌畸形的目的。它可以为了产生特定的牙齿移动而进行各种各样的具体设计,是一种便于推广和灵活多变的矫治技术。它在牙颌畸形的治疗中,无疑占有重要的地位。活动矫治器由固位装置、作用力部分,各种弹簧附件和基托三部分组成。基托部分可全由自凝塑料涂塑法制作。活动矫治器包括普通活动矫治器、功能性活动矫治器、环托式活动矫治器等。

(一)活动矫治器的种类

1. 内收前牙的唇弓矫治器

为矫治前牙深覆盖,常需要内收上切牙,在下前牙有散在间隙或下牙弓减数矫治的病例中,也可能使用该矫治器内收切牙。对于前牙覆盖过大者,为保证尽可能利用间隙减小覆盖,需要考虑增加支抗,可以设计口外支抗,通过在固位箭头卡上焊接口外弓管,利用口外弓增加支抗。

2.上颌𬌗垫矫治器

最常用的矫治前牙反𬌗的矫治器,其主要功能部件是𬌗垫和舌侧弹簧。𬌗垫的作用是加大颌间距离以使前方脱离反𬌗锁结关系,同时保持后牙的咀嚼功能,故一般均做成带有解剖𬌗面的𬌗垫,弹簧通常设计双曲舌簧,也可以设计带圈的交叉指簧。

3.分裂基托矫治器

对牙弓狭窄或轻度拥挤的病例,常需要开展牙弓的宽度,开展牙弓常设计分裂基托,功能部件既可用螺旋器、也可用分裂簧。

4.上颌平面导板

上颌平面导板常用于前牙深覆𬌗的矫治,该矫治器受年龄及个体因素影响,一般认为当面部垂直高度的生长发育已经完成的患者,用平面导板矫治深覆𬌗的效果不尽理想。另外,患者戴用时间长短亦为一个重要因素。

5.斜面导板

斜面导板是一种简单的功能矫治器,主要是利用咀嚼肌的力量达到矫治错𬌗的目的。常用于下颌后缩患者以引导下颌或下牙弓向前。

6.推后牙向远中矫治器

整体推双侧后牙向远中需借助口外牵引力,即口外弓与分裂基托合并使用。推后牙向远中的同时,应适当开展后牙的宽度,以保持后牙覆盖正常。唇弓前部应离开前牙唇面,并且在相当尖牙处弯制 U 形曲,以调整唇弓一直保持与前牙唇面不接触,使口外力完全起到推后牙向远中的作用,推个别磨牙向远中以解除局部拥挤。

7.尖牙远中移动矫治器

对于拔除了双尖牙或尖牙远中存在间隙的前突患者,为了保存支抗,常需单独向后移动尖牙进入拔牙间隙,然后再舌向移动 4 个切牙。使尖牙向远中移动的方法有多种,如使用腭侧带圈的单臂弹簧,也可以在双曲唇弓上加焊弓簧推尖牙向远中;对唇向低位的尖牙,可以用颊侧尖牙后移弹簧或单曲纵簧;远中移动下尖牙,可以使用反转式尖牙后移弹簧。

8.活动保持器

正畸治疗后多少情况下需要进行保持。活动保持器因其结构简单、制作简单,费用低,有利于口腔卫生,对牙周刺激小等特点而最为常用。

(二)活动矫治器的优点

(1)患者能自行摘戴便于洗刷,以保持矫治器和口腔卫生。

(2)避免损伤牙体牙周组织,如施力过大疼痛,患者可自行取下。矫治力也可因矫治器离位而消失。

(3)不影响美观,如有外交演出等某些场合,必要时可暂不戴用或晚间戴用即可。

(4)只要设计合理、制作精细、调整加力适宜,能矫治一般常见的牙颌畸形。

(5)此类矫治器构造简单、制作容易。

(三)活动矫治器的弊端

(1)固位相对较差,效果不佳。

（2）作用力单一,控制牙移动能力不如固定矫治器。牙齿移动方式多为倾斜移动,整体移动较难。

（3）影响发音,因为基托体积较大的关系,舌活动受限,说话不清楚。

（4）异物感、取戴麻烦:患者往往不能坚持戴用活动矫治器,需要患者积极合作,否则疗效不佳。

（5）牙齿垂直方向的移动比较困难。

（温慧惠）

第十二节 牙颌畸形的功能性矫治

一、功能性矫治的原理

功能矫治器本身不产生力,肌肉等被牵张后产生一系列的适应性调整,即通过新的"功能型"达到新的"形态型"。功能性矫治器有三种主要的作用方式。其矫治力来自被牵张的肌肉、韧带及纤维。

（一)使牙齿移动

在前后牙均存在,表现为前牙的唇、舌向移动,后牙区的颊舌向移动。这种移动或是由于牙齿与矫治器接触引起,或是由于矫治器改变了肌肉压力所致。功能矫治器改变了口面肌肉对牙齿、骨骼所施力的大小、方向和作用时间,同时,大多数矫治器都是通过牙齿进而对颌骨施加矫治力,因而,牙齿必然会产生移动。

（二)引导牙齿萌长

功能矫治器可通过对牙齿垂直发育的调控,引导牙齿萌长,从而改善𬌗关系。这与咬合板或传统矫治器的𬌗垫作用相似。抑制前牙垂直萌出,同时促进后牙萌长,使𬌗平面变平,矫治深覆𬌗。相反,抑制后牙,促进前牙垂直萌出,也可矫治前牙开𬌗。研究证明,牙齿的垂直萌出常伴随一定的近中移动。故对于安氏Ⅱ类错𬌗的矫治,可通过控制上颌后牙的萌出运动而允许下颌后牙的自由萌出,从而改善磨牙关系。反之,在安氏Ⅲ类错𬌗,允许上后牙垂直萌出,抑制下后牙的向上、向前萌长,从而是近中磨牙关系得到矫治。

（三)引导下颌骨的迁移并促进下𬌗骨生长

这是功能矫治器区别于其他矫治器的主要方面。功能矫治器使牙齿脱离接触,下颌骨移位。面部肌肉处于牵拉状态,产生收缩力,影响上下颌骨的发育。同时,分开上下牙列咬合也有影响骨骼生长的作用。动物实验证明,改变下颌位置,能产生明显的骨骼改变,包括髁状突生长量、生长方向及生长时间的改变、颞下颌关节基部的适应性改变及肌肉附着处的骨改变等。

1.单颌或双颌牙槽骨的变化

普遍认为,功能矫治器可明显引起牙槽骨的变化。

2.抑制上颌骨的生长或改变其生长方向

功能矫治器可轻度抑制上颌骨的生长,更多的是对上颌牙槽骨的生长抑制作用。

3.影响下颌骨的生长量和生长方向

关于功能矫治器对于下颌生长的影响,目前尚存争议,一些学者认为,功能矫治器是可以促进发育期儿童下颌骨的生长的,但关于生长量的大小以及额外生长量的保持则是学者们关注的热点问题。

4.颞下颌关节窝的改建

已有大量的动物实验证明了这一点,即功能矫治器不仅影响下颌骨的生长,同时,它还会通过口周肌肉动力平衡的变化,引起颞下颌关节窝的生长改建,进而影响牙、颌、面的综合形态。

二、肌能训练对牙颌畸形的矫正

对于牙颌畸形的防治,通常采用生理矫正法,即教育儿童正确使用器官的功能;改正不良习惯矫正法,如吐舌、吮指等,以利于牙、颌、面的正常发育;用矫正器矫正法,是临床上最常用的治疗手段;正畸外科矫正法,即用外科手术与矫正器相结合的方法;还有肌能训练法等。肌能训练矫正法具体如下。

(一)肌能训练矫正法

肌能训练矫正法的原理是:面颌部的肌肉之间功能平衡与否影响对牙颌的发育,发现牙颌畸形的患者肌肉功能比正常人弱,所以通过训练面、颌、唇、舌各部的肌肉,使其建立正常功能,达到防治牙颌畸形的作用,这就称之为肌能训练矫正法。它包括翼外肌的训练,嚼肌、颞肌的训练、舌肌训练、口轮匝肌、颊肌的训练。

(二)肌能训练内容

1.翼外肌的训练

翼外肌是拉下颌向前移动的肌肉,如果它的功能不足,可造成下颌向后缩,适当训练或配合矫正器使下颌能向前移到正常的位置。其方法是首先定好中性关系位,使下颌缓慢前伸至下前牙切缘或超过上颌前牙切缘,尽量伸至上切牙唇侧前方,稍停后又缓慢地将下颌退回至中性处,每日早晚各练习20～30次,感到肌肉疲乏为止,在进行翼外肌训练前必须检查殆关系,有无影响或妨碍下颌前伸的因素,如个别上前牙舌向错位或上牙弓狭窄,不利于下颌前伸及建立中性关系,须先予以纠正。如上颌前突严重,只能在生理限度内适当前伸即可,且不可强制过度前伸,以免关节受损。

2.嚼肌、颞肌的训练

这两块肌肉是闭口肌,对于各种牙颌畸形都可以配合使用,经过训练可以促进上下颌骨的发育、牙弓增长;也可以与翼外肌训练结合起来矫正下颌远中移位。针对嚼肌、颞肌训练增强牙颌全面发育方法是:牙齿闭合后,舌尖抵住下前牙舌侧牙颈部,舌体部即向两侧膨胀压迫牙弓,同时嚼肌颞肌收缩,咬紧牙齿,继而放松,以后再咬紧。如此收缩与松弛肌肉,反复练习,每日早晚各练习20～30次,至肌肉疲劳为止,久之牙弓扩大。面部肌肉全面发育的训练:口含温水将牙咬后用舌将水自口腔本部经由牙间隙压迫至口腔前庭,然后口颊肌肉用力,将水挤回口腔本部,如此早晚各练习20～30次,久之自然面部诸肌肉的力量会增强,颌骨发育增大。

3.舌肌训练

一些由于不良习惯引起的开殆,若在早期通过肌肉训练及时纠正,则可自然消失,其方法是对舌肌的训练:取一块口香糖,嚼出其糖分,用舌将其塑成圆球形,置于上腭部,用舌尖将其逐渐压扁,如纸薄,再重新塑成圆球形,压扁,反复多次这种训练既可促进下颌牙弓的扩大,又能使舌头习惯于正常的位置,并可借此矫正舌的不良习惯。

4.口轮匝肌、颊肌的训练

这种训练可用于早期的口呼吸和上颌前突畸形。患者表现为口唇外翻、唇功能不足、闭口稍有困难,如不及时矫正,日久发展成为开唇露齿。及早采用此肌能训练法会有效果。其方法是患儿练习吹笛子或者将一小块干净的纸放在上下唇之间,使两唇闭合夹住纸片不让掉下来,这就是最简单的办法。同时父母经常提醒其子女合唇闭口,经过一段时间的训练,慢慢养成闭唇的良好习惯,则口周部的骨肌功能达到平衡,而颌部就显得协调美观。

肌能训练的适应证及采用什么训练法,应在口腔正畸医生指导下,根据每个患者的错𬌗情况来确定,只有这样才能取得效果。

三、预防性矫治的注意要点

儿童生长发育很容易受到外界环境及机体本身影响。比如,张口呼吸的小孩牙齿就容易形成Ⅱ类面型,有吮指坏习惯的小孩容易形成开𬌗和上颌前突。早期预防性矫治是通过定期检查,对影响牙、牙槽骨、颌骨等正常生长发育变化中的全身及局部不良因素及时发现并去除,或对已有轻微异常趋向者从速纠正,或以各种方法诱导其趋于正常,从而使牙列顺利建𬌗,颌骨协调发育,颜面和谐生长、功能健全形成及儿童心理发育健康。

(一)预防性矫治的重要性

首先,应将查出的不良习惯及其危害性向患儿及其家长详细讲解,若不良习惯是由于相关系统的功能障碍所致,必须先治疗原发病,对于顽固性不良习惯,或已导致牙颌畸形者,必须采用适宜矫治器治疗。对单纯的牙源性畸形一般采用机械性活动矫治器,针对患儿的不良习惯及牙颌畸形情况选用合适的辅助装置。如用腭刺破除吐舌、伸舌吞咽、咬下唇、吮下唇等不良习惯。用前庭盾改正口呼吸习惯,同时可进行唇肌功能训练,𬌗垫式矫治器配合乳尖牙调𬌗矫正反𬌗及改下颌前伸习惯。对于由不良习惯引起的骨发育不调所致的牙颌畸形,可采用FR功能矫治器治疗。如因上颌前份发育不足所致的反𬌗,可采用FR-Ⅲ型矫治器治疗;因异常唇颊颏肌张力所致的下颌发育不足或口呼吸所致的牙弓狭窄,可采用FR-Ⅱ型矫治器治疗。在改正不良习惯的同时矫正牙颌畸形,阻断其向严重错颌方向发展。无论是采用哪种矫治器治疗,都应考虑到乳牙𬌗期及混合牙列期颌面骨骼生长迅速的特点,矫治器的设计力求简单、实用,不妨碍颌、𬌗、面正常生长发育,并且应定期更换。

(二)矫治方法

1.破除口腔不良习惯是诱导少儿颌𬌗面正常生长发育的重要手段之一

正常𬌗的建立,不仅有赖于牙齿的正常发育、正常萌出及正常功能,还有赖于颌骨及其牙槽骨,以及整个面部及颅部的正常发育,而作用于牙弓上前后向及内外向的肌肉力量平衡是建立正常𬌗的前提和保证。口腔不良习惯通过对颌骨产生不平衡压力,使少儿尚未成熟的且具有高度可塑性的牙槽突和颌骨结构发生改变,形成畸形。如口呼吸患者,下颌及舌下降,面颊部分肌肉张力增加,唇肌松弛,使牙弓内外肌力失衡,致后牙弓缩窄,上前牙前突,形成开唇露齿及长面畸形。吮下唇习惯增加了上前牙向唇侧的压力及下前牙向舌侧的压力,破坏了牙弓的前后向动力平衡,致使上前牙向唇侧倾斜并伴牙间隙,而下前牙向舌侧倾斜并伴拥挤,下颌后缩,前牙深覆盖。早期破除不良习惯,可阻断牙颌畸形的发生与发展,诱导少儿的颌𬌗面朝正常的生长发育方向进行。

2. 消除产生不良习惯的有关因素是预防不良习惯产生的重要前提

每一种不良习惯的产生都有诱因，如哺乳未能满足幼儿精神上的需要，或奶量过少使其处于饥饿状态，或断奶过早等常会使幼儿在睡觉时或哺乳以外的时间吮指。鼻疾病常导致口呼吸习惯。因此，正确的哺乳方式可以减少不良习惯的发生，及时治疗相关系统的疾病也能有效地防止不良习惯的产生。只有将这些诱因彻底去除，才能预防和治疗不良习惯。

3. 适宜矫治器的选择是治疗成功的关键

对年龄较小、不良习惯史较短、畸形不明显的患者一般采用说服教育及家长监督自觉改正的方法。如用此法无效或有明显畸形的患者，就需佩戴矫治器。矫治器要求设计简单、不影响正常发育和正常功能。采用 FR 功能矫治器治疗由不良习惯导致的骨性畸形有很好疗效，一方面可刺激牙槽骨与基骨的生长，另一方面可使紧张的肌肉放松、松弛的肌肉张力增加，使颌𬌗面关系趋于协调和平衡。

4. 配合肌功能训练可以加速治疗进程

针对不同不良习惯进行适宜的肌功能训练，可以加速肌肉动力平衡的建立。如下颌后缩畸形患者配合翼外肌功能训练，口呼吸患者配合唇肌功能训练，在消除异常肌力的同时尽快使口颌系统肌力趋于平衡，颌、𬌗、面各部分趋于协调。

四、开𬌗早期治疗的注意要点

1. 何谓"早期治疗"

早期治疗：乳牙列或混合牙列期即开始的治疗，它在恒牙列萌出之前促进牙及颌骨的发育。它的目的是矫正错𬌗畸形或阻断错𬌗的形成，也是为了减少恒牙列矫正的需要或是减短恒牙列矫正的周期。

2. 牙性开𬌗与骨性开𬌗的不同

牙性开𬌗多与吐舌吞咽、吮指、咬唇等不良习惯有关，而且年龄是牙性开𬌗的一个重要的相关因素。Worms 等报道，年龄介于 7～12 岁之间的前牙开𬌗患者有 80％会自行矫正，当患者破除不良习惯后，牙性开𬌗就能够得到矫正。而骨性开𬌗常常表现为上前牙代偿性过度萌出，牙槽高度过大。

3. 牙萌出程度与骨性开之间的关系

根据 Cangialosi 的研究，牙性开𬌗常伴有前牙的萌出不足，这是由于某些原因阻碍了切牙的正常萌出，一旦像吮指等不良习惯破除以后，牙性开𬌗就趋向自我矫正。Cangialosi 还报道，磨牙和切牙的过度萌出在骨性开𬌗比牙性开𬌗更为严重。

4. 骨性开𬌗有什么常见的表型特征

骨性开𬌗患者常有以下特征：后下面高短，前下面高长，下颌平面角和下颌角都较大，上颌骨后下倾斜。患者的牙槽高度通常发育过度，也可伴有上牙弓狭窄和后牙反𬌗。下颌骨后缩伴前牙开𬌗的患者常有不良舌习惯。

5. 骨性开𬌗早期治疗的优点

对于具有骨性开𬌗表征的患者，必须早期治疗才能矫正成功。患者直到恒牙列期还没有接受治疗，那就丧失了改变其生长型的机会，此时，进行正颌外科手术治疗是唯一的选择。此外，早期治疗改善面形，有利于促进孩子的身心健康。

6.哪种方法最适用于骨性开𬌗的治疗

控制好垂直高度是成功治疗骨性开𬌗的关键。治疗应增加后前面高比,促进下颌骨向前上旋转和髁状突的垂直向生长。通过压低磨牙使下颌骨发生逆时针旋转是治疗中决定性的一步。在 Tran 的研究中,治疗的方法是:使用大于息止间隙 2~3 mm 的垫式快速扩弓器(RPE),扩弓的速度为每日 0.25 mm,直到上颌磨牙达到后牙正锁,用 RPE 保持 3 个月后去除,再改用横腭弓(TPA)来维持两侧磨牙间的宽度。在横腭弓中央距离腭黏膜约 3 mm 的地方放置一个直径为 15 mm 的腭托,患者须每日戴用高位头帽牵引(HPHG)12 h,力量为每侧 500 g。在治疗的过程中,下颌要以舌弓来维持牙弓长度,抑制磨牙过度萌出。

7.骨性开𬌗的患者开始治疗的时间

儿童时期比青春期有更大的生长潜能和组织改建的可能性。此外,儿童比青少年更容易配合复杂的治疗。因此,患者年龄在 7~8 岁,懂得合作时就应开始进行治疗。

8.进行肌功能训练能否通过增强肌力来改善骨性开𬌗儿童的骨骼形态

目前,还没有一种单一的治疗模式能有效地满足骨性开𬌗治疗的需要,因此,还要考虑到咀嚼肌及其功能对口颌系统发育的影响。骨性开𬌗患者的咀嚼肌常不发达,咬力也较小。Tran 等的研究结果显示,只用高位牵引而不进行肌功能训练对牙槽高度没有影响,即保持了上磨牙的位置不变而加大覆𬌗;高位牵引配合肌功能训练有利于下颌骨的前上旋转,减小 ANB 角和下颌角的角度,以达到下颌骨矫形的目的。虽然肌功能训练不能增加咀嚼肌力,但它对面形的改善有利于代偿垂直生长型的异常。

9.骨性开𬌗经治疗后应达到怎样的效果

早期治疗最基本的治疗效果,有赖于正畸医生对错𬌗病因的诊断以及矫治错𬌗的能力。生长发育期是治疗成功的关键所在,一个非手术治疗要取得成功,必须在早期进行功能矫形治疗以改善其垂直生长型。

五、功能性矫治器制作及使用要点

功能性矫治器是一种活动矫治器,本身不产生任何机械力,而是通过调整口面肌肉功能或通过咬合力引导及促进正常的𬌗发育和颅面生长,矫治形成中的牙颌畸形。

主要适用于口面肌肉功能异常所引起的功能性牙颌畸形。早期骨性错𬌗,当促进正常的口面功能活动能为颅面骨骼和牙𬌗发育提供有利环境时也可使用。从青春期前 1~2 年开始,并持续整个迸发期。

(一)操作要点

1.设计

选择功能性矫治器类型,决定咬合重建标准,对预后进行估计。

2.取精确印模

灌注记存模型及工作模型。

3.咬合重建

(1)矢状方向。①Ⅱ类错𬌗:下颌前移量以磨牙达中性关系为准,一般为 3~5 mm,必要时分次前移;②Ⅲ类错𬌗:下颌尽量后移至上下前牙对刃;③Ⅰ类错𬌗:下颌少量前移 2 mm 左右。

(2)垂直方向。①Ⅱ类错𬌗:下颌垂直打开应超过息止颌间隙,与前移量之和为

8~10 mm;②Ⅲ类错𬌗:垂直打开以解除前牙反𬌗为准;③Ⅰ类错𬌗:下颌垂直打开应超过息止颌间隙。

(3)水平方向:𬌗干扰和不良习惯等功能因素所致下颌偏斜者,应使上下中线保持一致。

4.技工室制作

模型修整、上𬌗架、铺缓冲蜡、弯制钢丝、铺自凝塑胶、打磨、抛光、矫治器评价。

5.临床治疗

(1)初戴:检查矫治器质量,医嘱。

(2)试戴期:从每日2 h逐日增加戴用时间,1~2周复诊,做局部修改调整。

(3)矫治期:全天或夜间戴用,至少每日12 h。

(4)每月复诊:检查戴用情况及𬌗的改变,调整弓丝及选磨基托牙面。

(5)保持期:一般不需保持。颌骨关系严重不调者,可保持3~6个月。

6.后期治疗

治疗完成后常常使用固定矫治器排齐牙列,完成精细的咬合调整。

(二)常用的功能矫治器

1.肌激动器适应证

(1)Ⅱ类1分类错𬌗。

(2)Ⅱ类2分类错𬌗。

(3)Ⅲ类错𬌗非骨性或轻度骨性下颌前突,但下颌能后退者。

2.生物调节器适应证

(1)标准型:用于Ⅱ类1分类错𬌗,矫正舌后位;用于Ⅰ类错𬌗,扩大牙弓宽度。

(2)Ⅲ类型:用于前牙反𬌗及舌前位。

(3)开𬌗型:用于前牙开𬌗或后牙开𬌗,也可用于颞下颌关节功能紊乱症。

3.双𬌗矫治器适应证

(1)替牙期和恒牙早期Ⅱ类错𬌗。

(2)部分Ⅲ类错𬌗。

4.功能调节器(FR)适应证

(1)FR2:Ⅱ类及Ⅰ类错𬌗。

(2)FR3:Ⅲ类以上颌骨及牙弓发育不足为特征者。

六、肌激动器的使用要点

安氏Ⅱ类错𬌗(下颌后缩),常用功能性矫治器——肌激动器进行矫治,需要在快速生长发育期前进行干预矫治。

肌激动器是一种活动矫治器,本身不产生任何机械力,而是通过调整口面肌肉功能或通过咬合力引导、刺激下颌骨矢状向生长、刺激下颌骨垂直向生长、抑制上颌骨矢状向生长,使异常的上、下颌骨矢状向,骨垂直向关系得到矫正。

(一)适应证

患者均应是生长期的患者,最好的矫形时期是刚进入青春生长高峰期的患者。

1.Ⅱ类1分类

下颌后缩,发育不足。面下1/3短或基本正常,临床观察下颌前伸后面形显著改善的患者。

2. Ⅱ类2分类

伴有下颌后缩,面下1/3短的患者,可先改正上切牙长轴后,再换为肌激动器矫正上下颌骨的矢状关系不调。

3. Ⅱ类患者

伴有上牙弓中段狭窄,下牙弓宽度正常,下颌前伸时形成𬌗干扰,妨碍下颌前伸者,可先扩大上牙弓后,再换为肌激动器矫正上下颌骨的矢状关系不调。

(二)肌激动器治疗安氏Ⅱ类1分类牙颌畸形的临床应用及体会

1. 肌激动器主要靠大气压力和肌肉作用时对颌骨产生功能性刺激

因矫治器是在颌重建基础上制作的,有强迫下颌处于正中位置的作用。当前伸肌肉疲劳时,下𬌗倾向于回到休息位,此时矫治器下部抵挡住下颌骨,迫使下颌维持在前伸位,这种被动前伸使下颌将一个方向朝后的力通过矫治器传递到上颌牙弓,从而抑制了上颌骨矢状方向的生长。

矫治器对下牙弓施以向前的推力,刺激下颌骨的生长。这时,作为对下颌移位的反应,髁状突远中缘有沉积,近中缘有骨吸收。最终导致髁状突位置的改变。由于改善了口颌系统肌群的功能状况,由异常的肌肉收缩功能型恢复到正常功能型,从而达到矫治目的。

2. 肌激动器主要适宜于生长发育高峰期,从年龄上以9~10岁为宜

牙齿不拥挤或轻度拥挤,侧貌以下颌后缩为主要特征的安氏Ⅱ类1分类。X线头影显示于上颌骨轻度前突或正常,下颌骨后缩呈水平生长型,对伴有牙列不齐、拥挤或上颌前突的患者需用固定矫治器进行二期矫治。

3. 肌激动器是否能矫治成功的决定性因素

首先因素是患者的合作,嘱患者每天不少于12 h戴用,戴的时间越长,疗效越快。

其次是颌重建记录及合适的病例选择。这些应通过X线头影测量分析,有年龄的限制,对生长发育已完成的患者禁用。

4. 每次复诊应特别注意牙导面的"光亮区"

如未见"光亮区"说明牙导面未起作用,应对矫治器进行重衬。对于安氏Ⅱ类1分类错颌,应缓冲上颌牙导面的远中塑料和下颌牙导面的近中塑料,引导上后牙向远中萌出,下后牙超近中向萌出,对矫治不利的"光亮区"应当磨去,对妨碍恒牙萌出的基托应及时调磨。

5. 下颌后缩安氏Ⅱ类1分类错𬌗畸形

对处于生长发育高峰期有下颌后缩安氏Ⅱ类1分类错𬌗畸形,利用肌激动器矫治有效,这一点已得到许多专家的肯定。本组临床效果支持这一观点,它能有效地促进下颌骨发育,使下颌前移,同时抑制上颌骨水平向生长,软组织侧貌改善明显。

6. 其矫治后复发的可能性和程度比固定矫治器小

矫治器制作简单、易于掌握、材料经济,仅在夜间戴用不影响口腔功能及美观。若病例选择恰当,是一种很实用、疗效显著的矫治方法。

七、Frankel Ⅲ型功能矫治器

功能矫正器日益受到重视并成为正畸医师手中很有价值的矫治器之一。虽然功能矫治器和固定矫治器一样,并不是解决各种正畸治疗问题的全能工具,但它能实现一些其他矫治器无

法实现的治疗效果,因而是重要的矫治装置。

(一)Frankel(FR)矫治器原理

与传统的肌激动器功能矫治器不同,Frankel 矫治器的大部分都位于口腔前庭。它的主要作用部位在口腔前庭区。它用唇挡、颊屏挡住唇颊肌,使发育中的牙列免受异常口周肌功能的影响,创造一个新环境,使牙弓、颌骨在长、宽、高三方位上能最大限度地发育。在治疗安氏Ⅰ类错𬌗时,因下舌托使下颌前伸,主要的支抗位于上磨牙;同时用𬌗支托阻止上颌磨牙垂直萌出,下磨牙则可自由地向上向前移动,使深覆𬌗改善的同时,也利于建立Ⅰ类磨牙关系。尖牙曲可引导尖牙萌出,扩展尖牙区。

Frankel 认为,口周肌肉对于牙弓的发育,特别是横向发育有限制作用。不正常的肌肉功能会影响生长潜力的发挥。传统的活动矫治器是从牙弓内部施力来扩弓,Frankel 矫治器则是通过人为建立一个具有正常功能的口周人造功能基质,让牙弓正常发育进行扩弓,即通过解除口周肌力对牙弓发育的限制来扩弓,长时间持续解除口周肌力。如果颊肌压力解除,尖牙间的宽度会显著增加。这将会解除牙弓前段的拥挤,这在应用固定矫治器时通常需要拔除 4 个第一前磨牙。Frankel 矫治器成功的关键原因在于它是一种训练装置,刺激正常功能的产生,这些刺激是通过唇挡解除了颏肌的异常肌力以及颊屏对颊肌、口周肌肉对牙弓发育的限制。为了达到矫治目的,必须全天戴用矫治器,而不是仅仅在晚上戴用。白天口腔的功能活动甚至比晚上更为重要。

(二)FRⅢ功能矫治器的适应证

FRⅢ型矫治器用于治疗安氏Ⅲ类错𬌗,所以唇挡放于上颌前庭沟处,唇弓则与下切牙接触。前腭弓仍与上前牙腭侧相接触,用以防止上前牙的舌倾,并有助于使上前牙唇向倾斜。不使用下舌托和尖牙曲,因为安氏Ⅲ类错𬌗,无需刺激下颌前部的生长。

FRⅢ型矫治器适用于替牙期或恒牙初期的功能性反𬌗,最好不伴有拥挤、切牙反覆𬌗深、反覆盖浅、磨牙为近中或近中尖对尖关系的病例。

(三)FRⅢ临床使用及注意事项

初戴时勿过多调整矫治器,给矫治器以足够的时间定位,并等待组织反应。复诊时要仔细观察组织反应,进行相应的修改、调磨。最初的 2 周,每日戴 2 h,以后逐渐增加戴用时间,至第 4 周末,全天戴用。每 4~6 周复诊 1 次,一般 3 个月后出现疗效,6~9 个月磨牙关系得到矫治。在第一印象中,无论是患者和医生都觉得 Frankel 矫治器比较复杂和容易损坏。Frankel矫治器的制作要求非常准确和恰当,这对于一些临床医生来说是困难的。但是这种制作的准确性是非常重要的,它使日后矫治器的戴用非常简单和舒适,治疗期间几乎不需要调整。Frankel 矫治器的制作是否准确和恰当是治疗成功与否的关键。

(温慧惠)

第十三节　牙颌畸形-正颌外科联合治疗

一、需要正颌外科手术的牙颌畸形

正颌外科是指当牙列所在的上下颌骨有严重骨性问题时,单纯正畸治疗不能解决,所采取的正畸和外科联合治疗来矫正牙齿以及面型的方法。大体程序如下：一是先正畸治疗，将牙齿的咬合关系矫正到较适合的位置，在模型上观察确定手术后能达到一个较好的咬合；二是正颌外科手术，解决骨的问题，大的去掉一部分，小的往前牵，然后固定；三是手术后再正畸治疗几个月，精细调整下咬合之后结束。

（一）下颌前突

下颌前突在临床上较为常见。除了外观受影响外，患者也常因咬字不清和咀嚼困难备受困扰。

下颌前突会使面部下半部分向前突出。从侧面看会明显见到颏部突出，正面看则颏部会较正常人宽、大，上嘴唇显得较薄，鼻子两侧显得后缩。有部分患者会有两侧颜部大小不对称与偏斜的情形。

（二）双颌前突

双颌前突由于上下前牙突出，在外观上常见为牙齿外露，双唇无法自然闭合，嘴唇较厚，相对之下，颏部显得小而后缩。再加上患者为掩饰外露的牙齿强行闭合双唇会使下巴显得更小。

（三）上颌后缩

上颌后缩较多见于腭裂患者及某些先天颅面畸形患者。临床乍看下外观会与下颌前突相似，但鼻子两侧的凹陷会比较明显。主要原因为上颌发育较下颌差，而不是下颌太突出。

（四）下颌后缩

下颌后缩外观上下巴会显得小而短，面型较短。下颌后缩常合并有牙齿开𬌗的情形，此时上下颌都必须手术才能重建正常的面型。部分患者会合并有颞下颌关节的问题与睡眠时的呼吸障碍，打鼾也是常见症状。总之，伴有严重骨骼畸形的错颌畸形，难以单纯正畸矫治来完成，如严重的下颌前突、上颌前突、开𬌗等；患者的颅面生长发育基本完成，若在儿童期生长发育正在进行时手术，则术后可能出现畸形的复发；均可考虑正颌外科治疗。

二、正畸正颌外科联合治疗的注意要点

应该明确术前正畸治疗的目的是为手术创造条件，而不是单纯调整咬合关系。因为在很多情况下，咬合关系的最后调整，需要通过手术和术后正畸治疗完成。正颌手术前的正畸包括以下内容。

（一）术前正畸的内容

（1）排齐牙齿，整平牙弓。其目的一方面是去除术中移动骨块时的𬌗干扰，另一方面是为更容易调整上下牙弓前后与垂直关系，使骨块容易移动到设计的位置或使后牙咬合接触良好，以建立美观、协调、稳定的颌骨与咬合关系。

（2）调整上下牙弓关系，保证术后能建立良好的咬合关系。

（3）去除牙齿代偿性倾斜。严重颌骨畸形患者，为了适应咬合功能的需要，在生长发育过程中，牙齿会出现代偿性倾斜。这种倾斜完全是一种非生理性的倾斜，对牙周组织健康极为不利。术前如不纠正牙齿的这种代偿性倾斜，势必影响术中颌骨的移动和术后建立正常的颌间关系。当然，术前经过去代偿矫治后，从表面上可能会使原有的畸形更为严重，但对整个治疗来说却是必需的。

（二）正畸与正颌外科联合治疗的必要性

对于那些有严重颌骨畸形的患者，无论是单纯牙齿的正畸治疗、还是面部生长发育的改

建,都不能解决问题,而手术移动颌骨或牙槽骨则成为唯一选择的方法。但是,单纯手术又不能满足治疗后颌骨、牙列与咬合的美观、功能、平衡及稳定的要求,必须配合正畸及其他有关的口腔治疗才能达到非常满意的效果。

牙颌畸形矫治的受限因素,一方面是牙齿及颌骨本身的可移动性与改建性,可以得出上下颌骨及牙齿在三维方向的可移动性是不同的。颌骨后移较前移容易,牙齿升高较压低容易。上下颌骨生长性调节能力是一致的,但手术移动下颌向后比下颌前移更容易。另一方面就是患者的年龄因素,由于儿童时期颌骨的生长与牙周组织的改建均较活跃,所以一些对儿童来说可以通过正畸治疗的牙和畸形,对成人来说手术就是唯一可选择的方法,但也有一部分牙颌畸形在早期就需要进行手术矫正。

三、正颌外科治疗的基本内容

牙颌面畸形一般简称牙颌畸形,主要是指因颌骨发育异常所引起的颌骨的体积、形态,以及上下颌骨之间及其与面其他骨骼之间的关系异常、和随之伴发的牙颌关系及口颌系统功能异常,外观则表现为颌面部的形态异常。牙颌面畸形可以是一种独立存在的生长发育异常,但也可以是某些先天性综合征的一部分,即牙颌面畸形合并全身其他器官先天畸形,在诊断与治疗上应注意鉴别。正颌外科学是口腔颜面外科学一个新的分支,以研究和诊治牙颌面畸形为主要内容,它包含了术前术后的正畸治疗与正颌外科手术联合治疗牙颌面畸形的完整概念,涉及口腔颌面外科学、口腔正畸学、整形外科学、美学、心理学等有关学科。牙颌面畸形的正颌外科手术治疗,一般选择在下颌骨的生长发育完成后施行。目前,现代正颌外科已经形成了一整套规范、完整的标准化诊疗程序,包括术前诊断,确定矫治方案、术前正畸治疗、术前 X 线头影测量与效果预测、模型外科确定手术矫治方案、完成围术期准备、正颌手术、术后正畸治疗、随访观察,每一步骤都非常重要,不可或缺。

(一)标准正颌外科程序

1.术前正畸治疗

旨在矫正错位牙,尤其是创伤后长期代偿性移位的牙齿调整不协调的牙弓与关系,排齐牙列,消除牙的代偿性倾斜。这是获得功能与形态效果俱佳的一个十分重要的步骤。对于陈旧性骨折,如果模型外科拼对结果显示咬合关系,既可通过截骨重新定位后恢复,也可省略此步骤。

2.确认手术计划

手术前正畸治疗结束后,最后进行一次对手术计划的评估和预测。亦可对手术计划进行必要的调整或对正畸治疗作必要的补充,使即将进行的手术能更符合实际,取得最佳效果。

3.术前准备

除常规的全麻和输血准备外,应按设计的术式制备好引导板和所需的骨块移动后的固定装置,并根据手术计划、预期效果及可能出现的问题,向患者做充分的说明。

4.正确施术

必须严格按经过预测和术前再次确定的手术设计施术,不得在术中随意改动方案,但在术中结合实际进行必要的调整也是允许的。

5.术后正畸治疗

目的在于从功能及美容效果方面使能更臻完善、稳定和巩固疗效。

6. 观察

了解术后颌关系可能出现的变化,进行术后效果评价。移动、矫正后的骨块在愈合过程中,通常会出现轻微的移位,只要不影响临床效果,则保持术后的正畸巩固治疗即可。但如出现明显的复发倾向时,即需要进行相应的处理。根据骨切开后的愈合过程及其生物力学特点,术后的追踪观察至少应持续 6 个月。

(二)常用的正颌外切术

1. 上颌前份节段性骨切开术

本手术主要适用于矫正上颌前份的牙及牙槽前突畸形,亦可配合下颌前份根尖下节段性骨切开术矫治双颌前突畸形。除前述的术前准备外,为使前突的前颌能后退至正常位置,通常需先拔除双侧上颌第一双尖牙。继行术前正畸治疗,而后施行手术。

2. 下颌前份根尖下节段性骨切开术

本手术主要用于矫治下颌前份的牙及牙槽前突,矫治曲度过大的 Spee 曲线,关闭某些类型的前牙开𬌗,矫正下牙弓的不对称畸形以及与其他手术配合矫治双颌前突。用于矫治下颌牙及牙槽前突的病例,一般需先拔除双侧下颌第一双尖牙,完成术前正畸治疗后,再做下颌手术。

3. 经口内全上颌骨水平向骨切开术

本手术系按上颌骨 LeFort Ⅰ型骨折线方位,切开上颌骨各壁,仅保留以腭侧黏骨膜为主的软组织蒂。主要应用如下。

(1)矫正上颌骨前后向发育不足。

(2)矫正上颌骨垂直向发育不足。

(3)矫正上颌骨垂直向发育过度(常伴有开颌及下颌发育不足)。

(4)与其他手术配合,矫正复杂的,特别是累及上下颌骨的牙颌面畸形。

4. 经口下颌升支矢状骨劈开术

该术式在下颌骨畸形手术矫治中应用较为广泛,主要应用如下。

(1)前移下颌,矫治下颌骨发育不足所致的小下颌畸形。

(2)亦可用后退下颌,矫正真性下颌前突。

(3)与其他手术协同,矫治含有小下颌畸形的复杂病例。

此外,下颌骨常用术式还有经口内下颌升支斜行骨切开术。

5. 颏成形术

该术是颏部整形的经典术式,效果优于假体衬垫,应用如下。

(1)矫正过大前突的颏部。

(2)矫正后缩过小的颏部。

(3)矫正垂直向颏部过长。

(4)矫正颏部左右径不足。

(5)矫正颏部偏斜。

与其他手术配合,矫正同时存在的颏部异常。

6. 下颌角及嚼肌肥大

常选用口内切口下颌角弧形截骨术或下颌角区外侧骨皮质矢状劈开祛除术,或二者联合应用,必要时配合内层咬肌部分切除术。

7.不对称性牙颌面畸形矫治术

不对称性牙颌面畸形可表现为单颌性或上、下颌同时受累,并可影响颌面软组织。最常见为偏颌畸形与下颌偏突颌畸形。其次为单侧小颌畸形,以及累及上下颌并包括软组织的偏面畸形。临床上常见的偏突畸形可以为一侧髁突肥大增生,也可为半侧下颌骨过长,甚至半侧颌面以及肢体有过长。此外,由于损伤,肿瘤、颞下颌关节疾病等亦往往引起不同类型的牙颌面畸形,都可采用正颌外科的原则和方法进行治疗。由于上述原因,不对称性牙颌面畸形临床表现的个体差异极大,在制订治疗计划时应予特别注意。

(温慧惠)

第十四节　牙拥挤

一、概述

牙拥挤是错殆中最为常见的一种类型,占错殆的 60%～70%。牙拥挤是牙量(牙的总宽度)与骨量(齿槽弓总长度)的不调,即为牙量大于骨量而引起,牙弓的实际长度不能容纳全部的牙齿,主要表现为牙的错位和拥挤。

牙拥挤可分为单纯拥挤和复杂拥挤。单纯拥挤可表现为牙间隙不足而排列错乱,并因此影响到牙弓形态和咬合关系,单纯拥挤可视为牙性错殆,一般不伴有颌骨及牙弓间关系不调,也少有口颌系统功能异常,磨牙关系中性,面形基本正常。

复杂拥挤时,除牙量不调造成的拥挤之外,还存在颌骨、牙弓之间关系不调,并影响到患者的面部形态,有时还伴有口颌系统功能异常。复杂拥挤时,拥挤本身只是一个症状,并不是错殆的主要表现。

(一)病因

1.遗传因素

牙拥挤具有明显的遗传特征。牙的数目、大小、形态受遗传的控制较强,颌骨的大小、位置、形态,在一定程度上也受遗传的影响,并可在亲代和子代之间有相同的表现。这种遗传特征是客观存在的,但遗传机制还不十分清楚。

2.替牙期障碍

乳恒牙的替换障碍是造成牙拥挤的常见病因。如乳牙早失,特别是第二乳磨牙早失,将造成邻牙向缺隙倾斜或移位,导致牙弓长度的减小,恒牙萌出时因间隙不足而发生错位或阻生。另外,乳牙滞留,造成后继恒牙萌出错位而呈现拥挤。

3.颌骨发育不足

颌骨发育不足导致骨量相对小,牙量相对大,牙量骨量不调,牙不能整齐地排列在牙槽骨内,而造成牙错位和牙拥挤。

4.牙量过大

由于牙的近远中径过大,导致牙量骨量不调,牙量大于骨量,造成牙的排列拥挤错位。多生牙的存在,也会因占据了牙弓间隙而造成正常恒牙拥挤错位。

5. 不良习惯

某些口腔不良习惯,如儿童吮指、口呼吸等可造成牙弓狭窄或影响颌骨发育而致牙列拥挤。

另外,长期咬下唇可造成下前牙舌倾,合并拥挤。

(二)临床表现

1. 牙拥挤与错位

牙齿呈不同方向重叠排列,牙弓形态不规则。上前牙唇向错位可导致覆盖过大,舌向错位可使前牙呈反𬌗关系;高位或低位可导致覆𬌗过深或无咬合接触。

后牙拥挤错位可造成后牙反𬌗等。

2. 牙体、牙周组织变化

牙拥挤可导致上下牙弓咬合紊乱,影响正常口腔功能。因牙自洁作用差,容易诱发龋病、牙髓炎、根尖周炎;还可引起牙龈红肿、出血,牙结石;严重时可伴有咬合创伤,形成牙周袋、牙槽骨吸收、牙松动脱落等。

3. 面部形态的改变

单纯性牙拥挤对患者的面部突度及高度均无明显的影响。但是,牙拥挤若与其他类型错𬌗同时存在或上颌尖牙严重唇向移位时,面部形态可有不同程度的改变。

(三)诊断

1. 牙拥挤的分度

根据拥挤的严重程度或间隙不足的差距大小分为轻、中、重三度。

(1)轻度拥挤(Ⅰ度拥挤):拥挤程度轻,每个牙弓差 2～4 mm 间隙。

(2)中度拥挤(Ⅱ度拥挤):拥挤程度较重,每个牙弓差 4～8 mm 间隙。

(3)重度拥挤(Ⅲ度拥挤):拥挤程度严重,每个牙弓差 8 mm 以上间隙。

2. 牙拥挤度的确定

牙拥挤度的确定依赖模型的测量,直接由牙弓应有弧形长度与牙弓现有弧形长度之差,或可用间隙与必需间隙之差得出,即为牙弓的拥挤程度。

二、矫治方法

(一)替牙期牙拥挤

替牙期牙拥挤的治疗,常采用的是预防性矫治和阻断性矫治,治疗的重点是对乳恒牙的替换过程进行监控,促进牙列与𬌗的正常发育。主要包括:①乳牙龋病的预防和治疗;②口腔不良习惯的破除;③对暂时性拥挤的观察;④多生牙、埋伏牙、外伤牙的处理;⑤乳牙早失的间隙保持;⑥乳牙滞留的适时拔除;⑦第一恒磨牙前移时的间隙恢复;⑧严重拥挤时的序列拔牙;⑨影响颌骨发育之错𬌗(如前牙反𬌗)的早期矫正,防止拥挤的发生。

(二)恒牙期牙拥挤

恒牙期牙拥挤的治疗原则是以增大骨量或减小牙量来达到牙量与骨量的协调,从而为解除拥挤、排齐牙列创造条件,同时兼顾牙、颌、面的协调、稳定和美观。减小牙量的方法有𬌗面去釉、拔牙、矫治扭转牙;增加骨量的方法有:扩大腭中缝以增加牙弓宽度和长度,采用口外力和功能性矫治器刺激颌骨和牙槽骨生长,应用牵张成骨术刺激牙槽骨生长。

不管是通过增加骨量还是减小牙量,拥挤牙必须在获得足够间隙的基础上,才能开始受力矫治,这是取得矫治成功的重要条件。

1.轻度牙拥挤

轻度拥挤的矫治原则为扩大牙弓,增加骨量。若伴有颌骨或牙弓前突,则需考虑减数矫治。推磨牙向远中、宽度扩展和唇向移动切牙均能起到扩大牙弓的作用。

(1)弓长度扩展。推磨牙向远中。①向远中移动上颌第一磨牙,一般每侧可以获得2~4 mm的间隙;使下颌磨牙直立,每侧可获得1 mm的间隙。推磨牙向远中的适应证:A.由于第二乳磨牙早失,导致第一磨牙近中移位而造成的轻度牙拥挤;B.磨牙远中关系;C.第二恒磨牙未萌出或初萌尚未建殆;D.第三磨牙。a.可摘矫治器:可摘矫治器由腭基托、改良箭头卡环和指簧构成。每次指簧加力100~125 g,磨牙向远中倾斜移动。为了减小磨牙移动阻力,可以在前牙腭侧增加一薄层平面导板,使后牙脱离咬合约1 mm,可获得3 mm的间隙。对于口内支抗不足或需要同时推2个磨牙,或包括前磨牙向远中的患者,可采用可摘矫治器口外牵引装置。这种装置是由口内矫治器、口外唇弓及头帽三部分组成。口内矫治器部分可在上颌两侧第一磨牙放置旋转改良箭头卡环,两侧第一前磨牙放置改良环卡,两侧第二磨牙放置旋转单臂卡环,并在两侧第一磨牙箭头卡上焊接内径为1.2 mm的颊面圆管,用于口外唇弓的内弓插入。口外唇弓的内弓用直径为1.2 mm的不锈钢丝弯制,内弓的前部应离开切牙2~3 mm,外弓常用直径为1.5 mm的不锈钢丝弯制,在切牙区与内弓平行重叠焊接,自侧切牙远中弯向口外,两末端弯曲呈钩,使用时将口外唇弓通过橡皮圈挂在头帽上。如单侧推磨牙或双侧推磨牙的距离不等时,将口外弓的位置加以改变即可。应用口外唇弓推上颌磨牙向远中期间,每日至少应戴用12~14 h,所用的牵引力每侧为300~500 g,并应根据患者的面部垂直发育情况调整牵引的方向:高角型病例应使用高位牵引、低角型病例应使用低位牵引、下颌平面角适中的病例应使用水平牵引。b.固定矫治器:固定矫治器口外牵引装置与可摘矫治器基本相同。不同点是在后移磨牙上黏附有颊面管的带环,使用时将口外唇弓插入圆管内即可。推磨牙向远中的口内固定矫治器中,以"摆"式矫治器最有代表性,其后移磨牙的弹簧曲由β钛丝制成,并用腭基托增加支抗,不需使用口外唇弓。远中直立下颌磨牙有多种方法,如固定矫治器的磨牙后倾曲、螺旋弹簧、下唇唇挡等。以上这些方法常需配合使用Ⅲ类颌间牵引,以防止由此导致的下颌切牙唇侧倾斜。②唇向移动切牙:由于唇向移动切牙可导致切牙唇倾,牙弓的突度增加,覆殆变浅,故临床仅用于切牙舌倾、深覆殆的病例。

使用固定矫治器时应在前牙段弯制数个垂直开大曲,利用垂直开大曲的作用使前牙唇移;或用高弹性弓丝末端欧米加曲,使弓丝的前段离开前牙唇面约1 mm的距离,将弓丝结扎入托槽后,利用弓丝的弹性使前牙唇移;对于上前牙闭锁,可采用摇椅形弓丝,加大上颌补偿曲线,使内倾的上切牙轴直立,同时增加牙弓的长度;使用可摘矫治器时,在切牙舌侧放置双曲舌簧使切牙唇移,增加牙弓的长度。

(2)牙弓宽度扩展:宽度扩展适用于牙弓宽度不足而导致的牙拥挤,使用扩大基骨和牙弓的方法获得间隙,以排齐拥挤的牙。宽度扩展有3种类型:矫形扩展、正畸扩展、被动扩展。矫形扩展即为上颌腭中缝扩展。临床使用最多的是腭中缝扩展矫治器(Hass和Hyrax矫正器)。矫形扩展的适应证主要为严重拥挤或严重宽度不调、后牙反殆等病例。上颌发育不足进行前方牵引的安氏Ⅲ类错殆可以合并腭中缝开展,8~14岁的替牙晚期和恒牙早期的患者可使用此方法。年龄越小,骨缝扩开的作用越明显,牙周并发症的可能性越小。成年患者在使用此方法时,必须配合颊侧骨皮质切开术。矫形扩展:上颌腭中缝扩展的速度有快速、慢速之分。快速腭中缝扩展法是矫治力的大小与施力的速度超过了机体的反应速度,其方法是每日将螺旋器开大 0.5～1 mm(每日旋转 2～4 次,每次 1/4 圈),连续进行 2～3 周;力的积累可达 2 000～3 000 g,使腭中缝迅速打开,然后用原矫治器保持 3～4 个月,以使新生骨组织在扩大的腭中缝内沉积。慢速扩展其加力的方式更缓慢一些,力量也较小,每周将螺旋器打开 1 mm(每周 4 次,每次旋转 1/4 圈),螺旋产生的力为 1 000～2 000 g,在 2～3 个月内逐渐使腭中缝扩大;去除扩大器后要使用可摘矫治器保持 1 年以上,或者立即采用固定矫治器继续治疗。快速和慢速扩弓都可以获得相同的作用效果,但慢速扩弓更符合骨的生理反应。乳牙期和替牙期的腭中缝开展,多采用四角圈簧矫治器进行矫治。正畸扩展:当腭中缝骨改建效应缺乏时,通过扩弓器释放的力作用于两侧后牙,使其向颊侧倾斜移动而扩大牙弓。此为正畸扩展,常用于恒牙期的青少年或成人,每侧可得到 1～2 mm 间隙。上颌常用螺旋扩弓分裂基托矫治器,一般每 1～2 周加力 1 次,每次将分裂基托的裂缝加宽 1～1.5 mm,3～4 个月则可达到扩大牙弓的目的。

下颌多用金属支架式可摘矫治器;被动扩展:使用功能调节器,由于颊屏去除了颊肌对牙弓的压力,在舌体的作用下弓的宽度得以开展,牙弓的宽度增加可达 4 mm。此种治疗方法往往需要从替牙早期开始并持续到青春快速期。

2.中度牙拥挤

中度拥挤处于拔牙或不拔牙矫治的边缘病例,应结合颅面软组织形态,选择合适的手段,能不拔牙者尽可能不拔牙。在严格掌握适应证和遵循规范操作程序的前提下,也可以采用邻面去釉的方法,此法不同于传统的片切或减径的方法。

邻面去釉一般是针对第一恒磨牙之前的所有牙,而不是某一两颗牙。邻面去除釉质的厚度为 0.25 mm,在两侧第一恒磨牙之间的各牙邻面去釉,总共可获得 5～6 mm 的牙弓间隙。

(1)适应证:①轻、中度牙弓间隙不足(间隙不足,每个牙弓差 4～6 mm),特别是低角病例;②牙较宽大或上、下牙弓牙的比例大小失调;③口腔健康状况良好,少有龋坏;④成年患者。

(2)治疗程序:邻面去釉须遵循正确的程序并规范临床操作。①固定矫治器排齐牙列,使邻牙之间接触点关系正确。②根据拥挤的程度确定去釉的牙数,去釉的顺序从后向前。③使用粗分牙铜丝或开大型螺旋弹簧,使牙的接触点分开,便于去釉操作。④使用弯机头,用细钻去除邻面 0.2～0.3 mm 釉质,再做外形修整,同时对两颗相邻牙的邻面去釉。操作时,在龈乳头上方颊舌向放置直径 0.51 mm(0.020 in)的钢丝,保护牙龈和颊、舌组织。去釉面涂氟。⑤在弓丝上移动螺旋弹簧,将近中的牙向已去釉获得的间隙移动。复诊时近中牙的近中接触点被分开,重复去釉操作。⑥随着去釉的进行,牙逐渐后移,并与支抗牙结扎为二体。整体过程中不再拆除弓丝,当获得足够间隙后前牙则可排齐。⑦整个治疗时间为 6～12 个月。

3.重度牙拥挤

矫治原则主要以减少牙量为主。一般采用减数方法配合可摘或固定矫治器进行治疗。

(1)拔牙矫治的原则:对正畸拔牙应采取慎重态度,确定是否拔牙要经过细致的模型和 X线头影测量分析,必要时还可进行试验性治疗,决定是否减少牙数。同时还要尊重患儿及家长的要求。对于必须拔牙矫治的病例应遵循下列原则。①拔牙前应在全口曲面断层 X 线片上对牙周、牙体全面进行评估,并确定是否存在埋伏牙、多生牙、先天缺失牙、短根等。如有病变,应尽量拔除患牙。②拔牙时还应注意中线与对称性减牙的问题。上颌中线是对美观影响较大的因素,如上颌中线过于偏向一侧(偏移在一个中切牙冠宽度的 1/3 以上),将对面形美观有较明显的影响而表现出,上颌前牙左右不对称,一般情况下拔牙应遵循"等量对称"的原则;下颌4个切牙大小相近,又有上切牙覆盖,拔除一个切牙时一般不影响牙弓的对称性,对美观的影响也不明显。③关于补偿性拔牙的问题。大多数情况下,一个牙弓减数后,另一个牙弓也需要减牙,以便使上下牙弓的牙量保持一致,得到良好的咬合关系。

(2)拔牙部位的选择:在选择拔牙矫治时,除一些严重病变牙无法保留或牙冠及牙根严重畸形必须拔除外,临床一般以第一前磨牙作为减数对象。这是因为:①第一前磨牙位于牙弓的中段,可以为矫治就近提供间隙;②口腔内的咀嚼中心位于第一恒磨牙附近,拔除第一前磨牙对咀嚼功能的影响较小;③第一前磨牙位于口角线后面,对美观无明显影响;④第一前磨牙𬌗面沟窝相对较多,龋患率较高。

(3)常用拔牙模式:临床上常用的拔牙模式有下列5种。

拔除4个第一前磨牙:为临床上最常用的拔牙模式。可为前牙拥挤、前突提供最大限度的可利用间隙。

拔除4个第二前磨牙:常用于牙拥挤或牙弓前突较轻的安氏Ⅰ类边缘病例,特别是前牙开始或有前牙开𬌗倾向时。

拔除上颌2个第一前磨牙:适用于安氏Ⅱ类第一分类及下前牙排列位置基本正常的患者。

拔除上颌2个第二前磨牙,下颌2个第一前磨牙:适用于安氏Ⅲ类错𬌗,患者上前牙拥挤不堪严重者。

拔除下切牙:适用于单纯性下前牙拥挤患者。

(4)矫治器与矫治方法:拔牙减数矫治可采用指压法、可摘矫治器、固定矫治器进行治疗。

指压法:对于生长发育期儿童,上颌尖牙唇向近中错位,若牙根方向正常,减数拔除上颌第一前磨牙后,间隙充足,可不必戴用矫治器而采用指压法排齐尖牙,患者可以用拇指抵住尖牙的近中面,向远中施加力量,解除与侧切牙的重叠后再向腭侧施力,挤压错位尖牙入牙列,每日挤压3次,每次5~6 min(或压40~50次)。

可摘矫治器:利用牙弓内所有的前牙和后牙作为抗基。加强固位装置,移动尖牙向远中,直至排齐。如在上颌两尖牙唇侧近中部位黏结牵引钩,改良箭头卡上焊接拉钩,用弹力橡皮圈牵引上颌2个尖牙向拔牙间隙移动。

固定矫治器:是拔牙减数矫治中最常采用的方法。减数后,首先应使牙向拔牙间隙移动,以解除拥挤,排齐错位牙。固定矫治器不仅能保证充足的支抗,而且能较好地控制矫治牙的移动方向,使其建立正常的磨牙关系及前牙的覆𬌗、覆盖关系。

(温慧惠)

第十五节 前牙反𬌗

一、概述

前牙反𬌗是指在正中咬合时,前牙呈反覆𬌗、反覆盖关系,俗称"地包天",是我国儿童中较为常见的一种错𬌗。前牙反𬌗不仅造成口腔功能异常,而且对颜面的美观及心理健康也有严重影响。

前牙反𬌗的临床表现比较复杂：①根据牙列情况可分为乳牙反给与恒牙反𬌗；②根据反𬌗牙数的多少可有个别前牙反𬌗和多数前牙反𬌗；个别前牙反𬌗常合并牙拥挤，多数前牙反𬌗指 3 个以上的前牙呈反𬌗关系；③根据发病机制可分为牙性、功能性及骨性反𬌗。

前牙反𬌗时，磨牙关系多数为近中关系，为安氏分类Ⅲ类错𬌗；少数情况下磨牙关系中性，为安氏Ⅰ类错𬌗。磨牙关系不同，前牙反𬌗的程度也有差别，但治疗原则大致相同。

（一）病因

1.遗传因素

安氏Ⅲ类错𬌗有明显的家族倾向。据有关资料统计，近 50% 的患者一至三代的血缘亲属中有类似错𬌗存在，同时也会受到环境因素的影响。因此，临床不能通过简单的询问家族史来区别反𬌗的类型并估计预后。

2.先天性疾病

先天性唇、腭裂是安氏Ⅲ类错𬌗的重要病因之一。由于唇、腭裂造成了上颌骨发育不足、下颌骨发育正常或过度发育，而导致前牙反𬌗或全牙列反𬌗。另外，其他一些先天性疾病也可能是安氏Ⅲ类错𬌗的病因，如先天性梅毒可引起颌骨发育不足，先天性巨舌症可造成下颌发育过大，上颌恒牙先天缺失也常伴有前牙反𬌗等。

3.后天原因

后天因素的影响，也是造成前牙反𬌗的因素之一。

（1）全身性疾病：脑垂体功能亢进所导致的肢端肥大症，可表现为肢端肥大、下颌明显突出、前牙或全牙列反𬌗。佝偻病、甲状腺功能亢进都能导致严重的前牙反𬌗。

（2）呼吸道疾病：慢性扁桃体炎、腺样体增生肿大所致的呼吸道不畅，导致舌体常向前伸并带动下颌向前，形成前牙反𬌗、下颌前突。

（3）乳牙及替牙期局部障碍：乳牙与替牙期局部障碍是前牙反𬌗形成的一个重要的后天原因。乳磨牙的邻面龋：使牙冠的近远中径减小，牙的位置发生改变，形成早接触和𬌗干扰。而乳牙期𬌗关系不稳定，下颌关节形态未发育完成，变动范围大，神经肌肉反射易于改变，早接触和𬌗干扰极易诱发下颌关闭路径向前，或者向前侧方改变，形成前牙反𬌗或前牙与一侧后牙反𬌗。

上颌乳切牙早失：该部位的牙槽骨发育受到影响，恒切牙萌出时位置常偏舌侧与对颌牙产生早接触，诱发下颌关闭时向前移位，造成前牙反𬌗。

多数乳磨牙早失：导致咀嚼发生困难，患儿被迫使用前牙进行咀嚼，日久形成下颌前突、前牙反𬌗。

上颌乳切牙滞留：致使恒切牙腭侧萌出，与对颌牙形成了反𬌗关系。

乳尖牙磨耗不足：导致早接触，迫使下颌前伸，形成前牙反𬌗或前牙及一侧后牙反𬌗。

（4）口腔不良习惯：咬上唇习惯、下颌前伸习惯、吮指习惯及不正确的人工喂养都可以造成前牙反𬌗、下颌前突。

（二）临床表现

1.𬌗关系异常

前牙反𬌗多数情况下涉及 6 个上前牙或 4 个切牙，磨牙呈近中关系。反𬌗涉及一侧后牙时可表现为下颌偏斜。上颌前牙排列呵呈腭向倾斜，并有不同程度的拥挤。下牙弓一般较上牙弓发育大,特别是在矢状方向,下前牙较少拥挤,程度也较轻。

2.颌骨发育与颅面关系异常

前牙反𬌗的锁骨与颅面关系异常可表现如下。①下颌生长过度,尤其是下颌体长度的增加;下颌形状的发育异常,表现为下颌角开大,颏角减小,下颌整体位置前移。②上颌向前发育不足,长度减小,位置后缩;上颌与颞颌关节的位置相对聚拢,面中部紧缩。③上下颌关系异常,呈现安氏Ⅱ类骨面形。④后颅底相对于前颅底向前向下倾斜,颅底位置异常促进了下颌前突。⑤上中切牙唇向倾斜,下前牙舌向倾斜,以代偿前牙反𬌗关系。

3.面部软组织

前牙反𬌗时,面部软组织厚度的发育基本正常,并可见到唇部、颏部软组织的厚度改变以代偿相应部位的骨骼畸形。

由于参与代偿的部位和代偿的量都有限,不能够掩盖异常的颌骨异常关系,侧面观软组织仍是明显的安氏Ⅲ类面形。

4.口颌系统功能

前牙反𬌗时,可出现咀嚼肌活动不协调,造成咀嚼节律紊乱,咀嚼效能减低,咀嚼次数和咀嚼时间明显增加。严重时可致颞颌关节的功能紊乱。

(三)诊断

按致病机制不同,可将前牙反𬌗分为牙源性、功能性及骨源性。其诊断要点如下。

1.牙源性(牙性)

由于牙的萌出或牙在替换过程中的局部障碍,而导致上下切牙的位置异常,此类为牙源性前牙反𬌗。此类错𬌗,磨牙关系多为中性,其颌骨的形态、大小及颜面的发育基本正常,矫治容易,预后良好。

2.功能性(肌性)

功能性是指由后天因素,如咬合干扰和早接触、口腔不良习惯、不正确哺乳姿势、扁桃体肥大等原因致下颌向前移动形成前牙反𬌗,称为功能性安氏Ⅲ类错𬌗或假性安氏Ⅲ类错𬌗。功能性前牙反𬌗,磨牙关系多呈轻度近中𬌗,一般反覆盖较小,反覆𬌗较深,下颌骨大小、形态基本正常,但位置前移,显示出轻度的下颌前突和安氏Ⅲ类骨面形。下颌后退时可至上下前牙的对刃关系,下颌后退或处于姿势位时,ANB角明显增大,侧貌比正中𬌗明显改善。功能性前牙反𬌗的治疗反应较好,预后良好。

3.骨源性(骨性)

骨性的前牙反𬌗又称真性安氏Ⅲ类错𬌗或真性下颌前突。主要由遗传、疾病等因素的影响,引起上下颌骨生长不均衡,下颌发育过度,上颌发育不足,造成颌间关系异常。磨牙表现为近中关系,安氏Ⅲ类骨面形明显,下颌前突常常不能后退至前牙对刃关系,矫治困难。

二、矫治方法

由于前牙反𬌗有随生长逐渐加重的趋势,因此,其矫治原则是尽早去除致病因素。无论是哪种类型的前牙反𬌗,在矫治时首先要解除反𬌗牙的锁结关系,通过上下前牙的移动纠正前牙反𬌗,使颌面部向正常方向发育。

(一)乳牙期

临床上乳前牙反𬌗的病例中,以牙性和功能性反𬌗较常见,颌骨畸形一般不明显。

1.乳牙期的矫治原则

①恢复下颌正常咬合位置,改善骨面型;②解除前牙反殆,促进上颌发育、抑制下颌过度生长。

2.乳牙反殆矫治的最佳时间

通常在3~5岁,疗程一般为3~5个月。少数骨性安氏Ⅲ类错殆比较明显的病例治疗比较复杂,需要配合使用口外力量,疗程较长。

3.乳牙反殆的矫治

常用的矫治方法有以下几种。

(1)调磨乳尖牙:乳牙反殆的患者,乳尖牙常常磨耗不足,分次磨改乳尖牙牙尖,可以纠正乳前牙的反殆,达到矫治目的。

(2)上颌殆垫式矫治器:为临床上常用的矫治器,可以单独使用,也可以与其他矫治装置(如固定矫治器、颏兜等)结合使用。

(3)下前牙塑料联冠式斜面导板矫治器:适用于乳牙期以功能因素为主的前牙反殆的病例,患者的反覆殆较深,反覆盖不大,不伴有拥挤。

(4)功能调节器Ⅲ型(FR-Ⅲ型):此矫治器属于功能性矫治器,适用于功能性反殆和伴有轻度上颌发育不足、下颌发育过度的病例。由于该矫治器不直接作用于牙,对于乳切牙即将替换的患者,其他类型矫治器又很难发挥作用时,功能调节器Ⅲ型,有其独特的作用。

(5)头帽颏兜:常作为一种矫治手段与其他矫治器合并使用,具有抑制下颌骨生长的作用,改变下颌的生长方向,改善患者的骨面形。

(6)上颌前方牵引矫治器:适用于乳牙期上颌发育不足为主的骨性前牙反殆。

(二)替牙期

替牙期的前牙反殆在整体上的表现为功能性和骨性的混合,因此要区别患者现有错殆类型并估计其发展趋势。

1.治疗原则

(1)对功能性反殆患者,原则上不拔牙,但有时为了舌向移动下前牙以解除反验,需要对下颌乳尖牙进行减径或拔除。

(2)对有骨性反殆趋势、下颌生长超过上颌者,可在观察期中使用头帽颏兜,以抑制下颌向前生长;对于上颌发育明显不足的患者亦可采用前方牵引矫治,反殆的解除常需要最终拔除两侧下颌第一前磨牙。

(3)替牙期反殆并伴有拥挤或有拥挤趋势的患者,只要拥挤不影响反殆的矫正不要急于减数,特别是上颌的减数。

如上颌牙弓拥挤明显,不拔牙不能解除拥挤的患者,尽管下颌牙弓并不拥挤,也必须拔除4个前磨牙。

2.矫治方法

与乳牙期反殆相同,上颌殆垫式矫治器,功能调节器Ⅲ型、头帽颏兜、上颌前方牵引矫治器也适用于替牙期前牙反殆的矫治。肌激动器:是一种能够改进颜面部肌功能的功能性装置。主要适用于替牙期,以功能因素为主的前牙反殆病例。

(三)恒牙期

恒牙早期颌骨与牙的发育已基本完成,即使起初是功能性反殆,此期也或多或少伴有骨畸形,很难通过改变生长来调整颌骨关系,移动颌骨的可能性也不大。因此,一般不常使用口外力,只能通过改变牙的位置建立适当的覆𬌗覆盖关系,以掩饰已存在的骨畸形。

1.减数的选择

恒牙期前牙反𬌗的矫治,临床常需要减数,减数的选择取决于 2 个因素。

(1)拥挤程度:上牙弓不拥挤,矫治前牙反𬌗而不考虑磨牙关系调整时,可拔除下颌 2 个前磨牙或者一个下切牙;如上颌牙弓明显拥挤,生长潜力较小,可以拔除 4 个前磨牙,在矫治前牙反𬌗的同时调整磨牙关系。

(2)牙弓突度:对双牙弓前突型的前牙反𬌗患者,即使牙弓内不存在拥挤也需要拔除 4 个前磨牙,在矫正前牙反𬌗的同时减小牙弓突度,调整磨牙关系。恒牙早期严重的骨性安氏Ⅲ类错𬌗患者,常需要在成年后配合正颌外科手术治疗。

2.矫治方法

恒牙期前牙反𬌗常用的矫治方法如下。

(1)上下牙弓平面𬌗垫式矫治器:适用于恒牙期上下牙弓排列整齐,功能性或轻度骨性前牙反𬌗及下颌前突畸形,下颌不能退至前牙对刃𬌗关系,前牙反覆盖不大的患者。

(2)肌激动器:适用于恒牙早期上颌切牙舌向倾斜、下颌切牙唇向倾斜的牙性反𬌗病例。

(3)固定矫治器:适用于恒牙早期需要拔除 4 个前磨牙矫治前牙反𬌗的病例。固定矫治器对于建立适当的前牙覆𬌗、覆盖关系,纠正前牙反𬌗,调整磨牙关系是一种较好的选择。治疗时可使用安氏Ⅲ类颌间牵引,但由于安氏Ⅲ类牵引有使上颌磨牙伸长的作用,故对高角型病例应慎重使用。

三、反𬌗的矫形治疗

(一)矫形颏兜治疗反𬌗

矫形颏兜多用于乳牙列期和混合牙列期的Ⅲ类错𬌗,是最古老的矫形治疗方法,反𬌗治疗效果比较明显。此装置以头颅部为支抗,通过颏兜的牵引使髁状突向后牵引,下颌骨向后移动,同时抑制下颌生长,从而达到矫正反𬌗的目的。它主要用矫形力来治疗,引起下颌向后方或后下方旋转,使上下切牙长轴发生变化,下颌骨的形态发生改变,如下颌角变小,下颌升支后缘、下颌体下缘及下颌外形线发生变化。同时下颌升支高度减小,髁状突受到向后牵引力会发生形态上的改变;同时下颌骨的形态、位置、功能都要发生改变以适应新的位置环境。

1.适应证

(1)乳牙列咬合已建立、8~12 岁后牙替牙期的Ⅰ类反𬌗。

(2)乳牙列下颌前突。

(3)需要抑制下颌生长的下颌前突患者。

(4)可与其他矫治器联合应用,如与Ⅱ类颌间牵引应用效果更佳。

(5)用于保持性抑制下颌生长。

(6)可以用于预防下颌前伸。

2.分类

总的来说可分成以下两类。

(1)枕部牵引式颏兜:枕部牵引式颏兜适用于轻度和中度的下颌前突患者。对于那些在正中关系位时,上下切牙能达到接近于切缘相对位置的患者,这种治疗方法的成功率最高。由于这种治疗可以使前下面高有所增加,所以对于那些由于前下面高过短而接受治疗的患者特别有效。

(2)垂直牵引式颏兜:垂直牵引式颏兜适用于下颌平面角过陡、下前面高较长的患者。

3.作用机制

(1)抑制髁突生长与下颌体伸长,使下颌骨生长缓慢。

(2)改变下颌生长方向,对于高角病例使下颌向上旋转,对于低角病例使下颌向前下旋转。

(3)促进上牙弓前移和上颌生长发育,使上下颌骨形态位置发生改变或代偿性移位。

4.牵引的3种形式

(1)垂直高位牵引主要牵引方向位于髁状突的前方,使下颌生长方向由前下改为前上,产生旋转(主要针对高角病例)。

(2)水平低位牵引主要牵引方向位于髁状突的后方,下颌向前下旋转(主要针对低角病例)。

(3)斜向牵引主要牵引方向通过髁状突的中心,主要作用是限制下颌生长。如果颏兜的牵引力指向髁突下方,其矫治力将使下颌骨向下后方转动。如果不需要增大下颌平面角,则应当使矫治力通过髁突中心,从而限制下颌骨的生长。如果不需要增加前下面高,可选用垂直牵引式颏兜。使用垂直牵引式颏兜可以减小下颌平面角和下颌角,并使后面高有所增加,这种类型的口外牵引适用于Ⅲ类错𬌗患者和那些不需要增加前部垂直距离的患者。

5.矫治方法

颏兜矫治方法可以单独应用,也可以联合固定矫治器矫治反𬌗,而后者在临床上十分常用。

(1)颏兜牵引方向:根据不同的矫治目的选用不同的方向。

(2)颏兜牵引的力值:垂直高位牵引一般每侧为300~1 000 g,水平方向牵引每侧为800 g,斜向牵引大于每侧500 g。牵引力值调节通过牵引皮筋的长短控制,定时更换皮筋。睡觉时使用8~10 h。

6.颏兜矫治下颌过度生长

下颌生长过度型Ⅲ类错𬌗分两种亚型:第一种是下颌向前过度生长、低角或平均值角面型。治疗以内收下牙列,展开上牙列矫正前牙反𬌗;促进后牙齿槽骨生长,使下颌骨产生向下向后旋转,矫正下颌前突。第二种是下颌向前向下过度生长,高角型,前牙开𬌗,面下1/3较长。

治疗应配合颏兜垂直高位牵引,并以抬垫压低磨牙,使下颌向前上旋转,拔牙病例较多见。对于这种错𬌗有时单纯正畸治疗是不能达到解除反𬌗的目的,而必须进行正颌手术。

(1)下颌生长过度型Ⅲ类错𬌗矫治的观点:恒牙𬌗初期的下颌前突型Ⅲ类错𬌗不应急于治疗,因其生长发育尚未停止,还有许多不稳定因素,应等到生长发育结束后全面评价牙𬌗颌面形态。如能单纯正畸治疗解决的,则以拔牙治疗,即以牙齿移动掩饰颌骨间不调问题;若是颌骨畸形严重,则采用正畸与外科联合治疗的方法;在恒牙列初期后开始治疗,正畸治疗有利于颌骨的进一步发育。首先对于骨性下颌前突不严重且预计下颌进一步前突的可能性不大的患者,应积极进行综合治疗。其次,对于处于掩饰性矫治与外科正畸之间的边缘病例,则应进行诊断性治疗,即不急于拔牙设计,视不拔牙矫治一段时间后的牙颌反应再做进一步的矫治方案。再则,对于严重骨性下颌前突的患者,则应等到生长发育完全停止后,进行正畸与外科联合治疗。

(2)颏兜矫治下颌前突的评价:戴用颏兜后是否能延缓下颌骨的生长。研究证明,颏兜治疗过程中,下颌骨生长减慢。混合牙列期接受治疗的Ⅲ类错𬌗患者时,下颌骨长度减少1/3。但是,在青春期后接受治疗的Ⅲ类错𬌗患者其下颌骨长度无明显变化。

年轻Ⅲ类错𬌗患者下颌水平向生长占优势的患者在使用颏兜治疗后,其垂直方向高度有所调整,也就是说,使用矫形颏兜有助于增加前下面高。

7.注意事项

(1)颏兜牵引有严格的适应证,只适用于轻中度的下颌前突错𬌗,且无明显的颞颌关节症状。

(2)枕部牵引式和垂直牵引式颏兜都会对颞下颌关节区域产生一定压力。留心观察使用颏兜(或使用面具)的患者有无不断进展的颞下颌关节紊乱综合征的症状和迹象,一旦发现,矫形治疗应立即停止,以免发生意外。另外,应注意颈部有无不适。

(3)颏兜牵引最佳年龄为7~9岁,一般6岁的儿童使用头帽3~6个月即有效果,变化较大,经3~6个月应考虑髁突的发育受到影响。

(4)颏兜对患者的合作要求较大,需要家长配合。

(5)对于年龄小的严重骨性前突也应等到成年后手术治疗。

(二)矫形面具前方牵引治疗骨性反𬌗

上颌骨发育不足一般可引起前牙反𬌗或前、后牙均反𬌗,往往采用前方牵引器治疗,使用口外的牵引方法使上颌骨、上牙弓向前生长发育,前牵上颌的同时抑制了下颌的生长发育,使上下颌的生长发育协调一致,这是一种积极的治疗方法。

若患者有一定的生长潜力,则应使用前方牵引装置前移上颌骨或上牙列;若无生长潜力只能前移上牙列,内收下牙列来解除前牙反𬌗,掩饰上下颌骨的长度不调;若上颌后缩非常严重,则只能正颌手术治疗。

前方牵引器最具有广泛的应用价值,它能在最短时间内产生最显著的疗效,因此,在对大多数混合牙列早期和乳牙列晚期的骨性错𬌗治疗中,采用矫形面具已成为常规方法。

1.适应证

(1)适用于乳牙期或替牙期,有时亦用于恒牙早期病例。

(2)上颌发育差的反𬌗,其尚有生长潜力的病例。

(3)下颌无前突或略前突。

(4)唇腭裂患者的上颌发育不足、前后牙均反𬌗者,需配合上颌扩弓治疗。

(5)成人骨性反𬌗多考虑外科治疗。

2.前方牵引器的构成

矫形面具由3个基本部分组成:面具、上颌活动或固定矫治器、弹力圈。矫形面具是一种口外装置,由额托、颏兜以及连接它们的一根或两根牢固的钢制支撑杆所组成,另有一个"艹"字弓(橡皮圈即附着其上,对上颌骨产生一个向前下方的弹性牵引力)与支撑杆相连,呈"艹"字形。额托和"艹"字弓的位置可通过螺丝钮调节。

3.上颌前方牵引的作用机制

利用口内活动或固定矫治器将上颌牙弓连为一体,使用橡皮筋与口外前方牵引器连接,通过上颌前方牵引刺激上颌骨及其周围骨缝发生改建,促进上颌骨的发育,由于骨缝的方向为前上至后下,引起上颌骨向前下增生,骨缝分开增宽,缝间新骨沉积。随着上颌骨牵引方向的改变,上颌骨可以旋转。如下颌平面角较小,反覆𬌗较深,可在上颌磨牙区牵引,使后牙槽突垂直生长,增加高度;反之,如下颌平面角较大,反覆𬌗较浅,可将牵引力点移至上颌尖牙的近中,使上颌前移,上颌平面向前下倾斜。也可前移上牙列,纠正磨牙关系。同时,由于上颌前方牵引以额部和颏部为支抗,下颌受巨作用力可向后向下顺时针旋转生长,使前下面高有所增加,下切牙舌向倾斜。面具能产生以下一种或多种疗效。

(1)矫治正中𬌗位和正中关系位的不一致,通常对于假性Ⅲ类错𬌗患者,𬌗关系能迅速得以调整。

(2)上颌骨前移:常常比原来前移 1~2 mm。

(3)上颌牙列的前移。

(4)下切牙舌向倾斜,有前牙反𬌗的患者更是如此。

(5)促进下颌骨向下后方生长,使前下面高有所增加。

上颌恒中切牙萌出时所处的牙齿发育阶段是最适合进行面具治疗的时期,此时下颌切已萌出。

通过治疗使切牙在水平和垂直方向建立正确的咬合关系。对于轻度到中度的Ⅲ类错𬌗患者,在建立了 4~5 mm 的正常覆盖关系后,才能停止使用面具。在治疗后的早期阶段,覆盖关系不太稳定,会有一些复发。因此,在整个保持阶段,我们将尽一切努力使这种正确的覆盖和覆𬌗关系得以维持稳定。

对于开始治疗时即有前下面高不足的病例,这种变化常是有利的,而对于开始治疗时前下面高本就过大的患者,这种治疗效果就不理想。目前还没有临床研究显示长时期的使用面具治疗对下颌生长有抑制作用。

4.前方牵引器的使用方法

(1)前方牵引的时机:上颌前方牵引的最佳年龄是 6~8 岁,治疗时间应越早越好。一般男孩 14 岁之前均有机会将上颌牵出,女孩在 13 岁之前也有机会将上颌牵出;而超过此年限的多数是将上颌牙弓牵出,以此恢复前牙的覆𬌗、覆盖。

(2)前方牵引的方向:因为上颌矢状向生长方向为向前向下(与𬌗平面呈 37°),所以前方牵引的方向为向前、向下,与上颌生长方向一致。对于反覆盖较大的患者方向应与𬌗平面一致。

但由于某些畸形特征不同,牵引的方向及着力点应适当改变,其目的是使作用力线与上颌阻力中心构成不同的位置关系,可使上颌骨向前移动或在向前移动的同时产生一定的顺时针或逆时针的旋转,以达到矫治目的。从尖牙斜向下与𬌗平面呈 37°,牵引线既经过上颌牙弓的阻力线也经过上颌复合体的阻力中线,沿此方向牵引上颌牙弓和上颌复合体将沿牵引线平动而无旋转,牵引线经过上颌复合体的阻力中线,位于上颌牙弓阻力中心的前方,牵引角度小于37°,沿此方向牵引上颌牙弓和上颌复合体将沿牵引线平动并且向前方旋转,牵引线经过上颌复合体的阻力中线,位于上颌牙弓阻力中心的后方,牵引角度大于 37°,沿此方向牵引上颌牙弓和上颌复合体将沿牵引线平动并且向后方旋转,所以应根据矫治的目标调节牵引线和阻力中心的位置关系。

(3)前方牵引的力值单侧为 300~1 500 g,乳牙列一般为 300~500 g,混合牙列为 500~1 000 g,恒牙早期为 1 000~1 500 g。

(4)前方牵引的时间开始的 4～6 个月中几乎需要全天戴(每天约 20 h),此后可以仅在晚间戴作为辅助治疗。一般来说,每天 12～16 h。每日牵引时间的长短直接影响牵引的效果。

(5)前方牵引的周期为 3～6 个月。可配合扩弓如螺旋扩弓器、四眼簧扩弓器等,应用于方丝弓一般加舌弓以保持牙弓形态。

5.注意事项

(1)前方牵引解决颌骨异常,前牵结束后再行牙齿的矫正。有时也可以同时进行。

(2)下颌的反作用力对于低角病例和平均角病例比较有利,而对于高角病例则需使用高位头帽颏兜牵引,控制其旋转,以避免成为长面型。

(3)乳牙列注意前牵的方向以及着力点,并适当减小牵引力。

(4)面具持续地使用 9～12 个月是不妥当的。

(5)反覆𬌗较深的反𬌗要配合𬌗垫(多为非解剖式𬌗垫或半解剖𬌗垫)。

(6)替牙期若有乳牙松动,则以第 1 磨牙和恒切牙固定牙弓,进行前方牵引。

(7)恒牙列固定矫治器的方丝应加上切牙的冠舌向转矩,以控制切牙的唇倾。

(8)前牵结束后应继续戴前方牵引器保持一段时间,保持的方法有简易的保持器,FRⅢ型矫治器或颏兜。

(温慧惠)

第十六节　前牙深覆盖

一、概述

前牙深覆盖是指上前牙切缘至下前牙唇面的水平距离超过 3 mm 者。前牙深覆盖是一种常见的错𬌗症状。前牙深覆盖时磨牙关系多为远中关系,并常伴有前牙深覆𬌗。前牙深覆盖、磨牙关系中性的情况较为少见。

(一)病因

造成前牙深覆盖的原因是上下颌(牙弓)矢状关系不调,上颌(牙弓)过大或位置向前,下颌(牙弓)过小或位置向后。上下颌骨(牙弓)关系不调,常受遗传与环境两方面因素的影响。

1.遗传因素

前牙深覆盖与其他错𬌗类似,一般与遗传因素有关。牙的大小、数目、位置受遗传因素的控制较强。严重的骨骼畸形,如上颌发育过大,下颌发育过小也受遗传因素的明显影响。

2.环境因素

(1)局部因素:包括口腔不良习惯和替牙期障碍。某些口腔不良习惯:如长期吮拇指、咬下唇及舔上前牙都可给上前牙长期施以唇向压力,导致上前牙唇向倾斜;同时使下前牙舌向倾斜、拥挤,从而造成前牙深覆盖。

下颌乳磨牙早失:可使下牙弓前段变小,导致前牙覆盖增大。

萌出顺序异常:如上颌第一恒磨牙早于下颌第一恒磨牙萌出,或上颌第二恒磨牙早于下颌第二恒磨牙萌出,或上颌第二恒磨牙早于上颌尖牙萌出,均可能造成远中𬌗,使前牙呈深覆盖。

下前牙先天缺失：可造成下颌牙弓前段变小，下颌牙弓后缩，前牙深覆盖。

上颌前牙区多生牙：可使牙弓变大或引起上颌切牙唇向错位，导致前牙深覆盖。

（2）全身因素：鼻咽部疾病造成上气道部分阻塞而形成口呼吸。口呼吸时头部前伸，下颌连同舌下垂、后退，久之形成下颌后缩畸形。口呼吸时，由于上前牙唇侧和上后牙腭侧失去了正常压力，两侧颊肌被拉长压迫牙弓，可形成上牙弓狭窄、前牙前突、腭盖高拱，最终表现出前牙深覆盖，磨牙呈远中关系。全身性疾病，如佝偻病、钙磷代谢障碍等，可使肌张力和韧带张力减弱，引起上牙弓狭窄，上前牙前突，磨牙远中关系。

（二）临床表现

前牙深覆盖由于病因、机制不同，临床表现也有所不同。单纯性前牙深覆盖，上颌无前突，磨牙关系为中性。上颌前突不明显，下颌后缩，前牙深覆盖。上前牙唇向倾斜、突出，后牙为轻度远中殆关系，前牙深覆盖。

上颌明显前突，后牙为完全远中殆关系，前牙深覆盖过大。前牙深覆盖常伴有前牙深覆殆。畸形较轻的患者表现为上牙弓前突，口唇闭拢困难；畸形较重的患者表现上唇翻卷、短缩并出现开唇露齿。

（三）诊断

1.前牙深覆盖的分度

前牙深覆盖根据其深覆盖量的多少可将其分为以下三度。

Ⅰ度深覆盖：上前牙切缘至下前牙唇面的水平距离为 3～5 mm。

Ⅱ度深覆盖：上前牙切缘至下前牙唇面的水平距离为 5～8 mm。

Ⅲ度深覆盖：上前牙切缘至下前牙唇面的水平距离大于 8 mm。

2.前牙深覆盖的分类

按其病因机制可分为 3 型。

（1）牙性：主要是由于上下前牙的位置或数目异常造成，如上前牙唇向、下前牙舌向错位，上颌前部多生牙或下切牙先天缺失等。常见于混合牙列及恒牙列，磨牙关系呈中性，上下颌骨之间以及颅面关系一般较为正常。本型治疗简单。

（2）功能性：由于神经肌肉反射引起的下颌功能性后缩，异常的神经肌肉反射可以因口腔不良习惯引起，也可为殆因素所致。如当上牙弓尖牙和后牙冠宽度不足时，下颌在尖窝交错时被迫处于后缩位置，形成磨牙远中关系、前牙深覆盖。功能性下颌后缩，上颌一般发育正常，磨牙为远中殆关系。如下颌伸至中性磨牙关系时，上下牙弓矢状关系基本协调，面形明显改善。本型预后良好。

（3）骨性：主要是颌骨发育异常导致上下颌处于远中错殆关系。功能性和骨性前牙深覆盖，远比单纯牙性者多见，被称为安氏Ⅱ类第一分类错殆。根据家族史，个人史及患者的健康状况，分析错殆的病因机制，再根据牙、殆、颌面的检查及头影测定出的错殆的类型，将二者结合起来综合分析，做出正确的诊断。

二、矫治方法

（一）前牙深覆盖的矫治目标

前牙深覆盖的矫治目标如下：①解除牙拥挤，排齐牙列；②减小前牙深覆盖；③纠正前牙深覆殆；④矫正远中错殆关系。

(二)前牙深覆盖的矫治方法

前牙深覆盖的矫治方法包括早期矫治及综合性矫治。

1. 早期矫治

对于因口腔不良习惯及替牙障碍、全身因素等引起的牙型及功能型前牙深覆盖,应早期进行矫治。

(1)尽早去除病因:破除各种口腔不良习惯,及时治疗全身性疾病,如佝偻病、呼吸道疾病等。

(2)对牙性深覆盖的矫治:主要根据错𬌗的表现,采用不同方法进行矫治。

上前牙唇向错位引起的深覆盖:如上前牙无间隙,前突症状较轻者可采用扩弓,邻面去釉等方法获得间隙,然后内收上前牙减小覆盖;对于上前牙前突无间隙或中度以上拥挤,可采用减数治疗。若上前牙唇向错位有间隙,可用附有双曲唇弓的可摘矫治器内收前牙,关闭间隙。若需同时纠正不良习惯时,可在矫治器上附加唇挡丝、腭刺、腭屏等。若伴有前牙深覆𬌗,应先矫治深覆𬌗,然后再关闭间隙以减小覆盖。若上前牙过于唇向倾斜,可在双曲唇弓上焊接中切牙切端钩,防止双曲唇弓加力后向龈方移动或将双曲的近中弯制成相对的 2 个拉钩,在 2 个拉钩之间使用橡皮圈牵引,橡皮圈通过切牙的切 1/3 处,每 2～3 d 更换 1 次橡皮圈,以内收上前牙矫治深覆盖。

下前牙舌向错位所致的深覆盖:如上颌牙弓正常,下前牙舌向错位无间隙的患者,可采用可摘或固定矫治器矫治下前牙的位置,扩大下牙弓前段,与上前牙建立正常的覆盖关系。

若下前牙拥挤程度较重可采用减数法矫治,排齐下前牙,恢复正常的覆盖关系。对于先天性下颌切牙缺失、牙弓小伴有散在间隙的患者,可采用可摘或固定矫治器扩大下颌牙弓,推下前牙向唇侧并将下颌散在的间隙集中在下弓的适当部位,然后进行修复治疗。

上下前牙唇向错位所致的深覆盖:若上下前牙均有间隙,应先缩小下颌牙弓,再矫治上颌牙弓;若上下前牙无间隙,前突畸形较轻的成年人,可利用邻面去釉的方法,邻面去釉的部位常在尖牙和第一前磨牙。若上下颌前牙均前突并伴有严重拥挤的患者,应采用减数矫治的方法,减数的部位为 4 个第一前磨牙,最好选用固定矫治器进行矫治。

(3)对骨性深覆盖的矫治:骨性往往存在上下颌骨关系不调,早期进行矫形治疗可以影响颌骨的生长。

促进下颌向前生长:从替牙期到恒牙早期,下颌要经历一个生长快速期。在这个阶段时,下颌骨总长度及下颌相对于颅底的高度均有较明显的增大。对于因下颌后缩导致的安氏Ⅱ类错𬌗的病例,应在此阶段进行早期治疗。临床可采用功能矫治器(如肌激动器、FR-Ⅱ型),矫正前牙深覆盖,恢复正常的𬌗关系。也可采用简单的功能矫治器,如上颌斜面导板矫治器、前庭盾进行治疗。

抑制上颌向前生长:对于上颌前突或有上颌前突倾向并伴有下颌后缩的安氏Ⅱ类错𬌗病例,在生长发育的早期进行矫治,可以限制上颌骨的向前生长,使下颌向前发育,最终建立上下颌正常的覆盖关系。临床上常采用口外弓来限制上颌的发育。口外弓仅能抑制上颌向前生长,但不能向远中移动上颌,矫治进程中由于下颌的向前发育,使得上下颌矢状关系的不调得到矫正。

控制后部牙槽骨的高度:安氏Ⅱ类错𬌗除颌骨矢状关系不调外,常伴有颌骨垂直关系不调。采用口外唇弓通过改变牵引力的方向,对后部牙、牙槽骨高度的控制能起到较好的作用。

高角病例应使用高位牵引,低角病例应使用低位牵引,面高协调者使用水平牵引。对于功能性矫治器,如肌激动器、在使用过程中不仅能增加后部牙槽骨的高度,而且常会出现下颌平面角增大的情况,因此,对以下颌后缩为主。下颌平面角较大的安氏Ⅱ类高角病例,应将高位牵引口外唇弓与肌激动器联合使用。

2.综合性矫治

上述矫治方法,虽能对上下颌的生长发育起到一定的影响,但其影响是有限度的,临床大多数有颌间关系不调的安氏Ⅱ类第一分类前牙深覆盖的病例,往往需要在恒牙早期进行二期综合性治疗。恒牙早期前牙深覆盖的病例,大多数为安氏Ⅱ类第一分类错𬌗,同时伴有不同程度的颌骨及颅面关系不调。

(1)综合矫治原则:轻度或中度颌骨关系不调时,正畸治疗常需减数拔牙。在关闭间隙的过程中,通过上下牙、前后牙的不同移动,代偿颌骨的发育异常。对于处于青春生长迸发期前或刚刚开始的部分患者,可掌握最佳治疗时间,进行矫形生长控制。严重的骨骼异常需要在成年后进行外科正畸治疗。

(2)矫治中的拔牙问题。对于需要减数的病例,拔牙主要有几个作用:①解除上下牙弓的拥挤;②在上牙弓,可为前牙后移提供间隙;③在下牙弓,可为颌间牵引、矫正远中磨牙关系提供间隙;临床常拔除4个第一前磨牙,或者上颌左右第一前磨牙及下颌左右第二前磨牙,有时也可拔除下颌切牙。

(3)正畸治疗方法:恒牙期对于拔除4颗前磨牙的安氏Ⅰ类第一分类的病例多采用固定矫治器,如方丝弓矫治器、直丝弓矫治器、贝格矫治器等进行治疗。矫治的过程可分为3个阶段:①排齐和整平牙弓;②关闭拔牙间隙,同时矫正前牙深覆盖与远中磨牙关系;③𬌗关系的精细调整。3个阶段治疗中以第2阶段最为重要。下面以方丝弓矫治器为例简单介绍。

颌间牵引远中移动上尖牙:使尖牙与第二前磨牙靠拢。如果要使上前牙最大限度内收,可配合使用口外唇弓,以增加上颌磨牙支抗。下颌尖牙一般不需要单独向远中移动。

内收上前牙、减小覆盖:为矫正前牙深覆盖的主要方法。如上前牙需要较多的后移,应当使用方丝弓,对上切牙进行转矩移动,在内收上前牙的同时进行根舌向、冠唇向控制。上前牙内收时,由于"钟摆效应",前牙的覆𬌗将会加深,使原本在第一阶段已经控制或矫正的深覆𬌗重新出现。因此,可在弓丝上的关闭曲前后弯制"人"字形曲,在内收的同时,继续压低下颌切牙。对于需要较多后移上切牙的病例,在内收上前牙的时候,应当进行支抗控制,可以使用安氏Ⅱ类牵引,必要时也可配合口外唇弓。

磨牙关系的矫正:安氏Ⅱ类第一分类错𬌗,磨牙常为远中关系,在矫治过程中,达到磨牙关系中性是正畸治疗的目标,但并非每一个患者均能达到,特别是年龄较大的患者。在矫治过程中,如果条件许可,应尽量争取达到后牙中性关系。条件有限时,可形成尖窝相对的远中关系。治疗后的磨牙尖对尖关系,对𬌗的功能和稳定均是不利的。若患者上颌骨体较大,能使上后牙有较多的远中移动,配合使用颌间牵引力或口外牵引力,可使磨牙达到中性𬌗关系。对于上下颌拔4个第一前磨牙的患者,由于上颌的尖牙及切牙是分两阶段向远中移动,下颌尖牙及切牙则是同时向远中移动,使得下颌磨牙的近中移动将比上颌磨牙多,另外,口外唇弓及安氏Ⅱ类颌间牵引的使用将控制上颌磨牙的近中移动,而下颌磨牙向近中移动,最终由于下磨牙近中移动而形成中性关系。

对于下颌牙弓正常的远中尖对尖关系的安氏Ⅱ类第一分类错𬌗,治疗时需拔除上颌2个第一前磨牙,采用颌间牵引的方法使上颌后牙近中移动,形成尖窝相对的远中殆关系。

对于上颌骨发育基本正常,下牙弓处于远中后缩的功能型前牙深覆盖,可使用功能矫治器矫正远中磨牙关系。

(三)支抗控制

1.最小支抗

最小支抗适用于下颌磨牙近中移动,可占据拔牙间隙1/2以上者。Ⅱ类患者比Ⅰ类患者需要更强的支抗,所以上颌前牙需要口外弓配合内收。如果患者不能够每天佩戴口外弓12~14 h,就需要改变力量的使用,比如,加强Ⅱ类颌间牵引。上颌使用口外弓内收上颌前牙,上颌磨牙的位置不需要特别保持,要达到磨牙Ⅰ类关系时,可通过下颌磨牙的近中移动获得。患者能配合治疗,口外弓使用较好,上颌前牙内收和下颌后牙近中移动较多,对支抗的要求较低。

2.中等支抗

中等支抗适用于只允许下颌磨牙近中移动1/4~1/2的拔牙间隙。Ⅱ类患者需要中等强度的支抗时,一般均需要使用口外弓加强支抗。需要中等强度的支抗时,有必要先进行支抗的预备。在治疗的第1阶段,使用口外弓,加上Ⅱ类颌间牵引开始移动下颌前牙,根据支抗要求的程度,决定是否进行磨牙的远中倾斜。在第2阶段,使用口外弓和Ⅱ类颌间牵引移动上颌前牙远中移动,下颌磨牙近中移动。如果患者的下颌生长方向不好,潜力不足,即使使用口外弓,也不一定能够达到治疗目标。

3.最大支抗

下颌磨牙只能近中移动1/4的拔牙间隙者需要最大支抗。口外弓常规使用较长时间,内收上颌前牙,改善磨牙远中关系。治疗的效果取决于患者佩戴口外弓的程度及下颌是否具有较好的前方生长趋势。一般使用口外弓长期抑制上颌的生长发育,依靠下颌的近中向的生长来纠正Ⅱ类颌间关系。骨性Ⅱ类关系较明显时,或者拔牙间隙关闭后Ⅱ类关系没有完全纠正时,就需要远中移动上颌磨牙。这时可以考虑在以下情况下使用口外弓:①拔除上颌第3磨牙后,远中移动上颌第2磨牙;②拔除上颌第2磨牙后,远中移动第1磨牙;③上颌第1磨牙拔除后,远中移动上颌牙列。Ⅱ类患者需要最大支抗时,治疗的第1阶段需要在使用口外弓的同时,使用Ⅱ类颌间牵引远中倾斜下颌磨牙,移动下颌切牙。第2阶段需要口外弓加Ⅱ类牵引。

4.低角和高角病例的支抗控制

对于低角和高角病例,考虑支抗和力的使用时也有很大的区别。①低角患者下颌平面角与FH平面或者SN平面之间的角度较小,下颌磨牙的近中移动和伸长均较困难,多使用最小或者中等强度的支抗,不一定要使用口外弓。这类患者如果下颌向前生长的潜力较大,牙列间拥挤度不大时,多使用非拔牙矫治。②高角患者下颌平面角较大,与低角患者相反,支抗磨牙近中移动和伸长的趋势较大,磨牙容易近中移动和伸长,导致下颌向后下方的旋转,加大下颌平面角,因此应该避免使用颌间牵引力,防止磨牙的伸长。对于Ⅱ类高角患者,应该慎重选择使用矫治力,大部分均使用高位口外弓,不使用颌内支抗。使用口外弓时,也应当特别注意力的方向,使用高位牵引以避免磨牙的伸长和下颌的向后下方向的旋转。

在治疗中,除了力量的使用外,还应该考虑患者生长的趋势、患者的配合情况、牙齿对力的反应等等,治疗过程中也应该进行再评价和及时修正矫治力。加强支抗的手段除了上述方法外,还可以使用上颌磨牙两侧之间的Nance弓、腭杆,下颌磨牙之间的舌弓、唇挡、口外弓等。

(陈 佳)

第十七节　后牙反𬌗

一、概述

后牙反𬌗是指下颌后牙突出于上颌后牙的颊侧,呈反覆盖现象。后牙反𬌗可以发生在各个牙列期;可以是个别后牙反𬌗,也可以是多数后牙反𬌗;可发生在单侧,也可发生在双侧。

(一)病因

1.乳磨牙早失或滞留

由于乳磨牙早失或滞留,可引起上颌后牙舌向的错位或下颌后牙的颊向错位,而导致个别牙反𬌗。

2.一侧乳磨牙或恒牙的龋病

一侧乳磨牙或恒牙的深龋,迫使患者只能用另一侧进行咀嚼,长期的偏侧咀嚼方式可导致一侧多数后牙反𬌗。

3.一侧下颌受到不正常的压力

如单侧托腮习惯,可以使下颌逐渐偏向对侧,引起对侧多数后牙反𬌗。

4.口呼吸

长期口呼吸的患者两颊压力增大,上牙弓逐渐变窄,可以导致双侧多数后牙反𬌗。

5.腭裂患者

由于腭裂致使上颌牙弓宽度发育不足或手术后瘢痕影响,常伴有双侧后牙反𬌗。

(二)临床表现

1.个别后牙反𬌗

个别后牙反𬌗可表现为个别上后牙舌向或个别下后牙颊舌错位。个别后牙反𬌗对咀嚼功能及颅骨的发育影响较小,但对颞下颌关节可有不良影响。

2.单侧多数后牙反𬌗

单侧多数后牙反𬌗常常合并前牙反𬌗,其下中切牙中线、颏部及下颌多偏向反𬌗侧,导致颜面左右不对称。

3.双侧多数后牙反𬌗

上颌骨的宽度发育不足,上颌牙弓狭窄,面部狭长,左右对称。

双侧多数后牙反𬌗合并前牙反𬌗的患者,其上颌骨前部明显发育不足,颜面的侧面观呈现凹面形。后牙反𬌗的牙数愈多,程度愈严重,对咬合的锁结作用和对咀嚼功能的影响也就愈大,对颌骨的发育及颞下颌关节的影响也越大。

(三)诊断

后牙反𬌗,根据反𬌗牙的数目和部位不同可分为:①个别后牙反𬌗;②一侧后牙反𬌗;③双侧后牙反𬌗。

二、矫治方法

1.个别后牙反𬌗

个别上颌后牙舌向错位所致的后牙反𬌗,可用可摘矫治器上附有的双曲舌簧,将错位牙向颊侧移动;个别下后牙颊向错位所致的后牙反𬌗,可在可摘矫治器上焊接指簧将其向舌侧压入;对于个别上后牙舌向和下后牙颊向错位导致的后牙反𬌗,可采用交互支抗牵引矫治纠正。

2.一侧多数后牙反𬌗

此类患者可采用上颌单侧后牙𬌗垫式矫治器,即在正常的一侧牙上做𬌗垫升高咬合,使反𬌗侧解除锁结关系,在反𬌗侧后牙的腭侧放置双曲舌簧,治疗过程中,调整双曲舌簧使反𬌗侧的上后牙向颊侧移动。

当反𬌗关系解除后,应及时分次磨减𬌗垫,必要时需配合调整,调磨上后牙的舌尖及下后牙的颊尖,建立良好的咬合关系。

3.双侧多数后牙反𬌗

这类患者的上牙弓明显狭窄,可采用:①上颌分裂簧分裂基托附双侧𬌗垫矫治器;②上颌螺旋簧分裂基托附双侧𬌗垫矫治器;③双曲舌簧扩大牙弓矫治器。利用分裂簧、螺旋簧及双曲舌簧,均可达到扩大上颌牙弓宽度的目的。反𬌗解除后应分次磨减𬌗垫,同时在矫治过程中配合牙尖的调磨,以建立稳定的咬合。反𬌗矫正后,可配合嚼肌、颞肌的功能训练,以巩固矫治效果及建立咬合平衡。

(陈　佳)

第十八节　后牙锁𬌗

一、概述

锁𬌗是后牙的一种错𬌗,有个别后牙锁𬌗及多数后牙锁𬌗。锁𬌗可发生在牙弓的一侧或两侧,一侧者多见,两侧者较少见;恒牙列多见而乳牙列较少见。锁𬌗分为正锁𬌗及反锁𬌗。正锁𬌗是指上后牙舌尖的舌斜面位于下后牙颊尖的颊斜面颊侧,𬌗面无咬合接触。

反锁𬌗是指上后牙颊尖的颊斜面位于下后牙舌尖的舌斜面舌侧,𬌗面无咬合接触。个别牙及单侧多数后牙正锁𬌗较为多见,反锁𬌗在临床较少见。

(一)病因

1.个别牙正锁𬌗

个别乳磨牙早失、滞留或恒牙牙胚位置异常,导致恒牙错位萌出而造成锁𬌗。上下颌第二恒牙磨牙的正锁𬌗在临床较为多见。

2.单侧多数后牙正锁𬌗

因一侧多数乳磨牙龋坏或早失,而用对侧后牙咀嚼,日久废用侧恒牙萌出时易造成深覆盖,由深覆盖再进一步发展为多数后牙正锁𬌗。

(二)锁𬌗的危害

1.咀嚼功能降低

由于正锁𬌗的锁结关系,影响下颌的侧向运动,只能用非锁𬌗侧的后牙进行偏侧咀嚼,咀嚼功能减弱,咀嚼效率降低。

2.颜面部不对称

后牙锁𬌗导致下颌有关肌肉的异常动力平衡,下颌及下牙弓多偏向对侧,颜面部可出现明显的不对称畸形。

3.颞下颌关节的影响

锁𬌗牙在咀嚼过程中易发生创伤,日久可引起颞下颌关节的症状,如关节疼痛或关节弹响。

二、矫治方法

锁𬌗矫治的原则为升高咬合,解除锁结关系。由于锁𬌗对咀嚼功能、颌面发育及咀嚼器官的影响较大,故应尽早进行矫治。

1.个别牙正锁𬌗

以上后牙颊向错位者多见。可采用单侧𬌗垫可摘矫治器,即在健侧的上牙弓或下牙弓上放置单侧𬌗垫,使锁精牙脱离锁结关系,在上下锁𬌗牙上各做一个带环,并在上颌牙带环的颊面及下颌牙带环舌面各焊一个牵引钩,牵引钩之间挂橡皮圈,利用上下牙的交互支抗进行矫治。锁𬌗解除后,分次调磨𬌗垫,并同时调磨无生理性磨耗的锁𬌗牙的牙尖。在调磨牙尖时,配合脱敏治疗。

2.一侧上下第二恒磨牙正锁𬌗

一侧上下第二恒磨牙正锁𬌗为临床较为多见的一种锁𬌗畸形,而且上颌第二恒磨牙颊向错位的程度通常比下颌第二恒磨牙舌向错位严重。如同侧上颌第三磨牙未萌出或将萌出,可将上颌第二恒磨牙拔除,以便上颌第三磨牙自行调位于已拔除的第二恒磨牙位置,与下颌第二恒磨牙建立正常的𬌗关系。

3.一侧多数后牙正锁𬌗

一侧多数后牙正锁𬌗常常由于下颌牙弓狭窄所致,表现为锁𬌗侧的下后牙舌侧错位较为严重,但上后牙颊侧错位不明显。可采用下颌单侧𬌗垫矫治器附双曲舌簧,即在健侧下颌后牙上制作𬌗垫,使锁𬌗牙脱离牙尖锁结关系,在矫治器的锁𬌗侧下后牙的舌侧放置双曲舌簧,使锁𬌗侧的下后牙向颊侧移动。由于在健侧使用了𬌗垫,从而加大了颊肌的张力,有助于锁𬌗侧的上后牙向舌侧移动,故有利于锁𬌗的矫正。锁𬌗关系解除后,及时对𬌗垫进行调磨,同时调磨锁𬌗侧的过高牙尖。

(陈 佳)

第十九节 深覆𬌗

一、概述

深覆𬌗是临床常见的错𬌗。覆𬌗是指上前牙覆盖下前牙的垂直距离。上前牙切缘咬在下前牙牙冠切 1/3 以内,或下前牙切缘咬合于上前牙舌侧切 1/3 以内者为正常覆和,超过 1/3 称为深覆𬌗。

深覆𬌗是上下牙弓及颌骨垂直关系发育异常,主要表现为牙弓与颌骨高度发育不调,前牙区牙及牙槽高度发育过度,后牙及后牙槽高度发育不足。临床多见于安氏Ⅰ类和安氏Ⅱ类2分类的深覆𬌗患者,安氏Ⅱ类第一分类的患者在矫治长度不调时,也应矫治深覆𬌗。

(一)病因

1.遗传因素

遗传因素为显性遗传因子作用,使上颌发育过大,下颌形态发育异常。下颌支发育过长,下颌下缘平面较平,下颌呈反时针方向旋转生长型。

2.全身因素

儿童时期,全身慢性疾病导致颌骨发育不良,磨牙萌出不足,后牙牙槽高度发育不足导致下颌向前、向上旋转,而前牙继续萌出,前牙槽高度发育过度。

3.咀嚼肌张力过大

患者有紧咬牙习惯,牙尖交错位咬合时,嚼肌、翼内肌张力过大,抑制了后牙槽的生长。

4.多数乳磨牙或第一恒磨牙早失

由于磨牙的过早缺失,使得颌间垂直高度降低,缺少了咀嚼力的刺激,影响了颌骨及牙槽的正常发育。

5.个别下颌切牙先天缺失或乳尖牙早失

个别下颌切牙先天缺失或乳尖牙过早缺失,使下颌牙弓前段缩短,发育受到限制;下切牙向远中移动,造成下切牙与上切牙无正常𬌗接触,导致下切牙过度伸长。

6.双侧后牙高度不足

双侧多数磨牙颊、舌向严重错位,后牙过度磨耗,后牙牙槽骨垂直高度降低,前部牙槽发育过度导致深覆𬌗。

7.口腔不良习惯

儿童口腔不良习惯是造成错𬌗的原因之一,与深覆𬌗有关的不良习惯有咬下唇以及闭唇习惯。咬下唇时,上前牙受到向唇侧的力量,而下前牙则受到了向舌侧的力量,由此产生了推上前牙向唇侧及下前牙向舌侧的作用,使下前牙及下颌骨向前的发育受到限制,下前牙出现拥挤。闭唇习惯时,上下唇肌对上下颌切牙产生向腭舌侧的压力,导致上前牙内倾生长,下前牙舌侧倾斜,上下前牙呈闭锁𬌗。

(二)临床表现

1.牙

上切牙长轴垂直或内倾。临床多见为上颌中切牙内倾,上颌侧切牙唇倾,上前牙拥挤,下切牙内倾或伴有拥挤。

2.牙弓

由于切牙的内倾造成牙弓长度变短,上下牙弓呈方形;下颌牙弓矢状曲线曲度增大,上牙弓因切牙内倾,纵𬌗曲线常呈现反向曲线。

3.咬合及口腔软组织

前牙呈深覆𬌗时,由于上颌前牙内倾使得覆盖常小于 3 mm,有时覆盖可为 0~1 mm,上切牙的舌面与下切牙的唇面接触,呈严重的闭锁𬌗。咀嚼时可咬伤上前牙腭侧黏膜或下前牙唇侧的牙龈组织,引起创伤性牙龈炎,急性或慢性牙周炎,严重时可造成牙槽骨吸收及牙松动。

4.磨牙关系

由于下颌发育受限,使下颌被迫处于远中位,磨牙关系常呈远中𬌗关系;如仅为牙弓前段不调的患者,磨牙关系亦可呈中性𬌗关系。

5.颌骨

上下颌骨一般发育较好。前牙闭锁𬌗时,下颌处于功能性远中𬌗位,下颌前伸及侧向运动受限,仅能做开闭口铰链式运动,下颌角小。

6.面形

面部颌骨外形发育良好,由于深覆𬌗使得面下 1/3 高度变短,面形一般呈短方面形,下颌角小,嚼肌发育好,下颌角区丰满。

7.肌功能

唇肌张力过大,颏唇沟加深,下唇有时外翻,下唇常覆盖在上切牙牙冠唇面 1/2 以上。咬肌粗壮。

8.颞下颌关节

下颌运动长期受限的一些患者,可出现嚼肌、颞肌、翼内肌压痛,下颌髁突后移位,关节后间隙减小,张口受限等颞下颌关节功能紊乱症状。

(三)诊断

1.深覆𬌗的分度

根据覆𬌗程度的大小,将深覆𬌗分为以下三度。

Ⅰ度:上前牙切缘覆盖在下前牙冠唇面 1/3 以上至 1/2 处,或下前牙咬合在上前牙舌侧切 1/3 以上到 1/2 处。

Ⅱ度:上前牙切缘覆盖在下前牙冠唇面 1/2 以上至 2/3 处,或下前牙咬合在上前牙舌侧切 1/2 以上到 2/3 处。

Ⅲ度:上前牙切缘覆盖在下前牙冠唇面的 2/3 以上,或咬在下前牙唇侧龈组织处,或下前牙咬合在上前牙腭侧龈组织或硬腭黏膜上。

2.深覆𬌗的分类

根据深覆𬌗形成的机制不同,将深覆𬌗分为牙型和骨型 2 类。

(1)牙型:主要为牙或牙槽垂直向发育异常。上、下颌前牙及前牙槽发育过长,后牙及后牙槽高度发育不足;上前牙长轴垂直或内倾,下前牙有先天性缺牙或下牙弓前段牙拥挤所致的下颌前段牙弓变短;磨牙关系可为中性、轻度远中或远中𬌗关系,面下 1/3 变低,头影测量片显示主要为牙长轴及牙槽的问题。颌骨的形态、大小基本正常,面部畸形不明显。

(2)骨型:不仅有上下前牙内倾、前牙及前牙槽发育过度、后牙及后牙槽高度发育不足的问题,同时伴有颌骨与面部的畸形。头影测量显示上齿槽座点-鼻根点-下齿槽座点角(ANB 角)大,后、前面高的比例超过 65%,下颌平面角小于正常,下颌支过长,下前面高短,下颌呈逆时针方向旋转生长型。切牙内倾的深覆𬌗患者常伴有上、下颌牙拥挤。

二、矫治方法

深覆𬌗矫治的原则为通过调整前后牙及牙槽的高度打开咬合,纠正前牙轴倾度,协调上下颌骨间的矢状关系,矫正深覆𬌗和深覆盖。口腔不良习惯是造成深覆𬌗的病因之一,因此,深覆𬌗的矫治,首先要破除口腔不良习惯,常用的矫治器有腭刺、口腔前庭盾等。

(一)生长期儿童

患儿应在替牙期或恒牙早期进行治疗。

1.牙型深覆𬌗治疗原则

牙型深覆𬌗治疗是纠正切牙长轴,抑制上下切牙生长,促进后牙及后牙槽生长。常用上颌平面导板式可摘矫治器。对于上前牙牙长轴内倾的患者,可在内倾的上前牙舌侧设计双曲舌簧,舌簧上附平面导板。在矫正上切牙内倾的同时,去除闭锁𬌗,让下颌及下切牙向唇侧调整,待上切牙长轴内倾及深覆𬌗改正后,再根据下颌的情况采取可摘或固定矫治器的治疗,以排齐下前牙,改正下切牙内倾和曲度过大的矢状曲线。对于先天缺失下切牙患者,根据下切牙长轴矫正后间隙情况酌情处理,必要时做义齿修复以保持上下切牙正常的覆𬌗、覆盖关系。

2.骨性深覆𬌗

(1)治疗原则:矫正内倾的上前牙,解除闭锁𬌗,刺激后牙及后牙槽的生长,抑制前牙及前牙槽的生长,使颌面部正常发育。

(2)治疗方法:可利用附舌簧的前牙平面导板可摘矫治器或固定矫治器进行矫治。如利用固定矫治器应先黏结上颌托槽以矫正内倾的上切牙长轴,解除闭锁𬌗,如覆𬌗较深,可同时在上切牙舌侧做一小平面导板,使后牙伸长,下颌自行向前调整。待上切牙的长轴矫正后,再黏结下颌托槽,以排齐下前牙并矫正矢状曲线曲度。如磨牙为远中𬌗关系时,可进行Ⅱ类颌间牵引;如后牙萌出高度不足,临床常用上颌平面导板可摘矫治器,在正中咬合时,平面导板只与下前牙接触,后牙分离无接触(上下后牙离开5~6 mm),可使后牙继续萌出,必要时可在双侧后牙做垂直方向牵引以刺激后牙及牙槽的生长。

(二)生长后期及成年人

对于生长发育后期或已成年的患者,其发育已基本结束,治疗时只能矫正牙及牙槽的异常,但使用的矫治力应更轻、更柔和,以利于牙周组织的改建。

1.牙型深覆𬌗

此类患者可利用固定矫治器,先矫正内倾的上颌切牙解除闭锁𬌗,同时上颌戴小平面导板矫治器。小平面导板应以后牙打开咬合2~3 mm为宜。待上前牙的内倾纠正后,再做下颌矫治,使上下前牙建立正常的覆𬌗、覆盖关系。

2.骨型深覆𬌗

轻度骨性畸形的患者可利用正畸进行治疗。一般采用固定矫治器,先做上颌以矫正内倾的切牙长轴,并附上颌舌侧小平面导板,使后牙伸长改正𬌗曲线。对于上前牙过度萌出,后牙萌出不足的病例,必要时可采用"J"形钩高位牵引以压低上切牙,后牙垂直牵引以刺激后牙牙槽的生长。对于成年人骨型深覆𬌗的矫治,特别是后、前面高比例过大、下颌支过长、下颌平面角小的患者,治疗十分困难。严重的骨型深覆𬌗患者打开咬合、改正深覆𬌗的难度很大,必要时可采用外科正畸治疗,即先用正畸治疗的方法改正上下切牙的长轴,排齐上下牙列,再根据情况采用外科手术行前牙区根尖截骨术,压入前段牙及牙槽以矫正过长的上或下前牙及牙槽,恢复正常的覆𬌗、覆盖关系。对一些年龄较大、后牙磨耗过多,垂直高度不足的患者,上下牙排齐后如覆𬌗仍较深,无法用正畸方法矫正时,可采用修复的方法,进行咬合重建,在后牙区做金属𬌗面以升高后牙,使上下切牙获得正常的覆𬌗、覆盖关系,并恢复面下1/3的高度。

(陈 佳)

第二十节 开𬌗

一、概述

开𬌗是指在正中颌位时,上下颌部分牙在垂直方向无𬌗接触的现象。开始可发生在乳牙期、替牙期和恒牙期。临床以恒牙列期最为常见,主要机制是上下牙弓及颌骨垂直向发育异常所致。

(一)病因

1.口腔不良习惯

口腔不良习惯所致的开𬌗约占发病率的 68.7%。吐舌习惯最为常见,由吐舌习惯引起的开𬌗,其前牙区开𬌗间隙呈梭形,与舌体的形态基本一致。

伸舌吞咽、吮指、咬唇均可以在前牙区形成开𬌗;咬物习惯(如咬铅笔等)可在咬物的位置形成局部小开𬌗。

2.下颌第三磨牙前倾或水平阻生

错位萌出的下颌第三磨牙可以推挤下颌第二磨牙,使其移位或向𬌗方伸长,牙尖高出𬌗平面使余牙分开无咬合接触。若伴有舌习惯等因素,常常形成全口多数牙无𬌗接触。

3.佝偻病

严重的佝偻病是产生开𬌗畸形的重要原因之一。

由于骨质疏松,提下颌肌群与降下颌肌群的作用使下颌骨发育异常,下颌支短、下颌角大、下颌角前切迹深,下颌体向下、后呈顺时针方向旋转,形成开始。其特征为前大后小的楔形,而且为范围较大的开𬌗畸形。

4.遗传因素

关于开始是否与遗传有关,对于这一问题目前尚有不同看法,存在争论,需进一步研究。有的患者在生长发育过程中,上颌骨前部呈向前上旋转,下颌骨呈向后下旋转的生长型,可能与遗传有关。

(二)临床表现

开𬌗的表现有轻有重,有的仅为前牙开𬌗,有的只是后牙局部开始,严重的开始只有最后一对磨牙有咬合接触。

1.牙及牙槽

后牙萌出过高,使后牙槽过度发育,而前牙萌出较低,前牙槽发育不足。

2.牙弓

上下牙弓的大小、形态、位置可能不协调,上颌矢状曲线曲度增大,下颌矢状曲线曲度较平或呈反曲线。

3.磨牙关系

磨牙关系可呈中性、远中或近中𬌗关系。

4.颌骨发育

上颌骨位置及发育正常或宽度发育不足,腭盖高拱,其位置向前上旋转;下颌骨发育不足,下颌支短、下颌角大、角前切迹深,下颌体向前、下倾斜度增大,下颌骨向后下旋转。

5.颜面部

严重开𬌗的患者,面下1/3的距离增高,上下唇常不能闭合。

6.功能影响

随着开始程度及范围的增大,严重者可影响患者口颌系统的功能,特别是咀嚼功能及语言功能将受到严重损害,表现为发音不清,前牙开𬌗无法切断食物,后牙开𬌗咀嚼效率降低。

(三)诊断

1.开𬌗的分度

按上下颌牙之间分开的垂直距离大小。将开𬌗分为三度。

Ⅰ度:上下牙垂直分开3 mm以内。

Ⅱ度:上下牙垂直分开3~5 mm。

Ⅲ度:上下牙垂直分开5 mm以上。

2.开𬌗的范围

开𬌗的范围可涉及前牙、前磨牙、磨牙,即前牙区开始,前牙及前磨牙区开𬌗,前牙、前磨牙、磨牙区均开𬌗。有的患者仅表现为局部前牙或后牙区开𬌗,严重患者只有最后一对磨牙有咬合接触。

3.开𬌗的分类

根据开𬌗形成的病因和机制,可将其分为2型。

(1)牙型:主要为牙及牙槽的高度异常,即前牙萌出不足、前牙槽发育不够或后牙萌出过高、后牙槽发育过度,面部无明显畸形,颌骨发育基本正常。

(2)骨型:骨型开𬌗除了牙及牙槽的问题外,主要表现为下颌骨发育异常,下颌支短、下颌角大、下颌平面陡、下颌平面角大,下颌呈顺时针方向旋转生长型,面下1/3过高,严重者呈长面综合征表现,可伴有上下牙及牙槽骨的代偿性增长。

二、矫治方法

(一)生长期儿童

首先要去除病因,根据开𬌗形成的机制,选择正确的矫治方法。

1.牙型

牙型多由不良习惯引起。混合牙列期可用可摘矫治器加腭屏、舌刺纠正不良习惯,如后牙萌出过度时可在后牙区加𬌗垫以压低后牙;年幼儿童一般在破除不良习惯后,上下切牙可自行调整;年龄较大的患者,切牙不能自行调整时,可在开𬌗的上下牙上粘托槽进行颌间垂直牵引。

恒牙列如伴有牙拥挤时,可用固定矫治器在矫治拥挤的同时改正开𬌗,必要时也可同时戴用后牙𬌗垫及破除舌习惯的装置。

2.骨型

分析错𬌗的病因与全身因素的关系,如系缺钙所致的佝偻病应配合补钙及全身治疗。生长早期除可选用前述矫治器外,应配合颏兜进行口外垂直牵引,口内后牙区的𬌗垫应做得稍高些,以便刺激下颌骨髁突的生长和下颌支的增长,引导下颌骨正常发育。

(二)生长后期及成年人

对于生长后期及成年人的开𬌗,应根据不同类型进行矫治。

1. 牙型

一般应选用固定矫治器矫治,必要时配合后牙𬌗垫以压低后牙。牙型开𬌗,牙排列尚整齐的患者,可采用方丝弓矫治器在尖牙与侧切牙之间设计水平曲,在水平曲上挂橡皮圈做颌间垂直牵引,升高前牙,纠正开𬌗。后牙部位的开始也可以用相同的方法予以矫治。如伴有前牙前突或严重拥挤的患者,可采取减数矫治的方法,既可纠正开𬌗,又可同时矫正其他错𬌗。减数拔牙应根据患者口内的情况而决定,常用减数矫治的方式有:①如上下颌前牙均需较多内收时,应拔除上下颌 4 个第一前磨牙;②如上颌内收较下颌多时,可拔除上颌左右第一前磨牙及下颌左右第二前磨牙;③如下颌内收较上颌多时,应拔除上颌左右第二前磨牙及下颌左右第一前磨牙。拔牙后,由于后牙前移、前牙后移使颌间距离降低,下颌可向上、向前旋转,同时,上前牙向后、下移动可减少前牙的开始。由下颌第三磨牙阻生所引起的全口多数牙开始时,应及时拔除阻生的下颌第三磨牙,并压入第二磨牙使之回到正常位置,同时配合咀嚼肌的功能训练以矫治开𬌗。

2. 骨型

骨型开𬌗时,因生长发育已基本完成,不能采用引导生长的方法进行矫治。

(1)轻度骨型:开𬌗除采用前述减数方法矫治外,还可采取增加牙代偿的掩饰矫治法,即将开𬌗的上下颌牙适当地代偿性伸长,尽可能改善面部的形态。

(2)严重骨型:开𬌗则应进行外科、正畸联合治疗,应用外科手术的方法矫治骨型开始。

(三)多曲方丝弓技术矫治开𬌗畸形

MEAW 技术,对矫治开𬌗畸形的确具有奇妙的效果。

(1)MEAW 技术的作用原理和特点。①使用 MEAW 技术弓丝的患者,其牙齿各自同时进行移动,互不干扰,因为除上下中切牙、侧切牙之外,在各个牙齿间都弯有"L"形曲,这大大增加了托槽间弓丝的长度,减少了弓丝的形变率。不仅使矫治力更加柔和,持续,而且使每个牙齿上产生的矫治力互不影响,极大地缩短了治疗的时间。②有利于牙齿的直立:MEAW 技术的原理是将近中倾斜的后牙竖直,从而使矫正完成后后牙的长轴与𬌗平面之间保持垂直关系,不易复发;另外,后牙竖直的过程中可以为牙弓提供较多的间隙。③重新形成𬌗平面:对于开𬌗患者,两侧给平面不一致的下颌偏斜等情形。借助 MEAW 技术,利用其对牙齿三维方向的控制,重新形成新的𬌗平面,与其他的矫治弓丝相比,该方法容易得多。④有利于咬合关系的粗细调整:由于 MEAW 技术可以分别在每个牙齿上施加不同的矫治力,对于每个牙转矩的控制也比较容易,当对𬌗关系进行粗细调整阶段,MEAW 很容易达到矫治目标。

(2)MEAW 技术应用前的准备。①牙列的准备:排齐所有牙齿,矫正扭转牙、拥挤等各种情况,关闭所有牙间隙;②托槽方面:要达到每一个牙齿上的托槽位置准确无误;③X 线片的拍摄:根据不同错𬌗畸形的实际需要,拍摄颞颌定位侧位片及全颌曲面断层片,依照上颌切牙与上唇的位置关系,确立上切牙的最佳位置,矫治完成后的𬌗平面以及每个牙位的情况;④制取研究模型:在模型上弯制 MEAW。

(3)MEAW 技术治疗开𬌗时的注意事项:①对于安氏Ⅰ类患者,上、下牙列均需安装MEAW,并且在前牙区上、下颌第一个"L"形曲上使用橡皮圈进行垂直牵引,除刷牙、进食等情况外,需要全天挂用,否则弓丝产生的矫治力不仅不能使后牙竖直,反而造成前牙开𬌗更加严重;②对于安氏Ⅱ类开𬌗患者,上颌牙列安装 MEAW,除前牙区的垂直牵引外,还要实施Ⅱ类颌间牵引;③对于安氏Ⅲ类开𬌗的患者,在下颌牙列安装 MEAW,前牙区实施垂直牵引的同时,进行Ⅲ类颌间牵引。

(陈　佳)

第二十一节　双颌前突的矫治

双颌前突是指上颌和下颌的牙齿和牙槽骨均向前突出的错𬌗畸形。

一、病因及症状

病因不清楚,多数人认为与遗传有关系。另外与饮食习惯也有些联系,如长期吮吸海产贝壳类及其吮吸某些有核小水果如桂圆、荔枝、杨梅等。南方沿海地区发病较高。

临床表现为开唇露齿,上下嘴唇短缩,上下颌牙齿长轴倾斜度大,闭唇费力且不自然,犹如口内饱含食物样。面部中 1/3 和面下 1/3 向前凸出,严重的双颌前突常伴有口呼吸不良习惯,口腔易干燥,长期口呼吸,且能加重前突的程度。此类患者求治心切,在容貌外观方面常有心理的自卑感。

二、诊断和矫治原则

侧面外形一目了然。头影测量结果 SNA 与 SNB 均大于正常。治疗的目的就是想方设法内收上下颌的前牙及牙槽突,改善美观,为了达到预期的效果,一般矫治的方法有扩大牙弓或扩大牙弓配合减径内收前牙,也有远中移动上下颌的后牙,利用间隙内收上下前牙;还有拔除 4 个第一前磨牙,利用拔牙空隙,内收上下前牙向腭侧;遇有极严重的双颌前突的患者,并为成年者,也可用外科手术的办法,先去除 4 个第一前磨牙及其牙周骨组织,前方牙齿行根尖下截骨,内收并排齐之。

上述方法如何选择或实施详见下列内容。

三、扩大上下牙弓

1.适应证

轻度双颌前突;牙弓列狭窄者;预计通过扩弓或配合减径能达到预期效果者。

2.实施办法

关键的步骤是在扩弓后期可利用口外弓、唇挡等装置推尖牙向远中,闭合后牙间出现的小间隙,也可以减径加大间隙,然后利用加强支抗如口外弓或唇挡,内收上下切牙。一般可借口外弓技术,弓丝上设计闭隙曲,利用向后结扎曲(Tie-back)方式内收前牙。

四、推磨牙向远中

1.适应证

轻度或中度双颌前突患者;第二磨牙未萌且无第三磨牙者;不愿拔牙者。

2.实施办法

(1)上颌可用口外弓,移动第一磨牙向远小方向;下颌可应用唇挡,推下颌第一磨牙向远中。注意一对牙一对牙地向远中,注意支抗必须要加强,患者一定要配合好,坚持戴口外弓的时间每天不应少于 14 h。此法容易复发,因此应慎用。

(2)在第一磨牙前放置螺旋弹簧,螺旋弹簧近中应焊阻止挡或使用矫正曲的形式。利用除第一磨牙之外的整个牙列作为支抗。推 6-6 向远中方向。注意支抗必须稳固,整排牙齿需连续牢固结扎。推磨牙向远中寸也可合并使用口外弓,或用口外弓维持远移的效果,再一对牙一对牙向远中移动。

五、利用拔牙间隙内收前牙

此法是首选的方法之一,无论是轻度、中度还是重度的双颌前突,均可采用,具体使用固定矫治技术,其效果也比较可靠和令人满意。

(一)适应证

轻度、中度和重度双颌前突者。

迫切要求改善面部前突形象者。

牙弓不太狭窄的患者。

舌体形态、体积尚能适应术后牙弓形态者。

(二)实施的办法

1.加强支抗

本法成功的关键取决于支抗是否牢靠稳固。一般均应使用最大支抗。

实现最大支抗的办法有以下几种:①使用支抗磨牙舌侧装置,包括腭弓、舌弓、腭托等;②合并使用第二磨牙带环;③使用口外弓;④弓丝上应用停止曲和后倾曲。以上可单独使用或合并应用。

2.牵引尖牙向远中

①利用链状皮圈;②利用螺旋弹簧;③利用片段弓上的闭隙曲;④利用方丝的张力曲簧弹簧;⑤放置推簧在侧切牙与尖牙之间。以上 5 种方法可任选一种即可。

3.内收上下颌切牙

(1)主弓丝上设计侧切牙与尖牙之间的闭隙曲,弓丝通过颊面管,弓丝拉紧后反折(退火后效果好)。

(2)在主弓丝的磨牙近中设计向后结扎曲,依靠双股结扎丝结扎主弓丝,收紧前牙向舌侧移动并内收。

(3)在主弓丝的侧切牙与尖牙之间弯泪滴状曲,或垂直张力曲(用方形弓丝),在磨牙颊面管之前主弓丝上焊铜丝拉钩,向后结扎加力内收。

(4)在主弓丝侧切牙与尖牙之间弯拉钩,连接 J 形钩,内收上前牙。以上无论何种方法,任选一种均可收到好的疗效。

六、正颌手术

1.适应证

年龄较大成年患者;双颌前突严重,正畸效果不理想者;对要求明显改善面型者。

2.实施方法

上颌去除 4-4 牙齿及牙周组织,并沿上颌硬腭去除宽 8 mm 左右的骨块,行 4-4 根尖下截骨术,使 3＋3 整块骨组织后退;下颌仅去除 4-4 牙齿及牙骨块,3＋3 根尖下截骨利用去除骨块的位置后移 3＋3 牙体牙周组织块,然后牢固结扎。后移上下前牙骨块后对多余的上下颌骨组织应适当去除,以保证容貌的改善和切口的愈合。不要余留台阶及骨刺。

（陈　佳）

第二十二节　成人正畸治疗

随着社会的发展进步,健康成为人们关心的话题,越来越多的成人希望自己有良好的形象和感觉,更加充满自信,伴随着这些新的思维,对于牙齿健康及美观的要求也日益增加。因此,越来越多的成人患者要求进行正畸治疗,成人正畸已成为当代正畸治疗的热点之一。

成人正畸的历史可以追溯到 1880 年,Kingsley 医生成功地为一位 40 岁前牙反𬌗患者做修复前的正畸治疗后指出,牙齿不能移动的限制因素不是年龄,但在 17～19 岁以后年龄越大,生长越慢,正畸越困难。在 20 世纪初,对于成人正畸的论述仍然多持否定态度。近年来,正畸研究方向转向了成人正畸,在临床实践中成人患者也得到了逐步地重视。主要是由于随着经济文化水平的提高,生活方式的改变和患者意识的增强,成人正畸需求增加,而矫治器装置的改变,关节、牙周、修复及正颌外科等多学科联合口腔疗法已能处理成人正畸涉及的复杂问题,从而大大提高了疗效。Lindegard 等提出成人正畸的标准:①有疾病或异常表现;②治疗需要是明确的并且决定于临床表现的严重程度,正畸治疗的可靠途径,成功的预后以及正畸治疗的优先顺序;③患者强烈的治疗愿望。Reidel 和 Dougherty 预测了当今成人正畸的现状。Reidel 对成人正畸持赞成态度。Dongherty 认为正畸学是一个完整的学科,涉及的对象不受年龄限制。

一、矫治特点

成人正畸治疗与青少年正畸治疗在许多方面都有不同之处,主要体现在以下五个方面:①治疗目标的明确性及个体性,对每个问题作具体的研究和治疗;②采用问题针对性的诊断方法;③系统而仔细的分析,选择治疗计划;④需要成人患者了解并完全同意所建议的治疗;⑤识别病例的类型,采用成人分类系统使正畸医生注意患者的治疗需要。成人正畸的主要特点表现在以下几个方面。

1. 口腔条件

随着年龄的增加,牙周病及龋病的发病率也逐渐增加,包括继发龋、根面龋和牙髓病变等,对牙周骨质吸收有高度敏感性,同时口内牙列缺损的部位不断产生,易引起𬌗关系紊乱。这样成人患者存在的口腔问题已不是单纯的正畸治疗就能解决,往往需要与牙体科、牙周科、修复科、颌面外科的医生一起协作治疗。

2. 骨骼

成年人生长发育已停止,骨代谢和牙槽骨改建比较缓慢,因此对颌骨进行矫形治疗收效甚微。轻、中度的骨骼畸形可以通过牙齿移动进行掩饰性矫治;中、重度的骨骼畸形必须配合正颌外科治疗。

3.颞下颌关节

青少年的颞下颌关节适应能力强,在治疗过程中不易产生症状,而成人颞下颌关节的适应能力范围小,易产生临床症状。

4.神经肌肉系统

成人缺乏神经肌肉系统的适应能力,力学体系的选择受限,在正畸过程中有产生医源性𬌗创伤的倾向。而青少年的神经肌肉系统的适应性强,能耐受如Ⅱ类牵引、Ⅲ类牵引一类的治疗方法。

5.社会心理因素

正畸患者的求治动机会直接影响矫治的效果,青少年患者就诊多数出自家长的愿望,而成年患者由于职业和社会活动影响常主动寻求正畸治疗。正畸医生应考虑求治的隐蔽动机,解除心理困扰,以达到良好的患者满意的矫治效果。

二、矫治方法

成人患者存在的问题较多,要求较高,因此在临床上要注重全面收集资料,将问题转化为口腔正畸记录的形式,这样有助于获得最理想的治疗方法。

(一)综合性矫治

综合性矫治是指对成人错𬌗畸形进行全面的正畸矫治——矫治全部牙齿错位,建立最佳的牙齿排列与咬合关系;在治疗过程中,几乎全部牙齿均需要移动。

1.牙齿移动特点

成人的骨质较为致密,像青少年一样的整体移动牙齿比较困难,而且转矩的控制也较困难,牙齿的倾斜移动更容易。但是牙齿的压低、升高、纠正扭转及牙弓整平同患者的年龄没有太大的关系。青少年牙齿移动较迅速,成年人起动较慢,但牙齿开始移动后速度较快。对于拔牙矫治来说,拔牙间隙关闭后的保持较困难,而且牙弓中存在间隙(无牙齿缺失),往往间隙关闭后也易于复发。在陈旧缺牙隙处,牙槽嵴往往过窄,移动牙齿几乎不可能。矫治力量要柔和,防止力量过大而加速牙槽骨吸收。

2.综合分析

治疗时应从三维方向上进行全面考虑。

(1)前后向:主要采用选择性地拔牙和颌间牵引的方法。对于安氏Ⅱ类磨牙关系的成人患者可拔除上颌第一前磨牙,而使成人正畸矫治牙同时后移至拔牙间隙,纠正前牙深覆盖,而下颌多不拔牙,以保持后牙完全Ⅰ类关系和尖牙Ⅱ类关系。这样可以改善侧貌,但无骨骼方面的改变。安氏Ⅱ类患者,对于轻中度的骨性下颌前突或上颌后缩可减数拔牙,唇向移动上前牙,舌向移动下前牙,通过牙齿的代偿移动而达到补偿骨骼畸形的目的。对于中、重度骨性Ⅲ类反𬌗,下颌前突,上颌后缩,或二者兼有,前牙反𬌗甚至全牙列反𬌗,只能配合正颌外科进行治疗。

(2)垂直向:根据深覆𬌗产生的机制可以分别选择压低前牙,唇倾上下前牙,伸长后牙和正颌外科手术的方法。开始可分别选择上下前牙垂直牵引,压低后牙,拔除上下前磨牙,或磨牙选择性地拔除,MEAW技术及正颌外科手术的方法。

(3)横向:可使用快速扩弓并配合外科手术的方法,也可以通过弹力牵引扩大一颌的牙弓而缩小另一颌的牙弓来矫治。

3. 支抗的选择

成年人主要采用口内支抗,使用颌外、颌间支抗较少,避免使用头帽,因为成年人受多种因素的影响,不可能长时间戴用头帽,近年来出现的骨融性种植体可提供支抗。

4. 拔牙与非拔牙

青少年患者常采用拔除 4 个前磨牙的方法来矫治,而成人患者拔除 4 个前磨牙有许多不良后果,这种拔牙模式将增加牙齿移动的距离,增加患者的不适感,延长矫治时间,导致发生潜行性牙根吸收和牙周病的可能性增大。

对于成人患者很可能拔除上颌第一前磨牙而维持磨牙的完全Ⅱ类关系,而下颌前磨牙的拔除应谨慎,尤其是患者牙弓存在较大的 Spee 曲线时。因为前磨牙位于 Spee 曲线顶点,关闭间隙时,邻近的牙齿趋于向拔牙间隙倾斜移动而加深 Spee 曲线。所以对成人患者下颌轻度拥挤时可选择釉质片切,有限度地扩大牙弓,前移切牙,成人患者也多采用不对称拔牙法,在缺失牙的对侧拔牙,纠正中线偏斜。

5. 矫治器的选择

通常选择固定矫治器,常使用片段弓技术,对矫治的美观要求高,不如青少年那样容易适应。

(二)辅助性矫治

这是为其他的口腔治疗提供便利而采取的必要的牙齿移动,只是作为辅助手段。包括:①在缺牙修复前关闭间隙或集中间隙,竖直牙齿,排齐牙齿;②牙周病患者中,因牙齿错位引起的创伤𬌗,前牙深覆𬌗,咬伤牙龈组织,上颌前牙唇向倾斜、伸长、扇形漂移等进行正畸治疗。

(陈 佳)

第二十三节 唇腭裂的正畸治疗

唇腭裂是最常见的口腔颌面部的先天发育畸形。它们往往存在颅基底发育异常,唇、腭部组织断裂,上颌各骨段的错位和发育异常,牙形态、牙数目、牙位、牙弓形态及合关系异常等十分复杂的牙颌畸形。而对这些畸形的正畸治疗,贯穿于整个唇腭裂序列治疗过程中。

从新生儿的术前矫形治疗开始,至其后的婴儿期、乳牙列期、混合牙列期、恒牙初期和成人正颌手术前后的正畸治疗,各个不同时期有其特有的生长发育特征及不同的牙颌畸形表现。在正畸治疗方面也就有相应的不同治疗目标和方法。

唇腭完全裂新生儿的术前正畸治疗,要着重于矫治上颌各骨段的错位,建立一个正常或者接近正常的解剖结构,为唇裂、腭裂整复术提供良好的解剖学基础,从而大大提高手术的美学效果。对于婴儿则应制作腭托,封闭腭部裂隙,以利于患儿的进食,建立舌的正常位置和正常的呼吸功能。

幼儿时期是患儿语音发育的重要阶段,除应对其进行语音训练外,必要时可给予佩戴腭咽阻塞器,以刺激其腭咽部组织的生长发育,增进腭咽闭合,帮助患儿建立正常的发音功能。在乳牙列时期,重点是矫治乳前牙反合,同时防止腭裂术后牙弓狭窄、上颌塌陷的发生,从而促进上颌的生长。混合牙列期是乳恒牙替换的时期,常有乳牙早脱或迟脱、恒牙早萌或迟萌、牙齿错位、牙弓关系异常、前牙后牙反合、上颌生长不足、颌面部明显畸形等明显表现。因此应适时矫治，以诱导乳恒牙的替换，改正前牙反合、单侧或者双侧后牙反合，刺激上颌的生长发育。恒牙初期正值患儿生长发育的高峰期，针对牙颌畸形的具体表现适时地调整牙、牙弓、合、颌、面的协调关系以维护患儿良好的口腔功能及颜貌。对于畸形十分严重者，可待到成年后（18 周岁）通过正颌手术与术前、术后的正畸相结合，达到既有良好的牙合关系，又有满意的面部形态的目的。

一、病因

环境污染和遗传被公认为两种主要的致畸因素。家族成员中有各种先天性疾病时，其后代发生概率高于正常人群。人类体内、体外环境改变和污染是引发本病的可能追溯到的常见因素，主要如下。

（1）药物：能够通过血-脑屏障的抗感染药物、精神类药物以及毒品等。

（2）感染：孕早期三个月内受到病毒性感染如感冒、疱疹等。

（3）疾病：精神类疾病等。

（4）代谢紊乱：糖尿病患者、服用减肥药物或利尿剂期间意外受孕。

（5）环境污染：环境污染包括水、空气、食品、居住区域等。

（6）营养不良：孕期呕吐严重等使母体和胎儿出现不同程度的营养不良。比如：偏食嗜好可能造成营养摄入不够丰富和平衡，常见的维生素、微量元素缺乏。

（7）胎儿缺氧：母体存在不同原因引起的贫血，使血液中氧气携带量不足以供给母子两方面代谢。

（8）外伤：外伤引起胎盘受到刺激，或间接引发母亲精神紧张、情绪波动。另外，家庭成员长期依赖酒精类、咖啡因、烟草，或从事放射性辐射密切的工作，可能影响胚胎的质量，都有可能诱发新生儿先天畸形。唇腭裂儿童并发其他先天性缺陷的概率高于正常人群，常见并发畸形包括先天性心脏病、多指（趾）或并指（趾）、外耳畸形、弱智、肾畸形、胃肠缺陷和小头畸形等。

二、危害

由于先天性唇腭裂发病率高，每出生 600～700 个新生儿就有一个唇腭裂患儿，给家庭和社会带来沉重的心理负担和经济负担。唇裂有损患儿的容貌，腭裂会影响患儿的发音，患者发音不准，有明显的腭裂语音。唇、腭裂患儿有吸吮困难，有的容易发生上呼吸道感染，家长应特别注意其营养和护理。由于畸形位于面部，致使患者外貌欠缺美观，受到旁人的冷眼；更严重的会使患者在心理上受到创伤，容易患上心理方面各种疾病，如自卑症等。不仅如此，由于子女存在着先天性唇腭裂，往往同时会给患者的父母带来心理和精神上的困扰。

所以，如果发现患儿一出生就有唇腭裂，就应及早到当地的口腔科找专业的医生咨询，以便得到完善的治疗。

三、治疗方法

唇腭裂的手术治疗已经有近 200 年的历史。目前，对于唇腭裂的治疗，国内外的观点都认为该病的治疗需要经过一个复杂的系统治疗过程，即唇腭裂的序列治疗。

一般认为，唇腭裂的序列治疗要经过下列步骤：①唇腭裂的术前正畸治疗；②出生 2～4 个月或更早修复唇裂；③生 1.5～2 岁或更早修复腭裂；④2～4 岁做语音评估和腭咽闭合测定，作必要的腭咽成形手术；⑤中耳功能测定；⑥语言训练；⑦牙齿正畸；⑧7～11 岁作齿槽嵴裂手术;⑨可做一期鼻畸形整复治疗;⑩后续牙齿正畸;⑪18 岁左右可做正颌外科手术矫正面型、二期鼻畸形矫正等。

当然,由于每一位患者的情况都各不相同,畸形程度也有轻有重,所以并非每个患者都要经过上述的每一个步骤。

(陈　佳)

第十章 儿童头颈部疾病

第一节 咽后脓肿

咽后脓肿是指发生在咽后隙的化脓性炎症,常见于 3 个月至 3 岁婴幼儿,多数是 1 岁内婴儿。3 岁后咽后间隙淋巴结逐渐萎缩,7 岁时已完全消失,故年长儿少见此病。本病分急性、慢性两型。急性者较常见(占 95%～97%),常并发于上呼吸道感染、猩红热、麻疹,咽后壁外伤或咽异物。慢性者较少(占 3%～5%),由颈椎结核、咽后壁结核性淋巴结炎或骨髓炎所引起。

一、临床表现

1.急性型

起病较急,有发热、拒食、吞咽困难与咽痛、咳嗽、言语不清等症状。入睡时加重,可有鼾声。如脓肿压迫气管或炎症侵及喉部,则有音哑、吸气性呼吸困难及喘鸣音。因少食、呛水,可发生脱水及衰弱现象。患儿头后仰,哭声如鸭鸣,口流唾液。患侧颌下淋巴结肿大,但牙关不紧。

2.慢性型

多数伴有结核病的全身表现,起病缓慢,病程长,无咽痛,随着脓肿的增大,患儿逐渐出现咽部阻塞感。脓肿位于咽后壁中央,表面黏膜充血不著。有时自然破裂,破裂口发生肉芽肿。

二、诊断

根据典型的病史、症状及临床查体诊断不难,急性型患儿呈急性病容,患侧或双侧颈淋巴结肿大、压痛。检查见咽后壁一侧隆起,黏膜充血、肿胀,较大的脓肿可将患侧的腭咽弓和软腭向前推移。颈椎结核引起的脓肿,多位于咽后壁的中央,黏膜色泽较淡。外伤或异物引起的多位于喉咽部,需借助直接或间接喉镜方能发现。

三、影像学检查

如鼻咽或颈部正侧位片及鼻咽部 CT 可确定脓肿部位及颈椎病变。

四、鉴别诊断

咽后脓肿应与扁桃体周围脓肿、咽旁脓肿、咽后壁动脉瘤、淋巴管瘤或肿瘤、颈椎畸形等相鉴别。

五、并发症

致命性并发症是喉梗阻、脓肿破裂误吸窒息、咽旁、椎旁或纵隔脓肿、败血症,大血管糜烂出血、海绵窦炎、脑膜炎和压迫交感神经节出现的 Horner 征等。

六、治疗

治疗原则为控制感染、引流脓液及防治并发症。

(1)控制感染：应给予敏感的抗生素，可两种抗生素合并使用。

(2)切开引流：脓肿成熟时即应切开引流。可以采用坐位切开，坐位时病变部位暴露清楚，仅用压舌板轻压舌头，故患儿咳嗽、吞咽、呕吐等动作自如，不易误吸，比较安全有效。喉咽部脓肿位置较深，宜采用仰卧头低位在直接喉镜下切开为宜。切开后用止血钳将伤口扩大，以充分引流。如脓液过多吸引不及，使患儿低头面向下，吐出脓液。术后每日扩张伤口，直至无脓流出。术后呼吸困难多能缓解，但少数病例可因并发喉部炎性水肿而术后呼吸困难不能解除，或因手术反应致呼吸困难反而加重。对术后仍有呼吸困难者，应静脉点滴激素以消除喉部水肿，并做好气管切开准备。晚期患儿术后伤口出现大量鲜血，应注意颈动脉分支因脓肿侵蚀而出血，及早处理。

(3)对于慢性咽后脓肿，应先从咽部抽脓并注入抗结核药物。若无效，则从颈部胸锁乳突肌后缘切开，清除病灶，并施行抗结核治疗。

（耿江桥）

第二节　慢性扁桃体炎

慢性扁桃体炎通常表现为咽痛至少 3 个月且伴有扁桃体的炎症，多由急性扁桃体炎反复发作或因腭扁桃体隐窝引流不畅，窝内细菌、病毒滋生感染而演变为慢性炎症，是临床上最常见的疾病之一。链球菌和葡萄球菌为本病的主要致病菌。扁桃体窝易储存细菌及分泌物，细菌毒素经腺窝周围的血管网传播到周身，产生抗原、抗体复合物，到远离扁桃体的其他器官，如心脏、肾脏、关节等引发疾病。因而扁桃体成为不少全身性疾病如风湿热、心肌炎、肾炎等的病灶。

一、病理分型

可分为三型。

1.增生或肥大型

因炎症反复刺激，腺体淋巴组织与结缔组织增生，腺体肥大、质软，突出于腭弓之外，儿童多为此型。扁桃体隐窝口宽大，可见有分泌物堆集或有脓点。镜检：腺体淋巴组织增生，生发中心扩大，丝状核分裂明显，吞噬活跃。

2.纤维或萎缩型

淋巴组织和滤泡变性萎缩，为广泛纤维组织所取代，因瘢痕收缩，腺体小而硬，常与腭弓及扁桃体周围组织粘连。病灶感染多为此型。

3.隐窝型

腺体隐窝内有大量脱落上皮细胞、淋巴细胞、白细胞及细菌聚集而形成脓栓或隐窝口因炎症瘢痕粘连，内容物不能排出，形成脓栓或囊肿，成为感染灶。

二、临床表现及诊断

（1）大多数扁桃体炎患儿无自觉症状，常有易患感冒及急性扁桃体炎反复发作病史，年龄较大患儿发作时常诉有咽痛，发作间歇期自觉症状少，可有咽内发干、发痒、异物感、刺激性咳嗽等轻微症状。

（2）咽部经常不适，若扁桃体隐窝内潴留干酪样腐败物或有大量厌氧菌感染，则出现口臭。

（3）小儿患儿如扁桃体过度肥大，可能出现呼吸不畅、睡眠打鼾、吞咽或言语共鸣障碍。

（4）由于隐窝脓栓被咽下，刺激胃肠，或隐窝内细菌、毒素等被吸收引起全身反应，导致消化不良、头痛、乏力、低热等。

扁桃体的大小并不表明其炎症程度。单纯的扁桃体肥大不一定是慢性发炎。应观察注意腺窝大小及分泌物情况，舌腭弓是否慢性充血，下颌角淋巴结是否肿大或有压痛等。

三、鉴别诊断

1.扁桃体生理性肥大

无自觉症状，扁桃体光滑、色淡，隐窝口清晰，无分泌物潴留，与周围组织无粘连，触之柔软，无反复炎症发作病史。

2.扁桃体角化症

常易误诊为慢性扁桃体炎。角化症为扁桃体隐窝口上皮过度角化，出现白色尖形砂粒样物，触之坚硬，附着牢固，不易擦拭掉。如用力擦除，则遗留出血创面。类似角化物也可见于咽后壁和舌根等处。

3.扁桃体肿瘤

良性肿瘤多为单侧，以乳头状瘤多见，恶性肿瘤以鳞状细胞癌、淋巴肉瘤、非霍奇金淋巴瘤常见，除单侧肿大外还伴有溃烂，并侵及软腭或腭弓，常伴有同侧颈淋巴结肿大，需病理切片确诊。

四、并发症

慢性扁桃体炎在身体受凉受潮、身体衰弱、内分泌紊乱、自主神经功能失调或生活及劳动环境不良的情况下，容易产生各种并发症，如风湿性关节炎、风湿热、心脏病、肾炎、长期低热等。因此，慢性扁桃体炎常被视为全身感染的"病灶"之一。此外，扁桃体及腺样体高度肿大可导致上气道梗阻；由于张口呼吸及睡眠呼吸梗阻，可导致鸡胸、漏斗胸，甚至肺心病等。

五、治疗

1.一般疗法

增强体质和免疫力，急性扁桃体炎发作时治疗要充分。

2.扁桃体切除术

（1）适应证：扁桃体是一个免疫器官，具有细胞免疫和体液免疫功能。可抑制细菌在呼吸道黏膜的黏附、生长和扩散，对病毒有中和与抑制扩散作用，还可通过补体的活化，增强吞噬细胞功能。扁桃体的免疫功能在小儿期（3～5 岁）最活跃，此期行扁桃体手术应慎重。应严格掌握手术适应证，但是年龄不是手术的禁忌。适应证如下。

1）扁桃体过度增生肥大出现入睡打鼾、张口呼吸及睡眠不安。说话含混不清。

2）慢性扁桃体炎经常急性发作；一年 5 次以上；扁桃体腺窝内常见栓塞物，患儿口臭不适。

或虽非反复发作,但曾引起咽旁感染或扁桃体周围脓肿者。

3)慢性扁桃体炎已成为引起其他脏器病变的病灶,如风湿性关节炎、风湿热、心肌炎及肾炎等。

4)慢性扁桃体炎与邻近组织器官的病变有关联时,如中耳炎、鼻窦炎、颌下淋巴结炎等。

5)扁桃体角化症及白喉带菌者,经保守治疗无效时。

6)扁桃体多次发炎以致经久低热而找不出其他原因者。

7)扁桃体良性肿瘤,可连同扁桃体一并切除;恶性者应慎重选择适应证和手术范围。

(2)禁忌证

1)急性扁桃体发作时,一般不实行手术,宜在炎症消退后 2~3 周切除扁桃体。

2)造血系统疾病及凝血功能减退者,如再生障碍性贫血、血小板减少性紫癜等,一般不手术。如其与相关联时,应与相关学科紧密合作,采取综合措施,充分的术前准备下进行手术。

3)患有严重的全身性疾病,如活动性肺结核、风湿性心脏病、关节炎、肾炎等,病情尚未稳定时暂缓手术。

4)家族中免疫球蛋白缺乏或自身免疫病的发病率高,白细胞计数较低者,不宜手术。

(3)术前体检:详询病历,特别要注意血液病史。并做详细的周身体检,必要时做胸部 X 线透视和(或)拍片。检验血常规和凝血酶原时间、肝功能和尿常规。

(4)麻醉及手术方法:考虑到患儿的年龄和手术对其心理的影响,目前一般选择全麻插管下手术。手术方法分为挤切法、剥离法、电刀切除法和等离子消融法。

(5)手术前后处理:手术当日早晨禁食。术后当天可进冷流食如冰棍、冷牛乳等。卧床休息,勿用力说话和咳嗽。注意有无出血现象,若患儿口吐鲜血,或入睡后不停地吞咽(出血征象),应即检查伤口,若有活动性出血,立即进行止血,并给止血剂,出血过多者应输血输液。术后第 2 天可进半流食,开始漱口以保持口腔清洁。发高热或感染者,使用抗生素,对症治疗。一般 2 周后伤口即可完全愈合。

3.其他

局部涂药、隐窝灌洗、冷冻及激光疗法等均有人试用,远期疗效仍不理想。

(耿江桥)

第三节 腺样体肥大

腺样体为鼻咽部淋巴组织又称咽扁桃体,位于鼻咽部的后壁及顶部,2~6 岁是增生旺盛时期,10 岁后逐渐开始萎缩,成年则大部分消失。儿童期如果腺样体增生肥大引起一系列临床症状,称为腺样体肥大。肥大的腺样可大如胡桃,妨碍鼻腔空气的流通,阻止鼻咽部分泌物的排泄;也可以堵塞咽鼓管口,影响中耳的通气与引流。

一、病因

腺样体炎症反复发作或邻近部位如鼻腔、鼻窦、扁桃体的炎症波及鼻咽部,刺激腺样体发生病理性增生。近年来有报道 2 岁以下的儿童尤其要考虑胃食管外反流诱导引起腺样体炎反复发作,导致腺样体增生。

二、临床表现

(1)鼻阻塞为本病主要症状,患儿常张口呼吸,呼吸粗而有声,入睡打鼾,运动时呼吸短促,鼻孔常流黏脓性分泌物,极易感冒。

(2)言语含糊,口齿不清且带鼻音。因鼻塞饮食不畅,常囫囵吞食,每餐费时甚久,以致消化不良。

(3)易患慢性中耳炎,致听觉减退。

(4)可呈"腺样体面容":张口呼吸、鼻根下陷、嘴唇甚厚、鼻唇沟变浅、上唇短而上翻、上门齿外突、面容呆笨、无表情。因呼吸困难,可发生鸡胸或漏斗胸,夜晚睡眠不安。

其他阻塞严重及为时较久者,可导致阻塞性睡眠呼吸暂停低通气综合征(OSAHS)、肺动脉高压和肺心病等。检查口腔,可见腭弓高拱,牙齿排列不整齐。

三、辅助检查

鼻咽镜检查可见肥大的腺样体阻塞鼻后孔;鼻咽侧位 X 线片可观察大小及鼻咽部气道宽窄;多导睡眠监测仪检查可见有不同程度的睡眠呼吸障碍,如原发性鼾症、上气道阻力综合征及阻塞性睡眠呼吸暂停低通气综合征(OSAHS);鼻咽 CT、MRI 扫描,判断腺样体部位及大小,还可与鼻-鼻窦炎、鼻咽部肿瘤鉴别。

四、诊断

(1)鼻部三联症:慢性鼻塞、流涕和闭塞性鼻音。

(2)耳闷胀感、耳鸣、传导性听力下降。

(3)OSAHS 症状:入睡打鼾,张口呼吸,睡眠不安等。

(4)还可伴有阵咳及支气管炎等下呼吸道感染症状。

体格检查发现有腺样体面容,营养发育不良,或有分泌性中耳炎的体征。鼻咽顶后壁见红色块状隆起堵塞后鼻孔。睡眠监测检查见不同程度的睡眠呼吸障碍。

五、治疗

凡具上述症状者,均应手术治疗。术前注意事项与扁桃体手术同,但手术较简单,不必限制年龄和季节。

六、腺样体切除指征

(1)阻塞症状

1)腺样体增生引起的慢性鼻塞或习惯性张口呼吸。

2)睡眠呼吸障碍,如 OSAHS 上气道阻力综合征。

3)排除其他原因引起的生长发育不良,如肺心病、吞咽异常等。

4)颌面部或牙齿发育异常。

5)淋巴组织异常增生。

(2)感染因素

1)反复发作或慢性腺样体炎症。

2)合并反复发作或慢性分泌性中耳炎。

3)合并慢性化脓性中耳炎。

4)合并慢性鼻-鼻窦炎。

(3)新生物怀疑有良性或恶性新生物生长。

(耿江桥)

第四节　儿童喉痉挛

喉部肌肉反射性痉挛收缩,使声带内收,声门部分或完全关闭而导致患者出现不同程度的呼吸困难甚至完全性的呼吸道梗阻。儿童喉痉挛是喉肌痉挛性疾病,好发年龄为 2～3 岁,男孩多于女孩。

一、病因

多发生于体弱、营养不良、发育不佳之儿童,电解质紊乱如低镁及低钙血症均易引起喉痉挛。此外,如受惊、便秘、肠道寄生虫、阻塞性睡眠呼吸暂停、肥胖、气道异常、胃食管反流、腺样体肥大及消化道疾病等,也与本病有关。

二、临床表现

往往于夜间突然发生呼吸困难,吸气时有喉鸣声,患儿惊醒,手足乱动,头出冷汗,面色发绀,似将窒息。但每在呼吸最困难时做深呼吸后,症状骤然消失,患儿又入睡。发作时间较短,仅数秒至 1～2 min。频发者一夜可以数次,也有一次发作后不再复发者,患儿次日晨醒来往往犹如平常。如作喉镜检查,多无异常可见。

三、诊断

应与喉异物、先天性喉鸣等相鉴别。异物病例常有异物史。先天性喉鸣患者出生后症状即已存在,且发作多在白天,2～3 岁后多可自愈。

四、治疗

对体弱、易发喉痉挛的患儿,给予钙剂及维生素 D,多照晒阳光。扁桃体炎、腺样体肥大等病灶应予处理。发作时应保持镇静,解松患儿衣服,以冷毛巾覆盖面部,必要时撬开口腔,使其做深呼吸,症状多可缓解,有条件时可给氧气吸入。

(耿江桥)

第五节　先天性喉喘鸣

先天性喉喘鸣是先天性喉部发育异常最常见的一种疾病。也是一种特发于婴儿时期的疾病,出生时或出生后数周内出现的喉部喘鸣声音。表现为吸气时发生喉鸣,此病有局限性一般

2 岁左右恢复常态。

一、病因

1. 先天性单纯性喉喘鸣

先天性单纯性喉喘鸣是因喉部组织过度软弱,吸气时向内塌陷,堵塞喉腔上口而发生的喘鸣,喉组织软弱与孕期营养不良,胎儿钙化或其他电解质缺少或不平衡相关,是新生儿期喉喘鸣的常见原因,占新生儿喉鸣的 60%~70%。

2. 声带麻痹

出生时受到牵拉和损伤所致或周围神经损伤。

3. 先天性喉、气管发育异常

先天性声门下弹性圆锥组织肥厚、环状软骨畸形,先天性气管狭窄可由气管本身病变(气管软骨环缺如、气管环软化、气管蹼、气管囊肿等)或气管外病变(颈部肿瘤、纵隔肿瘤或血管异常等)压迫所致。

4. 先天性大血管异常

先天性大血管异常是由主动脉弓发育不良或起自主动脉的一支或数支大血管的位置不正压迫气管、食管引起。

5. 先天性喉囊肿或肿瘤

先天性喉囊肿、喉内甲状腺或喉部肿瘤(血管瘤、乳头状瘤)都可引起新生儿喉喘鸣,表现为音哑或失音的双相性喘鸣,呼吸困难的程度视肿物的大小而定。

6. 常见喉部神经肌肉易兴奋和不协调性

常见喉部神经肌肉易兴奋和不协调性也可能是产生喉鸣的一个因素。患病婴儿喉部解剖比较狭小,喉软骨软化,吸气时,会厌软骨两侧向后向内卷曲,与喉头接触,杓会厌皱襞及杓状软骨均吸入喉部,阻塞喉部入口,发生呼吸困难。喉鸣就是由杓会厌皱襞震动而引起的。以下主要细述以先天性单纯喉喘鸣为主。

二、临床特征

喉鸣多为高调的鸡鸣样的喘鸣声,吸气性喉鸣是本病的主要表现。大部分患儿在生后并无症状,而是在呼吸道感染、腹泻症状时显露。

1. 病情较轻

患儿喘鸣呈间歇性,在受惊吓时或哭闹、兴奋大笑时症状明显,安静或入睡后可缓解或消失;查体:听诊无明显改变。患儿可照常哺乳,对发育和营养无明显影响。

2. 病情较重

患儿喘鸣为持续性,在入睡后、哭闹或兴奋大笑时表现更为明显,并伴随吸气性呼吸困难。伴随呼吸道感染或消化不良时,呼吸困难加重,可出现口周青紫;呼吸道感染气管分泌物堵塞而出现痰鸣症状。查体:吸气时三凹征明显以胸骨上窝下陷显著;听诊有不同程度的呼吸音异常或痰鸣音。但患儿哭声及咳嗽声音无异常,无声音嘶哑症状,这是和喉梗阻喉头水肿疾病的区别。由于呼吸困难及长期缺氧可出现明显的漏斗胸或鸡胸,甚至心脏增大。病情无干预可发展成肺气肿,同时出现反复肺部感染,胸片检查见心影增大。

三、治疗

一般喉部间隙随年龄增大,生后若症状不重,一般在 2～3 岁症状可缓解自愈。平时注意调整婴儿体位,取侧卧位可减轻症状,偶有严重喉阻塞者,需行气管切开术。伴急性喉炎易引起呼吸困难,要特别注意。

四、预防

(1)患儿出现此病与其母亲在孕期钙补充不足相关,孕期多晒太阳,多做户外活动补充足够的钙和维生素 D(以碳酸钙吸收效果好:如碳酸钙 D_3 片等)可预防本病的发生。

(2)患儿母亲在孕期饮食缺钙或有四肢酸麻等缺钙情况,出生后应早给患儿及其母亲足量的钙及维生素 D,常用的有碳酸钙泡腾颗粒、维生素 D 等补充药物效果明显,同时多晒太阳。

(3)平时注意预防受凉及受惊,以免发生呼吸道感染和喉痉挛,加剧喉阻塞。

(耿江桥)

第六节　气管、支气管异物

一、病因

气管、支气管异物的发生主要是由于小儿臼齿未萌出,咀嚼功能差;喉头保护性反射功能不良;进食时爱哭笑打闹;学龄前儿童喜欢将一些小玩具、笔帽、珠子等含于口中玩耍,当受到惊吓、哭闹或深吸气时极易将异物吸入呼吸道。重症或昏迷的患儿,由于吞咽反射减弱或消失,会将呕吐物、食物或牙齿呛入气道;临床也有昏迷患儿消化道蛔虫上行进入呼吸道者。

二、病理

异物进入呼吸道后首先刺激产生反射性的咳嗽,如果异物未被咳出而进入深部支气管,将嵌入与其大小相匹配的管径的支气管中,造成局部支气管黏膜肿胀、糜烂,肉芽组织增生包裹。管腔部分阻塞时形成远端限局性肺气肿,若管腔完全阻塞,导致远端肺含气不良,继发感染、支气管扩张等。

三、临床表现

气道异物根据病程临床可分为吸入期、安静期、症状期及并发症期。

吸入期:异物误吸通过声门进入气管时,因黏膜受到刺激产生剧烈的刺激性呛咳合并憋气,部分病例异物被咳出。如异物嵌于声门区可发生严重呼吸困难,甚至窒息死亡。安静期:异物被吸入支气管后,可滞留于与异物大小及形状相应的气管或支气管内,此时可不出现症状。症状期及并发症期:异物吸入气管或支气管后,会引起局部刺激及继发炎症,部分或全部阻塞支气管而引起相应部位病变,临床上可出现反复发热、咳嗽、脓性痰、呼吸困难、胸痛、咯血及身体消瘦等。由于部分气管内的异物会随呼吸运动和体位变化而移动,引起剧烈的阵发性咳嗽,睡眠时咳嗽和呼吸困难均减轻。呼吸困难多为吸气性的,但如果异物较大而嵌在气管隆突之上,则表现为混合性呼吸困难,并伴有呼气相喘鸣音,极似支气管哮喘,应注意鉴别。一般气管异物有以下 3 个典型特征:气喘哮鸣——因空气经过异物阻塞的狭窄处而产生,于张口呼吸时更清楚;气管拍击音——异物随呼出气流拍击声门下而产生,以咳嗽时更明显,异物固定后无此音;气管撞击感触诊气管可有撞击感。

四、并发症

喉梗阻、气胸、纵隔气肿、呼吸衰竭、肺炎、肺脓肿、支气管扩张。

五、诊断

对急性期典型病例,根据病史、症状、体征即可诊断。支气管异物慢性病例往往误诊为肺炎,必要时可做胸部 X 线透视或 CT 及支气管镜检查。

1.误吸异物的病史

病史为诊断呼吸道异物的重要依据,一般家长多能详述。少数家长事后遗忘或未目睹,需反复询问。

2.胸部体征

因病例不同,须视梗阻的部位及性质而定。活动于气管的异物,除咳嗽时可闻及拍击音之外,两肺有不同程度的呼吸音降低及痰鸣。若异物梗阻一侧支气管,可表现为一侧或某叶肺不张或肺气肿的体征,患侧肺部叩诊或浊音或鼓音,视肺部病变而异,但呼吸音均减低;如有继发感染,则可闻痰鸣或喘鸣音。由于脂酸性异物所致的支气管炎,取出异物后,则可闻及中小水泡音,这是因潴留的分泌物排出所致。一般术前多不易听到。

3.影像学检查

对不透 X 线的异物,如金属,胸片即可确定其部位、大小及形状。对于透光的异物胸部透视可见气管异物表现为随呼吸心影反常大小,支气管异物可见纵隔摆动。螺旋 CT 和三维重建的仿真支气管镜显示出异物所在的部位及大小。

4.支气管镜检查

支气管镜检查是确诊气管、支气管异物的最直接准确的方法。

六、鉴别诊断

1.支气管哮喘

常有喘息发作史。有喘鸣性呼气性呼吸困难,重者端坐呼吸。经氨茶碱或激素治疗后,症状大都在短时期内即可缓解。此类药物对呼吸道异物所致的呼吸困难则无效。

2.支气管炎及肺炎

支气管异物并发感染极易误诊为单纯肺炎,但肺炎常有上呼吸道感染史,无异物吸入史。小儿相同部位反复肺炎则应注意异物的可能。

3.支气管内膜结核

气管、支气管淋巴结结核感染后,由于压迫、浸润和腐蚀可引起穿孔。穿孔较大者,有大块干酪样组织或肉芽突入气管或支气管阻塞气道。通过患者有结核接触史、结核菌素实验阳性、结核中毒症状、胸部 X 线表现、痰液和支气管灌洗液的结核菌培养等诊断,支气管镜检查是确诊的关键。

七、治疗

异物已进入气管或支气管,自然咳出的概率只有 1% 左右,因此,必须设法将异物取出。

1.急性期异物

(1)气管和支气管镜治疗:气管、支气管镜检查是非常有效的即刻诊断,又有治疗意义的方法。手术可以采用全身麻醉、局部表面麻醉或无麻。对于体积较大,位置在气管和左右主支气管的异物,像笔帽、骨片、铁钉等特殊类型的气管、支气管异物,应在全身麻醉下进行,并选择尽量大号的硬式气管镜取出,这样可以较好地保护异物顺利出声门。

(2)气管切开:对于像图钉、大块橡皮等异物从声门取出时容易被声带刮脱引起窒息,应考虑做气管切开,从气管切开口处取出。

(3)开胸切开气管、支气管:像玻璃球和某些大的光滑的玩具在气管镜下难以钳出,可以开胸切开气管、支气管取出。

2.迁延性或慢性支气管异物

(1)支气管镜:对化脓性局部进行冲洗、消炎,清理管壁及炎性肉芽以暴露及确定异物的形态及确切位置;根据异物的性质确定取异物的方法,并将异物取出;异物取出后要继续治疗异物远端支气管、肺的化脓性感染、闭塞或不张。

(2)手术治疗:对于异物位置深,嵌塞时间长,局部肉芽增生包裹明显,周围局部支气管压迫严重的情况,采用气管镜取异物难度大,容易造成支气管的撕裂、大出血等危险,此时应采取胸科手术治疗。

(耿江桥)

第七节　神经母细胞瘤

神经母细胞瘤是小儿颅外最常见的恶性实体肿瘤,也是婴幼儿最常见的恶性肿瘤,占儿童肿瘤的 7%~10%。神经母细胞瘤起源于肾上腺髓质及交感神经节的原始神经嵴细胞。男性发病率稍高。约 60% 原发瘤位于腹膜后,其次位于纵隔、盆腔及颈交感神经节。12% 神经母细胞瘤合并有其他系统畸形。

一、病因及分子生物学特点

1.病因

神经母细胞瘤是交感神经的胚胎性肿瘤,与神经嵴发育异常有关。根据神经嵴交感神经分化程度分为低分化的神经母细胞瘤、未分化及分化成熟神经节细胞并存的神经节母细胞瘤、分化相对成熟的神经节细胞瘤。由于此发育过程可以逆转,临床上表现为神经母细胞瘤可自然消退。神经母细胞瘤病例可以并发胚胎神经嵴发育异常相关疾病,如先天性巨结肠、神经纤维瘤病、Beckwith-Wiedemann 综合征等。

2.分子生物学特点

(1)染色体特点:神经母细胞瘤抑癌基因序列位于 1p36.1 和 1p36.2,该区域染色体异常可导致神经母细胞瘤发生。

(2)DNA 指数:神经母细胞瘤 DNA 指数(DI)可反映化疗效果及预后。DI>1 或 DI<1 为异倍体,常为病变早期,并有良好预后;DI=1,即二倍体,常与进展期病变和不良预后相关。

（3）癌基因表达：MYCN 基因位于 2 号染色体短臂，约 30％神经母细胞瘤伴有 MYCN 基因扩增，对肿瘤血管形成及肿瘤播散有激活作用，导致肿瘤快速生长及不良预后。神经母细胞瘤早期仅 5％～10％ 病例 MYCN 基因扩增，晚期则高达 40％。MYCN 基因扩增还与多药耐药相关蛋白（MRP）的高表达相关。MRP 升高对预后有显著不利影响。

二、病理学

1.大体标本及组织学改变

Ⅰ期、Ⅱ期病例有完整包膜，Ⅲ期、Ⅳ期肿瘤突出包膜。早期包块形态规则、光滑，晚期多呈结节状，可向椎间孔浸润形成哑铃状肿块，可见出血、坏死、钙化等病理改变。镜下肿瘤细胞呈染色较深的小圆形或卵圆形细胞，细胞质少，细胞核大而深染，有数个核仁，常见有丝分裂。形态学上这种小圆细胞是多种儿童恶性肿瘤细胞的特征性改变，可以通过波纹蛋白（VIM）、白细胞共同抗原（LCA）、神经元特异性烯醇化酶（NSE）及 S-100 等免疫组织化学方法与尤文瘤、非霍奇金淋巴瘤、软组织肉瘤等进行鉴别诊断。

镜下神经母细胞瘤常围绕嗜酸性神经纤维网形成 HarnerWright 假性玫瑰花结，在病理学上具有诊断意义。

电镜下可见含有纵行排列的微小管的外围齿状突起，其特点是含有致密的有包膜的小圆颗粒，即细胞质内蓄积的儿茶酚胺。

2.肿瘤扩散及转移

神经母细胞瘤恶性程度高，常在短期内突破包膜，侵入周围组织与器官。肾上腺肿瘤将肾脏推移至下方，如肿瘤来自交感神经链，则将肾脏推向外侧；肿瘤常浸润肾脏。腹膜后神经母细胞瘤破裂时沿腹膜后大血管迅速生长，超越中线，并包绕大血管。脊柱旁的肿瘤可沿神经根蔓延，从椎间孔侵入椎管，形成哑铃状肿块。肿瘤沿淋巴管转移到局部淋巴结或远处淋巴结，如锁骨上淋巴结。肿瘤进入血液循环，可见骨髓、颅骨、眼眶、脊柱及长骨转移，少见肺转移。新生儿转移常波及肝脏和皮肤。临床上可见转移瘤巨大而原发肿瘤很小甚至极难发现的情况。

3.病理分类（Shimada 分类）

（1）预后良好型。

基质丰富，见各年龄组，包块无结节。

基质缺乏，年龄 1.5～5 岁，瘤细胞分化良好，MKI 指数＜100。

基质缺乏，年龄＜1.5 岁，MKI 指数＜200。

（2）预后不良型。

基质丰富，见各年龄组，包块呈结节状。

基质缺乏，年龄＞5 岁。

基质缺乏，年龄 1.5～5 岁，瘤细胞未分化或细胞分化良好，MKI 指数＞100。

基质缺乏，年龄＜1.5 岁，MKI 指数＞200。

［注］MKI 指数：显微镜下，每 5 000 个细胞中的核分裂及核碎裂数。

三、临床表现

1.非特异性全身症状

低热、食欲缺乏、面色苍白、消瘦、体重下降、局部包块、疼痛等。

2.与肿块发生部位相关症状

(1)头颈部:发现一侧颈部肿块,局部淋巴结肿大,Horner 综合征。

(2)眼眶:眼眶出血,眼球突出,上睑下垂。脑部受损可出现视网膜出血、动眼肌肉轻度淤血、出现斜视等。

(3)胸部:上胸部出现肿块可发生呼吸困难、吞咽困难,诱发肺部感染。若包块出现在下胸部,常无症状。

(4)腹部:腹痛、食欲缺乏、呕吐,可触及腹部包块,压痛,新生儿期神经母细胞瘤常导致肝脏转移,可出现膈肌抬升,引起呼吸困难、呼吸窘迫等。

(5)盆腔:尿潴留、便秘,直肠指检可触摸到骶前肿块。

(6)椎旁:背部局部疼痛及触痛、下肢软弱无力、跛行、肌张力减低、大小便失禁。

3.其他临床表现

(1)儿茶酚胺代谢(VMA/HVA)异常及相应并发症状,如面色苍白、多汗、头痛、心悸、肾素分泌增多所致的高血压。

(2)血管活性物质增多引起的难治性水样腹泻、消瘦、低血钾。神经母细胞瘤分泌胃肠激素(血管活性肠肽)。

四、临床分期

INSS 分期。

Ⅰ期:肿瘤限于原发组织或器官,肉眼完整切除肿瘤,淋巴结镜检阴性。

Ⅱ期:Ⅱ$_a$肿瘤肉眼切除不完整,同侧淋巴结阴性。Ⅱ$_b$肿瘤肉眼完整或不完全切除,同侧淋巴结阳性。

Ⅲ期:肿瘤超越中线,同侧淋巴结镜检阴性或阳性;肿瘤未超越中线,对侧淋巴结镜检阳性;中线部位肿瘤,双侧淋巴结镜检阳性。

Ⅳ期:远距离转移至骨骼、淋巴结、骨髓、肝或其他脏器。

Ⅳ-S 期:或称特殊Ⅳ期,年龄≤1 岁,仅有肝、皮肤或骨骼转移。

五、诊断

在临床诊断及体格检查基础上,还必须结合临床实际进行下列检查。

1.血和尿检查

血细胞计数、电解质、肝功肾功等变化是预后相关因素。血清乳酸脱氢酶(LDH)、神经元特异性烯醇化酶(NSE)和铁蛋白三项指标升高,预后较差。约 95% 的神经母细胞瘤伴尿儿茶酚胺代谢产物异常,高香草酸(HVA)和香草扁桃酸(VMA)增高有诊断意义,有助于治疗疗效评估及预后预测。也有学者提出尿中 VMA 可作为神经母细胞瘤的筛查指标。

2.影像学检查

(1)超声检查:精确度高,可为 95% 的原发肿瘤进行精确定位,测量大小。超声检查重复性好、快捷、方便,应当成为神经母细胞瘤诊断的常规。

(2)CT 检查:在超声初步定位基础上,可对患者进行从颈部到盆腔的扫描,可提供详细信息,包括肿块、淋巴结肿大及周围组织浸润、远处转移等。

(3)MRI:可提供血管受累及肝转移精确信息。在原发肿瘤、淋巴结及周围组织浸润,及转移病灶的检查比 CT 更为准确。

(4)近年来在神经母细胞瘤的诊断及鉴别诊断中应用^{131}I标记的间碘苄胍(MIBG)扫描及正电子发射体层扫描技术(PET)是对原发性及继发性肿瘤特异性很强的检查。

3. 穿刺活检

细针穿刺活检术(FNA)是一项损伤小、效率高的检查技术,如在B超引导下进行该项技术,可对神经母细胞瘤的诊断、疾病分期做出具有决定意义的判断。

六、治疗

少数神经母细胞瘤可自发消退,多数神经母细胞瘤的治疗方案包括局部手术和系统化疗。

1. 手术治疗

神经母细胞瘤采用多学科综合性治疗措施,目前普遍公认,完全切除原发瘤仍是综合性治疗方法中最重要的治疗方法。

国际神经母细胞瘤危险度分组(INRG)在治疗前的风险评估纳入疾病分期、患者年龄、组织病理学分类等因素,然后再根据危险度分组确定神经母细胞瘤的后续治疗方案。极低危和低危(如颈部原发的局部神经母细胞瘤)仅需手术治疗。其目标是最大程度降低对局部结构破坏,并可确定肿瘤的扩散范围、完整切除肿瘤并可提供病理检查所需的组织样本。在晚期神经母细胞瘤治疗中,手术治疗的具体作用和时机尚存争议。一些学者认为,积极的手术治疗可改善预后,但仍有研究者对此提出质疑。

2. 放射治疗

由于头颈部肿瘤放疗可引起较多不良反应,因此很少采用放疗来治疗头颈部神经母细胞瘤。

3. 化疗

化疗是继手术治疗后另一个重要治疗方法,尤其适用于中高危神经母细胞瘤。对神经母细胞瘤有效的化疗药物,包括环磷酰胺、卡铂或顺铂、依托泊苷、阿霉素、长春新碱等。20世纪80年代以来多采用联合用药,使神经母细胞瘤的治疗效果有所进步。1984年Bowmon在其常规化疗方案中加入顺铂及替尼泊苷或依托泊苷,治疗效果较常规化疗效果有明显提高,能够迅速缓解病情并促进手术局部控制。

4. 新治疗方法

为高危神经母细胞瘤开发新疗法是儿童肿瘤领域中的热点研究:①免疫治疗;②作用于已知基因突变(如ALK或诱导凋亡)的靶向药物治疗;③肿瘤微环境调节剂。

(耿江桥)

第八节 甲状腺癌

甲状腺癌是来源于甲状腺上皮细胞的恶性肿瘤,绝大部分甲状腺癌起源于滤泡上皮细胞。按病理类型常将甲状腺癌分为乳头状癌、滤泡状癌、髓样癌和未分化癌四种。

上述四种甲状腺癌的患病率依次降低,发病年龄呈依次增长趋势,其恶性程度依次增加。在儿童期男女差别不大,男:女为1:1.32。儿童甲状腺癌虽不多见,但其恶性结节的比例高于成人,可高达 20% 左右,小儿甲状腺癌除与碘的摄入量、遗传因素、环境因素和内分泌因素等有关外,与颈部放射性损伤关系特别密切。小儿甲状腺癌与放射线损伤的关系在前苏联发生切尔诺贝利核电站核泄漏事件后的长期流行病学调查中已经得到证实。在散发病例中同样也有文献报道儿童甲状腺对放射线非常敏感,甲状腺癌一般在因霍奇金病、白血病及其他头颈部恶性病变接受放疗后 3~5 年出现,15~25 岁时达到发病高峰。因此,小儿应慎行颈部 CT 检查。甲状腺癌的相关基因研究也取得了很大进展,如有学者认为 BRAF(V600E) 突变分析对超声和细针穿刺活检可疑的甲状腺结节是一个可选的辅助诊断手段。另外,*Ras* 突变、*Ret* 点突变、*p*53 基因、*pl*6 基因也与甲状腺癌的发生有一定关系。

一、甲状腺乳头状癌

甲状腺乳头状癌(PTC)发病率各家报道不一,占甲状腺癌总数的 60%~80%。此型甲状腺癌在儿童中也是最多见的一型,同时是各型甲状腺癌中分化最好的一种。

(一)病理

肿瘤体积大小不等,体积小者多为实性病变,体积大者往往伴有囊性变,囊性变者腔内常存有陈旧性血水。该型肿瘤一般无包膜或仅有不完整包膜,显微镜下可见肿瘤细胞排列成乳头状、乳头大小不等,其中心为纤维血管囊。乳头状癌的诊断性病理特征有:富于细胞,具有纤维血管轴心的乳头结构,单层细胞片伴排列拥挤和极性紊乱,增大的卵圆形核,核沟、核内假包涵体和"爆米花"核,细微且均匀分布的染色质。

(二)临床表现

小儿多以甲状腺肿或颈淋巴结肿大为主诉而就诊,肿瘤可单发,也可多发甚至累及双侧腺体,质较硬,境界不清,活动性差,临床有时误诊为慢性甲状腺炎或甲状腺肿。肿瘤较大者常伴有囊性改变,易误诊为甲状腺良性病变。肿瘤增大到一定程度出现声音嘶哑、呼吸及吞咽障碍。

初诊时约半数以上患者已发生颈淋巴结转移,双侧颈淋巴结转移占 18%。由于早期没有明显症状,故从淋巴结肿大到就诊相距时间多较长,有长达数年者。除颈部淋巴结外,肺是最常见的转移部位,X 线检查可见似粟粒样肺结核阴影,主要在基底部。其他转移部位包括纵隔、长骨、颅骨与腋部。偶见功能性癌则有甲状腺功能亢进症状。

(三)辅助检查

1.超声检查

超声检查对判断甲状腺病变的大小、位置、囊实性和是否有钙化具有重要价值。

2.细针穿刺抽吸活检

细针穿刺抽吸活检用以明确肿瘤组织的病理类型,是术前定性诊断最有效的方法之一。诊断儿童甲状腺癌的敏感性为 86%~100%,特异性为 65%~90%。

3.甲状腺核素扫描

儿童甲状腺结节经甲状腺核素显像证实为热结节时,也存在恶性风险。因此,对儿童的热结节要进一步评估。

4.血清甲状腺球蛋白抗体

血清甲状腺球蛋白抗体常增高,切除分化的甲状腺癌后恢复正常。其水平可作为判断术后是否复发的指标。

(四)诊断

儿童甲状腺肿物的诊断与成人基本相似,但由于儿童甲状腺结节中恶性结节的比例高于成人,可高达 20% 左右,故要引起足够重视。一般根据病史、查体及辅助检查可初步诊断,如细胞穿刺细胞学检查结果阳性,可以确诊。对高度怀疑本病但不能确诊者,也可行手术探查,术中行冰冻病理以便进一步确诊,但手术需谨慎进行。

(五)治疗

一经确诊即应尽快手术治疗,但目前甲状腺癌的手术方式和手术范围仍存争议。一般应根据肿瘤特点和淋巴结转移情况给予适当的手术方案,目前国内部分学者认为,单侧单灶甲状腺癌可采用患侧腺叶并峡部切除术。但儿童的恶性结节通常为多病灶,且伴有淋巴结转移甚至远处转移。因此,较大比例的分化型甲状腺癌患儿治疗上宜选择甲状腺全切术或次全切除术、术后进行^{131}I 治疗。对于有头颈部放射史的患者应选择甲状腺全切除术。临床上无颈部淋巴结肿大者,根据术中情况可不行预防性颈清扫术。有颈淋巴结转移者需行择区性颈淋巴结清扫术。术后常规给予左旋甲状腺素片抑制促甲状腺激素分泌,从而预防肿瘤复发,一般不进行放疗和化疗。

(六)预后

乳头状癌预后良好,尤其是在儿童早期明确诊断并进行正确治疗者其生存率超过 90%。影响预后的主要因素有肿瘤大小、有无包膜外侵犯、是否存在远处转移、肿瘤是否完整切除等。

二、甲状腺滤泡状癌

甲状腺滤泡状癌(FTC)占甲状腺癌总数的 10%～15%,仅次于乳头状癌,恶性程度排第二位,预后不及乳头状癌。

(一)病理

肉眼观甲状腺滤泡状癌为实性具有包膜的肿瘤,包膜上常有密集分布的血管网,切面呈红褐色,常可见到出血坏死、纤维化和钙化。显微镜下可见肿瘤由不同分化程度的滤泡所构成。分化好者滤泡结构典型,细胞异型性小,此时需依靠包膜和血管浸润情况与腺瘤区分。分化差者,滤泡结构较少,细胞异型性大,核分裂象多见,此时诊断较易。由于甲状腺滤泡状癌易于发生血道转移,故显微镜下有时可见癌细胞穿透包膜进入静脉中形成癌栓。

(二)临床表现

一般通过血行向骨与肺等远处转移,并出现相应症状,颈淋巴结转移约占 20%。其他临床表现、辅助检查及诊断与甲状腺乳头状癌基本一致,请参考甲状腺乳头状癌的相应部分。

(三)治疗

由于滤泡状癌转移方式主要为血道转移,故无淋巴结肿大者可不行预防性颈淋巴结清扫术。由于滤泡状癌具有吸碘功能,故甲状腺全切除术利于术后可能需要的^{131}I 治疗,其他治疗原则与甲状腺乳头状癌基本相同。

三、甲状腺髓样癌

甲状腺髓样癌(medullary thyroid carcinoma,MTC)起源于甲状腺的滤泡旁细胞(C 细胞,属神经内分泌细胞),为中度恶性肿瘤,占甲状腺恶性病变的 3%～10%,可分为散发型和家族型。家族型髓样癌占 10%～20%,多发生于儿童和青少年时期,男女发病率无明显差别。

(一)病理

肉眼观可见肿瘤呈圆形、卵圆形或不规则形,边界清楚或伴周围甲状腺实质浸润,切面可呈淡红色或灰白色,可伴有出血坏死和钙化。显微镜下可见癌细胞呈卵圆形、梭形或多边形,细胞排列呈巢状或腺腔状,细胞核分裂少或中等。甲状腺髓样癌的诊断性病理特征有:形态较为一致的单个细胞,"胡椒盐"样染色质,背景有淀粉样物质,常见细胞核型为浆细胞样、梭形或多边形。

(二)临床表现

甲状腺髓样癌恶性程度较高,但一般生长迟缓,病程较长。可有手足抽搐,为肿瘤分泌降钙素所致。肿瘤易发生血行转移,常转移至肝、肺、脑、骨等,是髓样癌的主要死因。散发型髓样癌占多数,为非遗传性,多表现为单发肿块。

家族型髓样癌患者的家族中常伴有多发性内分泌腺瘤病,癌灶常呈现双侧甲状腺多中心发病,并出现双侧颈淋巴结转移。

(三)辅助检查

1.血清降钙素测定

血清降钙素升高可作为甲状腺髓样癌的特异性诊断方法,且血清降钙素与瘤负荷密切相关,可作为术后有无复发的参考指标之一。

2.基因检查

甲状腺结节患儿如有甲状腺髓样癌或多发性内分泌腺瘤病 2 型的家族史,建议进行 Ret 基因突变检测。突变阳性者,甲状腺髓样癌发病率显著增高。

其他的辅助检查参考甲状腺乳头状癌相关部分。

(四)诊断

根据典型的临床表现、血清降钙素检查、家族史、影像学及基因检测等可初步诊断。

(五)治疗

甲状腺髓样癌以外科治疗为主,对于术前确诊为甲状腺髓样癌的患者采用手术治疗。可根据肿瘤大小、是否侵犯甲状腺包膜、是否单发、是否 Ret 基因突变、是否有颈部淋巴结转移及远处转移而采取次全切除及甲状腺全切除,并行择区性颈淋巴结清扫术。

对于术后石蜡病理确诊为髓样癌的患者如首次手术范围不够,应考虑二次手术且应追加相应的颈淋巴结清扫术。需要强调的是,初次手术即应力争切除彻底,不要把希望寄托于二次补救手术。

甲状腺结节患儿如有甲状腺髓样癌或多发性内分泌腺瘤病 2 型的家族史,且 Ret 基因突变检测阳性者,甲状腺髓样癌发病率显著增高。此类患者应行预防性全甲状腺切除,切除的年龄视甲状腺髓样癌发病风险的高低(根据 Ret 基因突变位点评估)而定。

(六)预后

甲状腺髓样癌预后较乳头状癌和滤泡状癌差,儿童甲状腺髓样癌的 5 年和 15 年生存率均超过 85%,但 30 年生存率较低(约为 15%)。

四、甲状腺未分化癌

甲状腺未分化癌(anaplastic thyroid carcinoma,ATC):起源于甲状腺的滤泡细胞,约占甲状腺癌的 5%,肿瘤生长快,侵犯性强,易转移,高度恶性,预后差。

（一）病理

肿瘤多不规则,固定,肉眼观可见肿瘤瘤体较大,无包膜,边界欠清楚,切面呈暗红色,肉样并伴有出血和坏死。显微镜下可见肿瘤细胞主要由分化不良的上皮细胞组成,核分裂象常见。甲状腺未分化癌的细胞学病理特征有:高度富于细胞性,恶性核特征(核多形性、核增大和核膜不规则、染色质凝集、大核仁、异型核分裂),三种主要细胞类型(鳞样、梭形、瘤巨细胞),单细胞型和排列拥挤的细胞群,坏死和急性炎症背景。

（二）临床表现

未分化癌多见于老年男性,小儿罕见未分化癌。患者常诉颈部疼痛,触之肿块坚硬,固定,边界不清。患者多有长期甲状腺肿大病史,短期内迅速增大,并产生声音嘶哑、呼吸吞咽困难、颈静脉怒张等颈部压迫症状。确诊需组织病理学检查。

（三）治疗

一经确诊本病,宜根据病情采取手术、放疗、化疗相结合的综合治疗。但本病在各型甲状腺癌中预后最差,平均存活期为半年左右,确诊后常在 1 年内死亡。

（耿江桥）

第九节　甲状旁腺肿瘤

一、甲状旁腺概述

（一）解剖

甲状旁腺通常有 4 个,分上、下 2 对,少数有 2 个或 6 个。胚胎发育为从第 3、第 4 咽囊发育而来。位于甲状腺左右两叶背面内侧的甲状腺固有膜和外膜之间,但每 10 个腺体中约有 1 个腺体是异位的(位于胸骨上窝脂肪组织内、纵隔上部或食管后)。出生时每个甲状旁腺直径为 1～2 mm,成人时每个直径为 2～5 mm、长为 3～8 mm。出生 3 个月时,4 个腺体重 5～9 mg,成人时 4 个腺体共重约为 120 mg。

甲状旁腺的上皮细胞有两种:主细胞和嗜酸性细胞。主细胞能合成甲状旁腺激素(PTH),它在光镜下可区分为透明细胞和暗细胞;嗜酸性细胞多在青春期出现。

（二）生理

甲状旁腺的主要生理功能是调节体内钙的代谢,并维持钙、磷平衡。PTH 主要对骨骼、肾小管和肠黏膜细胞中钙的浓度起作用:①抑制破骨细胞转变为成骨细胞并导致骨的溶解,使骨质中的钙入血,引起血清钙和尿钙增高;②PTH 可作用于肾远端小管,加强钙的再吸收,抑制肾近端小管对磷的再吸收,并促进尿磷排泄;③PTH 能促进小肠中钙的吸收。由此可见,PTH 无论是对骨、肾还是肠道的作用,均是促使血钙浓度增加。正常时 PTH 和降钙素及血清中钙浓度之间存在着反馈关系,血钙过低可刺激 PTH 和抑制降钙素的释放,使血钙升高,血钙过高则可抑制 PTH 和刺激降钙素的释放,使血中钙离子向骨转移而使血钙降低,从而调节钙、磷代谢的动态平衡。

二、甲状旁腺腺瘤

(一)定义

儿童期原发性甲状旁腺肿瘤十分罕见,最常见的类型为甲状旁腺腺瘤,约占80%。甲状旁腺腺瘤可分泌甲状旁腺激素,是产生原发性甲状旁腺功能亢进症的主要原因。

(二)病理生理

甲状旁腺腺瘤的病理变化以主细胞腺瘤最为常见。甲状旁腺增生肥大时,以透明细胞最多见。PTH长期大量增加时,可使骨细胞和基质溶解,骨钙入血;PTH还可增加肠钙的吸收,因此造成血钙升高,尿钙也高于正常,继而引起骨质疏松。骨细胞代偿性增多时产生碱性磷酸酶,使血中此酶升高。

同时PTH使肾近端小管再吸收磷减少,结果尿磷增多、血磷减少。甲状旁腺功能亢进时蛋白质分解产物,如黏蛋白、羟脯氨酸等自尿排出增多,可与钙、磷和脱落的钙化细胞形成尿路结石。

(三)症状和体征

患者甲状腺区有时可触到甲状旁腺腺瘤。表现为甲状旁腺功能亢进的症状,可出现高血钙综合征,出现神经肌肉的应激性降低、嗜睡、头痛、肌张力减退等症状;泌尿系统可出现高血钙性肾病,表现为多尿、口渴、多饮、脱水等症状;消化系统出现厌食、恶心、呕吐、腹胀、便秘及反复发作胰腺炎,常合并消化性溃疡;钙盐沉着引起带状角膜炎和肾钙盐沉着症,重者可影响肾功能;骨骼系统出现骨质疏松、持续性骨痛、骨囊肿样变化、骨折或畸形等改变。血钙过高可出现高血钙危象,如呕吐、脱水、酸中毒、高氯血症、神志不清,导致死亡。心电图QT间期缩短,少数有心律失常。

(四)实验室检查

(1)血钙增高,可>2.7 mmol/L(11 mg/dL)。

(2)血磷降低,可<1.0 mmol/L(3 mg/dL)。

(3)有骨病变者,血清碱性磷酸酶常增高。

(4)24 h尿钙排出量>125 mmol/L(500 mg/dL)。

(5)尿中环磷酸腺苷(cAMP)排出量升高。

(6)血浆氯化物常超过102 mmol/L。

(7)血清甲状旁腺激素(PTH)>100 pg/mL。

(五)辅助检查

1.超声检查

超声能发现增大的甲状旁腺肿块,低回声实性肿块,边缘光整,腺瘤与甲状腺叶之间有高回声界面将两者分隔。然而,超声检查对异位的甲状旁腺腺瘤诊断困难。

2.MRI检查

MRI显示腺瘤边界清楚,周围常有薄层脂肪组织包绕,增强MRI可见肿瘤明显强化。可清楚显示肿瘤与周围血管的关系。

3.CT检查

可见边界清楚的均匀软组织密度肿块,较大的腺瘤可出现囊变坏死;增强CT早期明显强化,增强程度低于颈部血管而明显高于颈部软组织,易于辨别。

(六)治疗

1.手术治疗

手术治疗为甲状旁腺腺瘤的主要治疗方式,但手术范围仍存在争议。应注意以下问题:①单个甲状旁腺腺瘤者,可采取小范围手术探查切除。多发性甲状旁腺腺瘤的发生率约为20%,仅仅依赖术前影像学检查定位即小范围探查手术,有可能遗漏其他病变的甲状旁腺,术中可进行核素检查和术中 PTH 即时测定,切除明显病变的旁腺后,如 PTH 值仍高,应继续扩大探查范围。②约 3/4 的甲状旁腺腺瘤发生于右下甲状旁腺。③应尽量完全切除病变的甲状旁腺。有学者主张应将其余正常甲状旁腺一并切除,取 1/2 枚正常旁腺组织切碎后移植到胸锁乳突肌或前臂肌肉组织中。④如找不到病变的甲状旁腺,应探查前上纵隔、气管和食管间隙等处。

2.术后处理

①术后 3 d 之内可能出现颜面麻木、手足搐搦等低血钙症状,可静脉注射 10% 氯化钙或葡萄糖酸钙溶液,口服维生素 D_3。如症状严重且经上述治疗无效时,可选用双氢速甾醇。②如发生少尿或无尿,可适当多输液体。

三、甲状旁腺癌

(一)定义

甲状旁腺癌是一种非常少见的内分泌恶性肿瘤,其发生率仅占所有癌症发生率的0.005%,甲状旁腺癌通常发病年龄为 45~59 岁,男女发病率无明显差异。儿童甲状旁腺癌发病十分罕见,其主要的临床表现为甲状旁腺激素水平升高而导致的高血钙症状。甲状旁腺激素水平增高多继发于原发性甲状旁腺功能亢进(PHPT),而甲状旁腺癌在 PHPT 患者中所占的比例不足 0.5%,为 PHPT 患者发病的罕见病因。

(二)病因

甲状旁腺癌的病因尚未明确,但有证据显示某些因素与甲状旁腺癌的发生有较大的关系。部分患者既往有头颈部射线暴露史,甲状旁腺癌亦可由甲状旁腺腺瘤发展而来或继发于甲状旁腺功能亢进。除此之外,甲状旁腺癌还可发生于家族遗传性甲状旁腺功能亢进者,如甲状旁腺功能亢进-颌骨肿瘤综合征的患者中甲状旁腺癌的发生率可达 15%,这也成为儿童甲状旁腺癌的主要发病因素。

(三)病理

甲状旁腺癌常附着或浸润癌旁正常组织且肿物体积较大,直径通常可达 3.0~3.5 cm。颈部肿物探查时,若探及此大小的肿块,应高度怀疑甲状旁腺癌可能。癌肿质地坚硬,其切面呈灰白色,生长方式表现为片状扩散、巢团状扩散或小梁样生长。甲状旁腺癌典型的病理学特征可观察到肿物小梁结构、有丝分裂象、纤维带增厚及包膜和血管浸润等,并常伴有周围组织结构局部浸润或淋巴结及远处转移,其中肉眼可见的包膜外浸润伴包膜外血管浸润似乎与癌症的发生关系最为密切。然而,并非所有的甲状旁腺癌均表现有典型的病理学特征,而仅表现为某些恶性肿瘤的病理学特点,如可疑的包膜侵犯、有丝分裂增加和(或)与周围组织的粘连等。这类肿瘤被称为不典型甲状旁腺癌。

(四)症状和体征

甲状旁腺癌的临床表现主要为甲状旁腺功能亢进所导致的严重高钙血症。平均血钙浓度可达 14.6～15.9 mg/dL。患者可有口渴多饮、多尿、肌痛或关节痛、肾结石、虚弱、疲劳、紧张、肾功能不全、胰腺炎或消化性溃疡等症状。骨骼系统疾病也常发生，表现为骨痛、骨质疏松、骨纤维化等症状，严重者可发生病理性骨折。泌尿系统异常表现为高钙血症减低了肾小管的浓缩功能，导致患者烦渴、多饮、多尿、泌尿系结石、肾绞痛或输尿管痉挛的症状。患者早期无特异性临床表现，此病进展缓慢，多在体检时偶然发现血清钙离子浓度增高，后逐渐出现临床症状，往往不能准确提供发病时间。少数情况下，表现为脱水和昏迷为特征的急性发病，此病多由严重的高钙血症所致的甲状旁腺危象所致。除此之外，部分患者无任何临床表现，多是在颈部查体或体检时发现肿块。然而，约 90% 的患者有临床表现，仅有 2%～7% 的患者为无症状型甲状旁腺癌。

（五）辅助检查

1. 颈部超声

超声检查是临床评估甲状旁腺癌最基本的方法，具有准确率高、无创性及检查费用低等特点。虽然超声检查无法准确辨别腺瘤或是甲状旁腺癌，但若超声显示肿物成分叶状的，低回声的或甲状旁腺边界不清者常提示可能有恶性肿瘤的发生。

2. 颈部和纵隔 CT 检查

此检查对于上纵隔肿瘤的诊断符合率为 67%，可检出直径 >1 cm 的病变。颈部 CT 扫描有时有助于发现是否有肿瘤的局部浸润。

3. 放射性核素显像

^{99m}Tc 放射性示踪剂从甲状腺中的清除速度快于甲状旁腺，故一段时间后甲状旁腺与甲状腺摄取比值增加，甲状旁腺病灶可显示。其准确性及敏感度较超声检查高，但观察病灶与周围组织器官的确切关系不如 CT 明显。

4. 其他胸腹部 CT 或 MRI 检查

对于明确是否发生远处转移和术后复发有重要价值。

（六）诊断与鉴别诊断

术前甲状旁腺癌的诊断较困难，因其主要临床症状、实验室检查及影像学表现与良性肿瘤相似。故诊断主要是结合术中、术后冷冻和病理结果确定。当患者出现反复高钙血症，肿物周围组织浸润或远处转移时要高度怀疑甲状旁腺癌的可能。

甲状旁腺癌的鉴别诊断主要是与甲状旁腺腺瘤的鉴别。腺瘤病程较长，肿瘤多为单发，有些为两个，其余的甲状旁腺则是萎缩的。但早期症状与甲状旁腺癌相似，鉴别较困难，主要是结合术中、术后冷冻和病理结果确定诊断。其余的鉴别诊断主要是与引起高钙血症的疾病相鉴别，如恶性肿瘤骨转移，肾癌、肺癌、胃癌等均有报道，但原发灶不是甲状旁腺，易于鉴别。

（七）治疗

手术切除是甲状旁腺癌最主要的治疗手段，放疗与化疗对此病无效。肿瘤应完整切除，包括完整的包膜和周围累及的组织，并尽量保证足够的安全界。相邻的甲状腺叶也可同时切除，但尚无报道显示此法可提高生存率。甲状旁腺癌首次切除术后有很高的复发率，49%～60%。对于肿瘤复发者，手术仍然是首选的治疗方法，其可有效改善高 PTH 所导致的代谢紊乱。对于已经发生远处转移不能手术的甲状旁腺癌患者，治疗的主要目的是控制高 PTH 所导致的高钙血症。

（耿江桥）

第十一章 儿童眼部疾病

第一节 上睑下垂

一、概述

先天性上睑下垂为提上睑肌发育不全或支配提上睑肌的中枢性或周围性神经发育不全所致。上睑呈现部分或全部下垂,轻者遮盖部分瞳孔,严重者瞳孔全部被遮盖。单侧上睑下垂患儿可因上睑遮盖瞳孔造成弱视。

二、诊断

1.症状

上睑缘遮盖角膜超过 2 mm,甚至大部分角膜。患儿常抬眉借额肌力量睁大睑裂。双侧下垂者,因需仰首视物,形成一种仰头皱额的特殊姿态。

2.体征

根据下垂程度而分为部分性及完全性,可为单侧或双侧。为了估测提上睑肌的功能,可在抵消了额肌收缩力量的前提下,分别测定眼球极度向上、向下注视时的上睑缘位置。如前后相差不足 4 mm 者,表示提上睑肌功能严重不全,为重度上睑下垂。

三、鉴别诊断

1.重症肌无力

重症肌无力常伴有全身随意肌容易疲劳的现象。这种睑下垂的特点是休息后好转,连续瞬目时立即加重,早晨轻而下午重,皮下或肌内注射新斯的明,经 15~30 min 症状暂时缓解。

2.动眼神经麻痹

动眼神经麻痹多为单眼,常合并有动眼神经支配其他眼外肌或眼内肌麻痹。

3.Horner 综合征

颈交感神经受损所致,同时出现同侧瞳孔缩小、眼球内陷、颜面潮红及无汗等。

四、治疗

先天性上睑下垂均应手术治疗。先天性上睑下垂儿童 1 岁左右比较稳定,2~4 岁可以进行手术矫正。若为单眼发病的重度上睑下垂,影响患眼视功能发育,可适当提前手术。借助悬吊材料的额肌悬吊术为首选,如补片、阔筋膜、硅胶等。由于上睑迟落,术后易发生暴露性角膜炎,因此术后护理、保护角膜至关重要。

(于媚铃)

第二节 先天性泪道发育异常

一、先天性泪小点缺如

(一)概述

先天性泪小点缺如是一种临床上少见的泪道发育异常。其是由于泪道原基皮索上端未分化所致,可以单眼或双眼发病。病变类型多样,存在单个泪点甚至四个泪小点全部缺如,同时伴有或不伴有相应的泪小管缺如。文献报道,泪点缺如还可以合并泪囊黏液囊肿、颅面部发育异常、耳聋、唾液腺及泪腺缺如等疾病。

(二)诊断

1.症状

主要表现为溢泪,伴有或不伴有眼部分泌物。分泌物一般为黏液脓性。症状一般生后即出现,严重者可以出现眼周皮肤湿疹、结膜炎、角膜炎等典型临床表现。

2.体征

病变类型多样,可以存在单个泪小点甚至四个泪小点全部缺如。常规裂隙灯检查即可发现。

3.辅助检查

(1)泪道冲洗检查:进行常规的泪道冲洗检查可以明确患者是否同时存在泪小管缺如或者其他部位的泪道阻塞。

(2)荧光染料消失试验:对于存在泪小点缺如的患者,该检查可以明确患者是否同时存在泪液排泄功能异常。

(三)鉴别诊断

本病需要与继发性泪小点闭锁相鉴别。继发性泪小点闭锁具有典型的炎症及外伤等病史。患者生后无溢泪症状,炎症或外伤后才出现溢泪及黏液脓性分泌物等症状。裂隙灯检查发现在睑缘近内眦部泪小点位置存在一小凹。很少出现多个泪小点同时受累。

(四)治疗

一般认为无临床症状者无需处理。对于有症状的泪小点缺如患者,如症状主要由于泪道其他部位阻塞引起,可以实施泪道探通、泪道插管、泪道激光及鼻腔泪囊吻合手术治疗。如果症状不是由于泪道其他部位阻塞引起,可以实施泪小点再造手术,但是该手术术后效果不佳。目前,针对先天性泪小点缺如比较有效的手术方式是泪道旁路手术。

二、先天性泪小管缺如

(一)概述

先天性泪小管缺如是一种临床上少见的泪道发育异常。其是由于泪道胚胎发育异常所致,可以单眼或双眼发病。同时常伴有相应的泪小点缺如。

(二)诊断

1.症状

主要表现为溢泪,伴有或不伴有眼部分泌物。分泌物一般为黏液脓性。症状一般生后即出现。

2.体征

可以存在单个泪小管甚至四个泪小管全部缺如。常常合并相应的泪小点缺如。

3.辅助检查

(1)泪道冲洗检查:进行常规泪道冲洗检查除了明确诊断外,还可以发现患者是否同时存在其他部位的泪道阻塞。

(2)荧光染料消失试验:该检查可以明确患者是否同时存在泪液排泄功能异常。

(三)鉴别诊断

本病需要与继发性泪小管阻塞相鉴别。继发性泪小管阻塞具有典型的炎症及外伤等病史。患者生后无溢泪症状,炎症或外伤后才出现溢泪及黏液脓性分泌物等症状。

(四)治疗

一般认为无临床症状者无须处理。对于有症状的泪小管缺如患者,如症状主要由于泪道其他部位阻塞引起,可以实施泪道探通、泪道插管、泪道激光及鼻腔泪囊吻合手术治疗。如果症状不是由于泪道其他部位阻塞引起,可以实施泪小管再造手术,但是该手术术后效果不佳。目前,针对先天性泪小管缺如比较有效的手术方式是泪道旁路手术。

三、先天性骨性鼻泪管发育异常

(一)概述

先天性骨性鼻泪管发育异常是一种临床上少见的泪道发育异常。它是由于泪道胚胎发育异常所致,可以单眼或双眼发病。常同时合并泪道其他部位、颜面及全身发育畸形。

(二)诊断

1.症状

主要表现为溢泪,伴有眼部分泌物。分泌物一般为黏液脓性。症状一般生后即出现。

2.体征

患眼睑结膜充血、水肿,压迫泪囊即可见有黏液脓性或脓性分泌物溢出。严重时可以发生急性泪囊炎或眼眶蜂窝织炎。

3.辅助检查

(1)泪道冲洗检查:进行常规泪道冲洗检查可以发现冲洗液全部反流同时伴有脓性液体返出。

(2)荧光染料消失试验:该检查可以明确患者存在泪液排泄功能异常。

(3)CT:CT可以明确发现骨性鼻泪管骨性畸形发生及闭锁的位置。

(三)鉴别诊断

本病需要与先天性鼻泪管阻塞相鉴别。两者的临床症状及体征基本相同。CT检查是否发现骨性鼻泪管的发育畸形是鉴别上述两种疾病的主要方法。

(四)治疗

该疾病一般主张进行手术治疗。手术方法为鼻腔泪囊吻合手术。由于经皮肤入路的鼻腔泪囊吻合手术会遗留永久的皮肤瘢痕而影响外观,因此,针对儿童目前多采用经鼻鼻腔泪囊造孔术。

(于媚铃)

第三节　先天性鼻泪管阻塞

一、概述

先天性泪道阻塞是由于泪道在鼻子里面的开口未能在出生时自然开放,而是被一层薄膜封闭了,泪液不能自然流到鼻子里。只能"汪"在眼睛里,或者流出来,医学上称"溢泪"。先天性泪道阻塞在足月新生儿的患病率约为 5%,所以又称"新生儿泪囊炎"先天性鼻泪管阻塞是一种儿童最常见的泪道疾病。其常为鼻泪管下端先天性残膜未开放所致。

二、诊断

1.症状

出生后数天即可有溢泪,可伴有黏液脓性分泌物增多,可以单侧或双侧发病。

2.体征

内眦部有黏液脓性分泌物,局部结膜充血,下睑皮肤浸渍或粗糙,可伴有湿疹。指压泪囊区有脓性分泌物从泪小点返出。

3.辅助检查

(1)泪道冲洗检查:进行常规泪道冲洗检查可以发现冲洗液全部反流同时伴有脓性液体返出。

(2)荧光染料消失试验:该检查可以明确患者存在泪液排泄功能异常。

三、鉴别诊断

1.急性结膜炎

急性结膜炎常为急性发病,眼红,分泌物多,睑结膜可见滤泡或乳头。

2.先天性泪小点或泪小管缺如或闭锁

裂隙灯检查可以明确鉴别。

3.先天性泪囊突出

先天性泪囊突出也表现为流泪伴黏液脓性分泌物。但是生后患儿即出现内眦部淡蓝色无痛性肿物。

4.其他

睑内翻、倒睫、角膜炎、上睑结膜异物、先天性青光眼等,均可以导致流泪。

四、治疗

(1)按摩:用示指沿泪囊上方向下方挤压,挤压后滴抗生素滴眼液,2~4 次/天。

(2)有黏液脓性分泌物时,滴抗生素滴眼液或眼膏,2~4 次/天。

(3)泪道探通术:对于 2~4 个月患儿可以施行泪道探通手术,探通后滴抗生素眼药 1 周。

(4)泪道插管手术:对于大于 5 个月或者存在反复泪道探通手术失败的患儿,可以考虑行泪道插管手术治疗。

(于媚铃)

第四节 儿童泪囊炎

一、新生儿泪囊炎

（一）概述

新生儿泪囊炎也是儿童常见眼病之一。其是由于鼻泪管下端先天残膜未开放造成泪道阻塞，致使泪液滞留于泪囊之内、伴发细菌感染而引起。常见致病菌为葡萄球菌、链球菌、假白喉杆菌等。

（二）诊断

1. 症状

出生后数周或数天发现患儿泪溢并伴有黏液脓性分泌物。

2. 体征

内眦部有黏液脓性分泌物，局部结膜充血，下睑皮肤浸渍或粗糙，可伴有湿疹；指压泪囊区有脓性分泌物从泪小点返出。

3. 辅助检查

分泌物行革兰染色，血琼脂培养以确定感染细菌类型。

（三）鉴别诊断

1. 累及内眦部眼眶蜂窝织炎

挤压泪囊区无分泌物自泪小点溢出。

2. 急性筛窦炎

鼻骨表面疼痛、肿胀，发红区可蔓延至内眦部。

3. 急性额窦炎

炎症主要累及上睑，前额部有触痛。

（四）治疗

（1）按摩：用示指沿泪囊上方向下方挤压，挤压后滴抗生素滴眼液，2~4 次/天。

（2）有黏液脓性分泌物时，滴抗生素滴眼液或眼膏，2~4 次/天。

（3）泪道探通术：对于 2~4 个月患儿可以施行泪道探通手术，探通后滴抗生素眼药 1 周。

（4）泪道插管手术：对于大于 5 个月或者存在反复泪道探通手术失败的患儿，可以考虑行泪道插管手术治疗。

（5）继发急性泪囊炎或眼眶蜂窝织炎时，须及时全身及局部抗感染治疗。

二、急性泪囊炎

（一）概述

急性泪囊炎是儿童比较少见、但十分严重的泪道疾病。其常继发于新生儿泪囊炎、先天性泪囊突出、泪囊憩室及先天性骨性鼻泪管发育异常等。常见致病菌为葡萄球菌、链球菌等。

（二）诊断

1. 症状

内眦部红肿、疼痛，患眼流泪并伴有黏液脓性分泌物。

2.体征

内眦部充血肿胀,患眼局部结膜充血,可伴有全身症状如发热等。

3.辅助检查

分泌物行革兰染色、血琼脂培养以确定感染细菌类型。

(三)鉴别诊断

1.累及内眦部眼眶蜂窝织炎

挤压泪囊区无分泌物自泪小点溢出。

2.急性筛窦炎

鼻骨表面疼痛、肿胀,发红区可蔓延至内眦部。

3.急性额窦炎

炎症主要累及上睑,前额部有触痛。

(四)治疗

(1)全身及局部应用广谱抗生素治疗。根据眼部分泌物细菌培养加药敏实验结果调整用药。

(2)局部脓肿形成,可以先尝试经上、下泪小点引流脓液。如果上述方法无效,则只能行经皮肤的切开引流。

(3)炎症控制后尽快行进一步影像学检查如 CT 等,明确发病原因。根据不同的发病原因行进一步的病因治疗。

(于媚铃)

第五节　巩膜炎

一、概述

巩膜炎是主要发生于巩膜的炎症,是一种以细胞浸润、胶原破坏和血管改变为主要特征的疾病。多数伴有自身免疫性疾病,少数由于局部外伤或者感染性疾病引起。

二、诊断

1.症状

女性多于男性,儿童发病率较低,可单眼或双眼发病。严重的眼痛者,常在夜间痛醒。眼球有压痛,视力轻度下降,前部巩膜炎可出现眼红,后部巩膜炎出现轻微眼红或者不红。

2.体征

眼球巩膜或巩膜表层深部紫罗兰色血管丛,可呈结节状、节段性或弥散性,裂隙灯无赤光可见血管变化,阻塞性血管炎可造成无血管区,炎症能导致巩膜变薄,类风湿性关节炎患者可出现不伴有炎症的巩膜坏死。后部巩膜炎可出现玻璃体混浊、视盘水肿、浆液性视网膜脱离或脉络膜皱褶。

3.辅助检查

针对全身性疾病的诊断及病因分析十分重要。针对不容易发现的后巩膜炎可以使用超声检查或眼部 CT 对后巩膜和脉络膜厚度的测量。

三、治疗

（1）全身应用非甾体类抗炎药，吲哚美辛每天 75 mg，或布洛芬每天 600 mg。口服类固醇激素，口服泼尼松，0.5～1.5 mg/（kg・d），病情严重可使用甲泼尼松龙静脉大量滴注。免疫抑制剂环磷酰胺可辅助使用。

（2）局部应用类固醇激素类眼液和非甾体类眼液，人工泪液。

（3）巩膜出现穿孔需要进行修补。

（赵　洁）

第六节　原发性婴幼儿型青光眼

一、概述

原发性婴幼儿型青光眼是在胎儿发育过程中，前房角发育异常，小梁网-Schlemm 管系统不能发挥有效的房水引流功能，而使眼压升高的一类青光眼，不伴有其他眼部或全身发育异常。

二、诊断

1. 症状

畏光、流泪、眼睑痉挛。随疾病进展可出现角膜或眼球变大，角膜变混浊。

2. 体征

（1）眼部检查：角膜扩大，横径超过 12 mm，角膜水肿混浊，可见后弹力层膜破裂（深层水平或同心圆分布的条纹状混浊即 Haab 纹）。前房加深，瞳孔扩大，对光反射迟钝或消失，视盘生理凹陷扩大，但早期凹陷可逆，眼压控制后凹陷可消失。

（2）屈光不正：伴有眼压升高的眼球扩大可产生近视性变化，如果出现屈光参差可导致弱视。

3. 辅助检查

（1）眼压：可有不同程度升高，达到或超过 20 mmHg 就应考虑异常。

（2）房角镜检查：可有房角结构发育不全、虹膜插入点靠前、房角面半透明改变、Schlemm 管及小梁闭塞或缺如、睫状肌越过巩膜突止于 Schlemm 管等。

（3）眼超声波检查：眼轴长度增加。

三、鉴别诊断

1. 大角膜

为角膜扩大不伴有眼压升高，直径可达 14～16 mm，双眼角膜对称性扩大，角膜清亮，常有虹膜震颤，没有视神经凹陷。

2. 外伤性角膜

水肿产钳伤引起的后弹力层破裂可引起角膜水肿，但这种后弹力层破裂常为垂直或斜行，常为单侧,角膜不扩大,眼压不升高而常偏低。

3.先天性鼻泪管阻塞

有流泪,但常伴有脓性或者黏液性分泌物,可见泪囊区肿胀,通常没有畏光。

4.角膜混浊

角膜混浊可与多种疾病有关,如角膜发育异常、角膜营养不良、宫内感染或角膜炎、迷芽瘤及先天性代谢异常等,但角膜直径和眼压正常。

四、治疗

(1)手术治疗:房角切开术或小梁切开术,必要时需进行小梁切除术,如果术后眼压控制不良可重复手术,部分病例可选用青光眼植入物或引流手术及睫状体破坏术。

(2)降眼压药物治疗:起辅助作用,如 β-肾上腺素受体阻滞剂、碳酸酐酶抑制剂、α_2-肾上腺素受体激动剂。

(3)眼压控制后还须矫正并发的近视及弱视。

(赵　洁)

第七节　原发性青少年型青光眼

一、概述

原发性青少年型青光眼一般是指 6 岁以后、30 岁以前发病的先天性青光眼。

二、诊断

1.症状

发病隐匿可无明显症状,发展到一定程度时可有轻度眼胀、视力疲劳、头痛,晚期病例可因视野过小出现行动不便、夜盲等。

2.体征

眼前节体征不明显,多数房角开放,无明显异常,典型眼底表现为视盘凹陷进行性扩大、加深或盘沿组织丢失而变窄及视网膜神经纤维层缺损。

3.辅助检查

(1)眼压:眼压升高,但波动较大。眼压描记曲线和激发试验有助诊断。

(2)视野:可有不同程度的视野缺损,早期表现为旁中心暗点和(或)鼻侧阶梯,随病情进展可形成弓形暗点、环形暗点,晚期为管状视野或颞侧视岛。

三、鉴别诊断

1.高眼压症

仅有眼压升高,但视盘、视网膜视神经纤维层正常,视野正常。

2.正常眼压性青光眼

具有青光眼视盘损害、视网膜神经纤维层缺损、视野损害,但眼压正常,需监测 24 h 眼压。

3.视神经凹陷

生理性视神经凹陷、视神经缺损等眼底也有真性或"假性"的视神经凹陷，但一般眼压正常，视网膜神经纤维层缺损少见，无进行性视野缺损。

四、治疗

（1）降眼压药物控制眼压。

（2）如出现进行性视盘及视野改变，应尽早手术，如小梁切开或小梁切除术。

（赵　洁）

第八节　近　视

一、概述

眼在调节静止状态下，平行光线经眼的屈光系统屈折后聚焦在视网膜前，在视网膜上形成一弥散圆斑，不能形成清晰的物像。主要受遗传和环境的影响。

二、诊断

（1）视觉障碍：远视力减退但近视力正常。看远处目标眯眼。

（2）视疲劳。

（3）眼位偏斜：易引起外隐斜或外斜视，集合功能减弱所致。

（4）弱视：高度近视者长时间低视力得不到矫正，导致处于视觉发育敏感阶段的患儿发生弱视。

（5）眼球改变：眼球前后径增加，眼球较突出，高度近视者明显。眼球的变化一般限于赤道部以后。

（6）眼底改变：低、中度近视一般没有变化；高度近视可发生程度不等的眼底退行性改变，如近视弧形斑，豹纹状眼底，黄斑部无出血或有脉络膜新生血管膜、形状不规则的白色萎缩斑及色素沉着呈圆形的 Fuchs 斑，巩膜后葡萄肿，周边部视网膜格子样变性、囊样变性、视网膜裂孔、继发视网膜脱离、玻璃体液化、混浊和后脱离。少年儿童除迅速发展的病理性近视外，眼底改变多不明显。

三、鉴别诊断

1.假性近视

假性近视为睫状肌过度收缩引起的调节痉挛引起的近视状态，进行睫状肌麻痹下验光即可鉴别。

2.眼底病变

高度近视有眼底改变时应与年龄相关性黄斑变性、眼组织胞浆病、回旋状脉络膜萎缩和眼弓形虫相鉴别。

四、治疗

1. 光学矫正

(1)配戴框架眼镜:是目前最安全的矫正近视眼的方法,原则是选用患者获得正常视力的最低度数的凹透镜。合并外斜视者应全部矫正。

(2)配戴角膜接触镜:角膜接触镜的优点是对成像放大率影响较小。透气性好的硬性角膜接触镜对青少年近视的发展有一定的延缓作用。

(3)角膜塑型术(OK)治疗镜:应用非球面逆转技术而特殊设计的高透氧硬性角膜接触镜,通过压迫角膜中央视区,使角膜中央曲率变小,从而使角膜屈光力降低,起到矫正近视的作用,并可在摘镜以后的一段时间内保持这一作用,一旦停戴,度数可回退。如使用不当,可发生严重并发症,因此使用时应严格掌握适应证和使用规则。

2. 手术矫正

(1)角膜屈光手术:如准分子激光角膜切削术、准分子激光原位角膜磨镶术、角膜基质环植入术。由于少年儿童仍处于发育阶段,故不适合行角膜屈光手术。

(2)眼内屈光手术:晶状体摘除及人工晶状体植入术、有晶状体眼人工晶状体植入术等。

(3)巩膜屈光手术:后巩膜加固术适应于高度近视的发病初期,期间巩膜加固阻止近视的发展。

(赵　洁)

第九节　远　视

一、概述

眼在调节静止状态下,平行光线经眼的屈光系统屈折后聚焦在视网膜后,在视网膜上形成一弥散圆斑,不能形成清晰的物像。

二、诊断

1. 视觉障碍

与远视程度有关。轻度远视可借调节作用代偿,无视力障碍。高度远视时远近视力均下降。视力的下降程度也与远视程度密切相关。

2. 视疲劳

如眼球和眼眶胀痛,头痛甚至恶心、呕吐等,因过度调节造成,尤其是在近距离工作后更为明显,休息后减轻或消失。

3. 眼位偏斜

由于调节与集合的平衡关系被打破,过度调节所伴随的过度集合导致内斜视。

4. 弱视

高度远视且未在 6 岁前适当矫正的儿童易发生;发生内斜视患儿放弃双眼视,只用一只眼注视,另一眼呈内斜位。如果远视得不到及时矫正,容易导致斜位眼弱视。

5.眼球改变

角膜扁平,弯曲度小。眼球各部分均较小,晶状体大小基本正常,前房浅。视盘较小、色红,有时边缘不清、稍隆起。

三、鉴别诊断

1.视盘炎或水肿

视盘炎或水肿可有视力下降。远视眼视盘呈假性视盘炎表现,但矫正视力正常,或与以往相比无变化,视野无改变,长期观察眼底无变化。

2.原发性青光眼

远视眼的症状可与原发性青光眼相似,但眼压正常。

四、治疗

1.戴镜治疗

需用凸透镜片矫正。轻度远视者,视力正常,且无症状患者,不需配镜。轻度远视者,如有视疲劳和内斜视者,应配镜矫正。中高度远视应配镜矫正,以便增进视力,解除视疲劳和防止内斜视发生。

2.手术治疗

(1)准分子激光屈光角膜手术:应用准分子激光切削周边部角膜组织,以使角膜前表面变陡,屈折力增加。此手术对+6.00 D以下的远视矫正效果良好。

(2)钬激光角膜热成形术:手术区位于角膜周边部,但准确性不及准分子激光。儿童发育未成熟,无特殊情况,不适宜行角膜手术。

(3)角膜表面镜片术:适用于高度远视以及不适合植入人工晶状体的无晶状体眼患者。

(赵　洁)

第十节　散　光

一、概述

散光眼是指眼球各条径线的屈光力不等,平行光线进入眼内后不能形成焦点而形成焦线的一种屈光状态。角膜各径线的曲率半径不一致是散光的最常见病因。这一类散光称做曲率性散光,又分为规则散光和不规则散光。

1.规则

散光有相互垂直的两条主径线,将规则散光分以下几点。

(1)单纯近视散光:一个焦线在视网膜上,另一焦线在视网膜前。

(2)单纯远视散光:一个焦线在视网膜上,另一焦线在视网膜后。

(3)复性近视散光:两焦线均在视网膜前,单屈光力不同。

(4)复性远视散光:两个焦线均在视网膜之后,但屈光力不同。

(5)混合散光:一条焦线在视网膜前,另一焦线在视网膜后。

2.不规则散光

眼球的屈光状态不但各径线的屈光力不相同,在同一径线上各部分的屈光力也不同,没有规律可循。

二、诊断

1.视力障碍

除轻微散光外,均有远、近视力障碍。单纯散光视力轻度减退,复性及混合散光视力下降明显。

2.视力疲劳

视力疲劳是散光眼常见的症状,表现为眼痛、眼眶痛、流泪,看近物体不能持久,单眼复视,视力不稳定,看书错行等。

3.代偿头位

代偿头位为消除散光的模糊感觉,求得较清晰的视力,出现头位倾斜和斜颈等。

4.弱视

弱视多见复性远视散光及混合性散光。

5.眯眼视物

看远近均眯眼,以起到针孔和裂隙作用,减少散光。

6.屈光状态

屈光检查呈散光屈光状态。

三、鉴别诊断

角膜地形图可精确测量角膜散光,是辅助诊断散光的重要设备,尤其是对圆锥角膜的诊断具有重要作用。视力疲劳时应与青光眼相鉴别。

四、治疗

(1)规则散光:配戴圆柱透镜进行光学矫正,远视散光用凸透镜,近视散光用凹透镜。

1)轻度散光:如果无视疲劳和视力下降,不需矫正;若出现视疲劳或影响视力,虽散光度数轻,也应予以矫正。

2)儿童尤其是学龄前儿童,一定要充分矫正散光,这样有助于视觉发育,是防治弱视的必要手段。

(2)不规则散光可配戴角膜接触镜矫正。

(3)准分子激光屈光性角膜手术。

(赵 洁)

第十一节　屈光参差

一、概述

屈光参差是指两眼屈光度不同,其程度或性质有一定差别。屈光参差是影响双眼视功能,导致儿童弱视的常见原因之一。屈光参差是弱视常见病因之一,屈光参差的发病率随年龄的增加而提高,且发病隐秘不易被发现而漏诊,贻误治疗时机。因此,应充分认识对学龄前儿童筛检的重要性。全国儿童弱视斜视防治学组提出的统一试行诊断标准,即两眼屈光度相差为球镜≥1.50 D,柱镜≥1D 者。

二、诊断

(1)轻度屈光参差可无任何症状。

(2)单眼视屈光参差超过一定程度,双眼单视功能被破坏,在视觉发育尚未成熟的阶段,为避免模糊物像的干扰,会不自主地对其采取抑制作用,患儿不是双眼单视,而是单眼单视,即只用视力较好的眼视物,另一眼则废弃不用,单眼视力无正常的深度觉和立体视觉。

(3)弱视形成单眼视后,主视眼的视网膜不断受到正常的视觉刺激,并通过视路将视觉信息传递至视中枢形成视觉,其视功能可以得到正常发育,失用眼模糊不清的物像及其产生的信息被抑制,视中枢对该眼的视觉信息不发生反应,久之形成弱视。

(4)验光检查在充分的睫状肌麻痹状态下,双眼屈光度相差大于诊断标准。

三、治疗

1.框架眼镜

一般的观点为框架眼镜允许相差 2.00～2.50 D,≥3.00 D 双眼物像大小差别明显,便不被患者接受,因此配戴框架眼镜常以相差 2.50 D 为界限。

由于儿童有较大的适应性和可塑性,对框架眼镜能较好地接受,可以在试镜时根据需要处方,对 6.00 D 以下的屈光参差应积极行全矫正或尽量接近全矫正,而不应受不超过 2.50 D 的原则所束缚。

2.角膜接触镜

用角膜接触镜矫正屈光参差的效果最为明显,由于接触镜戴在角膜表面,因此其物像大小接近于正视眼,并且在眼球转动时不产生棱镜效应,所以它能矫正中高度的屈光参差。对单眼无晶状体的屈光参差更为满意。

高透氧硬性角膜接触镜(RGP)是第三代隐形眼镜,与传统软性角膜接触镜相比具有更好的透氧性、抗沉淀性,并且由于通过隐形眼镜-泪液-角膜这一新的光学系统发挥泪液透镜效应,较好地矫正角膜散光,提供更清晰的像质。

3.屈光手术

目前最常用于屈光参差治疗方面的准分子激光手术为 PRK、LASIK、LASEK。准分子激光手术治疗屈光参差的作用是通过对一眼或双眼角膜进行切削,减少其屈光度和屈光参差程度,较符合眼的生理状态,使其产生的物像放大率之差达到最小,不会出现明显的双眼影像大小不等,使融合功能加强。

(于媚铃)

第十二章　儿童口腔疾病

第一节　儿童牙的特点

人的一生有乳牙和恒牙两副牙,儿童时期的牙主要是乳牙和年轻恒牙。乳牙于婴儿出生后6~8个月开始萌出,至3岁左右全部萌齐。乳牙分为乳切牙、乳尖牙和乳磨牙3类,上、下颌各有10颗乳牙,上下颌之左右侧各有5颗,共20颗,以上、下颌及左、右侧分为4个区,各区自中线至远中分别为乳中切牙、乳侧切牙、乳尖牙、第1乳磨牙和第2乳磨牙。6~13岁乳牙逐渐脱落,为恒牙所代替。恒牙分为切牙、尖牙、前磨牙和磨牙,上下颌之左右侧各8颗,共36颗,也分为4个区,各区自中线至远中分别为中切牙、侧切牙、尖牙、第1前磨牙、第2前磨牙、第一磨牙、第二磨牙和第三磨牙。乳、恒牙左右侧牙的类型相互对称,同一个体相互对称的同名牙在解剖形态上相同。

一、儿童牙列

牙列的整个发育过程可分为3个牙列阶段,即乳牙列、混合牙列和恒牙列阶段。

(一)乳牙列阶段

从乳牙开始萌出到恒牙萌出之前(6个月到6岁左右),称为乳牙列阶段。

乳牙是婴儿期、幼儿期和学龄期咀嚼器官的重要组成部分,咀嚼功能的刺激,可以促进颌骨和牙弓的发育。保持颌骨和牙弓正常发育是使恒牙能够正常排列的一个条件。充分咀嚼不仅可以将固体食物嚼碎,还能反射性地刺激唾液增加,有助于食物的消化和吸收,同时乳牙对儿童正常恒牙列的形成、正常发音和正常心理的形成等都起着重要作用,因此维护乳牙的健康完好是这一阶段的主要任务。认为乳牙是暂时牙,将来要替换而不重视乳牙的保护是错误的。加强口腔卫生的宣传教育,使家长了解保护乳牙的重要性是非常必要的。

这一阶段是乳牙龋开始患病和逐年增多的时期,早发现、早治疗是避免龋病继续发展成牙髓病或根尖周病的重要措施,也是防止乳牙早失造成恒牙咬合紊乱的步骤。

(二)混合牙列阶段

混合牙列阶段从第一颗恒牙萌出开始到最后一颗乳牙脱落,乳牙依次被恒牙替换完毕(6~12岁)。这一阶段,口腔内既有乳牙,也有恒牙,是儿童颌骨和牙弓生长发育的主要时期,也是恒牙𬌗建立的关键时期。预防咬合紊乱,早期矫治、诱导建立正常咬合是这一时期的重要任务之一。这个时期也是恒牙开始患龋的时期,应注意早期防治。

(三)年轻恒牙列阶段

年轻恒牙列阶段是全部乳牙被替换完毕(12~15岁),除第三磨牙外,全部恒牙均已萌出。这个时期,口腔内没有乳牙,一部分恒牙的牙根虽然基本形成,但髓腔仍相当大,另一部分恒牙刚刚萌出不久,牙根尚未完全形成。第一恒磨牙在恒牙中萌出最早,因其咬合面解剖形态的特点,如咬合面窝沟较深,故患龋率较高,龋损也较严重。第二恒磨牙虽在12岁以后萌出,窝沟龋的发生率很高。因此,尽可能保护保存第一、第二恒磨牙是这一时期的重点。

二、儿童牙齿解剖学特点

(一)乳牙解剖

乳牙的基本结构和组成与恒牙相似,牙齿由牙冠、牙颈及牙根三部分组成。剖面观察,乳牙由釉质、牙本质、牙骨质和牙髓组成。乳牙牙冠呈微青白色或近白色,而恒牙呈微黄白色。乳牙牙冠的外形除乳磨牙外,基本上类似其继承恒牙,第二乳磨牙牙冠形态和第一恒磨牙相似,第一乳磨牙呈介于前磨牙及恒磨牙间的中间类型,其咬合面的形态个体差异显著,常见多种解剖形态。在同类牙中,乳牙均小于同类恒牙,但乳磨牙牙冠的近远中径大于前磨牙牙冠的近远中径,由此解剖特点而产生的剩余间隙有利于乳、恒牙的替换,其他乳牙牙冠的近远中径均小于其继承恒牙。乳牙牙冠按比例观察,近远中径较大,而牙冠高度较短,故外观显得粗短。牙颈部明显缩窄,牙冠在近颈部区域有带状隆起,以第一乳磨牙的颊侧尤为明显。乳磨牙咬合面的颊舌径比牙冠膨大部的颊舌径小,尤其是下颌第一乳磨牙的颊面和舌面,越近咬合面越相聚拢,以致咬合面的颊舌径明显缩小。

乳磨牙咬合面的牙尖或发育沟不如恒牙规则,较为复杂且小窝多。由于乳牙易磨耗,窝沟多数较浅。第一乳磨牙的窝沟较第二乳磨牙简单。乳磨牙的窝沟宽度为 $100~\mu m$ 左右。乳牙牙根和牙冠的长度比例较恒牙大,故乳牙显得根长,此特点在乳前牙尤为明显。乳前牙均为 1 个牙根,牙根在唇舌向呈扁平状,自根的中部开始稍向唇侧弯曲。乳磨牙的根分叉接近髓底,根分叉开度大,有利于容纳继承恒牙的牙胚,根尖稍向内弯曲,扁平形根为多。上颌乳磨牙有一个腭侧根和 2 个颊侧根,下颌乳磨牙一般为 2 个根,即近中根和远中根,少数下颌第二乳磨牙有 3 个根。乳牙的牙根达一定年龄时会出现生理性吸收的变化。

乳牙牙髓腔的形态与恒牙相比,较为复杂,如其侧支根管多而乱。由于在外形研究时,难以获得完整的标本,妨碍了研究和获取详细的资料。乳牙的髓腔与牙体外形的大小比例和恒牙相比,牙髓腔比恒牙大,初萌时的乳牙尤为明显。随时间的推移,咬合、磨耗等因素所致的组织变化使牙髓腔有所缩小。虽然髓腔的形态有变化,但其髓角与恒牙相比,明显处于高位,接近牙尖表面,乳牙的根尖孔亦相对宽大。髓腔形态与牙的外形一致,就髓腔和牙体大小比例而言,乳牙髓腔相对比恒牙大,表现为髓室大、髓角高、根管粗大、髓腔壁薄以及根尖孔大,刚萌出的乳牙髓腔特别大,冠髓腔和根髓腔无明显分界,牙颈部的髓腔亦较大,此特点在乳前牙尤为明显。髓角比恒牙明显地突入牙本质中,乳磨牙的近中髓角尤为突出。

随着年龄的增长,磨损或龋病等因素使牙本质暴露,牙髓发生防御性反应,在受损处相对的髓腔壁上形成修复性牙本质,髓腔相对变小。修复性牙本质多见于髓角和乳前牙切端相应的髓腔壁,其次是颈根部移行处相应的髓腔壁,也有部分发生在乳磨牙根分叉相应的髓腔壁上。

乳前牙中,上、下颌乳切牙和上颌乳尖牙的冠髓腔多偏向近中侧和唇侧,但上颌乳尖牙冠髓腔偏近中侧者比乳切牙少,下颌乳尖牙冠髓腔则偏向远中侧和舌侧,乳前牙的髓室漏斗状移行至根管。

乳牙的根管数与牙根数有关,乳前牙是单根,一般均为单根管。上颌乳磨牙与其根数一致,有 3 个根管,即 2 个颊侧根和 1 个腭侧根管,其中以腭侧根管最粗大。下颌乳磨牙的根管数为 2~3 个,2 个者即近中根管与远中根管,3 个根管者即 2 个近中根管与 1 个远中根管,其中以远中根管最粗大,下颌第二乳磨牙有时出现 4 个根管,即 2 个近中与 2 个远中根管。

乳磨牙的根管有分支多、形态复杂的现象。牙根所含根管呈分支、复数的状况多见于第二乳磨牙近中根,其次是第一乳磨牙近中根、第一乳磨牙远中根和第二乳磨牙远中根。

乳牙釉质的矿物盐存在的形式主要是羟磷灰石的结晶,其化学式为 $Ca_{10}(PO_4)_6(OH)_2$,Ca^{2+}、PO_4^- 和 OH^- 离子可以和其他离子交换。由于乳牙羟磷灰石的结晶很小,单位体积内结晶表面积的总和大,使交换更容易。乳牙釉质的化学反应性比恒牙活跃,易受脱钙剂作用,也易受氟化物作用而增强抗酸性。

(二)年轻恒牙解剖

恒牙自儿童 6 岁左右开始萌出,但未达𬌗平面,此期的恒牙处于一个低于咬合平面的状态,且在形态、结构上尚未完全形成和成熟。年轻恒牙处于不断萌出中,临床牙冠的高度显得低,牙根尚未形成,根尖孔呈开阔的漏斗状,髓腔整体宽大,根管壁薄。恒牙一般在牙根形成 2/3 左右时开始萌出,萌出后牙根继续发育,于萌出后 2~3 年完全形成。因年轻恒牙萌出不久,磨耗少、形态清晰,前牙多见明显的切缘发育结节与舌边缘嵴,后牙咬合面沟嵴明显、形态复杂,裂沟多为 IK 型,咬合面比成熟恒牙难以自洁。牙龈缘附着的位置不稳定,随牙的萌出而不断退缩,需 3~4 年才稳定,大部分恒牙自萌出后达咬合平面需 7~12 个月。

年轻恒牙釉质在萌出时已基本成熟,其釉柱、釉柱鞘、柱间质等的形态与恒牙无明显差异,但其成釉细胞很容易受周围环境的影响,尤其受到较大影响时,发生釉质形成异常。年轻恒牙体组织薄,矿化程度低,溶解度高,渗透性强,此特点为年轻恒牙龋蚀发展较快又多为急性龋的因素之一。釉质的羟磷灰石结晶较小,结晶间有间隙,结晶的化学性不稳定,易与氟等无机离子结合,临床上对年轻恒牙进行局部涂氟有较好的防龋效果。在刚萌出的年轻恒牙表面有薄薄的称为釉小皮的有机质膜覆盖,牙萌出后经咬合、咀嚼、磨耗及刷牙等而消除。

年轻恒牙有萌出后成熟现象,表现为 Ca^{2+}、P^{3-}、F^- 和 Cl^- 的含量增加,CO_3^{2-} 减少,釉质的渗透性减低,有机质的含量减少,硬度和抗酸性增强,比重增加,羟磷灰石结晶增大。

年轻恒牙的牙髓组织比成熟恒牙疏松,未分化的间叶细胞较多,纤维成分较少,成纤维细胞多。牙冠部的成牙本质细胞如圆柱形,形成有细管结构的正常牙本质。牙根部的成牙本质细胞是立方形,形成无结构样牙本质。牙髓的血管丰富,生活力旺盛,因此,其抗病能力及修复功能都较强,有利于控制感染和消除炎症,这也是临床上保存活髓疗法的有利条件。但由于牙髓抵抗力强,炎症也容易被局限呈慢性过程。年轻恒牙的牙髓组织疏松、根尖孔大、血运丰富,感染也易扩散,故应及时治疗。

(曹　艳)

第二节　乳牙牙髓病

一、概述

乳牙牙髓病是指乳牙牙髓组织的疾病,包括牙髓炎症和牙髓坏死。乳牙牙髓病多由感染引起,感染主要来自深龋。乳牙牙髓被侵犯后,波及冠髓和根髓,感染严重可出现牙髓坏死。

感染还可以通过根尖孔扩散到尖周组织,引起尖周炎甚至颌面部炎症。乳牙牙髓病除龋病感染外,牙齿外伤也可引起。

二、乳牙牙髓病的临床分类及诊断要点

乳牙牙髓病一般分为急性牙髓炎、慢性牙髓炎、牙髓坏死和牙髓变性。

(一)急性牙髓炎

急性牙髓炎多发生在受过意外创伤和最近进行牙体手术的牙齿。如在制洞时切割牙体组织过多,充填时使用树脂类材料而未垫基底或未垫好基底,制洞时意外穿髓而未能发现予以充填的病例。来源于龋病的急性牙髓炎则多是慢性牙髓炎急性发作。

1.临床表现

疼痛是乳牙急性牙髓炎的重要症状,可在未受到任何外界刺激的情况下发生。早期,疼痛持续时间较短,缓解时间较长;晚期,疼痛持续时间延长,缓解时间缩短。患儿常常是在玩婴或睡觉时疼痛,夜间疼痛时患儿不能很好睡眠,或从熟睡中痛醒。冷热温度刺激可诱发疼痛或使疼痛加剧,但温度刺激的反应不如成人。探查龋洞底较为敏感,如探到穿髓孔时即感到疼痛,有的可见少量脓液或血液自穿髓孔处溢出,溢出后随即疼痛缓解。当炎症波及根尖周组织或根分叉部位根周组织,叩诊时即出现疼痛,慢性牙髓炎急性发作的患牙,因牙髓原已有炎症,多数都有印痛。X线片显示尖周正常,但随着病变范围的扩展,有的可显示牙周膜间隙增宽、硬板破损等异常现象。

2.诊断要点

疼痛的特征为较尖锐或较剧烈的自发痛,冷热刺激可加重疼痛。牙齿有龋洞的为慢性牙髓炎急性发作。如痛侧有好几个可疑患牙时,应逐一检查,确定急性炎症的患牙,以便立即解除患儿疼痛。

(二)慢性牙髓炎

慢性牙髓炎是最常见的乳牙牙髓病,绝大多数来源于龋病,也可由急性牙髓炎转化而来。

慢性牙髓炎可根据穿髓与否分为两类:未穿髓的称慢性闭锁性牙髓炎;穿髓的称慢性开放性牙髓炎,它又可分为慢性溃疡性牙髓炎和增生性牙髓炎。

1.临床表现

慢性牙髓炎的症状轻重不一,相差较为悬殊,多数患牙症状轻微,甚至无明显症状。慢性溃疡性牙髓炎较为多见,因髓室已穿孔,引流通畅,仅有轻微症状。或当冷热刺激,食物碎片嵌入龋洞时才引起疼痛,但刺激去除后常持续一段时间。刺激诱发较短时间的疼痛,表明牙髓炎症较局限或轻度;刺激诱发较长时间疼痛,表明牙髓炎症较广泛或轻重度。慢性增生性牙髓炎常见于穿髓孔较大的乳磨牙和冠折露髓之后的乳前牙,牙髓组织过度增生,通过穿髓孔向外突出形成息肉,此息肉可充满整个龋洞,对刺激不敏感,也无明显症状,咀嚼时食物压迫息肉深部的牙髓可引起疼痛。检查时可见龋洞中或冠折露髓处有红色肉芽组织,探触时不痛而易出血。

慢性闭锁性牙髓炎是深龋接近牙髓,龋蚀刺激通过薄层牙本质而产生的慢性牙髓炎症。一般有不定时的自发性疼痛,有的则尤明显自发痛,仅有冷热刺激痛,而且,刺激去除后疼痛还可延缓一段时间。

2.诊断要点

患牙有深龋,已穿髓,牙髓仍有活力,是慢性溃疡性牙髓炎的特征;患牙有深龋,已穿髓,穿

髓孔较大,龋洞内有来源于牙髓的息肉,为慢性增生性牙髓炎。无明显症状的慢性闭锁性牙髓炎需与深龋鉴别。深龋无自发痛,仅有激发痛,并在刺激去除后疼痛即消失。

(三)牙髓坏死

1.临床表现

一般无疼痛症状,但牙齿多有变色。乳牙牙髓坏死常可引起根尖周炎而出现疼痛或咀嚼时疼痛。龋源性牙髓炎发展所致的牙髓坏死开髓时不痛,多有恶臭。X线片显示根尖周硬骨板破损,骨质稀疏现象。

2.诊断要点

牙髓无活力,有牙髓炎或外伤史,或牙齿变色。深龋穿髓尤探痛,开髓后多有恶臭,则为牙髓坏疽。

三、治疗原则

乳牙牙髓病的治疗方法有下列几种。

1.盖髓术

盖髓术是一种用药物覆盖于近髓的牙本质上或暴露的牙髓创面上,促使牙髓形成修复性牙本质,从而保留牙髓活力的一种治疗方法。

(1)直接盖髓术是指将盖髓剂直接覆盖于穿髓处。

1)适应证:备洞时意外穿髓,露髓孔小于 1 mm 的患牙。

2)治疗步骤:隔湿—消毒盖髓充填。

(2)间接盖髓术指对深龋,外伤近髓尤牙髓炎症或变性,无牙痛史的患牙进行的盖髓术。通过此治疗抑制龋损继续发展,促进修复性牙本质形成,使脱钙牙本质矿化,保护牙髓。

1)适应证:深龋,外伤近髓尤明显于牙髓炎症状:症状轻微的、轻度牙髓充血的患牙。

2)操作方法:与直接盖髓术大致相同。

2.牙髓切断术

目的是去除感染的冠髓,保存未污染的根髓,可分为活髓切断术和失活后断髓术。

(1)活髓切断术适用于炎症仅局限在冠髓,把冠髓切除,用促进创面愈合形成钙化或组织固定的药物覆盖于断面上,保持根髓的活性。乳牙的活髓切断术,依据所用药物的不同分为氢氧化钙活髓切断术、甲醛甲酚活髓切断术、戊二醛活髓切断术。

(2)牙髓失活后牙髓切断术,又称干髓术,是用失活剂使牙髓失活后,将干髓剂置于根髓断面,使残留的根髓组织干燥、硬化、固定,处于无菌状态的治疗方。失活剂在乳牙多用金属砷或多聚甲醛。

牙髓失活后牙髓切断术原则上适用于牙根稳定期乳磨牙牙髓炎或根尖周炎不合作患儿。一般分2次完成。第1次治疗先用失活剂使牙髓失去活性,7~10 d复诊。亦可在局部麻醉下去除冠髓,将甲醛甲酚棉球封入窝洞失活根髓。第2次治疗完成充填。①复诊时检查患儿封物是否完好,有无叩痛。②若封物完整,无叩痛,牙龈组织完好。去除暂封物,取出失活剂,去尽龋蚀、制备洞型、揭去髓室顶,挖去已失活冠髓并去除根管口下根髓约 1 mm。③用无水酒精干燥髓腔,将蘸有甲醛甲份的小棉球放在根髓断面 1~2 min,俗称"甲醛甲酚"浴。④放干髓剂:将适量干髓剂放于根管口轻压使其紧贴根髓。⑤磷酸锌黏固粉垫底,永久充填。如果复诊时有印痛探痛出血等,可用甲醛甲阶棉球换一次药。

3. 牙髓摘除术

牙髓摘除术是将感染的牙髓组织全部摘除，根管消毒预备后用能被吸收的根管充填材料将根管充填而保留感染患牙的一种治疗方法。适用于全部牙髓炎、牙髓坏死或坏疽。治疗步骤：①去除龋蚀组织、制备洞型、揭去髓室顶；②去除髓室和根管的坏死牙髓，用根管器械扩挫根管，用3％过氧化氢溶液，5％次氯酸钠溶液，生理盐水冲洗根管，吸干；③选用蘸有甲醛甲酚合剂、木馏油或樟脑酚溶液的小棉球置人髓室内，或用含药的棉捻置于根管内，以氧化锌丁香油糊剂封固窝洞；④经3～7 d若无症状，去除原封药，冲洗、吸干，在防湿的条件下，将根管充填材料导入根管内或加压注入根管内、垫底、修复。

若炎症未能控制或瘘道仍有渗液，可换封药物，待症状消退后再行根管充填。操作时须注意：①根管预备时勿将根管器械超出根尖孔，以免将感染物质推出根尖孔或损伤根尖周组织；②乳牙的根管充填材料应采用叮吸收的糊剂充填，不影响乳恒牙交替；③术前须摄 X 线片，了解根尖周病变和牙根吸收情况。

（曹　艳）

第三节　乳牙根尖周病

一、概述

乳牙根尖周病指的是乳牙根尖周围或根分歧部位的牙骨质、牙周膜、牙槽骨等组织的炎症性疾病。

二、病因

1. 多数情况

绝大多数是由牙髓感染发展而来的。

2. 外伤

外伤即孩子在玩耍过程中由于打斗、跌倒、碰撞打击后，受到的外力对牙齿根尖周组织产生的伤害。

3. 医源性损伤

极少数孩子是由于在接受治疗过程中，因用药或充填材料使用不当而对孩子牙齿造成的损伤等都是引发乳牙根尖周病的诱因。

三、临床表现

(1)乳牙根尖周炎早期症状不明显，就诊时病变多较严重。相当一部分是出现急性牙槽脓肿或间隙感染之后方才就诊。

(2)临床上的急性根尖周炎多数是慢性根尖周炎急性发作，即当引流不畅、破坏严重而机体抵抗力较差时可导致急性炎症。此时，可出现较为剧烈的自发性疼痛、咀嚼痛和咬合痛，若穿通患牙髓腔，常见穿髓孔溢血或溢脓。

(3)患牙松动并有叩痛。根尖部或根分歧部的牙龈红肿。有的出现颌面部肿胀，所属淋巴结肿大,并伴有全身发热等症状。

(4)积聚在根尖组织的脓液若未通过人工方法建立引流,则沿阻力小的部位排出,使牙龈出现瘘管,反复溢脓,反复肿胀,牙龈出现瘘管后,急性炎症则可转为慢性炎症。

(5)因乳牙牙周组织较疏松,脓液易从龈沟排出,加剧患牙松动。若治疗及时,炎症很快消退,当炎症消退后,牙周组织还能愈合并恢复正常。

(6)X线检查,可见根尖部和根分歧部牙槽骨破坏的透射影像,此为慢性根尖周炎或慢性根尖周炎急性发作的影像。因急性根尖周炎时根尖部有明显改变或仅有牙周间隙增宽。

四、治疗原则

急性根尖周炎通常需要应急处理。应用快速锋利的涡轮机牙钻钻开牙髓腔,清除髓室和根管内感染坏死组织,开放牙髓腔,使炎症渗出物或脓液通过牙根管引流。引流,服用消炎药几天后,炎症会渐渐消退。急性期过后,可以进行根管治疗。慢性根尖周炎一般均能治愈,患牙也能恢复咀嚼功能。

(曹　艳)

第四节　年轻恒牙牙髓病和根尖周病

年轻恒牙的牙髓炎症多数是由龋病引起的,但牙齿结构异常、牙齿外伤也可引起,有的则是医源性的因素。龋源性的牙髓炎症多是慢性炎症,若深龋使牙髓广泛暴露,则常常形成慢性增生性牙髓炎,即形成牙髓息肉,而龋病引起的急性牙髓炎往往是慢性牙髓炎的急性发作。严重的牙齿创伤或制洞过程中的意外露髓则可使牙髓发生急性炎症,或牙髓坏死。

年轻恒牙的根尖周病多由牙髓炎症或牙髓坏死发展而来,此时的牙髓感染可通过宽阔的根尖孔引起根尖周组织的炎症或病变。若病原刺激强,机体抵抗力弱,局部引流不畅,则可能很快发展为急性根尖周炎;若病原刺激作用弱,机体抵抗力增强,炎症渗出物得到引流,急性炎症又可转为慢性炎症,其中,由于机体抵抗力较强,根尖周组织长时间受到轻微刺激而表现出的根尖周骨小梁密度增强的根尖周致密性骨炎较为多见。

由于年轻恒牙牙髓和根尖周组织疏松,血液丰富,一旦发生炎症感染易于扩散,如治疗及时,炎症也易控制和恢复。

一、年轻恒牙牙髓病与根尖周病的检查和诊断方法

牙根未完全形成的患牙,在进行任何牙髓治疗前,对其牙髓及根尖状态进行正确判断是十分重要的。年轻恒牙牙髓状态的判断方法与乳牙十分相似,也主要依靠病史、临床检查及X线检查。与乳牙相同部分这里不再重复,此处主要介绍年轻恒牙牙髓状态判断时需特别注意的事项。

(一)病史采集

由于年轻恒牙牙髓病与根尖周病的病因除了龋病外,还常常与牙外伤及牙齿发育异常(如畸形中央尖折断)有关,因此,采集病史时除了重点询问疼痛史外,还应注意询问这方面信息。

牙科病史及疼痛特征均有助于确定患牙牙髓状态。

(二)临床检查

1.软组织检查

与乳牙相似,牙龈出现肿胀或瘘管是诊断年轻恒牙牙根周围组织存在炎症的可靠指标。此时患牙牙髓虽然有炎症,但可能仍然有一定的活力,也可能已经完全坏死。但需特别注意的是:与单根乳牙牙龈出现肿胀或瘘管时牙髓多完全坏死不同,单根年轻恒牙牙髓可能残留部分活髓;多根的年轻恒牙情况与多根乳牙相同,可能出现某一两根的牙髓坏死,而其他根管内可能仍为活髓或残留活髓,治疗时应特别注意对疼痛的控制。

2.叩诊和松动度检查

由于年轻恒牙生理动度偏大,且个体差异较大,在牙齿松动度检查时,应注意与健康的对照牙比较。

3.露髓和出血

龋源性露髓在露髓孔周围是较硬的牙本质时,露髓孔的大小与牙髓感染范围呈正比关系。

4.牙髓活力测试

鉴于年轻恒牙的牙根尚未发育完全,或尚未建立完善的神经传导,牙髓活力测试尤其电活力测试准确性较低,可能出现假阴性或假阳性反应,因此临床并不主张过分依赖牙髓活力测试结果。

(三)X线检查

X线检查及解读对判断牙根发育中患牙的牙髓状态十分关键。需拍摄高质量的患牙根尖片以评估牙根发育情况,并观察是否有根尖稀疏影或牙根吸收。

需强调的是:①在正常情况下,在健康的年轻恒牙开放的根尖周围,有一骨密度稀疏区域,为根尖牙乳头的部位,其外围有一致密的牙乳头骨硬板,应与牙髓坏死导致的病理性骨密度稀疏影鉴别,临床上可与对侧牙根尖比较,有助于该牙牙髓状态的判断;②脱位性牙外伤后可能发生暂时性的根尖周组织破坏,有可能导致临床误诊,需特别注意。

二、年轻恒牙牙髓治疗原则

年轻恒牙牙髓治疗的原则是:尽力保存活髓组织,以保证牙根的继续发育和生理性牙本质的形成。如不能保存全部活髓,也应保存根部活髓。如不能保存根部活髓,也应保存牙齿。

年轻恒牙牙髓组织不仅具有对牙齿的营养和感觉功能,且与牙齿的发育密切相关。一般情况下,年轻恒牙在牙根形成2/3左右开始萌出。牙齿萌出后牙根的继续发育有赖于牙髓的作用,于萌出后2~3年内达到牙根应有长度,经3~5年根尖孔完全发育完成。

正常情况下,在牙根发育完成后,牙髓室和根管内有继发性牙本质持续形成,并以相对慢的速度持续终生,使根管壁厚度不断增加。此外,修复性牙本质的沉积也会增加牙根的强度。如年轻恒牙在牙根未形成之前失去牙髓活力,会导致其牙根薄弱易折裂。这是由于年轻恒牙既没有继发性牙本质也没有修复性牙本质形成,牙本质层薄。有研究显示,发育不完全的患牙牙颈部根折率明显高于发育完全的牙齿。而在发育不完全的患牙中,影响根折发生的主要因素是牙根发育程度,牙根发育越不完全,根折率越高。此外,牙根长度发育完成前失去牙髓活力,还会导致患牙冠-根比不协调,患牙松动度增加,有可能导致牙周组织破坏。无论是牙根薄弱导致的根折,还是冠-根比不协调导致牙周组织破坏,都大大降低了患牙在口腔中的留存时间。因此,年轻恒牙进行活髓保存十分必要。

由于年轻恒牙髓腔大、牙髓组织多,牙髓组织中血运丰富,使得牙髓具有较强的防御能力和修复能力。其次,年轻恒牙根尖孔较大,根尖部牙髓组织呈乳头状与下方的根尖周组织(上皮根鞘)移行,局部血液微循环系统丰富,这也使得年轻恒牙牙髓对炎症有较强的防御能力。这些都为年轻恒牙活髓保存提供了生理基础。

三、年轻恒牙活髓保存治疗

活髓保存,主要是指间接牙髓治疗、直接盖髓术、部分牙髓切断术和牙髓切断术。间接牙髓治疗和直接盖髓术是保存全部活髓的治疗;部分牙髓切断术、牙髓切断术是切除部分牙髓,保存部分活髓的治疗。临床上是根据牙髓炎症的性质、程度以及牙髓是否外露而选择上述不同治疗方法,以达到保存生活牙髓和促进牙根顺利发育完成的目的。但是,牙髓的防御和修复能力有一定的限度,它的修复能力可受多种因素的影响或制约。目前,适应证的确定和理想盖髓剂的选择仍是活髓保存治疗存在的主要问题。这是由于目前的临床检查手段尚难以确定牙髓炎症的性质、程度和范围,使活髓保存治疗受到限制,同时也由于现有的盖髓剂还不具备既能为牙髓、牙本质修复提供诱导因素又兼有预防感染功效的理想条件,使活髓保存治疗的疗效不稳定。至今,氢氧化钙及其制剂仍旧是首选的盖髓剂,并广泛用于临床。

年轻恒牙活髓保存的成功要素包括:①治疗前的临床诊断;②治疗中的无菌操作和最小的损伤程度;③良好的盖髓剂和良好的牙齿封闭性。

(一)间接牙髓治疗

1.适应证

深龋近髓患牙,没有不可逆性牙髓炎症状或体征,X线检查无病理性改变。

2.治疗步骤

(1)去腐:去净窝洞侧壁龋坏组织,在不露髓的情况下尽可能多地去除髓壁上腐质,有意识地保留洞底近髓部分龋坏牙本质。建议使用低速球钻去腐,避免使用挖匙。因为挖匙一次性去除大量腐质,增加牙髓暴露风险。

(2)盖髓:用氢氧化钙等制剂覆盖被保留的龋坏牙本质,促进修复性牙本质形成及龋坏牙本质再矿化。

(3)垫底、充填:用玻璃离子水门汀等材料垫底,常规充填。

(4)二次去腐及充填:在观察3~6个月后,再次打开患牙,去除原残留腐质。如未露髓,应进行护髓和严密垫底,方可完成永久性充填。如有露髓,则应根据临床症状、体征等进行相应的治疗。

大量临床研究发现,再次打开患牙进行二次去腐时常常发现被保留的龋坏牙本质已变干变硬,于是学者们对是否有必要重新进入患牙去除残留的龋蚀提出了疑问。近年来,学者们比较倾向于一步法的间接牙髓治疗,即在一次就诊内,尽可能去除近髓的龋坏组织,放置保护性衬里,即刻对患牙进行永久性修复,不再打开患牙去除任何被保留的龋坏牙本质。

3.定期复查

间接牙髓治疗的患牙须进行定期临床及X线检查,一般周期为3~6个月,以评估牙髓状况。患牙修复体应完整、封闭性好;牙髓活力正常,术后无敏感、疼痛或软组织肿胀等症状或体征;X线检查无病理性牙根内吸收或外吸收及其他病理性改变。

(二)直接盖髓术

1.适应证

机械性或外伤性露髓,意外露髓,露髓孔小于 1 mm。

2.治疗步骤

(1)制备洞型、清除龋坏组织:对于机械性或外伤性因素引起的牙髓暴露的患牙,应在局麻下制备洞型,操作过程中动作要准确到位,避开穿髓孔,及时清除洞内牙体组织碎屑,以防牙髓再感染。对于深龋近髓患牙,可在局部麻醉下依次去除洞壁和洞底的龋坏组织,最后去除近髓处的软龋,一旦牙髓意外暴露,即刻清洗窝洞,置盖髓剂并封闭洞口,尽量减少细菌污染牙髓的机会。术中应避免将任何器械插入穿髓孔。

(2)放置盖髓剂:用生理盐水冲洗露髓孔处,如有出血可用生理盐水湿棉球轻压牙髓创面止血。不要用气枪吹干,因为这样可能使碎屑及微生物进入牙髓;将盖髓剂如氢氧化钙或MTA 覆盖在牙髓创面上。

(3)充填:玻璃离子水门汀或聚羧酸锌水门汀等材料垫底,常规充填。也可在盖髓后,用丁香油氧化锌糊剂暂时充填,观察 4~6 周,若无症状,再行常规充填。

(三)牙髓切断术

年轻恒牙牙髓切断术是在局部麻醉下去除冠方牙髓组织,用活髓保存剂覆盖牙髓创面以保存根部正常牙髓组织的方法。

1.适应证

(1)年轻恒牙龋源性、外伤性或机械性露髓,不能行直接盖髓术者。

(2)年轻恒牙牙髓感染局限于冠髓而根髓尚未受到侵犯的冠髓炎。

2.治疗步骤

年轻恒牙牙髓切断术的治疗步骤与乳牙牙髓切断术相似:①术前摄取 X 线片;②麻醉与隔湿;③去腐、制备洞型;④揭髓室顶、去冠髓;⑤牙髓断面处理;⑥充填。

年轻恒牙牙髓切断术的主要目的是保留根髓健康活力,促使牙根继续生理性发育,因此,用于年轻恒牙牙髓断面处理的药物应有活髓保存功能,常用的有氢氧化钙、MTA 等,目前最常用的仍然是氢氧化钙。乳牙牙髓切断术中使用的牙髓断面处理剂如甲醛甲酚、戊二醛等具有组织固定作用,且有渗透性,禁止应用于年轻恒牙。

随着牙髓生物学研究的进展,在牙髓切断术的基础上,有学者提出了一种保存更多牙髓组织的方法,即部分牙髓切断术。部分牙髓切断术只需去除露髓孔下方炎症性或感染性牙髓组织,保留所有未被感染的健康牙髓组织,主要适用于年轻恒牙外伤性或龋源性露髓。

3.定期复查

年轻恒牙牙髓切断术后应进行定期临床和 X 线检查,首次复查可在术后 3 个月进行,以后周期为 6 个月。治疗后的牙齿,应牙髓活力正常,术后无敏感、疼痛或软组织肿胀等症状或体征;X 线检查应无病理性根吸收,无异常根管钙化,无根尖低密度影;一般术后 3 个月左右 X 线检查可观察到牙髓断面处有牙本质桥的形成,牙根继续发育。

年轻恒牙牙髓切断术的预后与患者的年龄、牙位及病变程度有关。牙髓切断术后,牙髓断面发生急性炎症反应或表层坏死。随着时间的推移可出现三种组织学变化:①断面处形成牙本质桥,牙髓面有排列整齐的成牙本质样细胞形成规则的牙本质,封闭根管口,使根髓保持正常活力;②断面处形成不规则钙化物;③断面虽有部分牙本质桥形成,但根髓已发展为慢性炎症,或发生内吸收。

目前,多数学者认为氢氧化钙牙髓切断术后根髓会发生进行性钙化,因此主张在牙根发育完成后,去除根髓,进行根管治疗。亦有学者认为,如果病例选择适当,操作过程中避免将氢氧化钙压入根髓组织,减少损伤,防止细菌感染,牙髓切断术后不一定会发生牙髓进行性钙化。因此,不必在牙髓切断术后进行牙髓摘除术。然而,值得注意的是,根管钙化、内吸收和牙髓坏死是牙髓切断术潜在的并发症,应要求患者在术后2~4年内定期复查。

以上介绍了年轻恒牙活髓保存治疗方法,即间接牙髓治疗、直接盖髓术、(部分)牙髓切断术等。如治疗成功,所有这些方法均可达到牙根形成的目的。所谓牙根形成,其实是一个组织学名词,它是指牙根生理性地继续发育、根尖孔形成。

根据牙根发育程度不同,牙根形成的时间不等,一般为1~2年。患者需定期随访,检查牙髓的活力及根尖发育的程度。如牙髓有不可逆性炎症或坏死,或有内吸收,应去除牙髓,进行根尖诱导成形术。

四、年轻恒牙感染牙髓的治疗方法

(一)根尖诱导成形术

根尖诱导成形术是指牙根未完全形成之前发生牙髓严重病变或根尖周炎症的年轻恒牙,在控制感染的基础上,用药物及手术方法保存根尖部的牙髓或使根尖周组织沉积硬组织,促使牙根继续发育和根尖形成的治疗方法。此方法首先由 Kaiser(1960)提出,而后,Frank(1966)作了许多研究。

年轻恒牙牙根发育不完全,根尖孔未形成,根尖呈开放状态。在年轻恒牙发生牙髓严重病变或根尖周感染时,由于开放的根尖无法形成有效的封闭,不能进行常规的根管治疗,因此治疗时首先须使其根尖闭锁。通过诱导患牙根尖钙化屏障的形成或诱导牙根发育不全患牙根尖继续发育、根尖孔形成均可达到根尖闭锁的目的。根尖诱导成形术成功与正确诊断及全面理解该治疗的生物学过程密切相关。

1.牙根未发育完全的年轻恒牙根端形态

牙根未发育完全的年轻恒牙根端形态有根端管壁喇叭口状(A)、根端管壁平行状(B)和根管壁内聚状(C)等。治疗时的根端形态取决于牙髓发生病变或发生坏死时的牙根发育,如果牙髓坏死早,牙根停止发育早,则可能是 A、B 型状态;牙髓坏死晚,牙根停止发育晚,则可能是C 型状态。A 型治疗较为困难,B、C 型治疗效果较为理想。

2.根尖诱导成形术所依赖的组织

年轻恒牙常由于外伤、龋病或牙齿发育异常等导致牙髓炎症或坏死。由于根尖区域多血管及细胞特性,即使牙髓炎症或坏死,牙根亦能继续形成。这是由于其根尖部的细胞具有潜在的分化能力,在炎症消除后能进行细胞分化,不仅继续形成根尖的牙齿组织,而且可使根尖周组织重建。年轻恒牙发生牙髓病变后,诱导根尖形成所依赖的组织有如下几种。

(1)根尖部残留的生活牙髓:可分化为成牙本质细胞,沉积牙本质,继续发育牙根,所形成的牙根近似于正常牙根结构。

(2)根尖端的牙乳头:牙髓破坏后,根尖端全部或大部分保留存活的牙乳头,分化为成牙本质细胞,使牙根继续发育。

(3)根尖周组织中的上皮根鞘:上皮根鞘在牙髓损伤后牙根继续发育中起着十分重要的作

用。一方面,上皮根鞘内有大量未分化细胞,这些细胞能进一步分化形成硬组织;另一方面,它能防止牙周膜细胞向根管内长入,导致根管内骨形成,使得牙根发育停滞。因此,临床治疗中应尽可能地保留它的活性。

若病变进一步发展,Hertwig 上皮根鞘完全被破坏,会导致正常牙根发育停止,但这并不意味着在根尖区域硬组织沉积的终结。一旦上皮根鞘被破坏,就不再有成牙本质细胞分化,但根尖区正常存在的成牙骨质细胞以及牙乳头中的成纤维细胞可以形成硬组织。

3. 根尖诱导成形术的适应证

(1)牙髓炎症已波及根髓,而不能保留或不能全部保留根髓的年轻恒牙。

(2)牙髓坏死或并发根尖周炎症的年轻恒牙。

4. 根尖诱导成形术操作步骤

根尖诱导成形术遵循根管治疗术的基本原则,在根管预备、根管消毒和根管充填的步骤中,加强了根管消毒,并增加了药物诱导。消除残留牙髓和根尖周组织的炎症,并通过药物诱导作用,保护根尖部的生活牙髓和牙乳头,恢复上皮根鞘的正常功能是促使牙根继续发育和根尖形成的必要条件。

常规根尖诱导成形术治疗包括两个阶段:第一阶段,消除感染和尖周病变,诱导牙根继续发育或诱导根尖钙化屏障形成;第二阶段,永久性根管充填和患牙修复。两个阶段之间的间隔时间或牙根继续发育所需时间不等,为 6 个月至 2 年。其时间的长短和牙根原来的长度、根尖周炎症的程度以及患者的机体状况等有关。

(1)第一阶段

1)术前 X 线片:治疗前须拍摄 X 线片,了解根尖周病变和牙根的发育情况,帮助确定牙根工作长度。

2)常规备洞开髓:制洞开髓的位置和大小应尽可能使器械直线方向进入根管。

3)根管预备:对于有急性症状的患牙,应先做应急处理,开放根管,建立有效引流,待急性炎症消退后再继续治疗。由于年轻恒牙根管壁薄,其根管预备也主要是通过化学方法去除根管内感染物质,要避免过度的机械预备切削牙本质,防止侧穿。

在进行年轻恒牙根管预备前,需参照术前 X 线片,估计根管工作长度。由于年轻恒牙牙根尚未发育完成,无明显的根尖狭窄处,常用的根管长度测量仪也不适用于年轻恒牙,临床上一般以 X 线片根尖末端上方 2 mm 处作为止点确定年轻恒牙根管工作长度。

在进行根管预备时,无论是机械预备还是化学冲洗,都应特别注意避免损伤根尖部牙乳头或上皮根鞘。由于年轻恒牙根尖孔大,临床中难以区分根尖牙髓组织和根尖周组织,机械预备时,应按预测的工作长度将扩锉针轻轻插入根管,沿着根管壁轻轻锉磨去除根管内感染物质,勿将根管器械超出根尖孔;用 2%～5.25%次氯酸钠溶液、3%过氧化氢溶液、生理盐水反复交替冲洗根管,清除残留的感染组织。冲洗时注意不要加压,以免将感染物质推出根尖。

4)根管消毒:吸干根管,封消毒力强、刺激性小的药物于根管内,如氢氧化钙制剂、木榴油、樟脑酚、碘仿糊剂或抗生素糊剂等。应避免使用刺激性药物,如甲醛甲酚、戊二醛等。根管封药消毒的时间一般为 2 周至 1 个月,直至无渗出或无症状为止。

彻底清除根管内感染物质、消除根尖周围炎症是促使根尖形成的重要因素。因炎症消除后,上皮根鞘才有可能诱导牙乳头分化为成牙本质细胞继续形成根尖部牙本质;诱导尖周组织分化为成牙骨质细胞形成根尖部牙骨质。

5)药物诱导:根管封药后若无症状,去除暂封物及原封药,再次进行根管冲洗,以去除根管预备未消除而由根管消毒药物导致变性的残髓组织;干燥根管,在有效的隔湿条件下,将能诱导根尖闭合的药物导入根管内,目前最常用的诱导药物是氢氧化钙及其制剂,然后用封闭性良好的材料充填患牙。若根管封药后症状持续,则需重复进行根管消毒。

6)定期检查:进行根尖诱导成形术的患牙应定期随访,一般每3~6个月复查一次,直至根尖形成或根端闭合。复查时除了常规临床检查外,还应进行 X 线检查,观察根尖周情况和根尖形成状态。

目前,学者们对氢氧化钙更换频率仍存在争议。一些学者认为,增加换药频次可以提高根尖屏障形成速度;但也有研究认为,换药频率的增加并不能促进根尖钙化桥的形成。临床上应根据检查结果,视情况更换根管内药物。若根尖病变有扩大趋势,或根管内药物不密封或不完整,应更换根管内药物;若 X 线片观察到钙化屏障,也应打开患牙,将根管内氢氧化钙制剂冲洗干净,用纸尖轻轻探查根尖钙化屏障是否完全形成。如未完全形成,应重新进行根尖诱导,直到根尖屏障完全形成。

(2)第二阶段:永久性根管充填,修复患牙。

当 X 线片显示根尖形成或有钙化组织沉积,而且根管内探查根尖钙化屏障形成完全时,可行永久性根管充填,并用封闭性好的材料修复患牙。根管充填后可继续随访观察。

5.根尖诱导成形术牙根继续发育的类型

由于患牙治疗前的牙根发育状态和炎症程度不一,诱导之后并不是每例都能形成正常的牙根形态,有的仅是喇叭口的缩小或根尖端钙化物的封闭,其最终的牙根长度并非一致。对牙根未形成的牙,经根尖诱导成形术后,牙根发育状况分为 4 型(Frank)。

A. 根尖继续发育,管腔缩小,根尖封闭。

B. 根管腔无变化,根尖封闭。

C. X 线片上未见牙根继续发育,但根管内探测有明显阻力,说明根尖处有薄的钙化屏障。

D. X 线片上见在根端1/3处形成钙化屏障。

实际上这 4 种类型与患牙原来的牙髓、根尖周病变有关,A、B 型患牙为根管内或根尖端有残留生活牙髓,或牙乳头尚未损害的病例,经治疗使根尖延长,管腔缩小,根端封闭;C、D 型患牙为牙髓全部坏死或并发根尖周炎症的病例,经治疗使根尖处沉积硬组织屏障并出现明显阻力,而 X 线片未显示牙根长度和管腔变化。

6.根尖诱导成形术疗效评价的依据和标准

(1)评价的依据

1)根尖周炎症和病变愈合情况。

2)牙根继续发育状况。

(2)评价的标准

1)成功:根尖周病变消失,牙根延长,管腔缩小,根尖形成或根端闭合。

2)进步:根尖周病变消失,牙根延长,根尖未完全形成或形成极不规则。

3)失败:牙根未能延长,或根尖周病变未见缩小或消失。成功与进步为有效,失败为无效。

(二)根尖屏障术

尽管众多临床研究显示常规根尖诱导成形术治疗牙髓病变坏死或根尖周感染的患牙成功率较高,但它也有许多缺点:①治疗周期长;②需多次就诊,这既增加了治疗外的时间和费用,又要求患者及家长有良好的依从性;③临时修复材料脱落或封闭性不佳会导致根管内再感染,延长治疗时间或导致治疗失败;④氢氧化钙根尖诱导成形术,由于长期使用氢氧化钙制剂还会增加患牙根折风险。

基于这些原因,有学者提出根尖屏障术。根尖屏障术是指用非手术方法将生物相容材料充填到根管根尖部,即刻在根尖部形成一个人工止点。

文献中报道用于根尖屏障术的材料较多,如磷酸三钙、冻干骨、冻干牙本质及 MTA 等,其中 MTA 应用最为广泛。众多临床研究显示,MTA 根尖屏障术是治疗牙髓坏死、发育不完全患牙的有效方法,可作为氢氧化钙根尖诱导成形术之外的另一选择。在欧美国家,MTA 根尖屏障技术已成为治疗根尖开放无髓患牙的标准方法。

在完成根管清理和消毒后,根据 X 线片,使用特殊器械或根管充填器将调拌好的 MTA 置于根尖区,在 MTA 表面放置湿棉球,暂时充填患牙。几天后就可以完成根充,并可在根管内进行桩核修复或树脂加固,进行永久性修复。MTA 一旦固化就无法从根管内取出,如有必要进行再治疗,则只能通过根尖手术。因此,对根管和牙本质壁的彻底清创和消毒是必不可少的。

与氢氧化钙根尖诱导成形术相比,MTA 根尖屏障技术具有许多优点:①疗程短,对患者依从性要求低;②MTA 具有良好的生物学封闭性能,可提高治疗成功率;③可降低根折发生率。

(三)牙髓血管再生治疗

近年来,学者们发现在没有发育完全的牙根端组织中存在根尖周牙乳头干细胞,这种干细胞的生物学功能与牙根形成密切相关。体外研究发现根尖牙乳头干细胞可形成伴有血管的牙髓样组织,且能在根管壁形成厚度均匀一致的新生牙本质样组织。在此基础上,有学者实验性地通过牙髓血管再生的方法让牙根继续发育,取得了较好的临床效果,牙根继续发育,并伴有牙根的延长和根管壁增厚,但该技术目前还在研究阶段。

五、年轻恒牙牙髓病根尖周病的治疗药物

(一)氢氧化钙制剂

氢氧化钙(calcium hydroxide,CH)及其制剂自 20 世纪 20 年代 Hermann 首次应用于牙髓病治疗以来,已有几十年的历史,至今仍应用于临床。

氢氧化钙[$Ca(OH)_2$]为白色粉末,化学性质稳定,可溶于水并可解离成钙离子,$Ca(OH)_2$不论用于盖髓、根尖诱导成形,还是根管消毒,其独特的作用可能均来源于它自身的特性,即它的强碱性(pH 为 9~12)和钙离子的共同效应。

1.氢氧化钙——盖髓剂

盖髓剂是覆盖于深洞底或牙髓面上所有保护性材料的总称。它的作用除隔绝外界刺激,控制牙髓炎症,恢复牙髓健康和功能外,还可促进牙髓自身修复。理想的盖髓剂应具备以下性能:①有良好的生物相容性,对牙髓无刺激性和无毒性;②有促进牙髓组织修复再生的能力;③有较强的杀菌、抑菌能力和渗透作用;④有良好的封闭性;⑤药效稳定而持久,使用方便等。至今,现有的盖髓剂尚不能同时满足这些条件,氢氧化钙及其制剂应用已几十年,仍是目前应用最广泛的盖髓剂。

牙髓暴露后,损伤牙髓的理想愈合形式是牙本质桥的形成。牙本质桥的形成是牙髓修复

的表现特征。氢氧化钙作为盖髓剂,盖髓后组织愈合的特点是:①以坏死层形成为特性,牙本质桥在盖髓剂下方一定距离形成;②牙本质桥由骨样牙本质和管样牙本质组成,随着时间延长,骨样牙本质减少,管样牙本质增多;③牙髓组织短期内有轻度炎症,随后炎症消退,牙本质桥下方的牙髓组织基本维持正常状态,由此可见,氢氧化钙作为首选的盖髓材料并广泛用于临床是有依据的,其依据可能在于它具有稳定的促进牙髓、牙本质修复的作用特性。

但是,氢氧化钙作为盖髓剂仍有其局限性:①强碱性造成与之接触组织发生变性和坏死,具有较强的组织和细胞毒性;②还需增加一些防腐抗菌、促进黏性、便于操作的药物成分配制成氢氧化钙制剂,通常是在制剂中加入碘仿后配制成氢氧化钙碘仿制剂;③封闭性较差。

2. 氢氧化钙——诱导剂

在根尖诱导成形术中,将可促进根尖组织屏障形成的氢氧化钙制剂称为诱导剂。诱导剂的作用是控制根管内感染,消除包括残留根尖端牙髓、牙乳头、尖周组织炎症,恢复并促进它们的修复功能,从而达到使根尖继续发育或根端闭合的目的。

$Ca(OH)_2$ 具有诱导作用,其诱导作用同样来源于它的强碱性和钙离子的共同效应。$Ca(OH)_2$ 制剂是目前诱导根尖形成的首选药物,其成功率不等,达 $74\% \sim 96\%$。但是,$Ca(OH)_2$ 作为诱导剂,临床应用时也有其局限性:①$Ca(OH)_2$ 水糊剂难以充填至根尖或难以充填密合。只有当 $Ca(OH)_2$ 糊剂与残存的牙髓或结缔组织密切接触才会有理想的牙骨质沉积封闭根尖,否则所形成的根尖硬组织屏障不完全或很不规则。②$Ca(OH)_2$ 是易被炎性组织吸收的糊剂,若根尖周炎症未消除,超填的糊剂可被吸收,而且糊剂吸收后,根尖周的炎性组织可进入根管,破坏根尖的正常修复。

针对 $Ca(OH)_2$ 易被吸收的局限性,对于有根尖周病变的患牙,应加强根管消毒,当控制根管感染,消除尖周炎症后再应用 $Ca(OH)_2$ 制剂其诱导作用才能奏效。

3. 氢氧化钙——根管消毒剂

近年来鉴于临床常用的根管消毒药物,如甲酚甲醛、木榴油(愈创木酚)、樟脑对位氯酚、麝香草酚等酚、醛类药物有较强的细胞毒性和半抗原性,人们致力于寻找既有消毒能力,又对机体、组织无明显损害的药物用于根管消毒。于是,在众多牙髓病治疗药物中人们发现,$Ca(OH)_2$ 既可控制根管感染,又可减少根管治疗期间疼痛的发生,可作为根管消毒剂。它作为根管消毒药,显著优于传统的酚醛类药物。

由于 $Ca(OH)_2$ 对根管内多种细菌有杀伤作用,可灭活内毒素,并可渗入牙本质小管发挥杀菌作用,效果明显,而且刺激性小,完全无毒,同时 $Ca(OH)_2$ 可促进根尖周骨组织修复,并可促进根尖孔封闭等,故 $Ca(OH)_2$ 成为当前最受关注的年轻恒牙根尖周病治疗的根管消毒剂。

在控制根管感染、消除根尖周炎症时,将 $Ca(OH)_2$ 制剂封入根管内 $1 \sim 4$ 周可获得良好的根管消毒作用,经更换封药并当炎症消除后,$Ca(OH)_2$ 的封药时间可延长到 $3 \sim 6$ 个月,此时的 $Ca(OH)_2$ 则主要起诱导作用。

总之,氢氧化钙做根管消毒剂的有效性与它具有的抗菌性、灭活内毒素及对牙本质壁的渗透作用有关。

除此之外,$Ca(OH)_2$ 还具有以下优点:①溶解速度慢,有持续消毒效果;②不致敏;③具收敛性,对根管有渗液者有良好效果;④强碱性可使蛋白质变性水解,能溶解根管内坏死牙髓组织,有利于清洁根管;⑤不使牙变色;⑥不刺激根尖周组织;⑦价廉和使用方便。

　　氢氧化钙既可作盖髓剂,又可作诱导剂,还可作根管消毒剂,它在牙髓根尖周病的治疗中,特别是在儿童年轻恒牙牙髓根尖周病的治疗中的广泛作用是其他牙髓病治疗药物难以替代的。

(二)矿物三氧化物凝聚体

　　矿物三氧化物凝聚体(mineral trioxide aggregate,MTA)自 1993 年 Lee 等首次报道以来,已广泛应用于牙髓治疗。MTA 由粉和液体制剂组成,主要成分为硅酸三钙、硅酸二钙、铝酸三钙、铝酸四钙,主要离子成分为钙离子,与牙体组织成分相近,强碱性,调拌后 pH 为 10.2,与氢氧化钙的 pH 相近,有 X 线阻射性,更重要的是,因该制剂具有优良的组织相容性、诱导作用、边缘封闭性及低细胞毒性而可应用于临床,可用于包括活髓保存治疗、根尖诱导成形术、根尖倒充填和穿孔修复等治疗。其优点如下所述。

　　(1)MTA 诱导修复性牙本质形成的效果优于氢氧化钙,是一种效果较好的盖髓剂。

　　(2)MTA 作诱导剂进行根尖诱导成形术可以避免使用传统 $Ca(OH)_2$ 造成的治疗时间和封闭效果的不确定性,可以减少复诊次数。

　　(3)MTA 具有抗菌性,它的抗菌性可能也与其较高的 pH 有关。

(曹　艳)

第五节　乳牙及年轻恒牙的拔除

　　儿童时期乳牙及年轻恒牙对建立正常的恒牙𬌗起着重要作用,应尽可能避免乳牙的早失和年轻恒牙的缺失。然而,因生理性替换以及严重的牙体疾病或牙外伤等不能设法保留患牙的情况下,拔除乳牙和年轻恒牙也是必要的。儿童时期的拔牙指征与成人不尽相同,医师应严格地掌握拔牙适应证。儿童的拔牙单从技术层面而言,与成人相似甚至较成人简单,但是,由于儿童往往对注射麻醉、牙钳拔牙等怀有恐惧感,因此,作为儿童口腔科医师,应全面了解儿童的心理特征及生长发育特点,掌握儿童行为管理及疼痛控制的方法,以仔细、轻巧和娴熟的技能,亲切的态度和语言,消除儿童的恐惧,尽力使儿童无痛苦,顺利地完成拔牙手术。

一、乳牙拔除

(一)乳牙拔除的适应证

1.不能保留的患牙

(1)牙冠破坏严重,或因龋已形成残冠、残根状,已无法再修复的乳牙,只能考虑拔除。

(2)近生理性替换时的露髓牙,乳牙牙根吸收 1/3 以上,不能进行根管治疗者。

(3)根尖周炎的乳牙,根尖及根分叉区骨质破坏范围广,尤其是骨质破坏、炎症已涉及继承恒牙牙胚;或乳牙牙根因感染而吸收,乳牙松动明显;或乳牙根尖已露于牙龈外,常致局部黏膜发生创伤性溃疡者。

(4)乳牙因外伤无法保留者。如牙根于近颈部 1/2 区折断,或在骨折线上不能治愈的乳牙应拔除。

(5)有全身病灶感染迹象而不能彻底治愈的乳牙。如一些肾病、风湿病可能与病灶牙有关。

（6）其他因特殊治疗需要而应拔除的乳牙，如放疗区域的患牙。

2.因咬殆诱导需要拔除的乳牙

（1）替换期的继承恒牙即将萌出或已萌出、乳牙松动明显或已成滞留的乳牙。

（2）影响恒牙正常萌出的乳牙：如低位乳牙或埋伏阻生的乳牙，影响继承恒牙萌出，常使后者萌出位置异常；或在严重的第一恒磨牙异位萌出时，需要拔除第二乳磨牙，使第一恒磨牙顺利萌出。

（3）因正畸需要拔除的牙：在确认牙量和骨量不协调时，常采用顺序拔牙法，即为了一个恒牙的正常排列，可在拔除其先行乳牙外，多拔除一个邻近的乳牙。

3.其他

多生牙以及不能保留的新生牙或诞生牙。

（二）乳牙拔除的禁忌证

1.全身状况

（1）患血液病：如白血病、血友病、贫血、血小板减少症等血液病的活动期时，应转请儿科医师治疗疾病，不能随意拔牙；必要时可在儿科医师的检查、监护下进行拔牙。

（2）患内分泌疾病：患有艾迪生病（Addison's disease），即肾上腺皮质功能低下；巴塞多病（Basedow's disease），即甲状腺功能亢进；以及糖尿病患者。若不了解病情、未经药物治疗，匆匆拔牙，易发生休克。糖尿病患者拔牙后血块凝固迟缓，拔牙创愈合缓慢，易感染。

（3）患心脏、肾脏等疾病：有严重代谢障碍的心脏病患者，严禁拔牙。对症状轻的患者，可在儿科医师的检查、监护下行拔牙术。有肾炎病史的患者，拔牙前应检验肾功能后酌情处理。肾功能不全者，拔牙会使疾病恶化。

（4）急性感染、发热时也应避免拔牙。

2.局部因素

（1）虽为病灶牙，但局部根尖周组织和牙槽骨有急性化脓性炎症时，应在药物控制后再拔除，以免炎症扩散。

（2）同时伴有急性广泛性牙龈炎或严重的口腔黏膜疾病时，应消炎、控制症状后再拔牙。

（三）术前准备

1.做好解释工作、了解患儿健康状况

在拔牙前必须向家长说明该牙应拔除的理由，尤其是应让家长明确所拔的牙位，并一定要取得家长的同意。同时向家长了解患儿的健康状况，有无全身系统性疾病、有无药物过敏史等。尚应避免在患儿过累、空腹或过饱时行拔牙术。

在拔牙前应以亲切的态度和通俗的言语告知患儿拔牙的必要性，多以表扬和鼓励的语气激励儿童，赞扬其"勇敢、坚强"的表现。若估计会有点疼痛时，应真诚地告诉患儿：有点感觉，并说明这种疼痛是可以忍受的。绝不能让其有受骗之感，以免影响今后在治疗中的合作。

2.术前的临床准备

（1）器械的准备：准备好消毒的手术盘，内置消毒的口镜、镊子、麻醉用药及注射器、敷料以及适合拔患牙的牙挺、牙钳、骨膜分离器、挖匙等器具。手术盘应放在患儿不能直视的位置，以免增加患儿的恐惧感。

（2）药物过敏试验：用需作过敏试验的麻醉药物，对有或疑有药物过敏的患儿，在术前应作过敏试验,一般选用皮内注射试验法。获阴性结果才能应用该药物。

(3)清洁、消毒口腔:口腔卫生较差者术前应刷牙,清洁口腔。注射麻醉药的黏膜进针处尤其应注意消毒,进针前,可用1%的碘酊或0.5%碘伏涂布局部黏膜。

(4)检查患牙:在拔除前再次检查患牙,核对牙位,以免误拔。若备有X线片者,观察该牙牙根、病变范围、继承恒牙位置等,便于确定拔牙时掌握方向、顺利完成。

(5)麻醉:注射局部浸润麻醉和传导阻滞麻醉的要求与成人基本相似,应注意儿童的解剖特点,常用的麻醉剂是1%~2%利多卡因、4%阿替卡因和2%甲哌卡因。在松动明显、行将脱落的乳牙、黏膜下脓肿切开、注射的进针点处黏膜可选用4%利多卡因或2%丁卡因液、5%甲哌卡因喷雾剂等进行表面麻醉。

3.应考虑的其他问题

(1)充分了解乳牙解剖生理特点,避免损伤继承恒牙:乳牙牙冠比恒牙牙冠小,牙冠近牙颈1/3处较为隆起,乳牙拔牙钳的钳喙和手柄都应相对较小,而钳喙弯曲度应较大,以适应乳牙牙冠的外形。乳牙的牙根比恒牙牙根要小,但是它们在整个牙齿中占了大部分比例,乳磨牙根分叉角度比恒磨牙根分叉角度大,意味着拔除乳牙时牙槽窝扩展度也较大,同时儿童的牙槽骨较为疏松,有助于成功地拔除乳牙。乳磨牙根分叉比相对应的恒牙根分叉更靠近颈缘,用钳喙又长又突出的拔牙钳,如成人牛角钳样的牙钳是不可取的,这样可能会损伤其后继恒牙牙胚,在拔除下颌乳磨牙时尤应注意。

(2)拔牙的顺序:对儿童行拔牙术,原则上应避免涉及多个区段的同时拔牙。必要时,应掌握的拔牙次序是:两侧都要拔牙时,先拔有症状的牙齿;同侧上、下颌都要拔牙时,先拔下颌牙,再拔上颌牙。

(四)拔牙方法

乳牙拔除方法的原则与恒牙相类似,对乳牙解剖形态的了解有助于更顺利地拔除。选用与牙齿牙颈部相适合的牙钳很重要,牙挺的使用常可省略。但在拔除一些残冠、残根时,可使用牙挺,有时也可选用大号挖匙代替牙挺。

1.上颌乳前牙

牙根多为锥形,横断面呈三角形。又因生理性吸收而唇舌向呈薄片状。若用力摆动易使牙根折断,故应把拔牙钳的钳喙紧扣牙颈,稍加转动、慢慢脱臼、往牙槽窝外作直线牵引,能顺利地拔出。

2.下颌乳前牙

拔除时的手法与上颌乳前牙相似。慢慢转动、脱臼后,向上把牙从牙槽窝内拉出。应注意的是下颌乳前牙的牙根比上颌乳前牙的牙根细长,舌侧多有吸收,应避免折断。

有些下颌乳前牙是融合牙或双生牙,这些牙齿不宜使用旋转力,可以使用颊舌向的摇动力,配合使用牙挺,使之松动,向上作直线牵引,顺利拔除。

3.上颌乳磨牙

有3个牙根,极少数有4个根。在所有牙列中,上颌乳磨牙根分叉的角度最大,因此拔牙时牙槽窝扩展度也大,也就需要相应的上颌乳磨牙钳,紧扣牙颈线的近根端,放置拔牙钳后,先向腭侧用力以扩展腭侧的牙槽窝,再逐渐向颊侧用力拔除牙齿。如果整个腭面龋坏,拔牙钳在向颊侧用力时,钳喙容易滑脱,难以使牙齿向颊侧和𬌗方有足够的移动度,这时,因儿童牙槽骨较为疏松,术者可继续向腭侧摆动,增加牙齿的松动度。有时,也可在近中颊根、腭根的近中处,用弯头牙挺使之渐渐脱臼。牙钳尽力插入,把颈根部钳住,作颊腭向缓慢摆动,待完全脱臼后向牙槽窝外拉出。

4.下颌乳磨牙

有近远中2个根,有时有3个根。使牙作颊舌向摆动,扩展牙槽窝,拔除下颌乳磨牙。下颌乳磨牙钳同恒磨牙钳的设计相似,两个钳喙能紧扣牙颈近根分叉处。和拔上颌乳磨牙相似,也可先用牙挺使牙齿脱臼、松动,以牙钳作颊舌向摆动拔出。

在拔除乳磨牙时,应注意勿伤及其继承恒牙牙胚。若后者很近根分叉,乳牙牙根根尖弯曲,尤其是近中根根尖易弯曲。拔除时感阻力难以拔出时,可把牙冠分成近远中两片,分别拔出。切勿用力勉强拔除,以免把其继承恒牙牙胚亦一并拔出。

牙槽窝一般不作搔刮,以免伤及继承恒牙牙胚,但亦应去除残留的残片和肉芽组织。乳牙拔除后,应检查其牙根有无折断,区别牙根是生理性吸收还是折断。前者表面呈不规则的粗糙面,后者的断面是有光泽的光滑面。

(五)乳牙拔除后拔牙创的愈合

乳牙拔除后,由于根尖血管和牙周组织的撕裂,牙槽窝内有血液渗出,一般经15~30 min出血停止,凝结成血块。血凝块有封闭创口、防止感染、促进创口正常愈合的作用,又可促进形成肉芽。因此,保护好血凝块的存在对拔牙创愈合极为重要。

随后,随着牙龈组织的收缩及其结缔组织的生长延伸,使创面渐渐缩小,同时,来自牙槽骨壁的成纤维细胞及邻近的血管内皮细胞向血块内增生,血块机化、肉芽组织形成。以后,结缔组织渐渐由粗纤维性骨所替代,牙槽窝底有新的骨小梁形成。

有研究显示,乳牙拔除术后3周,牙槽窝内可见新生骨小梁,牙槽窝的全部修复、达到与周围骨质密度相同所需时间与儿童的年龄及原牙根尖是否存在病变有关,一般需(12.2 ± 0.6)周至(15.9 ± 0.9)周不等。年龄大及根尖有病变者,牙槽窝修复较慢。

(六)拔牙后的医嘱

拔牙后应向家长、患儿说明注意事项,嘱患儿咬紧创口上的止血棉卷,30 min后吐去,尽可能咽下口内唾液,2 h内勿进食,24 h内不可漱口,近日勿用创口处咀嚼,要保持良好的口腔卫生,建议术后1周复查,不适随诊。由于对象是儿童,应告之勿因好奇或异样感而以手指触摸伤口,以免感染。对注射麻醉的儿童,尤应防止儿童不自主地咬唇、颊等暂时麻木的黏膜而造成不必要的创伤。

(七)拔牙的并发症

儿童拔牙后的并发症较少而且轻微。

1.疼痛和出血

乳牙拔除后会出现一过性疼痛和出血,疼痛与组织创伤有关,一般会很快恢复,不需特殊处理,必要时给予口服索米痛片(去痛片)。创口内残留肉芽组织、牙槽骨局部的折裂、牙龈的损伤及稍大的血管破裂等,都可引起拔牙后出血。其处理原则同成人拔牙后出血的处理类似。乳牙拔除后大出血很少,但是一旦发生,一定要排除系统性疾病的可能,确保处理的正确和有效。乳牙拔除后一般不会发生干槽症。

2.牙根折断

儿童拔牙可能发生断根,如果乳牙牙根在拔除时折断,对易取的可见残片应及时取出;对取出困难或勉强取出易损伤继承恒牙牙胚或可能造成更大损伤的残片,不强求挖取残片。一些根尖部分折断的残片,暂可不取出,一般会随着恒牙的萌出而排出到牙龈表面。不能盲目挖探乳牙牙槽窝,以免损伤下面的恒牙胚。

3.拔除的乳牙误入呼吸道

这是一类罕见的严重拔牙并发症,应杜绝发生。这类情况多发生于不合作的幼儿,拔牙时可在患牙的舌侧或腭侧垫一纱布,防止拔出的牙齿滑脱被吸入呼吸道。一旦拔出的牙齿滑落在口腔中,应迅速用手或其他器械取出,或迅速翻转患儿体位,让其吐出。

若拔除的乳牙误入呼吸道,应立即抓持幼儿的双下肢,使其头低脚高,另一只手拍打背部中央,直到异物吐出来;另一个方法是,救护者从后方搂住患儿的腰部,用大拇指的背部顶住患儿上腹部,间断地向上向后,冲击性地推压,促使横膈肌压缩肺,产生气流,将进入气管的异物冲出。如试用上述方法无效时,应速送医院呼吸科急救,在纤维支气管镜下取出异物。

二、年轻恒牙的拔除

人的一生中,恒牙是咀嚼器官的重要组成部分,保护年轻恒牙对正常恒牙列的形成起积极作用,所以不能轻易地拔除年轻恒牙。但是由于年轻恒牙的解剖和组织结构特点、儿童时期的饮食条件、口腔清洁卫生状况等因素,年轻恒牙易患龋。尤其是第一恒磨牙萌出早、患龋率高、龋蚀进展快,若未及时检查和治疗,常致牙冠严重破坏,难以修复保留。又如上颌恒切牙常因外伤发生折裂,有些折裂类型是无法保留的,所以必要时还要拔除年轻恒牙。

(一)年轻恒牙拔除的适应证

(1)患牙因龋蚀等致牙冠严重缺损,或呈残冠、残根状,牙髓感染,丧失咀嚼功能,无法以充填或冠修复等方法修复者。

(2)根尖周病变严重、骨质破坏范围大,无法治愈者。

(3)外伤牙无法保留者。例如纵向的冠根折裂;外伤牙虽经保守治疗,但因并发急性根尖周炎、继发感染等而无法再保留等。

(4)因正畸需要拔除的牙。

(二)儿童第一恒磨牙的拔除

第一恒磨牙常因牙冠严重破坏而难以保留。即使根尖无明显病变,勉强修复保留并非恰当。因为常规修复并不能恢复牙冠应有的高度、𬌗关系及咀嚼功能。勉强修复亦不能长久保留该牙,甚至会引起对𬌗牙的伸长及邻牙的移位。从牙列的形成及功能等方面考虑,可选择拔除损坏严重的第一恒磨牙,让第二恒磨牙移位替代第一恒磨牙,但是适应证的掌握非常重要。患儿年龄宜在8~9岁。第二恒磨牙尚未萌出,牙冠虽已形成而牙根尚未形成,牙胚位于第一恒磨牙颈线以下。若第三恒磨牙先天缺失,则不宜采用此法。

若患儿已不适用上述替代法,例如年龄偏大,第二恒磨牙虽未萌出,但牙根已大部形成,不易移位替代时,应对第一恒磨牙尽量作暂时性的保守治疗,维持至第二恒磨牙萌出后再拔除第一恒磨牙,作义齿修复。

拔除年轻恒牙时期的第一恒磨牙并不十分困难,此时期的牙槽骨并不坚硬,但此时的患牙往往是残冠甚至残根状态,牙钳喙缘难以钳住牙颈部,易夹碎,这时可以使用分根技术,分根后按单根分别拔除。上颌第一恒磨牙分根后即形成三个单独的锥形牙根,而下颌第一恒磨牙分根后即形成两个扁形牙根,易于拔出。在使用牙挺时,应注意尽量避免过多伤及骨质。也可应用一些微创器械,用手力离断牙周膜,扩大间隙,最终拔除牙根。

在拔除第一恒磨牙时,如果发生断根,应仔细评估断根情况,在第二恒磨牙未萌出时,不能盲目探查第一恒磨牙远中根牙槽窝,以免损伤第二恒磨牙牙胚。

(三)前磨牙的拔除

前磨牙常因正畸减数的需要,或者因为严重的牙体牙髓病变而无法保留时,需要考虑拔除,第一前磨牙是正畸减数时最多考虑的拔牙选择。上颌前磨牙是扁根,断面呈哑铃形,在根尖 1/3 或 1/2 处常常分为颊、腭两个较细的根,应特别注意防止该处牙根折断。拔除时钳喙尽量深入牙颈部,先向颊侧小幅摇动,感到阻力后,转向腭侧,来回反复,逐渐增加幅度,同时向下、向颊侧远中用力牵引。拔除上颌前磨牙时不宜使用扭转力,以免断根。下颌前磨牙是锥形单根牙,断面为扁圆形,有时根尖会向远中略弯,该区域颊侧骨壁较薄。拔牙时以颊舌向摇动,结合小幅度扭转,同时向上、向颊侧远中牵引。

(曹　艳)

第六节　多生牙的拔除及阻生牙的开窗助萌

一、多生牙拔除

(一)多生牙拔除的适应证

(1)影响周围邻牙正常萌出的多生牙:如果多生牙的存在导致恒牙的迟萌、阻生或错位萌出等,应及时拔除。

(2)因正畸需要或妨碍正畸移动牙齿的多生牙。

(3)引起邻牙间隙甚至导致邻牙牙根吸收的多生牙。

(4)造成牙列拥挤,影响面容美观的多生牙。

(5)引起牙源性囊肿如含牙囊肿等病理变化的多生牙。

(6)在鼻腔或上颌窦内萌出并出现相应部位症状的多生牙。

萌出的多生牙应及时拔除,以利邻近恒牙顺利萌出,减少恒牙的错位。未萌出的多生牙即埋伏的多生牙,也常称为埋伏牙。一般来说,只要儿童能够耐受手术治疗,可以尽早拔除埋伏多生牙,早期多生牙发育不完全,牙体较小,容易拔除,特别是一些倒置的埋伏多生牙,随着不断的生长发育,牙冠向深部生长,拔除会更难;如果没有出现病理改变以及没有导致正畸相关的问题,有些深部的埋伏多生牙可以不处理。然而,这类牙齿要定期接受临床和影像学检查,一旦出现病变就能被发现并及时治疗。当多生牙近似正常牙,牙根有足够长度时,或因多生牙的存在造成正常切牙的牙根吸收,或弯曲畸形,可拔除正常切牙而保留多生牙来代替正常切牙。

(二)埋伏多生牙的定位

为确定埋伏的多生牙的数目和在颌骨内的位置,X线片的检查是必不可少的,埋伏多生牙的定位往往是决定手术成败的关键。

1. 根尖片

根尖片是最简单的确定埋伏多生牙位置的方法,但单张根尖片只能二维地显示埋伏多生牙近远中向和垂直向的大致位置,临床上往往通过摄两张或两张以上不同角度的根尖片,对比埋伏牙和邻牙的相对移动距离,可以推断埋伏多生牙位于邻牙的唇(颊)侧还是舌(腭)侧,这种技术称为埋伏牙定位片。

2.全口牙位曲面体层 X 线片

这也是临床常用的确定埋伏牙位置和数目的方法,但同样只是二维位置的显示,在确定埋伏牙的唇(颊)舌(腭)侧位置方面没有帮助。上颌侧位体层片是一种准确定位埋伏多生牙唇(颊)舌(腭)侧位置的方法,较定位根尖片直观。

3.锥体束 CT 片

近年来随着影像学技术的发展,可用三维成像的牙科专用锥形束 CT 对多生牙进行精确定位。锥体束 CT 扫描并对其图像进行三维重建,是目前比较理想的判定埋伏多生牙位置的技术,可以清楚地显示埋伏多生牙在骨内的位置、方向、离唇腭侧骨皮质的距离,以及它们与邻近恒牙等重要结构的关系。这对确定临床手术进路和方法有非常精确的指导意义。

(三)多生牙的拔除

拔除正常牙弓位置上已萌出的多生牙并不困难,多生牙一般呈锥形,牙根较短,牙钳从唇舌向紧扣牙颈近根部,然后轻轻使用与牙体长轴方向一致的旋转力就能拔除。唇颊侧萌出的多生牙几乎没有支持的骨组织,容易拔除,可以在近远中向使用直钳加轻的旋转力,顺利拔除。腭侧错位的多生牙在不能用拔牙钳拔除时,可用牙挺。

埋伏多生牙拔除需要术者进行充分的术前准备,也需要儿童患者的积极配合,有时还需要在全身麻醉或镇静下完成。一般选用局部浸润麻醉,对埋伏较深的多生牙可采用眶下神经阻滞麻醉和鼻腭神经阻滞麻醉。位于邻牙唇侧或邻牙牙根间的多生牙,多选用牙槽突唇侧弧形切口或唇侧龈缘梯形切口;位于邻牙腭侧的,常选用腭侧龈缘切口;对于埋伏很深,位于邻牙根尖上方且偏腭侧的多生牙,唇侧进路可能较腭侧进路更易于操作。确定手术进路后,翻瓣去骨,术区视野一定要好,特别是在所要拔除的埋伏牙与其他要保留的未萌牙很接近时,必须很清楚地辨别要拔除的牙和未萌的邻牙。暴露牙冠的最宽处,用牙挺挺出。

二、阻生牙的开窗助萌

(一)临床特点

上颌前牙骨埋伏阻生是临床上常见的问题,是造成错𬌗畸形的常见原因,对牙弓形态、咬合功能、颞下颌关节的健康以及美观影响较大。对于这类埋伏阻生牙,临床上多选择牙槽外科手术开窗结合正畸牵引的方法治疗。上颌前牙埋伏阻生的主要原因是牙胚位置异常和萌出道障碍,因此,对于牙根已形成、缺乏萌出动力,而未能萌出的埋伏阻生牙,均可考虑进行手术开窗导萌。

针对那些只有软组织阻力导致恒牙萌出困难者,临床上采用切龈助萌术。这类情况多由于乳牙过早脱落,儿童习惯用牙龈咀嚼,导致局部牙龈角化增生、牙龈肥厚,坚韧的牙龈组织阻碍恒牙萌出,多见于上颌前牙。临床上往往可以在牙龈上看到牙冠切缘的外形。

(二)手术要点

1.术前检查

由于引起上前牙埋伏阻生的原因是多方面的,根据患牙不同位置、不同需要拍摄全口牙位曲面体层片、根尖片和咬合片等,确定埋伏阻生牙的位置,有条件最好摄 CT 片,锥体束 CT 扫描并对其图像进行三维重建,是目前比较理想的判定骨埋伏阻生牙位置的技术,可以清楚地显示阻生牙在颌骨内的位置、牙冠萌出方向以及萌出通道上可能存在的阻力等情况,以便确定手术径路和方案。

同时,X 线片可以了解受阻牙齿的牙根发育状况。若牙根弯曲,牙轴方向异常,或存在其他障碍,助萌术后牙齿也难以萌出。若手术时机掌握不当,过早地实行切龈术,但牙齿尚缺乏萌出动力,切开处有重新愈合的可能,这时可以形成更坚韧的瘢痕组织,以后牙齿的萌出将会更加困难。

2.手术方法

(1)开窗导萌术:常规口外、口内消毒,铺手术孔巾,在局麻下切开埋伏牙上黏膜,切至骨膜下,沿骨膜下翻开黏骨膜瓣,用高速手机或骨凿去除埋伏牙表面覆盖骨质,暴露埋伏牙牙面,暴露牙冠最宽径,使暴露的牙冠面比所粘接的正畸附件大,窗口填塞碘仿纱条,压迫止血,防止创面感染和创面粘连,为术后的正畸牵引做准备。术后 2~3 d 复诊,粘接正畸托槽、舌侧扣或牵引钩。也可根据手术创口情况,在行开窗手术时即刻粘接正畸牵引附件,粘接过程中注意充分止血,良好隔湿,保证正畸附件粘接牢固。

闭合式开窗导萌法是目前多数学者推荐的术式,其优点是可以形成美观的龈缘外形和良好的牙周附着。手术切口从牙槽嵴开始,延伸至埋伏牙相邻两牙的近远中轴角处,在唇侧做一梯形切口,翻开梯形黏骨膜瓣,用高速手机或骨凿去除埋伏牙表面部分牙槽骨及导萌道上的致密骨组织,暴露埋伏牙牙冠形成一萌出通道。如果需要时,位于腭侧的埋伏牙一般就近切开暴露,暴露埋伏牙牙冠的面积要与正畸附件的粘接面相适应。充分止血隔湿,粘接正畸牵引附件。用 0.3 mm 不锈钢丝结扎于牵引附件上作为牵引丝,从牙槽嵴顶的切口或从所需牵引方向的黏骨膜瓣中穿出,然后缝合伤口。牵引丝末端弯成小拉钩。术后 1 周拆线后即可进行牵引导萌。

(2)切龈助萌术:在局部麻醉下,切除受阻牙切缘部位增厚的龈片组织,暴露整个切缘,牙冠周围稍做分离,术后止血。一般情况下牙齿即可很快萌出。

(曹 艳)

第七节　儿童牙冠折

冠折分简单冠折和复杂冠折。简单冠折指的是牙冠折断牙髓未暴露的患牙,包括牙釉质损伤、牙釉质折断和牙釉质-牙本质折断。复杂冠折指的是牙冠折断牙髓暴露者。

一、简单冠折

(一)牙釉质裂纹

牙釉质裂纹是牙受外力打击后釉柱发生折断,其折断止于釉质内或达釉牙本质界处,但没有出现牙结构的缺损,又称牙釉质裂纹。

1.临床特征

牙釉质裂纹细微,走向无一定规律,有水平方向或垂直方向,也有的呈细微杂乱的粉碎状。

这些不同的表现可能与外力打击或撞击的大小、方向或撞击物体的形状有关。检查时,可借助于由切缘平行于牙长轴的平行光、垂直于牙长轴的垂直光或由舌侧透射至唇面的透射光进行检查,可看到清晰明显的釉质裂纹。

应考虑到的是牙受伤后即使仅有釉质裂纹的表现,但因牙齿受伤时牙周和牙髓组织也可能同时受到不同程度的损伤,从而出现牙周和牙髓组织损伤的症状,如咬合痛、叩痛与牙松动度的变化及冷热温度刺激的敏感症状等。

2.诊断要点

借助于投射光的强度和方向变换可检查牙釉质裂纹。

3.治疗原则

(1)通常不做处理。

(2)为防止食物或饮料色素,如果汁、可乐、咖啡等渗入损伤的裂纹中引起色素沉着,或细菌与毒素浸入裂隙并刺激牙本质,可采用复合树脂黏结剂、流动树脂等封闭釉质表面或用防护涂料局部涂敷。

(3)若釉质损伤伴有牙周、牙髓组织损伤并出现症状时应优先对症治疗。其中包括调和、制作全牙列𬌗垫,避免咀嚼使患者休息,尽早恢复。

(4)严密追踪观察,监测患牙牙周、牙髓状况,直至症状消失,或牙根继续发育为止。

(二)牙釉质折断

牙釉质折断又称单纯牙釉质折断,是指牙受外力打击后仅发生牙釉质的牙体组织缺损,其深度局限于牙釉质,而牙本质未暴露。

1.临床特征

牙釉质折断常发生在牙的切角或切缘处,一般无明显症状,仅表现为断面粗糙,其粗糙面可磨损唇颊黏膜而感觉不适。有的釉质折断可伴发釉质裂纹,同时出现水平、垂直或粉碎状的细微纹络,借助于不同强度和不同方向的光线照射可查看到其中的纹络。此外,通过 X 线片检查,可显示牙冠损伤程度,牙缺损与髓腔关系。同时可显示儿童恒牙的牙根发育状况及是否有根折、根尖周组织是否有异常等。

牙受伤后,不论牙体组织是否有缺损,或缺损多少,其牙周和牙髓组织都有可能受到伤害,由此出现它们受损伤后的相应症状。

2.治疗原则

(1)细小的釉质折断,通常不做处理。

(2)折断边缘锐利粗糙者,可适当进行调和及抛光。

(3)较大范围的釉质缺损,采用牙色复合树脂进行美学修复,并精细抛光。

(4)若釉质折断伴有牙周、牙髓组织损伤应随诊观察,待症状消失后再行牙冠修复,或及时牙冠修复后再随诊观察,一旦出现异常,再行治疗。

(三)牙釉质-牙本质折断

牙釉质-牙本质折断又称牙冠折断牙髓未暴露。

1.临床特征

当牙釉质-牙本质折断或牙本质暴露后,常可出现以下症状。

(1)牙本质敏感症状或冷热温度刺激疼痛症状,其疼痛程度与牙本质暴露的面积和牙发育程度有关。若牙本质暴露面积越大,越接近牙髓,其刺激性疼痛的症状就越明显。

(2)儿童年轻恒牙外伤冠折暴露牙本质后,不论暴露面积大小,都可能出现刺激性疼痛症状。这是因为年轻恒牙牙本质较薄,距离牙髓组织较近;且牙本质小管较粗大,外界任何刺激都可能通过粗大的牙本质小管传至牙髓。此外,若牙本质暴露未得到及时治疗,除物理化学刺激外,细菌及其毒素也可通过牙本质小管侵入牙髓而引起牙髓病变出现其相应的症状。

(3)牙受伤时,牙周、牙髓组织也可能同时受伤,从而出现受伤后相应的临床症状。

2.治疗原则

年轻恒牙髓腔大、髓角高、牙本质小管粗大,一旦牙釉质、牙本质折断,其治疗原则是保护牙髓避免外界刺激,恢复牙正常形态和功能。不论牙本质暴露多少,都应行护髓治疗或间接盖髓术,保护牙髓后再行牙冠修复。

(1)无明显牙周、牙髓组织损伤症状的患牙,可在断面护髓之后采用牙色复合树脂修复折断缺损处;或采用患者保存的牙折裂片和树脂黏结法,将折裂片准确复位并黏结于患牙的断端,恢复患牙的形态与生理功能。

(2)伴有牙周、牙髓损伤症状的患牙,在断面护髓之后暂时修复,同时进行调𬌗与松牙固定,或制作佩戴全牙列𬌗垫,待症状缓解或消失后再行牙冠修复。

(3)护髓治疗或间接盖髓术后追踪观察牙髓活力、根尖周变化及牙根继续发育状况。一旦出现异常,则应采取相应的治疗措施。

二、复杂冠折

复杂冠折又称牙冠折断牙髓外露,是指牙冠损伤造成牙体组织实质性缺损,包括牙釉质、牙本质的缺损及牙髓暴露。分牙冠的横折、斜折和纵折。不论是何种冠折,折断后牙髓均已外露。

(一)临床特征

由于牙釉质、牙本质折断并牙髓暴露,应有以下表现。

(1)暴露的牙髓呈粉红色,有的有血液渗出;有的牙髓发绀呈紫黑色为牙髓淤血;有的牙髓呈灰白色为牙髓缺血。

(2)牙髓暴露处有明显触痛和探痛,患儿不敢用舌舔患牙的露髓部位。

(3)冷热刺激极为敏感,甚至影响患儿进食。

(4)若露髓孔较大,而且露髓后未能及时就诊治疗,常见牙髓组织从露髓孔处增生形成牙髓息肉;若露髓后被感染,则可引起牙髓炎症甚至牙髓坏死、根尖周炎症。

(5)患牙可能有咬合痛、叩痛和松动度。

(6)X线片可显示牙冠缺损、髓腔暴露,同时可显示牙根发育状况,是否有根折或移位及是否有根尖周组织异常表现等。

(二)诊断要点

(1)牙外伤史。

(2)复杂冠折均可见明显的折断面或折断线,并可出现牙本质外露与牙髓外露现象,以及与此相应的牙本质敏感症状和牙髓外露的明显探痛与触痛等。

(3)X线片显示牙冠缺损、缺损与髓角相连及牙根发育状况、是否有根折和根尖周异常等。

(三)治疗原则

因生活牙髓是儿童年轻恒牙继续发育的基础,而且其牙髓组织血供丰富、抵抗能力和修复能力较强,故年轻恒牙冠折露髓后的治疗原则应是尽可能够保存生活牙髓;即使不能保存全部生活牙髓,也应保存部分生活牙髓。

其中,具体治疗方案的确定则须依据患牙的牙根发育状况、牙髓暴露的大小、污染程度及外伤后的就诊时间等因素综合考虑。治疗方法有直接盖髓术、活髓切断术和根尖诱导成形术等。对于儿童牙根已发育完成的恒牙,可行去髓术,在完善的根管治疗基础上,采用牙色树脂或自体冠修复折断的牙冠。

1.直接盖髓术

直接盖髓术是牙冠折断牙髓外露保存全部生活牙髓的治疗。适于外伤时间较短(2～3 h),露髓孔不大(针尖大小或约为 1 mm)的患牙。

清洗断冠、覆盖盖髓剂,直接盖髓后采用牙本质黏结和牙色树脂修复,或自体断冠黏结修复,一次完成治疗,随后观察。但多数情况下是盖髓后暂时修复,定期观察,待露髓孔闭合后(需 8～12 周)再行牙冠修复,二次治疗可以避免外伤冠折露髓后诸多不确定因素对治疗效果的影响。例如,牙周、牙髓组织损伤对复杂冠折直接盖髓术疗效的影响。

2.冠髓切断术

冠髓切断术分为部分冠髓切髓术和全部冠髓切除术,是牙冠折断牙髓外露,保存部分生活牙髓的治疗:①局部麻醉,沿着露髓处或舌面窝开髓,磨去冠髓或部分冠髓;②生理盐水冲洗清创与止血;③立即覆盖氢氧化钙盖髓药;④基底材料,玻璃离子暂时充填观察。由于保留了部分生活牙髓,使未发育完成的牙根继续发育成熟。切髓术是儿童年轻恒牙冠折露髓的首选治疗。有研究报道,部分切髓术的成功率约为 90%,完全切髓术术后成功率约为 75%。

但是,各类活髓保存治疗的外伤牙,术后均有可能出现髓腔或根管的牙髓钙化变性。因此,为了中止术后所发生的持续钙变过程,尤其是对需利用根管桩核进行冠修复的患牙,在牙根继续发育之后,须及时去除全部牙髓进行根管治疗,并及时采用牙色树脂修复缺损折断的牙冠,以保持外伤牙的三维间隙。

3.根尖诱导成形术

根尖诱导成形术是针对根尖未发育完成的年轻恒牙,牙外伤后未能及时就诊,导致牙髓发生严重病变,甚至发生牙髓坏死并发根尖周炎症时的一类治疗。其治疗特点是在去除坏死牙髓并控制根管内感染和尖周炎症的基础上,经药物诱导,促使牙根继续发育或促使根端闭合。根尖诱导成形术的疗效和效果不仅取决于牙髓和根尖周病变的程度,而且取决于就诊时牙根发育程度和患儿健康状况。因此治疗较为困难,疗程较长。若通过根尖外科治疗,虽可消除尖周炎症并可使根端闭合,但难以使牙根继续发育。而牙髓血管再生治疗,仅适用于根管尖端残留生活牙髓或牙乳头无明显根尖周病变或尖周炎症消除的患牙,这样才有可能使牙髓血管发生再生,使之在根尖形成新生牙本质样的组织或牙骨质样的组织,使牙根继续发育,并封闭根端。

通过根尖诱导成形术使外伤牙牙根发育之后,再行根管充填与牙冠修复,恢复形态与功能,维系三维间隙。

4.牙髓再血管化治疗

牙髓再血管化治疗是一种通过充分的根管消毒,使坏死牙髓组织成为无菌基质,然后刺激根尖出血,在根管内形成血凝块后进行良好的冠方封闭,以促进根管内新的类牙髓样组织形成,促使牙根继续发育,牙根延长、根管壁增厚的技术。它适用于年轻恒牙发生牙髓坏死的病例,结果取决于牙髓、尖周和牙周干细胞的分化能力。该技术近年才兴起,目前还在研究和探索阶段,迄今有不少散在的病例报道,但长期疗效有待观察。

5. 根管治疗术

根管治疗术是针对根尖发育完成的恒牙,牙外伤后牙髓暴露过大,不宜行牙髓保存治疗;或者由于牙冠缺损过大,需要借助根管固位修复牙冠而采取的一种治疗方式,具体治疗方法与步骤同成人恒牙根管治疗术。在完善的根管治疗基础上,借助根管桩或者髓腔加强固位,采用牙色树脂材料或自体断冠修复折断的牙冠。

(曹 艳)

第八节 儿童牙冠根折

冠根折是指牙受到外力作用后引起牙冠和牙根同时折断,即包括牙釉质、牙本质和牙骨质联合受损的一类牙外伤。其折裂方向有:起于牙冠唇面中部或颈部,斜至腭向止于舌面龈下的牙根部位,此为近远中向的横形冠根折;起于牙冠切缘纵向或斜向至根方,止于近中侧或远中侧的龈下,此为唇舌向的纵形冠根折。冠根折占恒牙外伤的5%,乳牙外伤的2%。

依据冠根折的复杂程度及牙髓暴露与否,临床上分为简单冠根折和复杂冠根折。

一、简单冠根折

简单冠根折指的是牙冠牙根呈斜行的折断,牙髓未暴露或有微小的暴露,且根侧牙骨质折裂于牙槽嵴顶或牙槽嵴顶稍上方。

(一)临床特征

(1)折裂片松动,咀嚼时因折裂片松动而感疼痛。

(2)伴有牙龈撕裂、龈沟溢血,但一般没有或仅有轻微的牙周组织出血。

(3)牙髓未暴露或仅有微小暴露,探诊与温度试验敏感,可出现冷热刺激疼痛。

(4)X线片可显示牙冠牙根折裂或缺损,折裂至牙槽嵴顶或牙槽嵴顶以上,牙周膜腔无明显异常,牙根未发育完成或发育完成。

(二)诊断要点

(1)牙外伤史。

(2)以斜行冠根折为多见,即由牙冠唇面斜向舌面龈下的折裂线或折断面,牙髓未外露。

(3)X线片可显示折裂线,以及折裂线与髓腔及牙槽嵴的关系。

(三)治疗原则

因冠根折波及牙釉质、牙本质、牙周组织和牙髓组织,因而其治疗原则应是封闭暴露的牙本质小管,保护牙髓和牙周组织,恢复牙形态和功能。但由于冠根折的损伤程度差别很大,其治疗方法相差迥异。

(1)症状不明显、断端位于龈下1～2 mm、近髓或有微小露髓的患牙,去除松动折裂片,行间接或直接盖髓术,随即进行牙色树脂修复缺损部位,或行自体断冠黏结术。

(2)症状较明显、断端位于龈下1～2 mm、近髓或有微小露髓的患牙,盖髓术后用光固化玻璃离子或复合树脂暂时覆盖断面,保护暴露的牙本质和牙髓。松动者还需采用夹板固定,待症状缓解或消除后,再行牙色树脂修复或自体断冠黏结术修复缺损牙冠。

(3)折裂片已脱落、牙根未发育完成、症状明显的患牙,可行活髓切断术保存部分生活牙髓,待牙根发育完成再行根管治疗与牙色树脂冠修复。

二、复杂冠根折

复杂冠根折是一类严重的不仅涉及牙釉质、牙本质、牙骨质的牙折断,且牙髓暴露,可造成牙髓、牙周感染的严重牙损伤。

(一)临床特征

(1)牙冠上有可以观察到的多种多样的折裂缺损。唇侧牙冠的近远中向折裂,舌侧牙冠的折裂斜向龈下,为横向斜行冠根折。唇、舌侧向的牙冠折裂均为由切缘纵形向根方的纵向折裂,多见于邻面的冠根折。既有横向折裂又有纵向折裂,为纵横交错冠根折。碎片状的折裂,为粉碎性的冠根折。

(2)牙髓暴露:暴露的牙髓呈粉红色,血液溢出,探触痛明显。

(3)用器械摇动折裂片时,因刺激牙髓、牙龈而产生疼痛和出血。

(4)附着于牙体或牙龈上的牙折裂片可出现松动和移位,移位下垂的折裂片可产生咬合干扰,出现咬合痛与叩痛。

(5)X线片只能确定唇侧折断部位,其舌侧折裂线往往显示不清,当采用不同角度摄取X线片时,则可查看到冠根折的根折部位。若为牙邻面的冠根折,X线片可清晰显示其折裂线。

(二)诊断要点

(1)牙外伤史。

(2)复杂冠根折出现多种多样的折裂缺损,不论其折裂的程度和方向如何,是冠根的斜向、纵向折断,还是粉碎性的折裂,牙髓均已暴露,探痛、触痛和咬合痛等症状均较明显。

(3)多角度摄取的X线片可查看到折裂线,折裂与髓腔及牙槽嵴的关系。

(三)治疗原则

复杂冠根折波及牙釉质、牙本质、牙骨质及牙髓组织和牙周组织,破坏牙周封闭并引发疼痛,其治疗在牙外伤中最为困难且预后不确定。复杂冠根折的治疗原则应是控制炎症、缓解疼痛,并尽可能保护牙周组织和保留根部断端(或者整个牙),利用断根恢复牙形态和功能。对于儿童患者,复杂冠根折若不及时进行有效治疗,将会导致牙早失,继而影响颌骨发育,未来修复可能需要进行骨移植而增加手术的风险和复杂性。虽然治疗方案有多种选择,但大都认为是临时性的治疗方式,如意向再植术治疗后牙的使用时间为(59.2±42.5)个月等。即便如此,由于其可以在青少年时期较好维持颌骨的发育与形态,为成年后进行牙种植创造有利条件。因此,对于儿童患者,保存患牙并恢复其美观和功能非常重要,保存治疗需要尽可能实施。

(四)治疗方法

1.首先对残留牙根进行评估

通过X线片观察判断折裂线的位置,评估冠部断端是否必须拔除及残留牙根的可用价值,残留牙根的长度不能小于修复牙冠的长度,即两者比例至少为1:1。

2.其次去除冠根折的折裂片,暴露龈下断端

(1)折裂断端位于牙槽嵴上,可行牙龈切除术及牙槽骨修整术,待牙龈愈合后,施行纤维桩树脂修复。

(2)龈下断端折裂过深,位于牙槽嵴下,应行根管-正畸牵引联合治疗,即做根管内牵引,将断根逐渐加力牵引出牙槽嵴上。牵引到位后,保持3个月以上,维持效果的稳定性,随后再进行牙的形态修复。

3.去除冠根折的折裂片,进行外科手术复位

(1)局部麻醉下,用牙挺和牙钳将牙挺松,拔出复位,其位置应使断面完全暴露在牙槽嵴上或牙龈上,采用缝线固定或弹性固定,使断根稳定于牙槽窝中,重建牙周组织,6~8周后经牙髓治疗再行牙冠修复。

(2)局部麻醉下,将牙根挺松拔出后,并将牙根旋转180°,即将舌面转向唇面后再复位置入牙槽窝内,使折断面位于牙槽嵴上,缝线固定或弹性固定,使断根稳定于牙槽窝中,重建牙周组织,之后进行牙髓治疗,桩核树脂冠修复。

对于牙根尚未发育成熟的年轻恒牙,生活的牙髓和牙乳头是牙根继续发育不可缺少的组织。在外伤冠根折的年轻恒牙治疗中,若牙髓血供得以恢复,其组织可发挥使牙根继续发育的作用。

为此,即使在进行根管-正畸牵引联合治疗或外科手术复位的过程中,也应尽量保存部分生活牙髓与牙乳头,待牙根发育成熟之后再进行根管治疗和牙冠形态与功能修复。但是,若牙外伤治疗后牙髓发生纤维化或钙化变性,或患牙出现疼痛、牙冠变色,则应及时采用根尖诱导成形术或根管治疗术,保留断根以备修复。

4.拔除残留于牙槽窝内的断根

冠根折的折裂线过深,即深达牙槽嵴下的深处,即使牵引至龈上,其牙根长度也不能满足牙冠修复的需要。因冠根比例不足,所进行的牙冠修复是难以维持牙功能的,此类断根不能在永久修复中应用,只可拔除。

但是对于儿童患者,为了减少恒牙拔除后发生牙槽骨吸收而出现塌陷即影响牙槽骨的发育,可保留残留断根并对其进行根管治疗,随即在其上方制作功能性间隙保持器,从而为成年后牙修复,尤其是种植修复创造条件。

5.根管内加桩修复

个别情况下,折裂线虽然累及牙髓、深达龈下,但牙冠完整、断端之间并没有显著移位,牙周组织创伤不严重、无明显的渗出,且患牙牙根已发育完成时,可通过冠部松牙固定防止冠部断端在受伤后移位,同时通过完善的根管治疗,并在根管内加纤维桩实现断端之间的再黏结,修复折裂的牙。术后应特别注意控制感染,并定期观察,直至尖周封闭形成。该法仅适用于个别病例,并且长期效果有待密切观察。

6.自体牙移植术

对于冠根折的折裂线过深,或者发生多发性、粉碎性折断,使得牙槽窝内断根长度不能满足牙冠修复的需要,而无法行桩冠修复的病例;如果此患者同时有牙列拥挤或预测将来牙列拥挤,需要拔牙矫正时,可以完整拔除冠根折的断根,并移植需要拔除的前磨牙至外伤冠根折牙的牙槽窝内,称为自体牙移植术。需要强调的是,该技术只适用于有限的病例,并且术前需制定详细的计划,包括对供体牙的选择做充分评估,对供体牙的形态修整,可能出现的风险与失败等。

(曹　艳)

第九节　儿童牙根折

根折是指牙在突发外力作用下发生根部折断,它累及根部的牙骨质、牙本质、牙髓组织及根折平面的牙周组织等。成人根折较为多见,而儿童根折则多见于年龄较大的、牙根基本发育完成的牙。因为年龄较小的儿童年轻恒牙牙根短而粗,且牙槽骨骨质疏松,因而受伤后不易造成根折,而易造成牙撕脱或脱位。根折多见于上颌切牙,其致病原因多是摔倒或突然撞击。

一、临床特征

(一)根折的类型

通常,牙根折断是按其折裂线的部位区分的,即区分为根颈 1/3 折、根中 1/3 根折及根尖 1/3 根折 3 种类型;也有按其折裂线(或折裂纹)位于牙槽内或接近于牙槽嵴顶来区分,分别称为深部根折与浅部根折;还有按折裂线方向区分,即分为水平根折、斜行根折和垂直根折,其中,水平根折可按其部位可分为根颈 1/3 、根中 1/3 和根尖 1/3 根折等。儿童多发生水平根折,以水平根折而分类,而斜行根折和垂直根折则多发生于成人的后牙。

(二)根折的主要临床症状

根折后可出现牙齿松动、咬合痛和叩痛,有的患牙还出现牙冠伸长,且常伴发咬合创伤、冠折断端移位、龈沟出血、根部黏膜触痛等症状。症状的轻重与根折的部位有关,越近颈方的根折,症状越明显。接近根尖的根折,症状较轻或不明显。有的根折早期无明显症状,数日或数周后才渐渐出现不适,这可能是由于水肿或咬合使根折断端分离所致。

(三)根折的临床检查

1.视诊、叩诊与松动度的检查

其特征与根折部位或类型有关。

(1)根颈 1/3 折:患牙移位,松动明显;可伴唇侧牙槽突骨折和牙龈出血、叩诊疼痛、咬合关系紊乱等;是牙根折断临床症状和检查体征最为明显的一类。

(2)根中 1/3 折:患牙轻度移位与松动,牙冠可向切端方向脱出,咬合和叩诊疼痛,可伴有龈沟渗血。

(3)根尖 1/3 折:患牙几乎不松动或轻度松动,但不移位,咬合时感不适,叩诊疼痛,可伴牙龈沟渗血,是牙根折断症状和体征最不明显的一类。

2.X 线片检查

X 线片是检查根折的重要方法,是诊断根折的主要依据,因在 X 线片中可显示根折的影像,将根折分成两部分或更多,根尖方向的断端保持在原位,冠侧断端的方向经常移位。故 X 线片不仅有助于根折的诊断,也便于复查的比较。但是,在观察 X 线片时需注意,X 线片并不能显示所有患牙的根折现象。例如:①上颌前牙部位的根折,因解剖结构的重叠影像,有时影响辨认。②有的病例,在发生根折时的 X 线片中未能观察到根折的影像,但在随后继续观察中,X 线片却能清晰显示根折。这是因为根折端之间的血液渗出或肉芽组织形成,使冠侧断端向切端方向移位;或者在愈合过程中,折裂部位的根面发生吸收,使 X 线片出现了清晰的折裂线。③根折的折裂线位置和方向常受到 X 线束投射方向的影响,以至于常有误诊和漏诊的可能,故对可疑根折者,需要采用不同角度照射数张 X 线片方可确诊;或在采用 X 线片检查时结合锥形束 CT(CBCT)更有助于明确诊断。

3.牙髓状况的检查

根折的患牙应定期检查牙髓状况,牙髓电活力测试是常规检查方法之一,通过测试可以发现牙髓是否损伤或坏死,但测试需注意以下几点。

(1)就诊时牙髓电活力测试也许无反应,但几周后又可出现反应。据推测,无活力反应现象是因牙髓在外伤时血管神经受损伤所引起的"休克"所致,随其"休克"的逐渐恢复,可能再次出现牙髓活力反应。故此时不应急于进行牙髓治疗,因牙髓活力或牙髓活力测试的反应还有恢复的可能性。

(2)根折后是否发生牙髓损伤或牙髓坏死,主要受患牙受创的严重程度、断端错位情况和冠侧端的活动度等因素的影响。如果有明显的牙冠移位和(或)折裂断面暴露于口腔,则极有可能使牙冠部分的牙髓被撕裂而发生感染。

(3)根折后在两种情况下可发生牙髓坏死:一种是根折的断裂片之间的牙髓被撕裂;另一种是根尖区域的牙髓血管受损伤。前者仅可导致冠髓坏死,后者则导致全部牙髓坏死。故牙根折断是否发生牙髓坏死与牙受伤程度有关。

二、诊断要点

(1)根折后的临床特征。当牙根基本发育完成的儿童恒前牙,突然受到外力的撞击后,牙出现松动,咬合痛、叩痛及上述的其他临床表现。

(2)X 线片的显示。不同角度投照的 X 线片及不同时期的连续 X 线片显示的牙根折裂线是诊断根折的重要依据。若结合锥形束 CT,则更有助于确诊。

三、治疗原则

根折的治疗首先应是促进其自然愈合,因此,其治疗原则与方法分别如下。

1.尽快使断端复位

根折后,2 个断面可能密合,也可能分离并出现不同程度的空隙,甚至当折断的冠方侧移位时还可出现错位。因此,应尽快使冠侧断端复位到原先位置以消除空隙,为根折的自然愈合创造条件。

2.立即固定患牙

断端复位后应立即固定患牙,其固定方法较多,可根据外伤牙的创伤情况和诊室条件选择。例如,黏结树脂与牙弓夹板、黏结树脂与金属丝、正畸托槽方丝弓等。固定时间通常为4~8 周,固定牙位应跨过患牙两侧的邻牙,共 4~6 个牙位。固定时应考虑维持邻牙的生理动度,故应采用半坚固固定或弹性固定。

3.消除咬合创伤

在牙外伤的治疗中,消除咬合创伤是必不可少的。而对于牙根折断的治疗,在复位固定的基础上,为了促进其自然愈合,消除咬合创伤更为重要。适量的调磨是主要方法。制作佩戴全牙列𬌗垫,既可消除咬合创伤,又可使患牙得以保护,是有利于愈合的有效方法。

四、治疗方法

由于根折部位不同,其临床表现、损伤严重程度与预后不同。因而对于不同部位的根折,治疗方法差别较大。

（一）根尖 1/3 折断的治疗

1.调低咬合

对一般症状较轻、几乎不松动、又无明显咬合创伤、不容易感染的患牙，只需调低咬合，不使用受伤部位牙咀嚼，定期观察。无须采用固定措施等其他治疗方式。

2.弹性固定

对根尖 1/3 折断的同时出现牙半脱位、轻度松动但无移位、咬合不适、龈沟溢血等症状的患牙，应进行树脂黏结等弹性固定的方法，并定期观察牙髓、牙周组织状况和断面愈合情况。根尖 1/3 折断的病例在很多情况下是无须进行牙髓治疗的，其牙髓有可能出现修复并维持活力的。如果根折后立即进行根管治疗，常有可能将根管糊剂压入断端之间的间隙中，反而影响其修复。但若牙髓出现坏死时，则应尽快进行根管治疗术。

3.根管治疗术或根尖切除术

对出现牙髓炎与根尖周炎症的患牙，应及时进行根管治疗术，或进行根尖切除术和根尖倒充填术，以保留折断冠侧部分。

（二）根中 1/3 折断的治疗

1.复位、固定、调低咬合

当患牙松动明显，牙冠向切端方向移位、伸长、不能咬合时，应在局部麻醉下尽快复位，立即采用固定术将患牙固定 8～12 周，并调低咬合，制作全牙列𬌗垫，定期复查牙髓活力恢复情况及断端愈合与否。如牙冠断端发生错位，则在固定前应复位，复位固定后，每 2～4 周复查 1 次，检查夹板是否松脱，必要时更换夹板。

2.根管治疗术与根管固位桩固定断端

复查时若牙髓已失去活力发生牙髓坏死，如断端已愈合，可行根管治疗并继续定期观察；如断端还未完全愈合，则在行根管治疗后于根管内插入合金根管固位桩或玻璃纤维桩以加强根折的固定；如断端的牙冠部分出现牙髓坏死，则只需对该部分进行牙髓治疗，并封入氢氧化钙类制剂诱导断端硬组织屏障形成，待硬组织屏障形成后，对冠部断端行常规根管治疗；根尖断端部分暂不处理，继续观察。

根中 1/3 折断的治疗以尽量保存患牙为原则。

（三）根颈 1/3 折断的治疗

（1）松牙固定 3 个月，观察：当根颈 1/3 折断与龈沟不交通时，其断面有可能出现自行愈合修复。

（2）拔除冠侧断端、根管治疗、冠修复：断裂处靠近牙颈部，松动明显，颈部断端移位，咬合关系紊乱。此时如牙根已发育成熟，可在局部麻醉下拔除折断的牙冠部分，保留牙根进行根管治疗，之后做桩核冠修复，或行根管桩加自体冠或树脂冠修复。当根颈 1/3 折断并与龈沟交通时，其断面将不会出现自行愈合修复。如折断面位于龈下 1～4 mm，断根不短于同名牙的冠长、牙周情况良好，可在局部麻醉下拔除折断的牙冠部分，并切除部分牙龈，磨去部分牙槽骨，使根面充分暴露，并使埋藏于软组织内的牙根相对延长，以便进行根管治疗与冠修复。

（3）拔除冠侧断端、根管治疗、根管-正畸牵引、桩核冠修复：若牙根颈部折断过低位于牙槽嵴下，可采用根牵引延长术或根管-正畸牵引术将断根逐渐加力牵出牙槽嵴外，之后行桩核冠修复。对牙根未发育完全的儿童牙，应行根尖诱导成形术并做简单义齿修复，保持间隙，待牙根发育完成之后，再行根牵引术与冠修复。

（4）牙槽内根移位术或牙根意向再植术：若牙根颈部折断过低，位于牙槽嵴下，可在局部麻醉下拔除折断牙冠部分，保留牙根进行根管治疗，磷酸锌水门汀暂封根管口。于唇侧黏膜做弧形切口，翻开黏骨膜瓣，用骨凿去除根尖部位的牙槽骨骨壁，暴露根尖；牙挺挺松牙根，用牙钳将牙根断端拉至龈缘，并将凿下的牙槽骨置入根尖部的间隙中，以维持牙根的理想位置。缝合黏骨膜瓣，置牙周塞治药固定牙根。术后 2 周去除敷料，此时可制作义齿间隙保持器。术后 8～12 周再行桩核冠修复。或者于局部麻醉下用牙挺和牙钳将牙根挺松，拔出复位，其位置应使断面完全暴露于牙槽嵴上或牙龈上。采用缝线固定或弹性固定，使断根稳定于牙槽窝中，重建牙周组织，6～8 周后经牙髓治疗再行桩核冠修复。

（5）拔除患牙：根折伴牙根松动或冠根联合折断的患牙，多须拔除。

（曹　艳）

第十节　儿童牙脱位性损伤

牙脱位性损伤是指累及牙支持组织的损伤，依据对牙周膜组织、牙髓组织、牙槽骨和软组织的损伤程度进行区分，可区分为：牙震荡和半脱位、部分脱出和侧方移位以及嵌入性脱位与全脱位等。

一、牙震荡和半脱位

牙震荡是指牙突然受到外力的撞击后，只单纯造成牙周膜组织的轻度损伤。牙周膜可出现充血和水肿，而牙髓血液供应极少受到影响。牙震荡通常无牙体组织缺损或折断，有的患牙伴有牙釉质裂纹。

半脱位是指牙突然受到外力撞击后发生的移位损伤，可造成牙周膜组织与牙髓组织的损伤，包括牙周膜纤维的破裂、水肿和出血，牙髓血液供应可能受到影响。半脱位是脱位性损伤中发生率最高的疾病，常与牙冠折断同时存在。

（一）临床特征

1.牙震荡

牙震荡的患牙可出现轻微松动，而无异常松动和移位及牙龈沟的渗血。对咬合压力敏感，咬合时明显不适，叩诊疼痛，有冷热刺激痛。牙髓活力电测试有反应，X 线片显示牙周和根尖周无异常表现。

2.半脱位

半脱位的患牙可出现异常松动，但无移位，不能咬合，叩诊疼痛，冷热刺激痛，牙龈沟渗血。牙髓活力电测试可出现暂时无反应现象，继续监测，牙髓活力可能恢复，这与外伤后牙髓处于"休克状态"有关。

X 线片显示牙槽窝内的牙齿位置未改变，牙周膜间隙无异常或轻度增宽。如果牙周膜间隙增宽明显，则可能有根尖血管的损伤，导致牙髓坏死，电活力测试为阴性反应。但牙根未发育成熟的年轻恒牙极少发生牙髓坏死。

若牙震荡或半脱位影响了牙髓组织的血液循环，则有可能导致：①牙髓组织变性，纤维组织增多,牙髓细胞成分减少,甚至牙髓组织被纤维组织代替而呈牙髓纤维性变;②牙髓组织中出现钙化团块,甚至全部牙髓钙化,根管闭塞而呈牙髓钙变。

(二)诊断要点

(1)牙外伤史,牙无折裂或缺损。

(2)患牙对咬合压力敏感,叩诊疼痛并有冷热刺激痛。

(3)无明显松动或有异常松动,但无移位。

(4)X 线片显示牙周和根尖周无明显异常,或牙周膜间隙轻度增宽。

(三)治疗原则

(1)调磨观察:症状不明显者可调磨咬合,使患牙得以休息。嘱患者进软食 2 周,减轻患牙负担。于 1 个月、3 个月、6 个月、12 个月定期复查。

(2)患牙固定:当患牙松动影响咀嚼时,应采用固定术进行松牙固定 2~3 周。

(3)制作全牙列殆垫:对混合牙列者应制作并佩戴全牙列殆垫 1~2 周,以保护患牙。若制作开窗式殆垫还可使患牙得到休息,有利于牙周损伤的恢复。

(4)牙髓治疗:当出现牙髓症状、牙变色、叩痛、根尖周病变时,应进行牙髓治疗。

对儿童恒前牙的首选牙髓治疗应是活髓切断术,保存部分生活牙髓以利牙根的继续发育成熟。当牙髓部分坏死时也可在非局部麻醉下切除部分牙髓,直至牙髓有新鲜出血或有疼痛感,冲洗清创之后用氢氧化钙制剂充填并覆盖牙髓创面。当全部牙髓发生坏死时,为了牙根的进一步发育,则需进行根尖诱导成形术,并定期复查和更换药物,直至根尖形成或被硬组织封闭后再行根管治疗术。

对牙半脱位的治疗原则应是复位、固定和定期观察。

(四)复查及预后

(1)牙外伤致牙震荡、半脱位后应在 1 个月、3 个月、6 个月、12 个月定期复查,复查时注意观察患牙的牙根发育状况、牙髓状态及是否出现牙根吸收等。

(2)牙根未发育成熟的儿童恒牙牙震荡、半脱位后发生牙髓并发症和根吸收的情况较少见,且绝大部分为表浅吸收。

(3)复查时若牙髓活力测试有反应,说明牙髓有活力,无须处理;若牙髓活力测试无反应,牙冠颜色改变,X 线片显示根尖周异常,说明牙髓已坏死应及时进行牙髓治疗即根尖诱导成形术或根管治疗术。

值得注意的是:牙震荡是所有外伤牙都伴发的损伤。牙震荡对牙周组织和牙髓组织造成的损伤不一定比其他牙外伤轻,其预后与患牙的牙根发育程度有很大关系。

二、部分脱出和侧方移位

部分脱出是指牙在突然外力作用下,发生牙轴方向的部分脱位。即牙自牙槽窝向切端方向部分移位或部分脱出,并可造成牙周组织的严重损伤、根尖血管神经束断裂、血液供应严重障碍等。侧方移位是指牙在突然外力作用下发生偏离牙轴方向的侧方移位。即发生唇舌向或近远中向的移位,并可造成牙周膜撕裂、牙槽骨折断、牙根尖血液供应的严重障碍。

(一)临床特征

1.部分脱出

(1)牙部分脱出牙槽窝,向切端方向移位,明显伸长。

(2)牙明显松动,叩痛,牙龈淤血或龈沟溢血。

(3)上、下牙不能咬合,出现咬合紊乱,有的患者呈开口状。

(4)常伴有牙槽骨骨折,疼痛明显。

(5)牙髓活力测试无反应,牙髓感觉消失。儿童年轻恒牙根尖未发育完成并有牙乳头者即使部分脱出,有的牙髓仍有活力。

(6)X线片显示牙脱出移位,根尖部牙周膜间隙增宽或明显增宽,或为根尖部牙槽窝空虚现象,有的可见牙槽骨骨折。

2.侧方移位

(1)牙部分脱出牙槽窝,偏离长轴,呈现唇侧或舌侧、近中或远中向移位。

(2)牙齿松动不明显,可与牙槽窝呈锁结状态,叩诊呈现很高的金属音,牙龈撕裂出血。

(3)牙移位,出现咬合紊乱,有的患者呈开口状。

(4)常伴有牙槽骨骨折,疼痛明显。

(5)牙髓活力测试无反应,牙髓感觉消失。儿童年轻恒牙因根尖粗大并有牙乳头,侧方移位后有可能仍保持根尖血液供应或外伤后可能重新建立牙髓血液循环。

(6)X线片显示:牙根偏离牙轴方向。近远中向移位者,近远中两侧牙周间隙不对称,根尖移向侧牙周间隙消失,移开侧牙周间隙增宽。唇舌向移位者,如牙舌向移位时,根尖X线片的牙影像变长,牙唇向移位时,牙影像较短。但通常通过X线片难以辨认,应拍摄锥形束CT(CBCT)予以辨认。此外,X线片还可显示牙在牙槽窝的位置改变状况及牙槽窝是否有骨折。

(二)诊断要点

(1)牙外伤史。

(2)患牙在牙轴方向伸长或偏离牙轴方向移位,并出现咬合紊乱。

(3)患牙松动、叩痛明显者为部分脱出,松动、叩痛不明显者为侧方移位。

(4)X线片显示可作为部分脱出或侧方移位的重要依据。牙在牙槽窝的位置发生改变或牙脱出牙槽窝,出现根尖部空虚现象;或牙偏离中心,两侧牙周间隙不对称。

(三)治疗原则

1.正确复位与弹性固定

(1)局部麻醉下,首先解除患牙根尖锁结状态,再用柔和力量沿其长轴将患牙轻轻推至牙槽窝内,即将患牙复位在正确的解剖位置上。正确复位可避免对牙周膜和牙槽骨的二次损伤;有利于牙周膜、牙槽骨的愈合;有利于牙髓血管的重建;保持上皮根鞘的活力和牙根的继续发育。

(2)采用弹性固定术可避免患牙愈合时发生牙固连。因为部分脱出和侧方移位均造成了牙周膜撕裂、出血等严重损伤,为使患牙在愈合过程中保持一定生理性动度,避免发生牙固连,故应采用弹性固定术。

弹性固定方法有多种,例如多股正畸结扎丝与黏结复合树脂、预成钛链、固位纤维或玻璃纤维束与黏结复合树脂、正畸托槽与方丝弓或弹性唇弓等。

其中,预成钛链固定夹板(Titanium Trauma Splint,TTS)或玻璃纤维束与黏结复合树脂构成的夹板价格较贵,临床使用受限;正畸托槽与弹性唇弓要求术者有良好的正畸弓丝弯制技术才能避免对外伤牙施加额外力量;而正畸结扎丝或金属丝与黏结复合树脂构成的夹板,简单易行并具有弹性。它是用直径为0.025 mm或0.04 mm的正畸结扎丝对折6~8股再拧成一股而成。按照牙弓形态制成弓丝,并用复合树脂黏结于患牙及其两侧邻近的支抗牙面上。

固定时应注意:①无论何种固定材料或固定方式,要求所弯制的唇弓夹板应与牙弓弧度相匹配,勿对患牙施加任何外力;②黏结固定夹板时,应在牙面中 1/3 处黏结,勿靠近牙龈,以减少对牙龈的刺激;③黏结材料的表面应光滑,避免对局部软组织造成损伤且易保持牙面清洁;④固定牙位应以患牙为中心向两侧增加支抗牙,通常以包括患牙在内的 3～5 个牙为固定单位。但在儿童的混合牙列中,如果邻牙是刚萌出的年轻恒牙,或是牙体较小的乳牙,则需要增加支抗牙数,甚至需要利用磨牙作为支抗牙进行固定;⑤固定时间需延长至 8～12 周,这是因为部分脱出和侧方移位的患牙通常伴有较为复杂的牙槽骨骨折,需要更长时间愈合。

2.消除咬合创伤

儿童牙外伤尤其是部分脱出与侧方移位,由于牙位置发生了改变,多数患牙都可出现咬合紊乱或咬合创伤,这对其愈合极为不利。为此,消除咬合创伤是治疗中不可缺少的部分。通常采用咬合调低的方式可解除患牙的创伤。同时嘱患者勿咬硬物,使患牙得到休息,减轻患牙负担以利于愈合。但是,调磨方式并不适宜于萌出不久的年轻恒牙,而全牙列𬌗垫应是理想的选择,它既可消除咬合创伤,又有一定限度的固定患牙的作用。

全牙列𬌗垫在患牙复位、固定后取印模,在印模上采用 1.8～2.5 mm 厚的聚羧酸酯和聚丙烯酸酯的全牙列𬌗垫夹层材料,通过热压成形机一次性制成,并在患牙处开窗,或者于对侧牙𬌗垫处开窗,而后佩戴于患者口腔中,至外伤牙基本不松动或咬合时无异常动度为止,佩戴时间约为 2 周。

3.观察牙髓状况,需要时进行牙髓治疗

对于牙根发育成熟的牙,当出现牙髓症状或外伤牙的牙髓损伤为不可逆时应进行牙髓治疗,一般在患牙复位固定后 2 周内进行。

对于牙根未发育成熟的年轻恒牙,由于其牙根发育状态是很有利于恢复牙髓血液的供应或修复牙髓组织损伤。也就是说,年轻恒牙牙外伤的牙髓牙周组织损伤多为可逆性损伤,它们的重建过程显著,可观察更长时间,观察中,有望使牙髓牙周组织得到愈合。但此过程中一旦出现牙髓症状,应立即进行治疗;首选的治疗应该是活髓保存术,其次才考虑根尖诱导成形术。最后,当根尖形成或封闭后才进行根管治疗术。

三、嵌入性脱位

嵌入性脱位是在牙轴方向上发生位置改变的牙外伤,又称牙挫入。即指牙在突然外力作用下,沿其长轴方向向牙槽骨深部移位而被嵌合在牙槽骨中,同时伴有牙槽窝骨壁骨折或牙槽窝碎裂,以及伴随着牙髓和牙周组织损伤的牙外伤。

在牙外伤中,嵌入性脱位对组织损伤最重,预后最差。

(一)临床特征

(1)牙被部分嵌入甚至全部被嵌入,使临床牙冠变短或看不到牙冠。

(2)牙被锁结在牙槽骨中而不松动,叩诊呈高调金属音。

(3)嵌入性牙脱位是由于牙齿受到轴向外力后发生移位进入牙槽窝深部的复杂牙外伤,它是涉及牙、牙周膜、牙髓和牙槽骨等所有成分的损伤。其中损伤最为严重的是牙齿支持组织和牙髓组织,表现为:①边缘龈的封闭被破坏,牙龈出血;②牙周膜撕裂,牙周间隙出血;③根尖周牙髓血管神经撕裂,牙髓血液供应受损,使之牙髓活力测试无反应,甚至发生牙髓缺血性坏死;

④牙槽窝骨壁骨折或碎裂。

(4)X线片显示嵌入的牙向根尖方向移位或挫入,根尖区牙周膜间隙和硬板影像消失,还可见牙槽窝骨壁的骨折线等。

(二)诊断要点

(1)牙受外力后非常牢固地嵌入骨组织中使牙冠变短,不松动,叩诊音调特殊,为高调金属音。

(2)X线片可以明确诊断,即嵌入牙的牙根与牙槽骨之间的牙周间隙消失。在X线影像学检查中应注意到牙嵌入的类型、根尖的位置、有无根折、有无牙槽骨骨折及牙根发育程度等。

(3)儿童混合牙列牙外伤后需注意鉴别是正在萌出的年轻恒牙、还是牙齿受伤后的嵌入性脱位。可通过叩诊予以比较,正在萌出的牙叩诊呈低沉音调,而嵌入性脱位牙叩诊呈高调金属音。此外,完全嵌入的与完全脱位的牙外伤也应鉴别,可通过X线片予以确定。但当完全嵌入的牙位于牙槽骨板的唇侧、甚至完全进入鼻腔时,需摄取X线片以确定牙的位置。X线片检查可做鉴别诊断。

(三)治疗原则

治疗的选择应基于患牙的牙根发育阶段和牙嵌入的程度。

1.自发性再萌出

嵌入性脱位的患牙是否能自发性再萌出取决于牙根发育阶段。根尖未发育完成的年轻恒牙根端开阔,血液供应丰富,血管神经愈合能力较强,在牙周支持组织损伤不严重的情况下有可能再萌出。故自发性再萌出仅适宜于牙根未发育完成的年轻恒牙、轻度嵌入的牙、牙髓有活力的牙。根尖已闭合的牙或牙髓已坏死的牙是不可能发生自发性再萌出的。对于轻度嵌入的根尖已发育完成的牙还有可能再萌出。

对于受伤后被锁结在牙槽窝中的患牙,可在局部麻醉下用牙钳夹住患牙轻轻摇动,解除锁结,然后任其自行萌出。但不强行拉出嵌入的牙,避免再次损伤其牙周组织。由于牙嵌入的程度不同,自发性再萌出的潜力也不同,需定期观察。在定期观察中,牙髓和根尖周情况若有异常,应及时治疗。自发再萌出一般开始于外伤后数周至数月,完全再萌出常需数月,平均约为6个月。

2.正畸牵引复位

正畸牵引复位是采用更加符合生物学规律的正畸牵引方法将牙牵引复位,又称根管-正畸联合治疗。

(1)适应证:适用于牙根已发育完成的、自发性再萌出可能性很小的嵌入性牙,这类患牙可在2周内行正畸牵引;对于牙根未发育完成的年轻恒牙,外伤后观察3个月,如果无继续再萌出可考虑正畸牵引复位;牙齿嵌入发生牙固连者,不应正畸牵引,否则会加重牙根吸收;一旦出现牙根外吸收和牙髓症状,应及时进行牙髓治疗。

(2)治疗方法。①完成根管治疗。局部麻醉下行牙龈切除术暴露牙冠,以获得牙髓治疗的通路。即舌面开髓,去除牙髓,常规行根管治疗。根管内填入氢氧化钙糊剂可有效阻断牙根的炎性吸收。②牙冠唇面黏结托槽或制作一端弯曲成拉钩的钢丝桩,粗细视根管大小而定,插入根管,其深度为根长的一半,另一端拉钩暴露在根管口外。③在患牙左右侧基牙上沿切缘唇面粘贴弓丝,患牙两侧至少需有2颗以上邻牙做基牙或支抗牙。④借用橡皮圈的弹力沿牙根长轴方向向切端牵引,直至能够进行桩冠修复为止。依据牙嵌入程度,一般需牵引3～6个月方可使牙复位或可使根周牙槽骨改建结束,牙根处于稳定状态。⑤维持固定。牵引完毕后需用细结扎丝固定,固定时间约为 3 个月,待根尖周组织完全修复愈合后拆除固定细丝。

为了使外伤后的牙齿充分愈合,最好于外伤后 2~3 个月再做牵引。正畸牵引在 3 周内应出现明显萌出效果,直至恢复咬合关系。对完全嵌入的患牙可在局部麻醉下用拔牙钳轻轻摇动,让其轻微脱臼,解除根面与牙槽骨的机械锁结关系之后再进行正畸牵引。牵引期间,应定期检查牙髓和牙根情况,以便及时进行相应治疗。

3.外科手术复位

外科手术复位是在局部麻醉下将嵌入的患牙即刻复位到正常位置,并恢复咬合关系的方法。适宜于牙根尖孔已闭合或嵌入牙槽骨很深、牙周支持组织破坏严重的患牙。

其手术复位是在局部麻醉下,用牙钳夹住患牙切端拉出,复位到正常咬合位。如有牙槽骨骨折,可用手指加压复位破裂的牙槽骨板,严密缝合颈部被撕裂的牙龈,再行弹力牙弓夹板固定术固定 6~8 周。并制作全牙列粭垫消除咬合创伤,保护复位后的患牙。随后追踪观察牙髓、牙周和牙根发育状况。

(四)复查与预后

嵌入性脱位的牙,因伴发广泛的牙周膜、牙髓组织和根部牙骨质损伤及牙槽骨骨折等,其预后较差。影响预后的主要因素是外伤时患牙牙根的发育程度。因为血管和支配神经的重建只可能发生于牙根尖未发育完成的牙中;牙根形成越多,发生牙髓坏死的现象越多。

(曹 艳)

第十一节 牙数目异常

牙数目异常是指牙数目不足和牙数目过多。

一、牙数目不足——先天缺牙

牙数目不足又称先天缺牙。先天缺牙是牙的先天缺失,是在牙胚形成过程中未能发育和未能形成牙,或是在牙胚发育早期,即牙蕾形成期发生的先天性异常。按先天缺失的牙数目,先天缺牙可分为个别牙缺失、多数牙缺失和先天无牙症。

按先天缺牙与全身疾病的关系,又可分为单纯型先天缺牙和伴综合征型先天缺牙。与缺牙有关的常见综合征有外胚叶发育不全综合征、Reiger 综合征等。而单纯性先天缺牙是指不伴有其他系统、器官异常的先天缺牙。

(一)个别牙或多数牙先天缺失

个别牙缺失是指除第三磨牙外,牙缺失数目少于 6 颗;多数牙缺失是指除第三磨牙外,牙缺失 6 颗或更多牙者。

1.病因

(1)遗传因素:牙的先天缺失主要是遗传因素。若父母中有一方先天缺牙,其子女的先天缺牙率很高。有的一家族 3 代 9 人缺失某些牙。先天缺牙具有常染色体显性遗传特性,常染色体隐性遗传特性和多基因遗传特性。

牙的发育是基因调控的复杂生理过程,这些基因中的1个或数个发生突变,都有可能致使牙胚发育停止或导致牙齿的先天缺失。

随着分子遗传学、基因工程和人类基因组计划的研究进展,对于先天缺牙遗传因素的研究更加深入。目前,有关突变基因和突变位点的研究正在进行之中。例如:Sharpe(1995)研究发现,剔除 PAX9 的小鼠影响了蕾状期牙胚的发育,导致了牙的缺失;Vastardis(1996)研究发现,MSX1 基因位点突变时,小鼠表现为严重的多数牙缺失;Stackto(2000)应用微卫星标记法对一个常染色体显性遗传的先天缺牙家系进行全基因搜索,发现基因缺失的位点位于染色体14 的同源染色体上;Frazier、Stock(2001)等认为,先天缺牙是常染色体显性遗传病,是位于14q12-q13 的基因发生框移突变引起的。相信在不久的将来,有关先天缺牙的遗传特性的研究会更加深入与明确。

(2)环境因素:先天缺牙可能与牙板生成不足,或与牙胚增生受到抑制有关。它除遗传因素外,也有学者认为是胚胎早期受有害物质的影响所致。例如,在牙胚发育早期受到 X 线照射影响可引起局部牙缺失。而且,创伤、药物、感染和一些先天性疾病及母亲妊娠期的全身性疾病,如佝偻病、梅毒或严重的子宫内膜紊乱,都有可能导致缺牙。对有的患者,环境因素是不可或缺的。

2. 临床特征

(1)牙的先天缺失是先天缺牙的临床特征。个别牙先天缺失通常不伴有全身其他组织器官的发育异常。

(2)先天缺牙既可以发生在乳牙列,也可以发生在恒牙列,恒牙缺失较乳牙缺失多见。乳牙缺失者,恒牙列也多有缺牙,应注意检查和观察。

(3)乳牙最常见的先天缺牙是下颌中切牙和侧切牙,尤其是下颌乳侧切牙缺失较多见。乳牙缺失 2 颗牙最常见,其次是 1 颗牙,缺失 5 颗牙的较少见。

(4)恒牙列中任何一颗牙都有先天缺失的可能,最常见的是下颌第二前磨牙,上颌侧切牙和上颌第二前磨牙,上颌侧切牙和上颌第二前磨牙。最少见的是第一磨牙、第二磨牙。

(5)牙缺失既可发生在单侧,也可发生在双侧;缺失牙位多呈对称性分布。

(6)恒牙缺牙数目以 2 颗最常见,其次是 1 颗牙,缺 6 颗牙以上者较少见。恒牙缺失者,除先天缺牙外,余留牙的形态大小可能有改变。

3. 诊断要点

(1)牙数目、缺牙位置、间隙情况是其诊断依据。其中,牙数目少于正常数目为诊断要点。

(2)排除牙外伤史和拔牙史所造成的牙齿缺失。

(3)X 线片排除埋藏牙或阻生牙。全口曲面断层 X 线片显示,若 5 岁半未见第二前磨牙牙胚,3 岁半未见侧切牙牙胚者,应高度怀疑先天缺牙。

4. 治疗原则

(1)缺牙数少者,若对咀嚼功能和美观影响不大,可不处理。

(2)缺牙数多者,3~4 岁后,可做活动义齿修复体,恢复咀嚼功能,促进颌面骨骼和肌肉的发育。注意,义齿修复体必须随儿童颌骨或牙弓的生长发育而更换,一般每年更换 1 次,以免妨碍患儿颌骨、牙弓的发育。

(3)恒牙先天缺失时,值得考虑的是乳牙的保留问题。当恒牙排列拥挤时,可考虑拔除继承恒牙缺失的乳牙,为拥挤恒牙提供间隙;当恒牙排列并不拥挤时,则可保留乳牙,以维持间隙和咀嚼功能,直至乳牙自行脱落再行缺失牙的义齿修复。

(二)先天性无牙症

先天性无牙症是大多数牙先天缺失或完全无牙,常是外胚叶发育不全综合征的一种表现,同时合并有皮肤、毛发、指甲等外胚叶器官的发育异常。

1.病因

病因为遗传性疾病,遗传方式尚不明确,可能为常染色体显性或隐性遗传,其多数病例为伴 X 隐性遗传。

先天性无牙症患者中,男性多于女性,不同的外胚叶发育不全综合征的遗传方式不同。外胚叶发育不全综合征可能与多基因突变有关,或与基因多效应有关。现已有两个基因被克隆出来:一个是外胚叶发育不全综合征(ectodermal dysplasia,EDA)基因,该基因可引起无汗型外胚叶发育不全;另一个是 Rieger 综合征的基因。

外胚发育不全综合征在家族内或家族之间存在着遗传异质性。Freive 等指出,外胚叶发育不全有 117 种变形,临床表现型不一定是基因型的表征,几种基因可能都表现为一种表现型,也就是说,在已知的综合征中,症状相似、甚至症状相同的病例,其病因或遗传机制则可能不同,这种现象称为遗传异质性。

本病由于外胚叶及其附属器的先天发育异常,部分汗腺或全部汗腺缺失;以及由于外胚叶的牙板未发育或发育不足,缺乏牙的始基,不能诱导外胚间充质的成牙本质细胞的发生,而导致部分或全口无牙畸形。

2.临床特征

无汗型外胚叶发育不全的主要临床表现如下:

(1)汗腺、皮肤、毛发的异常。①汗腺缺失或缺少。患儿不出汗或很少出汗,不能耐受高温。故在气温稍有增高时,在轻度感染或在运动时,即出现不适或高热,不少患儿常因为不明原因的发热而就诊。②患儿皮肤缺少毛囊和皮脂腺,皮肤干燥而多皱纹,尤其是在眼周皮肤部位。③毛发、眉毛、汗毛干枯、稀少、色浅,指甲发育不良。没有鼻毛,鼻黏膜干燥。

(2)面部发育异常:患儿前额部和眶上部隆凸而鼻梁下陷,口唇突出,耳郭明显,似显现出其特殊面容。

(3)口腔中的突出表现是先天缺牙:乳牙或恒牙多数或全部缺失,有的仅有寥寥无几的数颗牙,而残存的数颗牙距离稀疏、牙形小、呈圆锥形。无牙部位无牙槽嵴。有的涎腺(唾液腺)发育不良,唾液少而口干。有汗型外胚叶发育不全又称毛发-指甲-牙综合征,主要表现是汗腺发育正常,其他表现则与无汗型外胚叶发育不全相似。

例如:①发、眉毛纤细、色浅、稀疏;②指甲菲薄脆弱,有条纹而无光泽,常可出现甲沟感染而使指甲基质崩解、缺失或变厚;③牙先天缺失,缺失牙数不等,残存牙形态异常,前牙多呈锥形牙,或釉质发育不良。

3.诊断要点

(1)上述无汗型或有汗型外胚叶发育不全的汗腺、皮肤、毛发、面部发育等异常表现。

(2)口腔中的突出表现为部分或全部无牙,若有残留牙,其形态或结构也异常。

(3)全口曲面断层 X 线片可确诊其缺牙状况。

4.治疗原则

在患儿能够接受和配合时尽早制作活动义齿修复体以恢复咀嚼功能,促进颌面骨骼和肌肉的发育。

注意:活动义齿修复体必须随患儿年龄增长和颌骨发育而不断更换。

二、牙数目过多——多生牙

牙数目过多又称多生牙,是指超过正常牙数以外的牙或口腔中出现的多余牙。多生牙又称额外牙。人类乳牙列有 20 颗牙,恒牙列有 28~32 颗牙,除此以外发生的牙为多生牙或额外牙。

(一)病因

多生牙发生的病因至今仍未定论,对其形成的原因有以下几种推测。

1.牙源性上皮活性亢进导致了多生牙的形成

即在形成恒牙牙蕾之后,牙源性上皮活性亢进,牙板过度增生,在相邻处出现新的牙蕾;或在牙板断裂时,脱落的上皮细胞再度增生而成多生牙。

2.牙胚的分裂是发生多生牙的可能致病因素

即 1 个牙蕾分裂为大小相同或不相同的两部分时可产生 2 个大小相同或不相同的牙,其中 1 个即为多生牙。

3.多生牙的发生是返祖现象

在进化过程中,已经减少或消失的牙又重新出现了,可能为祖先原始牙数目的一种反应。

4.遗传因素

被认为是多生牙发生的一个重要因素。有报道,孪生兄弟在相同部位发生形态相似的多生牙。父代与子代也有类似的现象。

5.多生牙的发生是综合征疾病中的一种表现

例如,唇腭裂、颅骨锁骨发育不全综合征、骨瘤肠息肉综合征等颌骨内大都有多个埋藏多生牙现象。

(二)临床特征

1.口腔中可多出 1 个或数个牙

多生牙多见于混合牙列、恒牙列、较少见于乳牙列、发生率为 1%~3%。多生牙的形态不规则,有圆锥形、圆柱形、三角形或结节状等。但也有发育完好的多生牙,与正常邻牙形态相似。

2.多生牙可位于颌骨的任何部位

多生牙好发上颌中切牙之间,上颌前牙区比牙弓的任何部位都多见,上颌多生牙的发生较下颌多 8 倍。

3.多生牙的萌出与位置具多样性

多生牙有萌出于口腔中的,也有埋藏阻生的,约有 1/4 的多生牙是埋藏于颌骨内。既有在牙弓中,也有在牙弓外,有的位于正常牙的唇颊侧或舌腭侧,有的甚至位于鼻腔或上颌窦内。

埋藏于颌骨内的多生牙常呈冠根轴向的倒置状态,即常见在颌骨内呈明显的牙轴异常状态。

4.最多见的多生牙是位于两颗上颌中切牙的正中牙

此类多生牙使中切牙之间出现间隙而不能向中靠拢;使中切牙萌出受阻、移位、扭转;甚至导致邻近恒中切牙发育异常等。位于 2 颗中切牙间的多生牙,男性多于女性,多为单颗多生牙,也可表现为 2 颗或多颗多生牙,其中有萌出的,也有埋藏阻生的。

5.多生牙对邻牙的其他影响

多生牙可造成邻牙异常的牙根吸收并出现相应症状;可能形成牙源性囊肿或含牙囊肿,还可能与正常牙融合成融合牙等。

(三)诊断要点

1.额外牙

口腔中出现形态异常的,超出正常牙数目的额外牙。

2.影像表现

拍摄 X 线片明确诊断,以确定多生牙的数目、形态与位置,以及是否造成邻牙移位、扭转、萌出受阻或牙根吸收等。拍摄的 X 线片包括根尖片、全口曲面断层片以及多生牙定位的 CT 片。

(四)治疗原则

(1)萌出于口腔中的多生牙应尽早发现,及时拔除。

(2)埋藏于颌骨内的多生牙是否应尽早拔除尚有争议。若不影响邻近恒牙的发育与萌出,或对邻近恒牙无压迫症状时,通常须等恒牙牙根发育完成后再行拔除;若需拔除,则切勿损伤邻近的正在发育的恒牙牙根。

(3)当多生牙牙冠形态近似正常牙,或牙根有足够长度,或邻近恒牙的形态位置异常时,可拔除形态、位置异常的恒牙而保留多生牙。

(曹　艳)

第十二节　乳牙脱落异常

乳牙脱落异常指的是乳牙固连和乳牙滞留。

一、乳牙固连

乳牙固连是指在乳牙根生理吸收间歇中,沉积的牙骨质与牙槽骨直接结合,丧失牙周膜,形成骨性粘连,使乳牙𬌗面低于正常𬌗平面的现象,此现象又称乳牙下沉或低位乳牙。

1.病因

病因不甚明了,可能与以下因素有关。

(1)乳牙根生理吸收过程中,牙骨质和牙槽骨修复过程过于活跃,使牙根根面与牙槽骨的骨质发生粘连及牙周膜丧失而使乳牙下沉。

(2)牙周膜或牙槽骨受到创伤,使牙骨质和牙槽骨沉积过度而导致乳牙固连。

(3)局部代谢障碍,可能与破骨和成骨活动不平衡有关。

(4)有的有家族遗传倾向。

2.临床特征

(1)多发于下颌第一乳磨牙,其次是下颌第二乳磨牙。

(2)乳牙牙下沉,𬌗面低于正常𬌗平面 1~4 mm,严重时可在邻牙颈部以下。

根据下沉程度可分为 3 度。①轻度。患牙殆面低于殆平面,但位于邻牙接触点以上。②中度。患牙边缘嵴与邻牙接触点平齐或低于接触点。③重度。患牙殆面低于邻牙牙龈。

(3)下沉牙无自觉症状,但牙的生理性动度已消失,叩诊声音较邻牙清脆。

(4)下沉牙可延迟脱落,阻碍继承恒牙牙根发育与萌出,造成恒牙延迟萌出或阻生,或使继承恒牙异位萌出,或发生扭转异位。

(5)下沉牙的殆面位置低,使邻牙向该处倾斜,对颌牙伸长,间隙缩小,牙弓发育不足。

3.诊断要点

(1)固连乳牙的殆平面低于正常的邻牙的殆平面,并无生理性动度,或延迟脱落等临床特征。

(2)X 线片的显示特征为患牙牙周膜消失,或牙周膜连续性中断,牙根面和牙槽骨融为一体,或牙根面与牙槽骨连接面不清晰。有的出现继承恒牙先天缺失,或发育受阻,或位置变异。

4.治疗原则

(1)定期观察,观察患牙能否自行脱落与替换。

(2)拔除患牙,不能按时替换,下方恒牙错位或受阻时,应及时拔除该固定的乳牙。

(3)对因乳牙固连而未萌出的继承恒牙可辅以正畸牵引。

二、乳牙滞留

乳牙滞留是指已到替换时期尚未替换的乳牙,或超过替换期而迟迟保留在牙列中的乳牙。

1.病因

(1)因继承恒牙萌出方向异常,使乳牙牙根未吸收或吸收不完全而滞留。

(2)因继承恒牙先天缺失或埋藏阻生等原因不能促使乳牙根的生理性吸收而滞留。

(3)继承恒牙萌出潜力不足,乳牙根不被吸收而滞留。

(4)全身因素,如佝偻病、侏儒症、外胚叶发育异常,以及某些遗传因素等致使多数乳牙滞留。

2.临床特征

(1)混合牙列期,常见 1 个或 2 个乳牙滞留。2 个乳牙滞留往往是对称的。有的在该滞留乳牙的唇、颊、舌侧有继承恒牙萌出。

(2)当下乳切牙未脱落,恒切牙从乳切牙舌侧萌出时,就出现了"双排牙"现象。

第一乳磨牙的残根、残冠可滞留于萌出的第一前磨牙的颊侧或舌侧。

第二乳磨牙滞留多因继承恒牙的先天缺失或埋藏阻生。

(3)多数乳牙滞留较少见。而多数乳牙超过替换期未能脱落的病例,见于恒牙胚基本发育完成或发育完成,但无萌出动力的患者。

3.诊断要点

(1)乳牙已到替换时期,而继承恒牙已于该乳牙根部,或唇、颊、舌侧萌出。

(2)超过替换期而迟迟未能脱落并呈现在恒牙列中的乳牙。

4.治疗原则

(1)当恒牙已萌出,乳牙尚未脱落时,应及时拔除该乳牙。

(2)X 线片显示,无继承恒牙胚的、超过替换期的滞留乳牙,则暂不给予处理。

当下乳切牙未脱落、恒切牙于舌侧萌出、出现"双排牙"现象时,则应对乳、恒牙进行区别,拔除滞留乳切牙,而不应拔除刚刚萌出的恒切牙。当滞留乳牙拔除之后,恒切牙则可渐渐向唇侧移位,排列到它应有的位置上。倘若将舌侧萌出不久的恒牙拔除,那将永远失去该下颌恒中切牙。

(曹　艳)

第十三节　儿童牙周病

牙周病是指牙周组织炎症性疾病,又称牙周炎症或牙周炎。牙周组织是牙齿的支持组织,包括牙龈、牙周膜、牙槽骨和牙骨质。牙周病即是牙齿支持组织的慢性炎症性疾病,可引起牙周组织降解、牙周袋形成、进行性附着丧失和牙槽骨吸收,最终导致牙松动甚至脱落。牙周病是牙丧失的重要原因。

一、儿童慢性牙周炎

慢性牙周炎(chronic periodontitis,CP)是指涉及整个牙周支持组织的慢性炎症。儿童慢性牙周炎常由牙龈的慢性炎症向深层牙周组织扩展演变而成。起病缓慢,病情进展平缓。

(一)病因

局部因素包括软垢、牙石、食物嵌塞及不良修复等。其中,如牙龈炎未得到及时治疗,可由牙龈炎发展而波及整个牙周组织成为牙周炎,故局部刺激因素和龈炎的发展是引起儿童慢性牙周炎的重要原因。

(二)病理

儿童慢性牙周炎的主要病理变化是牙槽骨的吸收和牙周袋的形成。

(1)早期,牙龈结缔组织充血、水肿、炎细胞,包括淋巴细胞、浆细胞和中性粒细胞浸润。同时,上皮增生、上皮钉不整齐,龈沟上皮形成溃疡。

(2)炎症继续发展,可使结合上皮沿着根面向根尖方向增生,牙周纤维溶解破坏,上皮附着丧失,牙龈与根面间形成深度的间隙——牙周袋。

(3)牙槽骨发生炎症性吸收,开始时骨髓腔增大,骨小梁变细,随后发生骨吸收,吸收部位可看到破骨细胞和骨吸收后所产生的窝状凹陷,渐渐牙槽骨高度降低或厚度变薄,骨吸收被炎性肉芽组织所代替。

(4)在牙槽骨吸收和牙周袋形成过程中,牙骨质沉积受阻,而且感染的牙骨质还将影响成纤维细胞的附着而加剧牙周组织的破坏。

(三)临床特征

1.牙龈慢性炎症

刷牙或进食时牙龈出血,检查见牙龈红肿,组织松软,点彩消失,探诊易出血,但一般无明显不适,不受重视。

2.牙周袋形成

可探及牙周袋。由于附着丧失,牙周袋内壁常有上皮溃疡和结缔组织炎症,用探针探入袋内可引发出血,而且探诊深度超过 3 mm。有的并有溢脓。

3.牙槽骨吸收

X线片显示牙槽嵴顶高度降低,有水平或垂直骨吸收。邻面的垂直吸收在X线片上难以确定是几个壁的骨下袋,只有在手术翻开牙龈后才能确定。X线片上也难以显示牙槽骨的凹坑状吸收。

4.牙齿松动

当牙槽骨吸收和牙周附着降低发展到一定程度时可出现牙齿松动,以致咬合无力或咬合痛。

由于牙周炎,使牙周支持组织减少而造成继发性殆创伤,即牙本身的松动加之异常殆力方向,还可导致牙移位。

5.慢性牙周炎症的急性发作

当机体抵抗力降低,局部细菌毒力增强,牙周袋内脓液积聚、引流不畅时,牙周炎症可急性发作形成脓肿,出现剧痛,并可伴有颌下淋巴结大,体温升高。急性期后恢复到慢性过程,如此反复,加重牙槽骨吸收,加深牙周袋形成,使牙更为松动,甚至自行脱落。

但因儿童的牙周组织疏松,炎性渗出易于引流,其牙周炎不常出现牙周脓肿。

6.慢性牙周炎的临床分型

临床上,根据附着丧失和骨吸收的患牙数范围,可将慢性牙周炎分为局限型和广泛型。也可根据牙周袋深度、结缔组织附着丧失和骨吸收程度将牙周炎分为轻、中、重度。

(1)轻度:牙龈炎症、探诊出血,牙周袋≤4 mm,X线片显示牙槽骨吸收不超过根长的1/3。

(2)中度:牙龈炎症和探诊出血,牙轻度松动,牙周袋≤6 mm,X线片显示牙槽骨吸收超过根长的1/3、但不超过根长的1/2。

(3)重度:牙龈炎症和探诊出血或有脓,牙中、重度松动,牙周袋>6 mm,X线片显示,牙槽骨吸收超过根长的1/2甚至达根长的2/3。

因局部因素引起的儿童慢性牙周炎,多为轻度、中度局限型。

(四)诊断要点

(1)牙龈炎症状况。

(2)牙周袋形成。

(3)牙齿松动。

(4)X线片显示牙槽骨吸收等为慢性牙周炎诊断要点。

诊断时须注意事项。①X线片检查不可缺少。通常,牙槽骨的吸收程度与牙周袋的深浅基本一致,故一般根据牙周袋的深浅可以推断牙槽骨吸收情况。但是,牙周炎的早期,尚无明显牙周袋形成时即可有牙槽骨的吸收,故需通过X线片予以诊断。X线片显示有牙槽骨吸收者,通常总有牙周袋存在,而未能探及牙周袋者并非说明无牙槽骨吸收,因牙龈炎症,牙周袋内的炎性肉芽组织等可使探测受到阻碍,所以在牙周病诊断中,X线片检查是不可缺少的。②应与牙龈脓肿和牙槽脓肿(根尖周脓肿)鉴别。

(五)治疗原则

1.去除局部刺激因素

根据病情选择进行龈上洁治术、龈下刮治术或深部刮治术、调整咬合、消除创伤和食物嵌塞等局部刺激因素。其中,龈下刮治术,除了刮除龈下牙石外,还须将暴露在牙周袋内的含有内毒素的病变组织刮除,使根面符合生物学要求,有利于牙周支持组织重新附着牙根面,故称为根面平整术。其主要目的是尽量清除微生物和搅乱菌斑生物膜,防止或延缓龈下菌斑的重新形成。

采取机械方法清除牙石和菌斑仍是目前有效的牙周炎基础治疗手段。任何其他治疗手段仅作为基础治疗的辅助治疗。

2.牙周袋局部药物治疗

采用3%过氧化氢液、0.05%~0.2%氯己定液等冲洗牙周袋。

牙周袋内局部放置复方碘液或放置缓释剂型的抗菌药物,使药物能长时间释放到牙周袋,消灭或减少袋内的致病菌。

3.牙周手术

基础治疗后6~8周,若仍有5 mm以上牙周袋,探诊仍有出血,可进行再次刮治术或牙周手术。手术包括在直视下彻底刮除根面与根分叉处的牙石、肉芽组织,并修整牙龈和牙槽骨外形、植骨或截去病变严重的患根等。

若进行牙周组织引导性再生手术,则可使病变区牙根面形成新的牙骨质、牙周膜和牙槽骨的正常附着。若利用组织工程学促进牙周组织再生,即可达到一个更高层次的治疗。

4.注意口腔卫生

定期复查和消除牙龈炎症对预防儿童牙周炎的发生有重要作用。

二、儿童侵袭性牙周炎

侵袭性牙周炎(aggressive periodontitis,AgP)是发生于健康者的牙周疾病进展迅速的、并具有家族聚集性的牙周炎,是于1999年国际研讨会上建议更名的。它包含过去牙周炎分类中的青少年牙周炎(juvenide,JP)、快速进展性牙周炎(rapidly progressive periodontitis,RPP)和青春前期牙周炎(prepubertal periodontitis,PPP)。

其中,青少年牙周炎是好发于青春期的一种特殊类型的牙周炎,是Baero于1971年提出的,发生于全身健康的青少年恒牙牙槽骨快速破坏,且破坏程度与局部刺激不一致的疾病。现将此类牙周炎归类于AgP,故统称为侵袭性牙周炎。

青少年侵袭性牙周炎患病年龄相差较大,11~13岁的儿童即可开始发病;女性多于男性,为3:1的比例。在同一人的不同牙齿中,发病年龄和表现可以不同而且发病年龄越小,越易被忽视,有的直到出现咀嚼无力、牙龈出血,或牙齿松动、移位时才就诊。就诊时病情已较严重,甚至青少年时期就可能丧失较多牙,从而影响咀嚼功能,危害青少年患者的身心健康。所以,侵袭性牙周炎是危害青少年牙健康的严重疾病。

目前依据病变波及牙的范围,将本病分为两种类型:一种为局限性侵袭性牙周炎(localized aggressive periodontitis,AgP),为病损局限于切牙和第一磨牙的牙周炎;另一种为广泛型侵袭性牙周炎(generalized aggressive periodontitis,GAgP),为病损波及大多数牙或全口牙的牙周炎。儿童和青少年的侵袭性牙周炎患病率相对比成人慢性牙周炎患病率要高,各地报道的患病率为0.1%~15%。

(一)病因

至今,对侵袭性牙周炎的病因尚未明了,目前已能肯定的是引起本病的主要因素为某些特定微生物的作用和机体防御能力的缺陷。

1.微生物

研究表明，与侵袭性牙周炎关系密切的是伴放线杆菌（actinobacillusactinomycetemcomitase，Aa），它的阳性检出率可达97%。

2.机体防御能力

侵袭性牙周炎除微生物的感染外，机体防御能力降低，内分泌失调和家族遗传倾向等与本病发病密切相关。

（二）病理

本病的组织病理学变化与慢性牙周炎无明显区别，均以慢性炎症为主。

（1）炎症的早期，主要病理变化为血管扩张、充血、通透性增加，上皮下结缔组织内出现大量炎细胞的浸润，多为中性粒细胞和淋巴细胞，少量为巨噬细胞和浆细胞。

（2）由炎细胞释放的胶原酶，可致胶原破坏、丧失，牙槽骨吸收，上皮附着沿根面向根尖方增生，形成牙周袋。渐渐炎症进入持续破坏过程，牙周膜主纤维束破坏，深牙周袋形成。

（3）牙槽骨持续吸收，破骨细胞极为活跃，牙槽嵴顶及固有牙槽骨可见多数吸收陷窝，根面暴露的牙骨质也可见吸收陷窝，胶原纤维变性、溶解、丧失，牙周膜间隙明显增宽。

随着病变进展，临床出现明显的牙齿松动和牙周袋溢脓的牙周炎症状。

（三）临床特征

1.好发牙位

局限型侵袭性牙周炎的牙周病病变局限于上下切牙和第一恒磨牙，多为左、右对称，其他恒牙，即非第一恒磨牙和切牙不超过2颗。本病早期不一定波及所有切牙和第一磨牙。

2.早期出现牙松动和移位

在牙龈还未出现明显炎症时牙就已出现松动，并逐渐加重，在松动的同时伴有牙移动，特别是上颌切牙和第一磨牙更为明显，移位严重时，上颌前牙呈扇形展开，后牙则丧失正常邻接关系，以致造成食物嵌塞和咬合创伤，从而加重牙周组织病变。牙齿松动、移位明显者，甚至自行脱落。有的患者初诊时多数牙齿松动明显，少数牙已经脱落。

3.牙龈炎症不明显

早期口腔卫生良好，牙龈炎症不明显。但由于牙齿松动、移位，引起牙之间的食物嵌塞，局部自洁作用较差，使牙龈炎症加剧而出现牙龈红肿和牙周袋溢脓现象。本病出现局部刺激物的量和牙周破坏程度不一致的现象。

4.病程进展快

本病牙周破坏速度较快，表现如下。

（1）病变早期，牙周袋窄而浅，当牙龈炎症明显时，牙周袋加宽加深，感染溢脓。

（2）病变早期，牙槽骨吸收不明显，X线片仅显示牙周膜腔增宽，硬板破损的现象，随后病变进展迅速，牙槽骨出现垂直和水平型吸收的同时存在大量进行性骨吸收现象。

5.无明显症状

除上述表现外，患者并无明显症状。由于症状不明显而常常延误就诊和治疗。而后随着病变的发展渐渐出现咀嚼无力、牙龈出血、牙齿松动、移位，并有口臭、疼痛、肿胀等。

（四）诊断要点

1.发病年龄、性别

本病好发于青少年或青春期儿童，女性多于男性。

2.患病牙位、数目

本病典型的好发牙位为第一磨牙和(或)上、下切牙,多为对称性。若多数牙或全口牙患病时,则磨牙或前牙症状最重。青春期的患者,患牙数为4~6个,尔后随着年龄增长,患牙数增多,但也有少数牙患病的报道。

3.病程进展

病变进展迅速,牙槽骨呈进行性吸收。

本病的早期诊断和治疗对保留患牙极为重要。由于本病的早期多无明显症状,待就诊时已为晚期,故应尽早诊断。

当青少年患者或青春期儿童,在局部刺激物不多、炎症不明显的情况下,即出现牙齿松动、移位或邻面深牙周袋时,则应引起重视。而且检查的重点应为切牙和第一磨牙邻面,这样才不至于遗漏早期病变。

关于局限型和广泛型侵袭性牙周炎究竟是两个独立的类型,抑或后者是前者加重的结果,目前尚不肯定,但有不少研究支持两者为同一疾病不同阶段的观点。

(1)少年以局限型较多,而青年患者患牙数目增多,以广泛型为多。

(2)有些广泛型侵袭性牙周炎患者的第一磨牙和切牙病情较重,且有典型的"弧形吸收",提示该患者可能由局限型病变发展而来。

(3)广泛型侵袭性牙周炎患者的牙周破坏程度与年龄不相称。

(五)鉴别诊断

1.注意初发或早期侵袭性牙周炎与慢性牙周炎的区别

其区别点见上述慢性牙周炎的临床特征。

2.注意与矫正用橡皮圈套扎中切牙导致急性牙周炎的区别

儿童混合牙列期,上颌中切牙萌出时,牙轴常偏向唇侧和远中,使上颌中切牙间多有明显的间隙,即所谓正中分。此类间隙,当侧切牙萌出后多可自行关闭。但是,在两侧切牙未萌出之前,有的医务人员在不了解此生理现象的前提下,擅自错误地采用矫正用的橡皮圈套扎在两中切牙间,而橡皮圈则可渐渐向根尖方向滑动,最终导致被套扎患牙出现急性牙周炎。其临床表现为以下几种。

(1)病变局限于所套扎的牙,出现局部牙龈红肿,常伴有凸向根尖方向的弧形线条,相应黏膜呈凹陷性,压迹状。

(2)被套扎的患牙牙周袋深,并可伴牙周袋溢脓。

(3)患牙松动明显,甚至伸长。

(4)X线片显示牙槽骨呈弧形吸收,两中切牙之远中牙槽骨的吸收尤为明显,甚至吸收至根尖处。

本病,一旦发现即去除橡皮圈,并经局部清洗、消炎等治疗,预后良好。

(六)治疗原则

1.施行必不可少的基础治疗

基础治疗即施行龈上洁治、龈下刮治、根面平整及调整咬合,消除创伤殆和食物嵌塞等。因为,只要这些局部刺激因素存在,就会加速病情的发展。

2.抗菌药物的应用

口服抗菌药物如螺旋霉素、甲硝唑、替硝唑等。其中,甲硝唑和阿莫西林配伍效果更佳。

基础治疗或手术治疗后立即服用能发挥药物的最大疗效。根面平整后的深牙周袋内放置缓释的抗生素制剂,如甲硝唑、氯己定等也有良好的效果。

3.改善机体状况,增加防御功能

如免疫功能异常者,可酌情给予调整机体免疫功能的药物。中医学的辨证施治,固齿丸、牙周宁等都有一定效果。

(1)松牙固定:移位牙复位排齐后固定治疗;复位固定的治疗过程中需加强局部炎症的控制。

(2)维护治疗:加强口腔卫生,定期复查极为重要。以便巩固治疗效果,控制病情发展。

总之,早期诊断、早期治疗,彻底消除感染,调整机体防御功能,减少复发等,为本病治疗原则。

(曹 艳)

第十四节 婴幼儿创伤性口炎

婴幼儿创伤性口炎是指由于各种因素引起的,具有明确病因的口腔黏膜损伤性的急、慢性炎症。

一、病因

(一)机械物理性因素

1.下颌乳中切牙萌出过早

下颌乳中切牙萌出过早,切缘锐利,婴儿吮乳时,牙与舌系带及其两侧黏膜摩擦,或舌系带过短,吮乳时舌不能充分抬起和伸出,或乳切牙切缘与舌系带和舌腹部摩擦;或婴幼儿长期咳嗽,舌系带不断与新萌出的乳中切牙切缘摩擦等造成局部黏膜溃疡,此类溃疡又称 Riga 病。

2.婴幼儿上腭黏膜较薄

婴幼儿上腭黏膜,尤其腭翼处黏膜较薄,人工哺乳时,若使用的橡皮奶头较硬,吮乳时过度摩擦;或清洁口腔时擦洗不当等,都可造成腭黏膜损伤形成溃疡,此溃疡又称 Bednar 溃疡。

3.患慢性根尖周炎的乳牙残根、残冠

破坏唇侧颊侧骨板,并致根尖外露,外露的根尖持续损伤相对应的黏膜而造成溃疡,此溃疡又称创伤性溃疡或压疮性溃疡。

4.异物与硬物

小儿常将异物伸入口内,如在奔跑时不慎跌跤,异物容易刺伤黏膜,引起局部组织擦伤或软组织撕裂伤。

小儿吃饭时,常因咬硬的食物摩擦损害黏膜;婴幼儿吸吮拇指、橡皮乳头、玩具等硬物刺激摩擦黏膜,尤其是软腭黏膜易引起相应部位的溃疡。

5.冷热食物刺激

过热食物,如开水、食物过烫引起黏膜灼伤,即烫伤。曾见报道,一幼儿用口吸吮开水壶内刚开的开火,引起唇、颊、硬腭、软腭、舌背和咽部黏膜烫伤,黏膜表面发白水肿,表皮易撕下,有的部位表皮已剥脱形成糜烂面。

过冷饮料,或因口腔内低温治疗,如使用液氮时操作不当引起冻伤。

6.小儿不良习惯

小儿有不良习惯,如习惯性咬唇、颊、舌等软组织,造成黏膜破损。

（二）化学因素

(1)幼儿无知,常将具有腐蚀性物质,如家庭各种酸、碱类物质放进口里而造成黏膜急性损伤。

(2)口腔牙病治疗过程中的使用药物,如砷、酚、硝酸银等,它们刺激过强或使用操作不当等,可造成黏膜严重损害。

(3)口含、涂布、贴敷其他腐蚀性药物而损伤口腔黏膜。

（三）其他因素

幼儿在口腔注射麻醉药后,尤其是在下牙槽神经麻醉后,颊、舌侧黏膜出现麻木感,此时患儿常用牙去咬嚼麻木部位的黏膜,使黏膜破损形成糜烂或溃疡。此类咬伤虽为机械性损伤,但是在麻木状况下发生的。

二、病理

本病为非特异性炎症,急性炎症时局部黏膜充血、水肿、上皮连续性破坏或上皮剥脱,上皮下淋巴细胞、浆细胞、多形核白细胞等炎细胞浸润,形成糜烂或溃疡。慢性炎症时有肉芽组织增生现象,有的溃疡边缘有肉芽组织突起,有的伴有退行性增生。

三、临床特征

（一）Riga-Feda 溃疡

Riga-Feda 溃疡专指发生于婴幼儿舌系带中央两侧的溃疡,左右对称,起始时黏膜充血、糜烂,随后形成溃疡,溃疡表面不平,呈灰白色,边缘清晰;病程长者,成为肉芽肿性溃疡,溃疡边缘隆起,局部质硬,苍白,舌运动受限。本病婴幼儿舌系带过短,舌运动时和新萌出的过锐的下颌乳中切牙长期摩擦所致,这样的溃疡有如希腊字母的"O"形,故称 Riga 病。

（二）Bednar 溃疡

Bednar 溃疡是由婴儿吸吮拇指或过硬的橡皮奶头引起的上腭黏膜溃疡,位于腭后部,圆形或椭圆形,单侧或双侧,溃疡表浅,婴儿哭闹不安,拒食。

（三）乳牙残根引起的创伤性溃疡

乳牙残根根尖外露,长期持续损伤相对应黏膜而形成局部创伤性溃疡。早期,组织鲜红,呈糜烂状,逐渐发展成溃疡且有渗液;陈旧性损害,组织暗红或紫红,中央凹陷,底部有黄白色或灰白色膜状物;长期未治疗者,出现的溃疡为深在的肉芽肿性溃疡,圆形或不规则形,边缘不均匀隆起,基底稍硬,溃疡面与刺激的牙根尖相邻或相吻合。此类溃疡又称压疮性溃疡。

（四）自创性溃疡

自创性溃疡好发于好动或患多动症的儿童,如用铅笔尖捅刺黏膜、咬唇、咬颊等不良习惯者,易伤及局部黏膜形成溃疡,溃疡深在,长期不愈,基底略硬或有肉芽组织,疼痛不显。

咬硬物出现的血痕,为 1~3 mm 大小,壁薄易破溃出血,破溃后呈现鲜红的表皮糜烂面,有烧灼样刺痛,进食时或吞咽时痛,所属淋巴结增大,1 周左右即可渐趋愈合。

(五)腐蚀性药物造成的黏膜损害

腐蚀性药物造成的黏膜损害为急性炎症表现,常发生于治疗中患牙附近黏膜。其中,砷失活剂溢出后即可造成牙龈、颊黏膜、牙槽骨的严重损伤或组织坏死。乳磨牙应用砷失活剂后,有的还可通过薄层髓底或髓底副根管,损害于根分叉的牙周组织或恒牙胚,故砷剂不宜应用于乳牙。

四、诊断要点

(1)创伤历史,损伤因素,与损伤因素相吻合的病损部位、形态和特征。

(2)去除损伤因素后,病损均能迅速好转和愈合。

五、治疗原则

(一)去除致病因素

(1)调磨锐剂的乳牙切缘;拔除松动、早萌的下颌乳切牙及根尖外露的乳牙残根、残冠。

(2)去除口腔不良习惯和一切可疑的刺激因素,如舌系带过短者,行舌系带修整术。

(3)改变婴幼儿喂养方式,选用适宜的橡皮奶头喂养。

(二)局部用药

局部涂布消毒防腐药物,防止继发感染。例如,局部涂布亚甲蓝液、金霉素药物、养阴生肌散、冰硼散等。

(三)保持口腔清洁

应用无刺激药物漱口液清洁口腔,保持清洁。

(四)全身用药

(1)饮食困难者,应补充液体和足量维生素 C 和复合维生素 B。

(2)继发感染者,应给予抗生素治疗。

(3)烫伤面积大者,尤其是咽部烫伤时,应给予适量激素,以防咽喉水肿引起窒息。

(曹 艳)

第十五节　膜性口炎

膜性口炎是由细菌感染引起的口腔黏膜急性炎症,因病变区覆盖大片假膜,又称之为假膜性口炎。

一、病因

本病病原菌为球菌。即金黄色葡萄球菌、草绿色链球菌、溶血性链球菌、肺炎双球菌等,故又称球菌性口炎。

感染可由单一细菌引起,也可由多种细菌引起,多数是混合感染。

不同细菌为主引起的感染,其发病部位有所不同。如以葡萄球菌为主的感染,则以牙龈为多见;以链球菌为主的感染,则多见于口腔黏膜的其他部位。

这些病原菌多是口腔中的常驻菌，一般情况下，它们是不会引起机体发病的。它们之所以引起口腔黏膜的急性炎症，通常是有其致病的诱因。其诱因是：机体抵抗力下降或细菌毒力增强，如流感、急性传染病、久用激素、化疗药物等使机体免疫功能受到抑制时即可能发病。本病多见于儿童。

二、病理

口腔黏膜急性渗出性炎症。黏膜充血、水肿、上皮细胞坏死脱落、糜烂，表层覆盖由纤维素性渗出物和坏死组织、多种细菌组成的假膜，固有层中有大量中性白细胞浸润，呈现急性炎症。

三、临床特征

（1）发病急，可发生于口腔黏膜的任何部位，包括牙龈、唇、颊、舌、口底和软腭等多处黏膜均可患病。

（2）口腔黏膜广泛充血、水肿，表面出现大小不等，界限清楚的糜烂面。糜烂面上有纤维素性渗出物形成的灰白色或灰黄色片状假膜。此假膜略高出黏膜表面，光滑而不易剥脱。若强行将其假膜撕脱，则呈现出血面，但不久又有假膜覆盖。有的部位还可出现浅表溃疡，致病菌不同，假膜的颜色也稍有区别。

（3）患儿出现体温升高、上呼吸道感染、腹泻等全身症状。病损局部疼痛明显、患儿哭闹、拒食、流涎、颌下淋巴结增大、触压痛等。

血常规检查白细胞增高。

全身症状数日即可消退，但口腔黏膜病损仍可持续一定时间，病程为 10～14 d。

四、诊断要点

（1）多发生于体弱和抵抗力低下的患儿，发热，体温升高，白细胞增多。

（2）假膜是覆盖于病变区的浸润、光滑、致密、灰白色或灰黄色膜状物。病变区周围黏膜充血明显，所属淋巴结增大。

（3）涂片检查可见大量链球菌和葡萄球菌，或为混合细菌感染。涂片检查可协助诊断。

（4）本病需与白念珠菌病或鹅口疮鉴别。

鹅口疮的假膜呈凝乳状的白色斑点或小片，周围黏膜充血不明显，涂片可查到白念珠菌。

五、治疗原则

（一）全身治疗

1.抗感染

全身使用青霉素、链霉素等抗生素。

根据感染类型、病情轻重程度、细菌培养结果、宿主易感性等选择有针对性的抗菌药物及用药剂量、方式或疗程。

2.支持疗法

补充液体和足量维生素 C 和复合 B 族维生素。

（二）局部治疗

1.氯己定液

0.2% 氯己定液漱口、清洁、涂布。

2.达克罗宁液

0.5％达克罗宁液局部涂布。

3.金霉素甘油

2.5％金霉素甘油局部涂布。

4.溶菌酶片

溶菌酶片 20 mg 含化,每天 4～6 次,有抗菌、抗病毒作用。

(曹　艳)

第十六节　坏死性龈口炎

坏死性龈口炎是以坏死为主的感染性疾病。病变发生在牙龈时称坏死性龈炎,如病变还波及唇、颊、舌、腭等处黏膜时,称坏死性龈口炎。

一、病因

本病病原体为梭状杆菌和奋森螺旋体。正常情况下,两者共同寄生在人的口腔内,可存活于牙间隙、牙龈沟和牙周袋中,一般不致病。

但在一定条件下,如口腔卫生不良和机体抵抗力降低时,这些病原菌即大量繁殖,毒力增强而引起本病。

梭状杆菌体长为 8～10 μm,状如梭形,革兰阳性;奋森螺旋体长为 5～10 μm,为不规则的疏螺旋状,革兰阴性,两菌共生。

有实验证明,单独培养其中一种菌很困难,单独用一种菌感染动物不易致病,而用两菌同时感染动物,才可致病。也有报道称,如以健康动物感染梭状杆菌和奋森螺旋体,并不能制造出坏死性龈炎或坏死性龈口炎的模型。因而本病的发病是与机体状况有密切关系的,只有当机体全身抵抗力降低时,如营养不良、消化功能紊乱、腹泻、发热性疾病、免疫功能缺陷及口腔卫生不良、牙周组织有炎症的患者,才易发生此病。

本病是否有传染性,很久以来,不论是实验研究还是临床观察,均未得出结论。但是,在过去的战争、饥荒、营养缺乏和口腔卫生条件极差的状况下,本病颇为多见且易流行。这也说明本病的发病或流行需在特定的条件下发生。曾因第一次世界大战期间,前线战士流行此病而又命名其为"战壕口"。

二、病理

(1)坏死性龈口炎的病变主要表现为组织坏死。其龈组织或口内其他黏膜组织失去了原来的结构成为坏死组织。即以细胞核和细胞质溶解为其特征,从细胞核固缩到核碎裂而发生溶解。

(2)此外,由纤维素性渗出物、细菌、坏死上皮和白细胞、红细胞组成的假膜覆于病变区。

(3)在大片的坏死组织中及坏死组织下方含有大量梭状杆菌和螺旋体病原菌。

(4)黏膜固有层中毛细血管扩张、充血明显,并有许多炎性细胞浸润。

三、临床特征

(一)坏死性龈炎

坏死性龈炎是发生在龈缘和龈乳头的炎症,且只发生在有牙的口腔,有急性和慢性两种。

1.急性坏死性龈炎

急性坏死性龈炎多发生于身体抵抗力下降和口腔卫生不良的儿童,其特异症状为发病急、组织破坏迅速、口内恶臭等。

(1)全口或多数牙的龈乳头、龈缘充血、水肿,随即出现组织坏死,坏死沿龈缘扩展,边界不齐,呈虫蚀状,表面覆盖灰黄色或灰褐色假膜。

(2)去除假膜和坏死组织后,则出现溢血的溃烂面;尔后由纤维素性渗出物和新坏死的组织又可形成假膜,如此重复发展,致使龈缘和龈乳头破坏消失,牙间隙暴露,呈现似被刀切样的缺损。

(3)随着感染向深部发展,附着龈也发生坏死,牙槽骨外露,有的形成坏死死骨,牙周膜遭受破坏,牙齿松动、叩痛或自行脱落。

(4)患儿牙龈有自发性出血现象,感灼痛,唾液增多、带血、流涎,局部淋巴结增大,压痛,全身乏力,体温上升。

2.慢性坏死性龈炎

(1)多见于前牙的少数牙或个别牙,局限性发病,不波及全口牙的牙龈。

(2)牙龈呈暗红色水肿,龈缘和龈乳头组织坏死,水平型缺失,易引起食物嵌塞和导致牙周组织破坏,牙槽骨吸收和牙齿松动。

(3)疼痛不显,症状较轻,均在自觉症状不明显的情况下缓慢地进行。

(4)常因口臭、咀嚼食物时牙龈出血或睡眠中经常流出带血的涎液而就诊。

(5)本病病程长,时轻时重,可达1个月至数月之久。

(二)坏死性龈口炎

(1)坏死性龈炎未得到及时治疗或机体状况未得到改善时,病损除发生在牙龈外,还可向着颊、唇、舌、腭等处黏膜扩展,而且往往是在患坏死性龈炎相对应的唇、颊黏膜上出现损害。

(2)局部组织坏死,坏死区边缘不规则,深浅不等,覆有灰黑色假膜,周围黏膜充血明显,颊部水肿。

(3)口臭、局部疼痛、出血、淋巴结大、压痛。

(三)坏疽性龈口炎

坏疽性龈口炎主要发生在久病,如麻疹、肺炎、黑热病等衰弱或营养不良的小儿。本病是在机体抵抗力极度下降时,除了感染梭状杆菌和奋森螺旋体外,还合并感染产气荚膜杆菌和化脓性球菌而引起的口腔软组织腐烂性坏疽性疾病。

本病病情重,病损多发生于唇、颊部组织,故又称为面颊部坏疽或走马疳。儿童较成人容易罹患本病,但牙尚未萌出的婴儿从不发生此病。

(1)病变开始,组织呈紫色,迅速变黑,继而软化,形成腐肉,并向深处迅速进展,破坏极快,扩延甚广,可侵及肌肉、皮肤及骨质,致使大量组织崩溃、坏死、脱落,造成面颊部组织穿孔,形成缺损,牙与颌骨外露。

(2)病变还可侵及上、下牙龈和牙周组织,破坏黏膜和骨膜,使牙齿松动和脱落。

(3)整个病程中,病情严重,但周围组织的炎症反应并不明显,坏死区与周围组织界限清楚,发出腐尸样恶臭。

(4)本病的组织破坏虽较重,但疼痛症状不明显。

(5)由于组织坏死与分解产生的毒性产物和细菌毒素对机体的作用,患儿可发生程度不同的中毒症状和衰弱。若病情继续恶化,甚至可导致死亡。

(6)本病必须立即进行治疗和改善机体状况,方可使病变停止进展。但由于局部组织的严重破坏,并由此而形成的瘢痕挛缩,可造成张口受限,下颌关节强直,从而严重影响患儿面部和颌骨的发育,导致儿童生理和心理的创伤。

(7)现在随着生活水平的提高,口腔卫生状况的明显改善,已很少发生本病。

(8)鉴于本病病情的严重性及早期防治的重要性,需将本病与坏死性龈口炎进行区别。

四、诊断要点

(1)本病的特征,即龈缘和龈乳头坏死,呈灰褐色,除去坏死组织后,龈乳头消失,龈缘如"刀削状"缺损,容易出血且有特殊性口臭等。

(2)慢性坏死性龈炎多数有急性炎症的病史,而坏死性龈口炎则往往是在患坏死性龈炎之后,与其相对的口腔黏膜出现覆有灰黑色假膜的坏死区。

(3)坏疽性龈口炎亦多为坏死性龈口炎的并发症,具有急性而广泛的组织坏死过程,并伴有腐尸样特殊恶臭。

(4)必要时做坏死区涂片检查,坏死性龈口炎可查出大量的梭状杆菌和螺旋体,而坏疽性口炎除查出这些病原菌外,还可查出产气荚膜杆菌和其他化脓性球菌。

(5)坏死性龈口炎需与疱疹性龈炎相鉴别,疱疹性龈炎黏膜充血,可出现成簇的小溃疡,口臭不明显,涂片可检查出胞核内包涵体。

五、治疗原则

(一)局部治疗

(1)彻底去除坏死组织,用氧化剂,如 3% 过氧化氢液、0.2% 高锰酸钾液反复冲洗,1% 碘酊涂布,急性期每日 1~2 次。这是局部的基础治疗。

(2)1.5%~3% 过氧化氢液含漱或轻轻擦洗,每 2~3 h 1 次。

(3)0.05%~0.2% 氯己定含漱,每 2~3 h 1 次。

(4)2.5% 金霉甘油局部涂布,每日 2~3 次。

(二)全身抗感染治疗

(1)广谱抗生素,如青霉素,5 万~10 万 U/(kg·d),肌内注射(病情严重者,青霉素为首选药物)。

(2)抗厌氧菌活性较强的药物,如甲硝唑 200 mg,每日 3 次,口服。

(3)全身支持治疗。多种维生素、高蛋白饮食,必要时输液补充液体和电解质。

(三)预防

(1)注意口腔卫生,调理饮食,加强儿童营养,增强体质。

(2)发病后,餐具、洗漱用具均需消毒、隔离,防止交叉感染。

(曹　艳)

第十七节 药物性口炎和接触性口炎

药物性口炎是指药物进入体内后引起的口腔黏膜损害。接触性口炎是指局部口腔黏膜反复接触某种外来物质后引起的口腔黏膜损害。

两类损害均为机体产生的异常免疫反应,即变态反应,故又称为药物变态反应性口炎。变态反应有4种类型,和药物性口炎与接触性口炎关系密切的是速发型和迟发型变态反应。变态反应又称过敏反应,易出现变态反应的机体又称为过敏性机体;出现变态反应现象又称为过敏现象;而引起变态反应性口腔炎的药物或物质为致敏原。

致敏原可通过口服、注射、吸入、敷贴或局部涂搽、含漱等不同途径进入机体内,从而使过敏性机体发生变态反应而引起黏膜或皮肤的变态反应,致使出现口腔黏膜炎性病变。

一、病因

本病病因是由过敏体质者使用过敏源引起变态反应而发病。

由于个体的差异,可引起药物性口腔炎的药物很多,但较为常见的药物有磺胺类、抗生素、解热镇痛类和催眠镇静类等药物。这些药物均为低分子量的化合物,属半抗原,通过口服、注射或直接接触等途径进入人体内,则和机体的蛋白质载体结合成为抗原,并具有抗原性。这些半抗原性药物均具有半抗原决定簇,是使机体致敏的核心。但是,有的诱发机体致敏的并不是药物本身的成分,而是药物在体内降解或代谢过程中的产物。目前大多数药物致敏的半抗原决定簇还不清楚。通常,第一次使用药物后一般不发病,而是当人体再次使用或接触同一药物时才可引起变态反应。

值得注意的是,有的机体并非仅对某一种或某一类药物敏感,而是对数种或数类药物都出现变态反应,其原因可能是不同的药物有相似的结构式或相似的抗原决定簇。例如,磺胺类药物、普鲁卡因和对氨基水杨酸中均含有“苯胺”核心。因此,使用过磺胺类药物的人,也可能在首次应用普鲁卡因时即可发病;或对磺胺类药物的敏感者,对其他类药物也可能敏感。又如,在自然界中即含有青霉素的成分,对其敏感者可随时使其致敏。因此,有的人在第一次注射青霉素时即出现变态反应性过敏现象。

对接触性口炎来说,本来是一些无害的普通物质,而对过敏性机体却能产生组织的损害。例如,充填材料中银汞合金、修复材料中的甲基丙烯酸甲酯、自凝塑料、抗生素软膏、磺胺软膏或其他药物、某些牙膏等都可能成为过敏源。当这些物质接触口腔黏膜一段时间后,再接触同一物质;或口腔黏膜持续接触某一物质,这些物质中的某些成分即可做用于上皮血管,损害局部黏膜,引起接触性口炎。

由于口腔黏膜接触到具有抗原性物质后,一般需要7~14 d才能使人致敏,因此,本病损害出现较为缓慢,表现为迟发的变态反应。

现已明确,树脂材料单体中的对苯二酚,银汞合金中的汞为接触性口腔炎的致敏原,上述其余物质中的致敏原至今还不甚清楚。

二、临床特征

(1)药物性口炎可发生于口腔黏膜的任何部位,其变态反应较为复杂,可能不是一种类型,而是几种类型的混合。

（2）患者用药后有一定的潜伏期，初次发作潜伏期较长，如复发或再次应用该药后，则潜伏期缩短，通常在用药后 24～48 h 即发病，有的则可在 24 h 内，甚至数分钟内发病。

（3）发病初期，口腔黏膜有烧灼感，继之局部肿胀，并形成大小不等的水疱，水疱破溃后形成糜烂面或溃疡面且有渗出物形成的假膜；在唇红部则可结痂，此时疼痛明显，唾液外溢，影响进食。

（4）有的患者除出现口腔的变态反应外，还出现皮肤、眼、生殖器的病损。皮肤病损可和口腔同时或先后出现，好发于手、足和颜面，有红斑、丘疹或水疱。典型的红斑称虹膜状红斑，即红斑呈同心圆似的环形，有时在红斑的基础上出现水疱，称疱性红斑；皮损的水疱多为棘层松解所引起的皮内疱，故做尼氏检查可为阳性。重者可发生剥脱性皮炎或表皮坏死松解症。眼的病损最常见的为结膜炎，表现为眼结膜充血、疼痛、分泌物增多。生殖器的病损最常见为红斑、水疱和糜烂。

（5）口腔的固定性药疹好发于口唇，有的也发生于腭和颊部，可在用药后数小时或 1～2 d 出现，局部灼热、发痒，随后出现边缘清楚的单个红斑，约 1 周后红斑消退，但留有色素沉着。

（6）接触性口炎的局部表现为炎症反应，除在药物接触部位有瘙痒不适或烧灼痛，局部还可出现从轻度的红斑、水肿到水疱、糜烂或溃疡，程度相差较大。其特征是，随着抗原物质吸收量增加，除在与致敏物质接触部位造成损害外，还可向邻近的组织扩延，而且，当致敏物质去除后一段时间内，有的口腔炎还在继续发生。

接触性口腔炎病损出现时局部有烧灼感和疼痛感。

（7）神经性水肿也是机体出现的变态反应性疾病，为速发型变态反应。好发于面部、口腔和生殖器等部位。面部以上唇、下眼睑、耳垂为主，口腔则以软腭、腭垂（悬雍垂）、颊黏膜为主。

发病时一侧唇部突然出现大片肿胀，肿胀区还可波及眼睑、耳垂等疏松部位，在口腔内有时还波及舌、咽部。

神经性水肿的肿胀区域，皮肤表面光亮有弹性，发红不明显。

三、诊断要点

（1）药物性口炎为口腔黏膜出现突发性红肿、红斑、起疱及大面积糜烂，或皮肤出现红斑、丘疹、疱疹等病变。

接触性口炎为口腔黏膜接触致敏原后一段时间，局部出现水肿、红斑、水疱、糜烂或溃疡等病变。

（2）停用或去除可疑致敏药物或物质后，病损很快愈合。

（3）本病的主要问题是查清致敏原，明确诊断，防止复发。

在检查致敏原中，常用的简便方法如下。

斑贴实验：将可疑的致敏物质置于患儿前臂屈侧皮肤上，再覆盖塑料薄膜，包扎或胶布固定，经 24～48 h 观察结果。如可疑致敏物质为固体，则研碎后与蒸馏水调匀；如为液体，则将此液滴在滤纸上或纱布上。可疑物贴置于皮肤上的面积为 1～2 cm。其结果的判断标准如下。

阴性（0）：皮肤无异常表现。

弱阳性（＋）：皮肤轻度红肿、微痒。

阳性（＋＋）：皮肤红肿并有散在的小丘疹，瘙痒明显。

强阳性(＋＋＋)：皮肤红肿并出现水疱或片状丘疹。

极强阳性(＋＋＋＋)：除上述反应外,皮肤出现溃疡,坏死。

脱颗粒实验：将可疑致敏物质、患儿血清和家兔的嗜碱性粒细胞混合孵育。如患儿血清中有过敏性 IgE 抗体,则可使嗜碱性粒细胞脱颗粒,镜下计数 20～50 个细胞。如有 30％以上的细胞发生脱颗粒现象,则为阳性反应。脱颗粒现象的变化为细胞肿胀,失去正常形态,胞核清楚,颗粒溶解消失或从白细胞内溢出。本实验的阳性率可达 90％。

四、治疗原则

(1)停用一切肯定的或可疑的致敏药物或物质,如因充填材料引起颊、唇黏膜病损,则应去除该充填物,并更换充填材料。

(2)应用抗组织胺药。①氯苯那敏片剂,0.35 mg/(kg・d),分 4 次口服;②氯苯那敏针剂,0.35 mg/(kg・d),分 4 次皮下注射;③阿司咪唑片剂,12 岁以上儿童服用,10 mg,每日 1 次,口服;6～12 岁 5 mg,每日 1 次,口服。

(3)维生素 C 片剂,100 mg,每日 3 次,口服。

(4)葡萄糖酸钙片剂,500～1 000 mg,每日 3 次,口服;葡萄糖酸钙注射液 1 000 mg/10 mL加于 50～100 mL 的 5％葡萄糖注射液静脉滴注。

(5)局部用药:无刺激性漱口液,止痛防止感染。①1％普鲁卡因液,含漱,每 2～3 h 1 次;②2.5％金霉素甘油,涂布,每日 3 次;③0.5％达克罗宁,涂布,每日 3 次。

(6)其他:①对饮食困难者应补充液体,维持水、电解质平衡;②对速发型变态反应者,可用0.1％肾上腺素注射液 0.3～0.5 mL(0.3～0.5 mg)皮下注射。

五、预防

(1)一旦明确某物质为致敏原,应立即禁用。

(2)一时难以确定致敏原时,用药后应密切观察;如发生过敏情况,应立即停药并注意观察。

(3)对既往有过敏史的患儿,应慎重用药,并需进行药物敏感试验或检查致敏原。

(曹　艳)

第十八节　白念珠菌病

白念珠菌病或鹅口疮是由白念珠菌引起的口腔黏膜组织的炎症性疾病。由于它在炎症的黏膜表面可形成乳白色绒状斑膜,故又称雪口。本病多见于婴幼儿和营养不良儿童。

一、病因

病原菌为白念珠菌,属真菌或霉菌。该菌分孢子和菌丝两部分,孢子的直径约为 4 μm,椭圆形、壁厚,有清楚的荚膜,革兰氏染色为阳性,常聚成团。菌丝为细长杆形,呈串珠状或分节状,是由孢子生芽延长而成。

白念珠菌广泛存在于自然界,也常寄生在正常人的口腔、肠道、阴道和皮肤等部位,与人体处于共生状态,并不致病。营养不良、身体衰弱、长期使用抗生素后,使白念珠菌和某些微生物之间原有的拮抗关系失去平衡,利于白念珠菌的活动和繁殖,从而引起口腔甚至人体其他内脏的真菌感染。新生儿和 6 个月以内的婴儿多由母体产道感染,或由哺乳时奶头不洁或由喂养者手指皮肤传播感染。脊髓过氧化酶可以维持真菌生态平衡,在出生后 6～12 个月时达到成人水平。婴儿缺乏脊髓过氧化酶,口腔唾液分泌少较干燥,所以容易感染。

二、临床表现

婴幼儿鹅口疮好发于唇、颊、舌、软腭等部位的黏膜,伪膜性为主。通常患部黏膜先有充血、水肿,经 1～2 d 在充血的黏膜上出现白色斑点,似凝乳状,高于黏膜面,白色斑点可逐渐扩大且融合成片,边缘清楚,但不整齐。严重者整个口腔黏膜均覆盖白色假膜。早期凝乳状假膜不易擦去,如强行擦去,则可见出血面,不久再度形成凝乳状斑片。日久,假膜可由白色变为灰黄色且易于去除或自行脱落,但脱落后,亦还可重新形成。伪膜由纤维蛋白、脱落的上皮细胞、内含菌丝的炎症细胞组成。患部周围的组织较正常,局部疼痛不明显。小儿有时低烧、哭闹、拒食,有的患儿口内有酸腐味。婴幼儿患鹅口疮时需注意病变是否蔓延至咽喉部、小儿哭声是否嘶哑、吞咽和呼吸是否困难等,应警惕引起窒息。如患儿出现顽固性腹泻,则可能发生了肠道感染。体弱者还可引起白念珠菌(霉菌)败血症,偶尔亦可引起心内膜炎、脑膜炎等,危害严重。

三、诊断

根据病史、发病年龄和临床症状可以诊断。还可以进行涂片检查。取伪膜置于载玻片上再加一滴 10% 氢氧化钾,镜下观察,如果见到菌丝及孢子就可确诊。

白念珠菌病需与白喉鉴别。白喉患者的全身中毒症状明显,高烧、萎靡、乏力、恶心、呕吐、面色苍白、呼吸急促、脉数等,且采用涂片和培养可查到白喉杆菌。

四、治疗

首先去除可能的诱发因素,如停用抗生素等;其次要防止复发,注意清洗日常用品,煮沸餐具等。治疗以局部用药为主。严重者可辅以全身治疗。

(1)局部用药:碱性环境不利于真菌生长。可用 1%～2% 碳酸氢钠溶液擦洗口腔 5～6 次/日。制霉菌素混悬液 10 万单位/mL,5～6 次/日。1% 克霉唑溶液或 1% 酮康唑溶液口腔涂布。

(2)全身用药:重症患儿口服克霉唑每日每千克体重 20～60 mg,分 3 次服用。

(3)所有用具都要消毒,母亲乳头也应擦洗、消毒。

(曹　艳)

第十九节　疱疹性口炎

疱疹性口炎是由单纯疱疹病毒引起的原发急性感染性疾病,多发生于 6 岁前的儿童,出生后 6 个月至 3 岁的婴幼儿更为多见。

一、病因

1.病原微生物

病原菌为单纯疱疹病毒。它分为两型:单纯疱疹病毒Ⅰ型主要引起口腔与咽喉部黏膜,口腔周围与颜面皮肤及腰以上皮肤和脑部感染;单纯疱疹病毒Ⅱ型主要引起生殖器和腰以下皮肤感染。据分析,口腔单纯疱疹病毒感染中,90%～95% 由Ⅰ型病毒引起。

2.发病诱因

当机体感染单纯疱疹病毒后,可产生少量抗体,但不足以产生免疫力。若机体上呼吸道感染、发烧、消化功能紊乱、疲劳、免疫功能降低或局部受到刺激等引起机体、组织抵抗力下降时,即可使潜伏在细胞内的病毒活跃、繁殖而发病为复发性疱疹性口炎。

3.传播途径

传播途径为飞沫和接触传染。婴幼儿易感,尤其是高级神经系统尚未稳定的婴幼儿,主要是以唾液途径受到感染。

二、临床表现

疱疹性口炎多见于 6 个月以后的婴幼儿,由于此时从母体带来的抗体大部消失,病毒侵入黏膜而发病,多为原发性。患者常有与疱疹患者接触史,潜伏期约 1 周。本病病程 7～10 d,有自限性和复发性。

1.全身症状

儿童发病急,唾液增多而流涎。患者可有发热、烦躁、拒食,有时出现颌下淋巴结肿大、压痛、咽喉部轻度疼痛等前驱症状。发病后的 3～5 d 症状最重,口腔症状出现后,全身症状逐渐消失。

2.口腔体征

口腔黏膜任何部位都可发生。唇、舌、颊、牙、眼黏膜与上腭等处黏膜充血水肿,出现平伏而不隆起和界限清楚的红斑,红斑上出现针头大小、直径约为 2 mm 数量不等的圆形小水疱,水疱成簇,少数单个散在。疱破溃形成溃疡。初裂时水疱周围留有隆起的灰白色疱壁。儿童常伴有急性龈炎,舌背部有明显的舌苔。

3.皮肤损害

唇、口角、鼻颊等区域可发生皮肤损害。先有瘙痒、灼热与肿胀感,随即出现针头大小或直径为 2～3 mm 成簇若干小水疱,疱液初为透明,后浑浊,干燥后结痂。痂皮脱落后可留有暂时性浅黑色素沉着,无继发感染,不留瘢痕。

三、诊断与鉴别诊断

(一)诊断

根据在充血的口腔黏膜上出现数目众多,丛集成簇并融合的小溃疡,以及小儿哭闹、拒食、流涎等症状不难做出诊断。可疑时可检查病毒包涵体、脱落细胞或血清抗体以协助诊断。近年来由于细胞学、免疫学的迅猛发展,已能将单纯疱疹病毒进行型的鉴别。

(二)鉴别诊断

1.疱疹性咽峡炎

柯萨奇病毒 A4 感染。软腭、悬雍垂、扁桃体等口咽部好发。初为簇集小水疱,破溃后形成溃疡。前庭部位少发,病程为 1 周。全身前驱症状轻。

2.手-足-口病

柯萨奇病毒 A16 感染。秋季好发。前驱症状:低热、困倦、淋巴结肿大。手掌足底及口腔黏膜发生散在的水疱、丘疹或斑疹,直径为 2～10 mm,数量不等。四周红晕,无明显压痛,中间有小水疱,数日后干燥结痂。唇、舌、腭等口腔黏膜出现小水疱后迅速变为溃疡。口腔损害较皮肤严重。经 5～10 d 可愈合。

3.疱疹样口炎

该病是复发性口疮的一种类型,多见于成年人,溃疡只发生在颊、舌、口底等非角化黏膜,少有全身症状。

4.带状疱疹

该病为水痘-带状疱疹病毒引起,好发于成年人,发生于三叉神经分布区域时,可引口腔黏膜及面部皮肤病损,其特点为单侧性(不过中线)口腔黏膜密集小溃疡,疼痛极为剧烈。

四、治疗

目前尚无理想的抗病毒药物,特别是防止复发方面,临床主要以促进愈合、减轻疼痛、缩短病程为主。

1.全身治疗

充分休息,给予丰富含维生素 B、C 及营养价值高的饮食。进食困难者,可通过静脉补液、补充葡萄糖及维生素等。为防止细菌继发感染,可适当给予口服或输注抗生素。同时,可结合中医中药治疗。

2.局部治疗

患儿疼痛不能进食时,可用 1％～2％的普鲁卡因溶液含漱止痛。局部消炎防腐止痛剂涂布。皮肤保持洁净,防止感染,促使干燥结痂。疱破可用复方硼酸液湿敷。无渗出时,可涂布疱疹净软膏或抗生素软膏。

3.预防

由于儿童初发者症状比较严重,因此在托儿所及幼儿园等儿童聚集的场所,一旦出现本病,应立即做好消毒隔离工作。除隔离患儿外,尚需做到以下几点:衣服被褥暴晒;食具、玩具消毒;房间经良好通风换气后用陈醋蒸熏以及集体服板蓝根汤。

(曹　艳)

第二十节　全身疾病在口腔的表现

儿童的某些全身性疾病,如急性传染病、血液病、内分泌疾病等往往都有口腔病征,而且常因口腔表征先来就诊,因此,认识某些疾病的口腔表现,使患儿得到尽早诊断和治疗是极有意义的。

一、白喉

白喉是由白喉杆菌引起的急性呼吸道传染病。

（一）临床特征

（1）本病有咽白喉、喉白喉、鼻白喉及其他部位白喉等类型。

咽白喉：最常见，占白喉患者的 80% 左右。主要表现为咽部红肿，扁桃体上有灰白色片状假膜，不易剥脱，用力擦去则有少量出血等，假膜也可逐渐扩大到腭弓、腭垂（悬雍垂）、咽后壁及喉部。有的假膜增厚，呈灰白、黄、污秽或黑色，周围组织明显红肿，两侧扁桃体和颈淋巴结明显增大，全身中毒症状严重，为咽白喉的重型或极重型。

喉白喉：多为咽白喉蔓延所致，仅约有 1/4 为原发性。原发性喉白喉的毒素吸收较少，全身中毒症状不严重，主要表现为喉部水肿与声带受累及喉部梗阻现象。若喉头水肿明显，并形成厚层的假膜，则极易造成呼吸道阻塞而窒息。

口腔白喉或白喉性口炎：较少见，多继发于咽白喉，其病损多见于软腭、舌腭弓、磨牙后区等处，表现为白色假膜呈进行性扩大，迅速蔓延，且周围黏膜充血、水肿明显。不论何种白喉，所形成的灰白色假膜都较厚，贴附较牢，不易剥脱。若强行撕脱，则遗留下出血创面。

（2）由白喉杆菌产生的外毒素可引起全身中毒症状，特别是心肌损害和末梢神经麻痹。其并发症有中毒性心肌炎，周围神经麻痹，继发性细菌感染及中毒性肾病、脑病等。

（3）白喉的传染源为带菌者和患者。其传染途径为呼吸道飞沫传播，以及通过尘埃及污染的手和玩具等传播。常在秋、冬季节流行，儿童发病最多见。

（二）诊断要点

（1）典型的假膜，对白喉做出诊断并不困难。

（2）鼻咽拭子病原菌培养与涂片染色是最好的确诊方法。

（3）咽白喉应与急性扁桃体炎、樊尚咽峡炎、鹅口疮等鉴别。

（三）治疗原则

因为本病的预后与治疗早晚密切相关，治疗越早，预后越好，故凡可疑为白喉者即按白喉治疗。

（1）采用抗毒素与抗生素合用，而以抗毒素为主。

白喉抗毒素：其剂量主要根据病变范围大小、中毒症状轻重、治疗早晚而定，与年龄大小无关。早期轻、中型患者可用 3 万～5 万 U。应用时将抗毒素稀释于 100～200 mL 葡萄糖注射液中于 30～60 min 静脉缓慢滴注，可使血清中抗毒素浓度迅速升高并达到病损部位与全身组织器官中。这样，不但可迅速中和血中的白喉外毒素，而且能中和病变部位的外毒素使之不再被吸收，故疗效较好。注射抗毒素前需做皮试，如为阳性，则需用脱敏注射法注射，否则可发生过敏性休克。注射抗生素：青霉素为首选，每次为 40 万～80 万，肌内注射，每日 2～4 次，小儿酌减，连用 7～10 d。

（2）患儿卧床休息很重要，特别是并发心肌炎者更应绝对卧床，否则有猝死的可能性。

（四）预防

接种白喉类毒素是预防白喉的主要措施。

在儿童免疫接种中常与破伤风类毒素混合应用。对于白喉患者密切接触的易感者，特别是幼儿，可应用 1 000 U 的抗毒素进行被动免疫，可迅速取得保护作用，有效预防期为 2～3 周。

二、猩红热

猩红热是由 A 组 β 型溶血性链球菌引起的急性呼吸道传染病，在冬季流行于儿童中，

5～15 岁为好发年龄。

(一)临床特征

(1)本病潜伏期为 2～4 d,感染者先表现咽部,咽喉痛,为咽喉炎,发病急骤,发热,多为持续性。

(2)发热后第 2 天,全身皮肤出现弥散性鲜红色皮疹。皮疹开始于耳后,颈部与上胸部,1 d 内迅速蔓延至全身。典型的皮疹是在全身皮肤弥散性充血发红的基础上,广泛散布着密集而均匀的针尖大小的猩红色的点状丘疹,或与毛囊一致隆起的"鸡皮疹",或丘疹性砂纸样皮疹。

少数患儿,特别是病前皮肤卫生状况不好者可出现与毛囊一致的带有浑浊液体的"粟粒疹"。严重者可有出血性皮疹。

(3)患儿面部充血显示潮红而无皮疹,口鼻周围充血不明显,称为"口周苍白圈"。皮疹出现后 48 h 内达到高峰,然后按出疹先后顺序消退。皮疹消退 1～2 周出现广泛性脱屑。

(4)口腔表现特征是病变初起舌背有厚的舌苔,以后迅速脱落,显示出火红色舌面,并在水肿、发红的舌面上出现红肿而突起的蕈状乳头,形似草莓,称"草莓舌"或"杨梅舌";口腔黏膜病损主要出现在舌的后部黏膜,腭垂(悬雍垂)和软腭黏膜处,该处黏膜充血、水肿,并出现紫红色小点或出血疹,即为猩红热的黏膜疹。而硬腭部和其他黏膜部位则无此红疹出现。咽部组织也充血、水肿,扁桃体肿大,其上覆盖有黄白色渗出物。

(5)本病的传染源主要是猩红热患者和带菌者,传播途径主要是空气飞沫传播。

(二)诊断要点

(1)诊断的主要依据是发热、咽峡炎、草莓舌、典型皮疹与脱屑的临床表现。由于口咽部的病损先于皮疹出现,故临床上发现后应考虑到本病的可能。

(2)咽拭子或皮损中的渗液培养,可分离出 A 组 β 型溶血性链球菌的阳性结果。

(三)治疗原则

(1)患儿卧床休息并进行呼吸道隔离。

(2)青霉素仍是首选药物,儿童每日 2 万～4 万 U/kg,分 4 次肌内注射,病情严重者可增加剂量。

(3)保持口腔清洁与对症治疗。

(4)全身支持疗法,给予易消化、营养丰富的食物。

(曹 艳)

第二十一节 牙列间隙管理

一、间隙管理概念

正确诱导和管理儿童牙列、𬌗的正常发育,进行牙列、𬌗发育临床管理,同时采用初级预防、阻断矫治的方法,促使完好恒牙列发育及咬合关系的建立,称为儿童牙列、𬌗的发育及管理。发育期牙列间隙管理,实质上是发育中牙弓周长是否有足够的间隙利于牙齿排齐的问题。

　　牙齿在牙弓中保持正确的位置是多方面力量互相作用的结果,一旦失去平衡,就会造成牙齿位置的变化。

二、发育期牙列中间隙变化因素分析

(一)乳牙牙体牙髓疾病引起的间隙变化

　　(1)乳牙牙冠龋损,引起冠近远中径缩窄、残根及早失等可造成邻牙移动。尤其最易发生的是第一恒磨牙的近中移动。一般是早失年龄越小,其间隙缩窄量就越大。

　　(2)牙髓、牙周组织感染,引起牙根吸收障碍,乳牙不能正常脱落,从而引起后继恒牙萌出异常,不能及时进入牙列。

　　(3)乳牙牙冠崩坏、残根、早失等引起咬合高度降低,导致后继恒牙萌出时咬合高度异常。深覆𬌗的原因中,以乳磨牙牙冠崩坏和早失为主。

　　(4)根尖病变可引起后继恒牙的萌出方向及萌出时间异常。

　　(5)第一恒磨牙因龋损而早失,导致牙弓周长缩小。

(二)牙齿异常引起的间隙变化

　　(1)多生牙和牙瘤:不仅引起恒牙萌出位置和方向异常,还会使牙根形成发生障碍。

　　(2)先天缺牙:多发生在下颌乳前牙部,使乳牙列牙弓周长缩小。

　　(3)形态异常的牙:如融合牙等会使牙弓大小、形态及咬合关系发生异常。

　　(4)恒牙牙胚位置及牙轴异常引起恒牙埋伏,可导致乳牙滞留和牙弓排列不齐。

　　(5)第一恒磨牙的异位萌出:可引起第二乳磨牙近中牙根异常吸收及早期脱落。第一恒磨牙近中移位,致使牙弓缩小。

　　(6)牙龈肥厚可导致恒牙萌出延迟,引起牙弓间隙变化。

　　(7)恒切牙因外伤早失时,导致牙弓周长缩小。

三、间隙保持

(一)间隙保持器的适应证

1.牙槽骨内固定间隙保持器

功能是诱导尚未萌出、仍存在于牙槽骨内的第一恒磨牙萌出于正常位置。

适应证:第一恒磨牙萌出之前,第二乳磨牙无法保留或已被拔除的病例,而相邻的第一乳磨牙健在,可作为保持器的基牙。

2.全冠及带环式丝圈式保持器

这是为了保持由于乳牙早失造成的缺失部位的间隙,在预成冠或带环上焊接环状金属丝的装置。

适应证:第一乳磨牙单侧缺失,第一恒磨牙已萌出、第二乳磨牙单侧缺失的病例。如拆除导萌器后,也要换用保持器装置。

3.舌弓式间隙保持器

这是一种将舌弓的两端固定在第二乳磨牙上或第一恒磨牙上,以保持牙弓周长的装置。

适应证:两侧第二乳磨牙或第一恒磨牙存在的病例。因乳磨牙早期丧失而近期即将萌出者。因适时拔除第二乳磨牙,需对其间隙进行保持的时候,使用活动式间隙保持器不合作戴用者。

4.Nance 腭弓式间隙保持器

它与舌弓式间隙保持器的用途一致,用于上颌的装置,其前方不应与上颌前牙的切缘相接触。将 Nance 弓固定于距中切牙腭侧 1cm 处的腭盖皱褶处的塑料托内。

适应证:适用于上颌多个牙的缺失,又无法设置上颌活动功能保持器者。

5.横贯腭弓保持器

它用于双侧第一恒磨牙放置带环,在带环的舌侧焊接横贯腭部的腭弓。

适应证:1～2 个第二乳磨牙早失。

6.活动式功能性保持器

它也被称做义齿型间隙保持器。它不仅保持近远中的间隙,同时能保持垂直性间隙,还能行使咀嚼功能。另外,在前牙部有利于改进美观。对预防语音障碍及口腔不良习惯的发生都有一定效果。可是如果得不到患儿的合作,就无法使用。

适应证:不论是单侧还是双侧,凡乳牙丧失两颗以上的患者;双侧性多个乳牙丧失患者;乳前牙丧失患者。

(二)间隙保持器设计

1.设计间隙保持器应考虑的因素

(1)恒牙胚有无缺失:乳牙早失后其下方有无健全的恒牙胚。

(2)牙龄:观察冠矿化牙根形成的多少,评估牙齿发育阶段,依据牙龄考虑牙齿活动萌出趋向,决定是否保持间隙。

(3)牙齿萌出的顺序:观察早失牙齿下方的恒牙胚与相邻牙齿的发育状况及萌出顺序,选择合适的保持器。

(4)恒牙胚发育情况:发育是否正常,有无扭转、弯曲、错位,能否正常萌出。牙胚上覆盖的骨质厚度(1 mm,需 4～5 个月萌出)。

(5)牙齿缺失的时间:乳牙早失后,一般应尽快地安放间隙保持器。特别是第二乳磨牙缺失,正处于第一恒磨牙萌出的活跃阶段,还应该在拔牙前做好预成保持器拔牙后立即戴入,防止第一恒磨牙近中倾斜移动,破坏第一恒磨牙的中性关系。

(6)骨量与牙量的关系:若患儿骨量明显大于牙量,患儿牙列间有散在的间隙,无拥挤的趋势,虽然乳牙早失,但间隙可能无关闭趋势,也可不必做间隙保持器。

2.间隙保持器设计

1)乳切牙早失:一般间隙变化不大,但因为父母及儿童因美观、发音、心理正常发育的需要,常要求做功能性保持器。

2)第一乳磨牙早失:单侧可做丝圈式保持器。双侧上颌可做 Nance 腭弓式间隙保持器,下颌可做舌弓式间隙保持器。

3)下颌第二乳磨牙早失:第一恒磨牙萌出前的第二乳磨牙缺失的间隙保持器制作复杂,角度难以准确,常会引起口内及黏膜下感染,患儿及双亲合作也存在一定问题。保持器远中端角度不合适,常会引起恒牙胚的创伤,目前临床上常待第一恒磨牙萌出后,再开展已缩窄的间隙。

4)上颌第二乳磨牙缺失:单侧缺失可做丝圈式保持器、横贯式腭弓保持器。双侧第二乳磨牙缺失可做 Nance 腭弓式间隙保持器,或功能性保持器。

5)乳尖牙早失:可引起牙弓塌陷,应选择死舌弓,保持牙弓长度不变,防止牙弓塌陷。常见原因为牙列拥挤,异位的恒侧切牙及恒尖牙压迫乳尖牙,引起孔尖牙牙根的吸收而脱落,乳尖牙早失使中线偏移,间隙缩窄。

6)恒牙早失:特别是第一恒磨牙早失,综合考虑牙殆情况,全面设计,一般应做功能性保持器,维持缺失牙间隙的长、宽、高,待恒牙列完成后,再做永久修复。恒牙早失常见为恒前牙早失及第一恒磨牙早失。

(1)恒前牙早失:恒前牙常因外伤碰撞脱落或无法保留而拔除造成早失。恒前牙早失后,常因邻牙、对殆牙为萌出活跃期,致使缺失牙的邻牙向缺失间隙倾斜移动,对殆牙殆向伸长,缺隙牙间隙的长、宽、高明显缩窄,造成后续修复的困难。前牙的修复、整齐排列、相互对称是美观与心理健康的需要,多个恒前牙缺失更应做精细的功能保持器的设计,为以后永久修复准备好条件。

(2)第一恒磨牙早失:第一恒磨牙常因患龋率高、患龋早,未得到及时治疗而发展为残根、残冠,不能保留。为避免患儿过早地戴用义齿,选择合适的病例,让第二、第三恒磨牙相继移位于第一、第二恒磨牙位置,维持正常的列及功能。第二恒磨牙移位并替代第一恒磨牙,应严格掌握适应证,要求第二恒磨牙未萌,其牙胚位于第一恒磨牙牙颈部以下,第二恒磨牙牙胚的根部开始形成且近中倾斜位,第三恒磨牙牙胚可见。全面检查全口牙殆情况,允许第二恒磨牙的近中移位,替代第一恒磨牙。拔除第一恒磨牙后,密切观察第二恒磨牙的近中移位。为保持第二恒磨牙的整体移动,适时可用正畸矫治力,牵拉第二恒磨牙近中移动,并予以正轴。若第一恒磨牙拔除后,第二恒磨牙已不适应近中移位,可考虑做功能保持器保持间隙。待恒牙列稳定后作义齿修复。或待第三恒磨牙根形成2/3后,可考虑自身移植,将第三恒磨牙移位于第一恒磨牙的位置。

(三)间隙保持器制作技术

作为儿童口腔医生,必须随时观察缺牙间隙所发生的变化。替代缺失牙保持缺隙的人工装置,称为间隙保持器。

1.间隙保持器应具备的条件

(1)能保持缺隙的近远中距离,防止对殆牙伸长。

(2)不妨碍牙齿及牙槽骨高度的增长。

(3)不妨碍恒牙的萌出及颌骨的正常发育。

(4)不妨碍个别牙的功能性运动。

(5)能恢复咀嚼及发音功能。

(6)缺隙应随牙槽骨的增长而有向近远中开展的可能性,不妨碍近远中开展。

(7)坚固,不易变形折断,制作简单容易。

(8)容易保持清洁、舒适,有助于美观。

2.制作技术

(1)全冠式丝圈式间隙保持器。①基牙的预备:试戴预成冠带环,取模;②在工作模型上缺失牙的牙槽部贴上1～2张胶布,以防止丝圈直接与牙龈组织接触;③外形线的设计:丝圈的颊舌径要比后继恒牙的冠部颊舌径稍宽,以防阻碍恒牙的萌出,丝圈与乳尖牙接触的位置要在远中面最突起点或此点稍下方,与第一恒磨牙接触点应在近中面外形高点;④试装间隙保持器:检查丝圈与牙及黏膜的接触情况后,用黏结剂黏固戴入,临床上也可用带环代替全冠制作丝圈式间隙保持器,用于基牙健全、即将替牙的情况,其制作方法与全冠丝圈式间隙保持器相同。

(2)舌弓式间隙保持器。①在基牙上试戴带环,取印模;②在模型上设计外形线,将舌弓的前方设定在下颌切牙的舌侧、舌隆凸上方,在间隙部的近中设计支撑卡;③用直径为 0.9 mm 的金属丝弯制舌弓,焊接在一侧带环上;④安装:a.在临床试带环使其大小合适,再焊接死舌弓;b.沿着前牙舌隆突上方试戴死舌弓,弓形弧度应合适;c.清洁牙冠,干燥,调拌水门汀将舌弓的双侧带环戴入黏接。

(3)Nance 间隙保持器。舌侧弧线的前方固位于上腭皱襞,在此处的金属丝上放树脂,制作树脂腭盖板。也就是说,利用腭盖板压在腭盖顶部,从而防止上颌磨牙的近中移动,有利于固位。

(4)横贯的腭弓。在上颌第一恒磨牙上装配带环,将腭弓焊接在两侧带环上。

(5)活动式功能性保持器:①取印模;②外形线的设计:其原则是唇、颊侧基托短,舌侧基托长,基托远中有牙存在时,其基托的舌侧远中端应延伸至邻牙的中央部,从而可增加基托的固位稳定性,与恒牙接触的基托舌面,应设计离开切牙舌面 1~2 mm,从而避免基托施加给萌出中恒切牙上的外力;③固位装置:若在远中末端有牙存在的情况下,常不需要卡环,如为远中末端或单侧性磨牙缺失,需要用唇弓、简单卡环如箭头卡环等装置来固位;④安装:活动式功能性保持器应设计合理,不能有碍于牙弓的生长发育;儿童处于乳、恒牙替换期,放置活动式功能性保持器后,应定期复查(3~6 个月),以免乳恒牙的替换使保持器不能适应,需要及时更换调磨;戴用功能性保持器,要特别注意口腔卫生及保持器的清洁,防止菌斑堆积。

(6)远中导板间隙保持器。①基牙的预备:选择、试戴乳磨牙预成冠,将金属冠试装在第一乳磨牙上,在拔除第二乳磨牙之前,取同部位的印模,并取对𬌗牙的印模,拍 X 线片(咬翼法或口外法);②X 线片的测量:在 X 线片上标定导板的长度。此时导板的水平部伸展于第二乳磨牙远中面的外形高点上,垂直部是从水平部末端到第一恒磨牙近中面的外形高点下约 1 mm 处,将其长度和位置记录在模型上,削除这部分石膏,模型完成;③导板的制作:以宽幅钴铬合金(3.8 mm×1.3 mm)的腭连接杆作为材料,金属杆向远中伸展,弯曲调制,导板水平的高度以不接触对𬌗为宜,与通常一样,在模型上进行牙冠和导板的焊接、调磨;④临床安装法:来院复诊时,拔除第二乳磨牙,压迫止血后,将已消毒的导萌器试戴;X 线摄影,确认插入后的导萌器与第一恒磨牙及第二双尖牙牙胚的位置关系;将位置关系调整合适后,用黏结剂黏固装戴于第一乳磨牙牙冠上。

(四)推第一恒磨牙向远中技术

由于乳牙的龋损和早期缺失,引起牙弓周长缩短,第一恒磨牙近中移位,这时必须推第一恒磨牙向远中移动,使第一恒磨牙回到正常位置,从而恢复丧失的间隙,以利于恒牙列的整齐排列。此时,确认没有骨性因素的咬合异常及牙量骨量不调,根据混合牙列间隙分析来预测间隙不足程度是十分必要的。

一般情况下,间隙的不足量在 3 mm 以下时,推第一恒磨牙向远中移动可使其间隙恢复。不足量为 5 mm 以上时,多实施系列拔牙或减数拔牙矫治。在 3~5 mm 范围内时,以上两法均可能被选择。

要认真分析每个病例,做出准确的临床判断,选择适宜的处置方法。间隙恢复装置可采用既是口外又有口内的、固定的矫正器装置。常用的推磨牙向远中的方法有以下 4 种。

1.上颌口外弓的矫正器

常用的有两种方式。

(1)口外弓:颈托 150~300 g,每月加力 1 次。

（2）口内弓：固定在 6 颊侧圆管中。

2.固定的附有螺旋弹簧装置

用口内支抗,死舌弓固定整个牙弓,用螺旋弹簧推动一侧前移的第一恒磨牙,每 2～3 周一次复诊加力,间隙恢复后作间隙保持。

3.上颌螺旋弹簧矫治器

于上颌活动矫治器上放置开展间隙的各种装置或作为保持间隙装置,较常用。螺旋扩大式矫治器,在活动式基托的一部分上,埋入扩大用螺旋弹簧,根据调节螺旋的松紧,开展间隙并排齐牙列。大约每周调节螺丝一次,使螺旋弹簧持续有力,确保效果。

4.弹簧式间隙扩大矫治器

用直径为 0.7 mm 的金属丝做成的弹簧,作用力可使第一恒磨牙向远中移动。

（五）牙齿发育异常的间隙管理

1.第一恒磨牙异位萌出

（1）第一恒磨牙异位萌出压迫第二乳磨牙远中根发生病理性吸收,导致牙弓长度减少。

（2）铜丝分离法或采用别针簧矫治第一恒磨牙异位萌出,使其牙轴直立萌出于正常位。

（3）第二乳磨牙远中根吸收波及牙髓,拔除第二乳磨牙,制作第一恒磨牙与一第一乳磨牙丝圈式保持器,保持牙弓长度。

（4）第一恒磨牙明显倾斜萌出用口外弓或固定矫治器推 6+6 向远中,开扩已缩窄的间隙。

（5）第一恒磨牙异位萌出,导致第二乳磨牙远中根吸收,为保持冠的近远中径的宽度,也可考虑牙髓治疗后,做全冠修复。预防第一恒磨牙继续倾斜移位,确保第二乳磨牙近远中径宽度。

2.固连牙

乳磨牙未萌到正常位置,仅萌出于邻牙咬合面以下,会引起相邻牙的倾斜及对𬌗过长。

（1）拔除固连牙用制作缺隙保持器。

（2）固连牙下方没有恒牙胚,可在固连的乳磨牙上作冠修复。

（3）预防固连牙相邻牙的倾斜移动,观察近远中宽度的变化,是否能有足够的间隙允许恒牙萌出。

3.上颌中切牙的间隙

（1）上颌恒中切牙初萌时的间隙为正常现象,当恒尖牙萌出时,切牙牙轴由倾斜位改变为正中位,中切牙间隙才能关闭。

（2）异常中切牙间隙可能由于多生牙、口腔不良习惯(吐舌咬唇)、唇系带附着点低、侧切牙先天缺失或过小牙、锥形牙等遗传因素所致,应对异常中切牙间隙做早期诊断、对症治疗及矫治。

4.先天性牙齿缺失

（1）常见先天缺失 1～2 个上颌恒侧切牙及下颌双尖牙,或多个恒牙缺失,要仔细分析牙弓长度和咬合关系。

（2）请正畸及修复科专业医师会诊,作全面的诊断及治疗设计,制订阶段治疗计划。

（曹　艳）

第二十二节　口腔不良习惯的矫治

在临床工作中,检查 3 岁的儿童有无口腔不良习惯非常重要,而接近 6 岁的孩子口腔不良习惯通常不再存在。造成乳切牙移动或妨碍牙齿萌出的不良习惯要在恒切牙萌出之前戒除。如果造成牙齿改变的习惯在恒切牙萌出之前没有改掉,恒切牙也会受到影响。另一方面,这些都不是不可逆的改变。如果不良习惯在混合牙列阶段停止,不良的牙齿改变会自然恢复正常。不良习惯可能需要一些矫治器治疗,但一般情况下,纠正不良习惯后,牙齿会趋向较正确的位置。

如果没有出现牙齿改变,基于牙齿健康的角度不提倡治疗,但因为吮指习惯或安慰奶嘴习惯随着年龄增大,变得在社会上难以接受,所以一些患者和家长可能希望治疗。一项研究表明,学龄期儿童认为吮指孩子明显不够聪明,不够有吸引力,不愿意把其作为朋友交往。破除习惯的工作可能只需要口腔医师和孩子之间的简单的谈话,或者可能用到较为复杂的矫治器治疗。最重要的一点是,任何干预都要在孩子希望破除习惯并取得治疗成功的前提下进行。

一、吮指习惯

许多婴幼儿在 2 岁以内有吮吸手指的习惯,随年龄增长,吮指动作逐渐减少,一般不会发展成吮指不良习惯,大约有 2/3 的吮指习惯在 5 岁前破除。如果吮指习惯顽固且不断加重,引起牙列和骨骼变化,这种情况应予以重视,同时还要采取一些干预措施,以免引起牙列发育异常。

1. 病因

小孩吮指的确切原因目前尚不清楚。

2. 临床表现

吮指习惯占了口腔不良习惯的大部分,吮拇指习惯可造成Ⅱ类错𬌗,乳牙列表现为上颌乳前牙前突、唇倾,下前牙舌倾,前牙覆盖明显增大、复𬌗变浅、出现开𬌗,上颌牙弓狭窄,症状的类型及严重程度与患儿吮吸的时间长短、手指放入的位置及方向有关。若小孩有吮吸食指的习惯,往往表现为前牙反𬌗。

3. 治疗

对吮指不良习惯的治疗时机必须要把握好。如果家长或孩子不愿意进行治疗,那就不要尝试。在恒牙萌出之前,应该给孩子一个自行改正不良习惯的机会。如果选择了治疗,通常是在 4～6 岁进行。治疗可以延迟到学龄早期,在学校同伴的压力下,许多孩子可能会自发终止这个不良习惯。只要在恒切牙完全萌出之前消除不良习惯,由于恒牙在萌出过程中占据新的位置,会自然地减小覆盖和开𬌗。通常认为阻断吮指习惯不会对孩子的情感发育造成影响,也不会引发替代性的不良习惯,但是口腔医师应该在破除习惯开始之前评估孩子的心理背景。对最近在生活上经历过压力改变的孩子,如父母分开或离异,搬到一个新的社区,或转学等,最好推迟对不良习惯的矫治。

对吮指习惯的矫正方法包括心理治疗的方法和正畸矫治器治疗。心理治疗的方法需要家长的配合,要求家长"忽略"小孩的不良习惯,并且不要去提醒患儿,以免在意识上"强化"患儿的不良习惯。要求患儿每天记录发生不良习惯的情况,并且每周向医生汇报所取得的进展,家长及医生要随时给予患儿鼓励,随着不良习惯次数的减少,表明患儿即将终止不良习惯。

只有当患儿愿意终止吮指习惯,并且需要配合使用提醒器时,才能给他们戴用矫治器。矫治器的使用不应造成痛苦、不应干扰咬合关系。它的功效只是起一个提醒器的作用。两种常用的阻止吮指习惯的矫治器是四角簧和腭栏。四角簧通常是用来扩大缩窄的上颌牙弓的固定矫治器,主要矫治患儿出现的后牙反𬌗,矫治器的圈簧用来提醒孩子不要把手指放到口内。四角簧是个多功能的矫治器,因为它可以同时矫正后牙反𬌗和破除吮指习惯。

腭栏的设计是通过干扰手指放入口内及吮吸愉悦感觉来破除吮指习惯的。腭栏通常用于没有后牙反𬌗的儿童,也可以作为保持器用于在用四角簧扩。上牙弓后却没有破除吮指习惯的孩子。在第一恒磨牙或第二乳磨牙上试戴带环,用1.0 mm的舌弓钢丝弯成适合上腭的形状,焊接在磨牙带环上。另一根钢丝焊接在这根主钢丝上以形成栅栏阻挡手指。建议在矫治器制作时同时取下颌模型,用来检查𬌗干扰。应该告知家长和孩子刚戴入腭栏后可能会出现一些暂时的不良反应。吃饭、说话、睡觉姿势可能在佩戴矫治器的最初几天会有所改变。这些问题通常在3 d至2周之内会消退。矫治器的形状通常会在舌头上留下印痕。

矫治器摘除后,印痕很快消失。腭栏的主要问题是难于保持良好的口腔卫生。

保持器会卡住食物,很难彻底清洁,造成口腔臭味和组织炎症。

破除习惯的辅助矫治器应该在口内作为保持器继续戴用6～12个月。腭栏通常会很快阻断吮指习惯,但至少需要再戴用6个月来完全破除习惯。四角簧也需要至少6个月的治疗:3个月用于矫治反𬌗,另3个月用以保持。

二、口呼吸习惯

口呼吸的病因有鼻咽腔的各种疾病:鼻窦炎、鼻炎、鼻息肉、鼻甲肥大、咽扁桃体和腺样体肿大等;频发的上呼吸道感染;呼吸道的过敏反应;上唇过短,闭唇困难;等等。

诊断口呼吸不良习惯时,要求患者在松弛状态下闭嘴用鼻呼吸,观察鼻翼外部形态的变化。正常深呼吸时鼻翼会扩张,同时用冷口镜观察是否有气流从鼻腔通过,以及气流的大小如何。

在口呼吸患者中,有时会见到上颌缩窄、后牙反𬌗、面下部变长,或前牙开唇露齿、上前牙深覆盖、甚至开𬌗等表现。

矫治时,应治疗可能存在的呼吸道疾病,指导患者进行唇肌训练。必要时,可配合使用前庭盾,尤其是口呼吸伴吐舌习惯,并已形成开𬌗的患者。对早期上牙弓前突,前庭盾也可防止症状进一步加重。前庭盾无论是何种材料制作,必须与口腔形态保持一致,避免对软组织造成刺激。

对牙弓狭窄的患者,应使用牙弓扩大的矫治方法,最好使用固定矫治器,往往3个月就能取得较显著效果。

三、磨牙症

磨牙症是指咬磨牙齿,通常发生在孩子睡觉时。有一些孩子醒着也磨牙齿。大部分有磨牙症的孩子造成乳尖牙和磨牙中度磨耗。除了残疾儿童外,极少出现磨耗发展比继发性牙本质生成快、对牙髓造成威胁的。磨牙症可造成咀嚼肌酸痛及颞下颌关节疼痛。磨牙症明确的原因还不清楚,大部分解释为局部因素、全身因素和心理因素。局部因素理论认为,磨牙症是对𬌗干扰、充填体过高或口腔刺激的反应。全身因素包括肠道内寄生虫、亚临床营养不良、过敏和内分泌疾病等。心理因素理论提出磨牙症是性格紊乱或压力增加的表现。患有肌肉骨骼疾病(脑瘫)的孩子及严重弱智的儿童普遍磨牙。这些患者的磨牙症是由于他们的身体和精神的病变造成的,很难通过口腔方法解决。

治疗应该从简单操作开始,应该检查殆干扰。如果必要,调整咬合。如果不存在殆干扰或调殆没有效果,应该请儿童内科医生会诊,排除其他的系统性疾病。如果这两步都没成功,可以用软塑料制作类似防护牙托样的装置来保护牙齿,破除磨牙习惯。如果这个习惯被认为与心理因素有关,应转诊给儿童发育专家。极少情况下,殆面磨耗十分严重者,需要用不锈钢冠来防止牙髓暴露或消除牙齿敏感。

(曹 艳)

参 考 文 献

[1] 葛坚,王宁利.眼科学.第 3 版[M].北京:人民卫生出版社,2015.

[2] 刘媛.现代眼科学诊疗精粹[M].西安:西安交通大学出版社,2015.

[3] 葛坚,刘奕志.眼科手术学.第 3 版[M].北京:人民卫生出版社,2015.

[4] 何宏伟.眼科疾病诊疗最新进展[M].西安:西安交通大学出版社,2015.

[5] 江燕.新编临床耳鼻咽喉常见病诊疗学[M].西安:西安交通大学出版社,2015.

[6] 韩东一,肖水芳.耳鼻咽喉头颈外科学[M].北京:人民卫生出版社,2016.

[7] 孔维佳,周梁.耳鼻咽喉头颈外科学.第 3 版[M].北京:人民卫生出版社,2015.

[8] 王斌全.耳鼻咽喉头颈外科应用解剖学[M].北京:人民卫生出版社,2015.

[9] 樊明文.口腔医学新进展[M].北京:人民卫生出版社,2015.

[10] 米施,李德华.现代口腔种植学[M].北京:人民军医出版社,2015.

[11] 张栋梁.现代口腔正畸技术与临床思维[M].北京:清华大学出版社,2016.

[12] 闫永平.口腔流行病学[M].西安:第四军医大学出版社,2015.

[13] 赵吉宏.口腔颌面外科门诊手术操作规范与技巧[M].北京:北京大学医学出版社,2015.

[14] 俞光岩,王慧明.口腔医学.口腔颌面外科分册[M].北京:人民卫生出版社,2016.

[15] 金曦.儿童五官保健与疾病防治[M].北京:中国协和医科大学出版社,2013.

[16] 秦满.儿童口腔科诊疗指南与护理常规[M].北京:人民卫生出版社,2015.